新世纪全国高等中医药院校创新教材

穴位埋线疗法

杨才德　雒成林　主编

U0346186

中国中医药出版社

·北　京·

图书在版编目（CIP）数据

穴位埋线疗法 / 杨才德，雒成林主编 . —北京：中国中医药出版社，
2015.9（2021.12 重印）

ISBN 978-7-5132-2478-9

Ⅰ . ①穴… Ⅱ . ①杨… ②雒… Ⅲ . ①穴位疗法 – 埋线疗法
Ⅳ . ① R245.9

中国版本图书馆 CIP 数据核字（2015）第 097343 号

中 国 中 医 药 出 版 社 出 版

北京经济技术开发区科创十三街 31 号院 8 号楼

邮政编码　100176

传真　010 64405721

山东临沂新华印刷物流集团有限责任公司印刷

各地新华书店经销

*

开本 787×1092　1/16　印张 24　字数 540 千字

2015 年 9 月第 1 版　2021 年 12 月第 6 次印刷

书号　ISBN 978-7-5132-2478-9

*

定价　69.00 元

网址　www.cptcm.com

如有印装质量问题请与本社出版部调换（010　64405510）

服务热线　010 64405510

购书热线　010 64065415　010 64065413

微信服务号　zgzyycbs

书店网址　csln.net/qksd/

官方微博　http://e.weibo.com/cptcm

淘宝天猫网址　http://zgzyycbs.tmall.com

新世纪全国高等中医药院校创新教材
《穴位埋线疗法》
编委会

杨旭光（河南中医学院）

杨志新（承德医学院）

杨茜芸（湖南中医药大学）

郑雪峰（福建中医药大学）

胡英华（长春中医药大学）

姜劲峰（南京中医药大学第二临床医学院）

黄银兰（宁夏医科大学中医学院）

崔建美（华北理工大学中医学院）

章婷婷（上海中医药大学）

惠建荣（陕西中医药大学）

雷正权（陕西中医药大学）

窦思东（福建中医药大学）

李 序

　　穴位埋线疗法是在中医理论的指导下，采用传统针灸方式结合现代医疗技术方法，将特异的线植入穴位，以激发经络之气，协调人体机能，达到防病治病目的的一种医疗手段和方法。穴位埋线属埋植疗法的范畴，又称"埋线疗法""穴位埋藏疗法""经穴埋线疗法"等，是中医针灸学的发展和延伸。

　　自从有了人类，就有了与人类健康相关的实践和探索，究其源流，穴位埋线是在传统针具和针法的基础上建立和发展起来的，是在留针、埋针基础上发展起来的新的穴位刺激模式。现代医学的成果为穴位埋线的临床实践注入了新的活力和支撑的基础，如埋线针具和埋藏物的改进使之成功实现了飞跃，生物材料学的发展与微创医学的结合使埋线医学的发展形成一个新的机遇；解剖学、生物力学、脊椎病因治疗学、软组织外科学、周围神经受卡压的理论等现代医学的理论成果都为穴位埋线疗法的理论基础与临床实践提供了不竭的源泉和思路。

　　杨才德同志是现代穴位埋线技术的开拓者、创新者，也是穴位埋线疗法的推广者、普及者，每年举办多期全国性的穴位埋线技术培训班和经验交流会。他在长期的穴位埋线疗法临床实践、教学科研和培训工作中，勤于思考，善于总结，更善于把全国各地的临床经验与自己丰富的临床实践相结合，融会贯通，并加以提炼和升华，撰写文章，编辑素材，逐步形成了一套规范、实用、教学相长的教材讲义——《穴位埋线疗法》。不仅如此，在教学和培训的工作中，他与甘肃中医药大学的雒成林等同志，广泛团结全国高等中医药院校的资深教授，吸纳全国各地经验丰富的临床专家，对穴位埋线培训班的讲义进行加工、完善和提高，既重视埋线理论基础的归纳和总结，又注重临床的经验介绍，并对埋线技术操作进行了规范，还对穴位埋线疗法的发展趋势和方向予以启迪。本书在广大师生的教学临床中，得到了广泛的认可，作为正规的教材，集结出版，已经成为大家的共识和迫切需求。

穴位埋线是针灸临床医学的一次模式创新，长效针感机制符合现代科学发展的方向，埋线在针灸学的研究和发展中具有重要的地位，看到大家的努力，并阅读到了高水平的著作，非常欣慰，在该书行将出版之际，乐为之序。

中国针灸学会名誉会长

2015 年 5 月

前 言

穴位埋线疗法经过半个多世纪的发展，已经取得了令人瞩目的成绩，本疗法在民间蕴藏了大量的经验，但从业人员、推广传承、科研教学等方面仍然存在令人担忧的问题。高等中医药院校在总结经验、培训教学、推广传播、科研创新等方面发挥了主导作用，但长期以来，一直没有一本较为规范的穴位埋线教材供师生使用，所以，催生出了《穴位埋线疗法》这本教材。

穴位埋线疗法发展至今，经历了"埋线针具改进"和"埋藏物改进"两大质的飞跃，国家虽然编写出版了《穴位埋线技术操作规范》，但只能作为纲领性文献，仅对临床起到提纲挈领的作用。以往的针灸学教材中，穴位埋线疗法仅仅以"附录"或者"其他"被介绍，现在以创新教材的形式出版还是第一次。本教材不仅是对《穴位埋线技术操作规范》的释义、释疑、充实、完善，更是对其进一步的发展和提高。具体的临床应用，尤其对操作技术的研究和阐述，更加标准化和规范化，将对埋线操作起到正本清源和引领规范的作用。本教材的编委会涵盖了全国部分中医院校和西医院校，本教材的编写和审校得到了编委会专家、教授和临床医师的积极响应和热情参与，在此表示真挚的感谢。

本教材的蓝本是《全国穴位埋线新技术培训班讲义》，此讲义经过了多年的试用，得到了全国广大学员和老师的认可，它是全国埋线专家教学和临床经验的荟萃，是集体智慧的结晶。本教材从理论的高度和实践的深度系统阐释了穴位埋线疗法的基础与临床，第一次完善了埋线疗法的理、法、方、穴、技、线，使之更加系统化、规范化。

本教材有三大亮点，一是基础，二是临床，三是发展。对穴位埋线理论基础的归纳和总结，使之更加清晰和完整化，是本教材值得一看的特点之一，这是以前出版的教材中忽略了的方面。而重视并重点介绍穴位埋线基本技法和特殊技法以提高疗效、防范风险的内容，又是本教材值得一看的另一大特点，尤其是其中对穴位埋线特殊技法的精彩描述，非常新颖独特。对穴位埋线疗法独立发展和协调发展的思考和论述，是本教材可看的第三大亮点，提出"穿刺是注射、埋线、针刀的核心技术"的观点，尤其介绍了埋线与其他疗法协调发展的例证，对开阔临床医生的思路具有较大的启发作用。

传承与创新是本教材的灵魂所在，在消化吸收传统理论的基础上，融会贯通地借鉴了现代科技和医学发展的成果，推广应用高分子聚合物——PGLA可吸收性外科缝线，解决了排异反应，总结出"线体对折旋转埋线法"，解决了卡线的难题，提炼出"手卡指压式"星状神经节埋线术，解决了穿刺风险，开创"三点一线式"蝶腭神经节埋线术，突破了埋线的禁区等，可谓稳步推进，推陈出新。本教材的新思路、新方法、新技术和新技巧，得益于老一辈埋线工作者（如温木生、单顺、马立昌等专家）的传承和教学，也得益于相关行业专家（如庞继光、施晓阳、柳百智等教授）的启迪，在此一并致谢。

本教材力求通俗易懂，所有观点和资料均来源于有据可查的文献资料，理论部分经过了精心的提炼，病种方面选择了新中国成立以来文献报道较多、疗效确切的疾病，典型病例均标明出处，在方便读者查阅的同时，尊重原著作者的劳动成果；每一疾病之后均附有参考文献，在书末则附有全书的参考文献。

本教材在编写过程中，得到了社会各界人士的关怀与照顾，感谢之情无以言表，纸短情长，不再一一列举。热忱欢迎广大师生在使用过程中，多提宝贵意见，以便再版时修订提高。

《穴位埋线疗法》编委会

2015年3月

目 录

第一章 概 述

第二章 穴位埋线的工具

第三章 穴位埋线技术操作

第一章　概　述

第一节　穴位埋线疗法的历史渊源、
发展方向和历史贡献

一、历史渊源

究其源流，穴位埋线是在传统针具和针法基础上建立和发展起来的，历经了留针和埋针时期的雏形期、穴位埋线的萌芽期、临床推广应用的发展期和以辨证选线取穴为特征的成熟期。

1. 雏形期　古人约在 4000 年前就开始"以石刺病"，针具最初形式是砭石和草木刺，后来发展到骨针、竹针、陶针、金针、银针、马衔铁针、合金针等金属针具。现今临床广泛采用的针具多由不锈钢制成，坚韧而不易生锈，造价低廉。针法与针具相辅相成，从最初的《黄帝内经》"九针"理论，到金元时期何若愚的时间针法、窦汉卿的"针刺十四法"，到现代的许多分支疗法，随着针灸日新月异的发展，现代的科学方法和手段逐渐与针灸理论结合在一起，形成了多种多样的穴位刺激疗法，如电针、水针、头针、耳针、割治、穴位注射、磁疗等，使针灸学术内容更加丰富，疗效日益提高。医者运用不同的方法对穴位进行刺激，使患者经脉疏通，脏腑平衡，气血调和，从而达到扶正祛邪、治疗疾病的目的。

单纯采用针刺的一般方法来治疗一些顽固性慢性疾病，效果往往不尽人意，或者虽有疗效但不能巩固和持久。于是，产生了"留针"的方法来巩固疗效，而留针正是穴位埋线诞生的重要基础。留针多为了得气或诱发循经感传，延长针效时间。留针时间的长短，视病情轻重而定。一般病证，只要针下得气，留置 15 ~ 20 分钟即可，而对于一些慢性、顽固性、疼痛性、痉挛性病证，可适当增加留针时间，或在留针过程中做间歇运针。有些病证，如急性腹痛、破伤风角弓反张、三叉神经痛、痛经等，可留针达数小时或一天至数天。基于留针，后来又演变出埋针，用来进一步加强针刺效应，延长刺激的时间。

2. 萌芽期　埋线疗法正是在留针和埋针的基础上形成与发展起来的。20 世纪 60 年代初，产生了穴位埋藏疗法，埋藏的物品种类很多，如动物组织（羊、鸡、兔的肾上腺或脑垂体、脂肪等）、药物、钢圈、磁块等。目的除利用动物组织及药物内含的有效成分外，主要是为了延长对经络穴位的刺激时间，以起到穴位刺激的续效作用，这就弥补了一般治疗方法刺激时间短、疗效不持久、疾病治愈后不易巩固的缺点。

穴位埋线疗法原来就是穴位埋藏疗法的一种方法，它将羊肠线埋植到穴位内，通过羊肠线这种异体蛋白组织对穴位产生持久而柔和的生理物理和生物化学刺激来达到治疗疾病的目的。我国针灸工作者在治疗小儿脊髓灰质炎的过程中，摸索出一种疗效显著的方法：他们将羊肠线埋藏在体内腧穴中，发现每埋线一次，治疗时间可持续1个月以上，治疗次数大大缩减。它与其他埋藏疗法相比，具备许多特有的优点。其他埋藏疗法往往材料来源窄，不易消毒和保存，操作复杂，反应较重，有的埋入物（如钢圈等）需再次切开取出；而羊肠线来源广，消毒容易，操作简便，反应相对较轻，术后身体对肠线可自行吸收，而且肠线本身为动物组织加工而成，既保持了动物组织异体蛋白的特性，又具有一定的硬度，兼具动物组织和钢圈等其他埋藏物的优点，提高了疗效。故穴位埋线疗法一经产生，便得以普遍开展，脱颖而出，独树一帜，成为针灸疗法的一个独立的分支。至20世纪70年代初，各类中西医刊物上发表的关于埋线治疗小儿脊髓灰质炎的报道已达十余篇。

3. 发展期　20世纪70年代后期，穴位埋线的治疗范围不断扩大，可治疗哮喘、胃炎、十二指肠溃疡、慢性肠炎、癫痫、中风、偏瘫等慢性、顽固性、免疫力低下性疾病，效果都很显著。后来，经过广大临床针灸工作者的努力探索，总结出一些系统的、疗效显著的埋线方法，现将穴位埋线方法总结归纳见下表：

穴位埋线方法汇总

埋线方法	主要针具	操作方法	特点	使用病证	注意事项
注线法	腰椎穿刺针套管、26号毫针	用镊子夹取一段已经消毒备用的羊肠线，将针突孔放置在腰椎穿刺针套管的前端，从套管尾孔插入一段针芯；右手持针柄，左手夹住套管中下段，将针在皮丘快速刺入皮下并行针，得气后，边退针芯边退管，将羊肠线推注进入穴位皮下或肌层，针孔处覆盖消毒纱布	操作简单，一个针孔，创面小，刺激较弱	如便秘	—
植线法（压埋法）	埋线针、血管钳	将羊肠线置于埋线针的针尖，两端用血管钳夹住线圈并挂在缺口上，医者右手持针，左手持钳，针尖缺口向下15°～40°刺入，当针头进入皮内后松开血管钳，右手持续进针，直至羊肠线完全埋入皮下，再进针15cm，随后把针推出，用消毒纱布压盖针孔	一个针孔，创面小，刺激较弱	如强直性脊柱炎	—

埋线方法	主要针具	操作方法	特点	使用病证	注意事项
穿线法	持针钳、医用三角皮肤缝合针	在穴位两侧或上下两端常规消毒和局麻后，医生用持针钳夹住穿有羊肠线的皮肤缝合针，从一侧局麻点刺入，穿过穴位下方的皮下组织或肌层，从对侧的局麻点穿出，捏起两端羊肠线来回牵拉，使穴位产生酸、麻、胀感后，将羊肠线贴皮剪段，放下两针孔间的皮肤，使线头缩回皮内，用消毒纱布覆盖伤口	两个针孔，刺激较弱	如胃脘痛	三角针埋线操作要轻、准，防止断针
切埋法	手术刀、血管钳	穴位常规局麻，用手术刀尖刺开皮肤0.5~1.0cm，将血管钳探到穴位深处按摩，然后将小粒羊肠线埋入肌层内，切口用丝线缝合，覆盖消毒纱布	创面较大较深，刺激性强	顽固性病证，如支气管哮喘	注意消毒，防止感染
扎埋法	手术刀、弯止血钳、持针器、缝合针	穴位两侧或上下各1.5~2.5cm，局麻，一侧用手术刀尖切开0.3~0.5cm，用弯止血钳插入穴位深处进行按摩弹拨法，然后用持针器夹住穿有羊肠线的缝合针从切口刺入，穿过穴位深处，从对侧皮丘穿出，又从出口进针，较第一线浅，至切口出针，将线头适当拉紧，打结，剪断并埋入切口深处，包扎	创面较大，刺激性很强，作用持久	顽固性病证	结扎部位不宜过多，松紧适当，不可过深或过浅，若损伤血管可致出血
割埋法	手术刀、小拉钩	在局麻皮丘上，用手术刀纵行切开皮肤0.5cm，用特制的小拉钩或钝性探针在穴位底部上下左右拉动按摩，适当摘除脂肪或破坏筋膜，用力轻揉，使之产生强烈刺激后，将羊肠线置入穴位底部，无菌包扎	创面较大，刺激性强，作用持久	—	—

穴位埋线在临床上除用于治疗慢性病和虚证外，还扩大到治疗急症、实证等各种疾病，其治疗病种已达100余种，涉及内、外、妇、儿、皮肤、五官等各科。近几年来，在各级刊物上报道的治疗病种有50种之多，病例已达万例。在安徽、河北、江苏、重庆、河南、甘肃等省市还成立了埋线专科门诊和医院，并在20世纪80年代正式被编入各类专业针灸书籍，全国已举办此类培训班数百次，培养了大批穴位埋线的专业技术人才。穴位埋线在新的历史时期，以其独有的治疗特色焕发出勃勃生机。

4. 成熟期 这一时期的成就主要体现在三个方面：

（1）在理论上出现了一批穴位埋线的专著。温木生在1991年编著的《实用穴位埋线疗法》是该疗法的第一部专著，该书总结了穴位埋线疗法问世40多年来的经验和成果，引起了巨大反响。2001年，温木生又与郑详容编著了《埋线疗法治百病》，全书不但整理和总结了埋线疗法创立以来的经验和诸多资料，还对埋线疗法的起源、作用机制、特点和作用作了有益的探讨，并首次介绍了埋线疗法与其他针灸、针刺疗法相辅相成治疗相关疾病的尝试和体会，详细介绍了内、外、妇、儿、皮肤、五官等科140种疾病的穴位埋线疗法及其体会。崔瑾、杨孝芳合著的《穴位埋线疗法》一书，除对穴位埋线的各种方法作系统整理外，尚介绍了穴位埋线治疗后的正常、异常反应和注意事项等。此外，尚有马玉泉、黄鼎坚等的相关著作两部。

（2）开始应用动物实验的方法对穴位埋线的治疗效果和机理进行初步探讨。

（3）辨证选取穴位的一体化应用。穿线法、切埋法、扎埋法、割埋法等方法，由于创面较大较深，易引起剧烈疼痛，患者往往不易接受，所以，现在临床上的埋线疗法多以注线法及植线法较为常见。北京任晓艳以单氏注线法为基础，创立了一套融针刺、药物及心理治疗为一体的新型穴位埋线方法，并改进了一次性埋线器具；兰州大学第一医院杨才德研究埋线、针刀、注射等操作的要领，得出了"穿刺是埋线、针刀、注射的核心技术"的著名论断，发明了埋线针刀（融针刺、埋线、针刀、注射为一体的针具），并获得了国家专利；单顺、马立昌等对羊肠线进行改性，改进后的线体在临床上通过肠线物理和生物化学刺激来达到治疗疾病的目的，主要应用于预防保健、美容方面，治疗痤疮、黄褐斑、肥胖、慢性疲劳综合征及面部祛皱，临床可根据患者体质的寒热虚实灵活选用。此外，温木生、杨才德等对穴位埋线的理论进行归纳和总结，说明穴位埋线已经从零散走向了系统，从简单发展到日益成熟。

二、穴位埋线发展的两次飞跃

1. 第一次飞跃——埋线针具创新　传统的穴位埋线方法（切埋法、穿线法等）都需要在埋线之前进行麻醉，甚至切口和缝合，都有一定的创伤性。

早期的穴位埋线主要用于消化道溃疡、哮喘和小儿脊髓灰质炎的治疗，治疗方法有切埋法、割埋法、结扎法，皆要求局部麻醉，使用埋线器械，多少都有些埋线的性质。尽管有一定的疗效，治疗方式较每日针灸方便得多，但是操作比较复杂，且易于感染，临床上已经很少应用。从临床研究论文情况来看，20世纪80年代后穴位埋线的发展基本上处于停滞阶段，埋线的工具成为制约这项技术发展的瓶颈之一。

但是，穴位埋线毕竟有长效和方便患者等独特的治疗特点，许多临床工作者在最初的埋线方法的基础上，对埋线疗法进行了改进。首先是应用腰穿针改良为埋线钊具，后经进一步创新，研制了专门用于穴位埋线的埋线针。一次性专用埋线针的研制成功，第一次使临床上有了专用的埋线器具，其直径相当于9号注射针，可以将可吸收外科缝线瞬间注入穴位。

这些改进简化了埋线的操作，减少了患者的痛苦，降低了埋线后感染的机会。在许多慢性疾病的治疗方面取得了良好的效果，其治疗范畴也扩展到内、外、妇、儿、皮肤、美容、瘦身、亚健康等各科疾病的预防和治疗。一次性埋线针不仅使用方便，而且大大减小了对患者的创伤，避免了麻醉等复杂的步骤，降低了感染机会，杜绝了交叉感染，使穴位埋线进入到微创埋线技术时代。

2. 第二次飞跃——埋藏物之线体的创新　穴位埋线疗法源于穴位埋藏，埋藏的物品种类很多，如动物组织（羊、鸡、兔子的肾上腺或脑垂体、脂肪等）、药物、钢圈、磁块等，影响因素多，操作复杂，疗效不一。

　　除了在针具上的改进之外，实际上，埋植材料的发展使埋线疗法具有了更广阔的发展空间，以前埋线疗法所用材料仅限于羊肠线，羊肠线主要用于外科缝合，并非特制的埋植专用线，虽然价格便宜，取材方便，但是不能完全满足临床要求，例如羊肠线有可吸收性差、组织反应大等缺点。此外，羊肠线的体内吸收速度、刺激强度也难于控制。因此有待于根据针灸临床需要发展新的埋线材料。近年来发展起来的医用高分子生物降解材料是一类能够在体内分解的材料，特别适合于埋线临床。在应用中，医用高分子生物降解材料的降解速度和可吸收性能够根据不同的需要，通过对材料进行化学修饰、使用复合材料和选择降解速度合适的材料，来调节材料的降解速度以及与机体相互作用的方式。目前，生物可降解材料在外科医学方面的应用已经相当成熟，因此选择各种新型材料进行改进，或进行功能化，作为微创穴位埋植治疗的材料，可减少病人针刺治疗的痛苦和就诊次数，达到方便、微创、有效和可控的要求。许多学者已经在使用高分子合成埋线方面进行了有益的尝试，积累了丰富的经验，同时还解决了许多棘手的操作难题，埋藏物——线体的创新，成为穴位埋线的第二次飞跃。

三、穴位埋线的发展方向

1. 独立自主发展

　　（1）微创　器械的变革永无止境，无痛是最高境界，许多学者正在思考和制作自动装线器、自动埋线器等工具，也有学者在持续改进线体（如多功能药线等）。生物材料学发展与微创医学的结合形成一个新的发展机遇，研制适合临床需要、改进治疗模式、减少针刺痛苦、便于患者治疗的新器具和新材料，已经成为针灸和埋线技术发展的必然。

　　（2）可控　埋植材料特别是生物可降解材料的发展，可以通过控制材料的成分和降解速度来达到控制埋线治疗效果的目的，可以实现刺激时间、强弱、深浅等各个方面达到全面的可控性。

　　（3）标准化　可控性的实现必然会实现标准化，埋线材料通过控制材料的成分和降解速度，可以在一定程度上实现针灸治疗的标准化和规范化，使得针灸治疗更加易于推广应用。在临床和基础研究方面，可以实现研究成果的重复性、继承性以及可比较性。埋线医学的发展也将促进针灸标准化和规范化的研究。所以，埋线的发展无论是在临床治疗模式上，还是在针灸学的研究发展上，都将带来新的突破。

2. 协同发展

穴位埋线的技术来源于中医学，得益于现代科技，继承和创新永远是埋线医学乃至所有医学进步的法宝，汲取其他学科的长处或者与其他学科协同发展也是一条明智之路，例如埋线疗法与针刀疗法的协同发展。

　　中华人民共和国标准（GB/T21709.102008）之《针灸技术操作规范》第 10 部分对穴位埋线进行了规范。穴位埋线的定义是：将可吸收性外科缝线置入穴位内，利用线对穴位产生的持续刺激作用以防治疾病的方法。不管穴位埋线疗法如何发展，它始终呈现着"以中医理论为基础和经络学说为指导，以可吸收外科缝线为载体，以埋线针为主导，以穴位为媒介，以长效针感为核心，以主治慢性顽固病为主体"的六大特征。

　　朱汉章教授给针刀下的定义是：以针的理念刺入人体，在体内进行切割松解等手术操作的工具，即为针刀。它是以针刀医学理论为指导，应用于临床闭合性手术治疗，外形似针灸针，其尖端有刃的医疗器械。医疗器械只是一种治疗工具，而一种疗法的核心、精髓是其理论及独特的治疗方法和视角。针刀在临床中的作用是刀的切割、剥离、松解作用。

　　通过对针刀医学和穴位埋线疗法的医学实践进行梳理，我们就会发现，针刀医学理论是中西医结合的产物，其工具是"针"与"刀"结合的产物；穴位埋线疗法是中医基础理论与现代科技结合的产物，其工具是"针"与"线"结合的产物。针刀医学与穴位埋线疗法的协同发展具备了良好的基础和条件。首先，针刀医学是在中医基本理论指导下，吸收现代科学技术及西医学的新成果，由中西医理论融合、再创造而形成的一种新的医学理论体系；穴位埋线疗法是中医经络理论与现代医学相结合的产物，是针灸技术的发展和延伸，是针灸治疗模式的重大改进。中医及经络理论是针刀医学和穴位埋线疗法的理论基础。其次，针刀医学和穴位埋线疗法均以人体为共同研究对象，其目的均为解决人类的疾病痛苦，殊途同归。第三，针刀医学和穴位埋线疗法都是"以针的理念刺入人体"，并在体内进行操作，其工具一个是"针"与"刀"，另一个是"针"与"线"，具有相同的技术基础——穿刺，穿刺是针刀和埋线的核心技术。

　　埋线针刀的出现对二者协同发展具有引领的作用。针刀长于切割松解，埋线疗法在穿刺的过程中也有同样的作用，但远不及针刀，那么，如何借鉴针刀的长处为埋线所用，一直是学者的关注点之一。杨才德发明的埋线针刀就比较有益地进行了尝试和探索，即将埋线针尖磨平如针刀状，实现了针刀和埋线的双重功能，并在临床上反复实践，名之曰"埋线针刀"，并获得国家专利，从而使穴位埋线的内涵和外延发生了重大的变化。

四、穴位埋线的历史贡献

1. 埋线是针灸治疗模式的重大创新　　目前，临床针灸治疗模式基本上沿袭了传统的针刺模式：一是使用的针具为针灸针，针灸治疗的作用依赖针对穴位的局部刺激来获得；二是间歇性的刺激模式，针灸治疗基本上是每日1次或隔日1次。传统的针刺模式使得针灸学的发展大大受到限制。首先，临床上患者对针刺的恐惧感限制了针灸疗法的推广应用；其次，在整个针灸治疗期间，患者必须每日到医院接受针刺治疗，因此很不方便，特别是对于那些行动不便的患者，只能选择住院治疗或放弃针灸治疗。

　　穴位埋线疗法是针灸医学治疗模式的一次重大改进。首先，这种刺激方式是长效的，符合现代医学发展的方向。现代药物治疗已经从短效制剂逐步发展到长效制剂，药物可以根据治疗需要持续发挥效应，避免血药浓度影响治疗效果。埋线通过在穴位内埋植线体的方式代替传统的间歇式针灸刺激，同样可以获得一种持续长效的刺激效果。其次，埋线治疗可以使刺激长达2周甚至更长时间，患者不必每日来院治疗，因此大大提高了患者的顺应性。穴位埋线的长效刺激模式不仅仅为行动不便的患者带来许多的便利，更重要的是，许多需要针灸治疗而缺乏就诊时间的患者同样可以采用穴位埋线疗法进行治疗。这样，从门诊人群来看，临床上针灸治疗的范围可以不断扩大到更多患者，而不仅仅是时间充裕的老年人群。

2. 穴位埋线推动了针灸的普及 埋线的标准化使针灸治疗更加易于推广和传播。限制针灸发展的因素可以分为三个层面：首先，是针灸医学本身，由于经络和穴位的非可见性，针灸理论的模糊性，以及操作上的经验依赖性，使针灸医学难以掌握；其次，是医者层面，由于没有可操作的理论和规范的操作方法，在临床实践中的操作往往与教材上所学习的内容大相径庭，更多是建立在经验之上的一种选穴和手法上的随意性，学习者难于迅速掌握，限制了针灸学的发展和传播；再次，是患者方面，对针具的恐惧心理和每日一次的针灸方式，使相当多的患者更愿意选择药物治疗。埋线在一定程度上实现治疗的标准化和规范化之后，完全可以增强针灸治疗的可操作性。标准化的方案，从理论上可以根据研究得到相对可靠的作用效果，也可以方便医者的学习和操作，以及针灸学的传播。对于患者来说，也更易于接受长效的针灸作用方式。

3. 穴位埋线促进了针灸科研的发展 埋线治疗的模式为针灸学机制研究奠定了基础。应用现代医学技术手段研究针灸作用机理是针灸现代化的发展方向之一。针灸医学由于在操作上受诸多因素的影响，如穴位的选择、刺激量的强弱、针刺手法的多样性、每次针刺的位置、深度差异，使得针灸研究难于获得具有重复性和继承性的研究成果。埋线治疗的模式尽管不能够解决上述所有问题，但是应用统一的研究材料，在确定穴位位置和深浅度的基础上可以达到操作的相对标准化和规范化。埋线治疗的模式采用两周（或更长时间）植入一次的治疗方式，大大减小了每日针刺之间带来的操作误差，在研究经穴脏腑相关以及临床疗效研究中有了可以进行比较的基础，从而使针灸研究结果具有了可重复性和继承性。

穴位埋线的刺激模式，还为进一步开展穴位刺激模式与调节作用机制奠定了基础。穴位埋线的刺激模式和生理效应的研究可以为临床上选择适当的治疗间隔和疗程提供客观化指标，实现穴位埋线疗程选择的规范化。

穴位埋线疗法是针灸医学治疗模式的一次重大改进。针灸模式的转变是针灸发展和振兴的关键，穴位埋线的提出是针灸临床医学的一次模式创新，其意义不亚于针刺镇痛在针灸学上的地位。长效机制符合现代医学发展方向，穴位埋线为穴位的刺激模式变化奠定了基础，在临床和基础研究方面，可以实现研究成果的可重复性、继承性以及可比较性。同时，埋线医学的发展也必然促进针灸标准化和规范化的研究。总之，穴位埋线疗法是在传统针灸手法的基础上，在留针、埋针基础上发展起来的新的穴位刺激模式，埋线针具和埋藏物的改进使之成功实现了飞跃，生物材料学发展与微创医学的结合形成了一个新的发展机遇。因此，埋线在针灸学的研究和发展中具有重要的地位，并最终成为针灸学的一个重要发展方向之一。

第二节 穴位埋线疗法的理论基础

穴位埋线疗法是在中医理论指导下，以中医整体观、恒动观和辨证观为指导，以脏腑、经络、气血等理论为基础，采用传统针灸方式结合现代医疗技术，根据病证特点，将可吸收的外科缝线植入穴位，以激发经络气血、协调机体机能、调和气血、平衡阴阳、使邪去正复，达到防病治病目的的一种医疗手段和方法。穴位埋线疗法是对中医针灸学的发展，属埋植疗法的范畴，又称"埋线疗法""穴位埋藏疗法""经穴埋线疗法"等。

中医学、针灸学及其留针理论、现代医学成果——解剖学、生物力学、脊椎病因治疗学、软组织外科学、周围神经受卡压的理论等现代医学的成果，都是穴位埋线疗法的理论基础。

一、穴位埋线的中医理论基础

中医学经过长期的临床实践，在中国古代朴素的唯物论和辩证法思想指导下，逐步形成了系统、独特的医学理论体系。它来源于实践，反过来又指导实践。这一独特的理论体系有其特有的性质，即中医学所特有的本质，决定了中医学理论体系的独特性。中医学理论体系的基本特点，是指这一理论体系在医学观和方法论层次上的根本特点，是由中医学的气一元论、阴阳学说和五行学说所决定的。气一元论和阴阳五行学说是中国古代哲学的唯物论和辩证法。因此，以整体的、运动的、辩证的观点认识生命、健康和疾病等医学科学问题，是中医学理论体系的根本特点，是中国古代朴素的唯物论和辩证法思想在中医学理论体系中的具体体现。

（一）整体观念

1. 整体观念的含义　整体与部分对称。中医学的整体观念是关于人体自身以及人与环境之间的统一性、完整性和联系性的认识。整体是构成事物的诸要素的统一体，是由其组成部分以一定的联系方式构成的。整体观念是关于事物和现象的完整性、统一性和联系性的认识。中国古代朴素的整体观念是建立在气一元论和阴阳五行学说基础上的思维形态或方式。中医学以气一元论和阴阳五行学说来阐明人体脏腑组织之间的协调完整性，以及机体与外界环境的统一关系，从而形成了独具特色的中医学整体观念。中医学的整体观念贯穿于中医生理、病理、辨证、治疗等整个理论体系之中，具有重要的指导意义。

2. 整体观念的内容　中医学把人体脏腑和体表各部分组织、器官之间看成是一个有机的整体，同时认为四时气候、地土方宜、周围环境等因素，对人体生理病理有不同程度的影响，既强调人体内部的统一性，又重视机体与外界环境的统一性。

（1）人体内部的统一性　人体是由脏腑和组织器官构成的。各个脏腑、组织器官都有各自不同的生理功能，这些不同的生理功能又都是整体功能活动的组成部分，从而决定了机体的整体统一性。因此，人体各个组成部分之间，在结构上是不可分割的，在生理上是相互联系、相互制约的，在病理上是相互影响的。机体整体统一性的形成，是以五脏为中心，配合六腑，通过经络系统作用实现的，即所谓"内联脏腑，外络肢节"。五脏是构成整个人体的五个系统，人体所有组织器官都包括在这五个系统之中。人体以五脏为中心，通过经络系统，把六腑、五体、五官、九窍、四肢百骸等全身组织器官有机地联系起来，构成一个表里相连、上下沟通、密切联系、协调共济、并然有序的统一整体，并且通过精、气、神的作用来完成机体统一的功能活动。这种五脏一体观充分地反映出人体内部各组织器官不是孤立的，而是相互关联的有机的统一整体。

（2）人与外界环境的统一性　环境是指围绕着人类的外部世界，是人类赖以生存和发展的社会和物质条件的综合体。一般可分为自然环境和社会环境。中医学根据中国古代哲学"天人合一"说，提出了"人与天地相参"的天人一体观，不仅认为人体是一个有机整体，强调人体内部环境的统一性，而且还注重人与外界环境的统一性。

（3）人与自然环境的统一性　人类生活在自然界之中，自然界存在着人类赖以生存的必要条件。自然界的运动变化又直接或间接地影响着人体，而机体则相应地产生生理和病理上的反应，故曰"人与天地相应也"（《灵枢·邪客》）。这种"天人一体观"认为，天有三阴三阳六气和五行的变化，人体也有三阴三阳六经六气和五脏之气的运动。自然界阴阳五行的运动变化，与人体五脏六经之气的运动是相互通应的。所以，人体与自然界息息相通，密切相关。人类不仅能主动地适应自然，而且能主动地改造自然，从而保持健康并生存下去，这就是人体内部与外界环境的统一性。"人生于地，悬命于天，天地合气，命之曰人"（《素问·宝命全形论》），人是自然界所产生的，而自然界又为人类的生存提供了必要的条件，故曰"天食人以五气，地食人以五味"（《素问·六节藏象论》）。人生活在自然之中，必须受自然规律的制约，倘若违背了自然规律，必将导致不良后果。在自然界中，四时气候、昼夜晨昏的变化，以及地土方宜等，均对人体生命活动与疾病的产生有深刻的影响。人与天地相应不是消极的、被动的，而是积极的、主动的。人类不仅能主动地适应自然，更能主动地改造自然，同自然界作斗争，从而提高健康水平，减少疾病的发生。

（4）人与社会环境的统一性　社会是以一定物质生产活动为基础而相互联系的人类生活共同体，是生命系统的一个组成部分。社会环境包括政治、经济、文化等社会特征，年龄、性别、风俗习惯、宗教信仰、婚姻状况等人群特征，以及生活方式、饮食习惯和爱好等。心理因素与社会环境密切联系在一起，称为社会－心理因素。人的本质实际上是一切社会关系的总和，既有自然属性，又有社会属性。人生活在社会环境之中，社会环境因素的变动与人们的身心健康和疾病有着密切的关系。中医学强调人与天地（即人与自然、社会）的和谐统一，也非常重视社会－心理因素（即情志因素）对健康和疾病的影响，视"七情内伤"为内伤疾病的重要致病因素。

（5）整体观念的指导意义　中医学的整体观念，是中国古代哲学天人合一的整体观在中医学中的应用和发展，是中医学在临床实践中观察和探索人体及人体与自然界的关系所得出的认识，也是诊治疾病时所必须具备的思想方法，因而有重要的指导意义。它贯穿于中医学的生理、病理、诊断和防治养生之中，并对建立现代环境科学，认识和处理现代身心疾病，以及解决现代科技理性过度膨胀的社会病，均有所裨益。

（二）辨证论治

1. 辨证论治的基本概念　辨证论治是辨证和论治的合称，是中医学术特点的集中表现，是中医学理论体系的基本特点之一，是中医认识疾病和治疗疾病的基本原则，是中医学对疾病的一种特殊的研究和处理方法。

（1）症、证、病　任何疾病的发生、发展要通过症状、体征等疾病现象表现出来，人们也要通过疾病现象去认识疾病的本质。疾病的临床表现以症状和体征为其基本组成要素。

症状，是病人主观感觉到的异常现象、异常感觉或某些病态改变，如头痛、发热、咳嗽、恶心、呕吐等。而医生通过望、闻、问、切四诊及其他检查方法，客观查得患病机体异常变化所引起的现象，则称为体征，如舌苔、脉象等。病人有目的的语言和行为异常，如哭笑无常、活动不自如等，则称为社会行为异常。一般将症状、体征和社会行为异常，统称为症状，即所谓广义的症状。因此，中医学把症状作为构成临床表现的基本要素。症状是疾病的客观表现，是认识疾病和进行辨证的主要依据。

证候，简称为证。证候是中医学的特有概念。在中医学术史以及现代文献中，证候是一个多义术语。证候是机体在病因作用下，机体与环境之间以及机体内部各系统之间关系紊乱的综合表现，是一组特定的具有内在联系的、反映疾病过程中一定阶段本质的症状和体征，揭示了病因、病性、病位、病机和机体的抗病反应能力等，为治疗提供了依据，并指明了方向。换言之，证候是由症状组成的，它所包含的内容为：疾病处于某一阶段的病理表现；反映疾病的病因、病机、病性、病位以及疾病的发展趋势；反映机体自身的调节能力；反映机体与外界环境的联系；为治疗提供了正确的依据和方向。

疾病，简称病。疾病是与健康相对的概念，失去健康状态则意味着患有疾病，是机体在一定病因作用下，因正虚邪凑而致机体内外环境失调，阴阳失和，气血紊乱，脏腑经络的生理功能或形态结构发生改变，适应环境能力下降的异常生命过程。这一异常生命过程表现为症状和体征，由证候体现出来。

症、证、病三者既有联系又有区别，三者均统一在人体病理变化的基础之上。症状是患病机体表现出来的可以被感知的疾病现象，是构成疾病和证候的基本要素；证候是一组具有内在联系的，反映疾病阶段性本质的症状集合；疾病是由证候体现出来的，反映了疾病发生、发展和转归的全部过程和基本规律。就症、证、病三者反映疾病本质的程度而言，症状反映疾病的个别或部分的本质，证候则反映疾病阶段性的本质。其中，证候将症状和疾病联系起来，从而揭示了症状和疾病之间的内在联系。

总之，病是由症状组成的，证也是由症状所组成的。症与证虽然与病有密切关系，但疾病既不单是一个突出的症状，也不单是一个证候。每一种病都有它的发病原因和病理变化，其不同阶段的病理变化，可产生不同的证候。每种病所表现出来的证候又因人、因时、因地而异，各种不同的证候又有相应的治疗原则。症、证、病三者既密切联系，又有严格区别。

（2）辨证与论治　所谓辨证，就是将四诊（望、闻、问、切）所收集的资料，以及症状和体征，通过分析、综合，辨清疾病的原因、性质、部位及邪正之间的关系，概括、判断为某种性质的证候。所谓论治，又称施治，就是根据辨证的结果，确定相应的治疗原则和方法。辨证是决定治疗的前提和依据，论治是治疗疾病的手段和方法。通过论治，可以检验辨证的正确与否。辨证论治的过程，就是认识疾病和解决疾病的过程。辨证和论治，是诊治疾病过程中相互联系且密不可分的两个方面，是理论和实践相结合的体现，是理法方药在临床上的具体运用，是指导中医临床工作的基本原则。

2. 辨证论治的运用　辨证论治的过程，就是中医临床思维的过程。

（1）常用的辨证方法　在临床实践中，常用的辨证方法有八纲辨证、脏腑辨证、气血津液辨证、六经辨证、卫气营血辨证、三焦辨证、病因辨证等，这些辨证方法，虽各有特点，对不同疾病的诊断各有侧重，但又是互相联系和互相补充的。

（2）辨证论治的过程　在整体观念的指导下，运用四诊对病人进行仔细的临床观察，将人体在病邪作用下反映出来的一系列症状和体征，结合地理环境、时令、气候及病人的体质、性别、年龄、职业等情况进行具体分析，从而找出疾病的本质，进而得出辨证的结论，确定为何种性质的证候，最后确定治疗法则，选方遣药进行治疗。这是中医临床辨证论治的基本过程。

3. 辨证论治的特点　中医在辨证论治的过程中，以症状和体征等临床资料为依据，从病人的整体出发，以联系的、运动的观点，全面地分析疾病过程中所表现出来的各种临床现象，以症辨证，以症辨病，病证结合，从而确定对疾病本质的认识。

中医认识并治疗疾病，既要辨证，又要辨病，由辨病再进一步辨证。虽然既辨病又辨证，但又重于辨证。例如，感冒发热、恶寒、头身疼痛等症状属病在表，但由于致病因素和机体反应性的不同，又常表现为风寒感冒和风热感冒两种不同的证候。只有把感冒所表现的"证候"是属于风寒还是属于风热辨别清楚，才能确定是用辛温解表法还是辛凉解表法，给予适当的治疗。由此可见，辨证论治既区别于见痰治痰、见血治血、见热退热、头痛医头、脚痛医脚的局部对症疗法，又区别于不分主次、不分阶段、一方一药对一病的治病方法。

4. 辨证论治的意义　辨证论治作为指导临床诊治疾病的基本法则，能辩证地看待病和证的关系，既看到一种病可以包括几种不同的证，又看到不同的病在发展过程中可以出现同一证候。因此，在临床治疗时，还可以在辨证论治的原则上，采取"同病异治"或"异病同治"的方法来处理。所谓"同病异治"，是指同一种疾病，由于发病的时间、地区以及患者机体的反应性不同，或处于不同的发展阶段所表现的证候不同，因而治法也不一样。以感冒为例，由于发病的季节不同，治法也不同。暑季感冒，由于感受暑湿邪气，故在治疗时常用一些芳香化浊的药物以祛暑湿，这与其他季节的感冒治法就不一样。再如麻疹，因病变发展的阶段不同，治疗方法也各有不同，初期麻疹未透，宜发表透疹；中期肺热明显，常需清肺；后期多为余热不尽，肺胃阴伤，以养阴清热为主。另外，几种不同的疾病在其发展过程中，由于出现了具有同一性质的证，因而可采用同一方法治疗，这就是"异病同治"。如久痢脱肛、子宫下垂等，虽是不同的病，但如果均表现为中气下陷证，就都可以用升提中气的方法治疗。由此可见，中医治病主要的不是着眼于"病"的异同，而是着眼于"证"的区别。相同的证，用基本相同的治法；不同的证，用基本不同的治法，即所谓"证同治亦同，证异治亦异"。这种针对疾病发展过程中不同质的矛盾用不同的方法去解决的法则，就是辨证论治的精神实质。

穴位埋线是针灸的发展和延伸，作为中医学体系的一部分，整体观念也是指导穴位埋线临床实践的基础理论之一。例如，在某些疼痛性疾病的诊治中，虽然也"以痛为腧"，但是也并不是哪里痛就一定在哪里埋线，而是要充分综合患者全身的情况和疾病特征，从总体上把握疾病的性质及其规律，从而辨证施治，使整体和局部互相配合，协调作战以对抗病魔，这些都是整体观念的充分体现。

辨证论治贯穿于穴位埋线的全过程，例如，在埋线治疗肥胖的过程中，并不是一概而论，而是根据辨证分型加以区别。在临床上，肥胖患者的常见分型如下：形体肥胖，浮肿，肌肉松软，疲乏无力，肢体沉重，尿少，食欲不振，腹部胀满，大便不爽，舌质淡红或白，舌体胖大，边有齿痕，舌苔薄腻，脉沉细，中年女性居多的一类，列为脾虚湿阻型；体质壮实，多有肥胖家族史，肥胖程度较重，肌肉结实，头胀眩晕，消谷善饥，肢体沉重，怕热，出汗较多，口渴喜饮，口臭，便秘，尿黄，舌质红，舌苔黄腻，脉滑数，这一类列为胃肠实热型；胸胁苦满，胃脘痞满，常见于女性，肥胖多与月经量少或闭经有关，月经不调，闭经，乳房胀痛，失眠多梦，有不良的情绪背景，焦虑、压抑、烦恼时食欲反而旺盛，舌质暗红，脉弦，这一类列为肝郁气滞型；虚肿，肌肉松软，多见于中老年肥胖者或反复恶性减肥并多次反弹者，面色㿠白，疲乏无力，嗜睡，恶寒，自汗，腰腿冷痛，性欲降低，舌质淡红，舌苔薄，脉沉细无力，这一类列为脾肾两虚型。治疗的处方自然有所不同，脾虚湿阻型的主穴是脾俞、丰隆、足三里（增强食欲），配穴是太白、足三里、阳陵泉、三阴交、中脘、水分、百会、胃俞，随证加减，便溏加天枢、大肠俞，疲乏加关元、气海，下肢肿加丰隆；胃肠实热型的主穴是胃俞、内庭、曲池、中脘（强刺激），配穴是足三里、公孙、上巨虚、下巨虚、小肠俞、关元，随证加减，便干加便秘点（脐旁 3 寸），口臭加上脘，食欲强加气海（减少饥饿感）；肝郁气滞型的主穴是肝俞、太冲，配穴是期门、支沟、三阴交、阳陵泉、公孙、行间、曲泉、膈俞、肾俞，随证加减，月经不调加血海，闭经加次髎，口苦咽干加胆俞，多饮加中脘（强刺激）；脾肾两虚型的主穴是关元、命门，配穴是脾俞、肾俞、三阴交、气海、太溪、足三里、天枢、阴陵泉、百会、水分、三焦俞，随证加减，下肢肿加阴陵泉，下利清谷加中脘（灸）。对症治疗时仅仅针对某一种症状或者现象，例如，抑制食欲常选用气街、足三里、上巨虚、下巨虚、曲池、内庭，或梁丘配中脘，或内关配公孙；增加食欲取足三里配三阴交；增加脂肪分解用肾俞与京门、脾俞与章门、气海与关元；增加排泄（促进肠道蠕动）要用支沟、天枢、足三里、上巨虚、大肠俞，或支沟配太溪，或阳陵泉配上巨虚等。这样的方法虽然有一定的效果，但是往往疗效不佳，而在辨证论治的基础上治疗，就会取得非常好的疗效。

二、留针理论是穴位埋线的理论基础之一

穴位埋线是以中医经络理论为基础、羊肠线为载体、埋线针为主导、穴位为媒介、长效针感为核心、主治慢性顽固类疾病为主体，其将可吸收性外科缝线置入穴位内，利用线对穴位产生的持续刺激作用以防治疾病的方法，换而言之，穴位埋线是以中医经络、气血、脏腑等理论为基础架构，运用传统针灸概念，搭配现代医疗器械而发展出来的综合性治疗方法，是针灸学的现代发展，是融多种疗法、多种效应于一体的复合性治疗方法，是针灸学理论与现代物理学相结合的产物，是一种新兴的穴位刺激疗法，是针灸疗法在临床上的延伸和发展，也是中西医相结合的丰硕成果。

虽然穴位埋线疗法的名称在古医籍中并无记载，然而，其所用的手段与方法却是与古代的针灸疗法一脉相承。主要表现为：治疗的原理是辨证论治，治疗的方式是对穴位的刺激，选择的部位是经络腧穴，疗效的关键是"气至有效"。《灵枢·终始》云："久病者，邪气入深，刺此病者，深内而久留之。"《素问·离合真邪论》说："静以久留。"这是埋线疗法产生的理论基础。"留针"的方法是用来加强和巩固疗效的，留针后来又演变为埋针，用来进一步加强针刺效应，延长刺激的时间，以增加疗效。

留针，即把毫针刺入穴位，得气行补泻之法后，将针留置穴内一定时间的一种方法。留针是针灸治疗中的一个重要环节，也是提高疗效的关键之一。在《内经》中，关于留针的论述颇多，尤以《灵枢》为甚，其作用一是候气，二是调气。

《灵枢·九针十二原》说："刺之要，气至而有效。"指出了针刺的疗效取决于得气与否。又云："刺之而气不至，无问其数；刺之而气至，乃去之，勿复针。"指出了针刺后不得气，应留针以候气，得气后方可出针。

《灵枢·刺节真邪》指出："用针之类，在于调气。"所谓调气，就是调节脏腑经络之气的偏盛偏衰，通过针刺补泻手法，留针一定时间，使有余泻之，不足者补之，达到机体恢复阴平阳秘之状态。《素问·针解》云："刺实须其虚者，留针，阴气隆至，乃去针也；刺虚须其实者，阳气隆至，针下热，乃去针也。"明确指出了针刺得气后，在留针过程中可通过不同的手法达到补虚泻实、协调阴阳的目的。《灵枢·终始》亦云："刺热厥者，留针反为寒；刺寒厥者，留针反为热。"这也是调气的表现。

留针主要是依据体质、年龄、脏腑经络、脉象、天时季节、病程、证而定。

1. 体质、年龄 《灵枢·逆顺肥瘦》以体型分胖人、瘦人、常人；以年龄分为壮年、幼儿；据肤色分为白、黑、浅、深。胖人、常人中肤色深黑、气血涩迟者宜深刺久留针，瘦人、常人中肤色浅白、幼儿、气血滑者宜浅刺、短暂留针或不留针。《灵枢·根结》根据人的饮食、劳逸等生活条件，将人分为身体柔脆者和形体粗壮者，云："刺布衣者，深以留之；刺大人者，微以徐之。皆因气悍慓疾滑利也。"现在看来，偏于体力劳动者留针时间要略长，偏于脑力劳动者留针时间宜略短。

2. 脏腑经络 《灵枢·阴阳清浊》云："清者其血气滑，浊者其气涩，此气之常也。故刺阴者，深而留之；刺阳者，浅而疾之。"针刺属阴的脏病宜深刺而留针时间较长，针刺属阳的腑病宜浅刺而留针时间较短。每条经脉的长度及生理特点不尽相同，足经

长于手经，阳经长于阴经，而各经气血多少和阴阳之数亦不同，如《素问·血气形志》云："夫人之常数，太阳常多血少气，少阳常少血多气，阳明常多气多血，少阴常少血多气，厥阴常多血少气，太阴常多气少血，此天之常数也。"因此，各经针刺深度与留针时间亦不同，如《灵枢·经水》对此作了详细的叙述，云："足阳明，刺深六分，留十呼；足太阳，刺深五分，留七呼；足少阳，刺深四分，留五呼；足太阴，刺深三分，留四呼；足少阴，刺深二分，留三呼；足厥阴，刺深一分，留二呼；手之阴阳经，刺深者皆无过二分。其留皆无过一呼。过此者则脱气。"可以看出，阳经比阴经的留针时间长，足经比手经的留针时间长，最长留十呼，最短无过一呼，充分表明应辨经留针。

3. 脉象　不同的脉象反映病证的寒热虚实不同，针刺的深度、速度、留针的时间亦有别。脉见急、弦多为寒，涩为气滞血瘀，均应久留针；脉见滑、缓多为热，宜浅刺不留针。如《灵枢·邪气脏腑病形》云："诸急者多寒，缓者多热……滑者阳气盛，微有热。涩者多血少气，微有寒。是故刺急者，深内而久留之，刺缓者浅内而疾发针，以去其热……刺滑者，疾发针而浅内之，以泻其阳气而去其热。刺涩者，必中其脉，随其逆顺而久留之。"

4. 天时季节　《素问·离合真邪论》云："天地温和，则经水安静；天寒地冻，则经水凝涩；天暑地热，则经水沸溢。"留针时间的长短也要顺应四时变化，冬季气温低，经气凝涩，留针时间要长。《灵枢·本输》指出："冬取诸井诸俞之分，欲深而留之，此四时之序，气之所处，病之所舍，脏之所宜。"《灵枢·四时气》也说："冬取井荥，必深而留之。"以此可知，夏季气温高，经气滑利，留针时间宜短；春秋留针时间则介于冬夏之间。

5. 病程　《灵枢·终始》云："久病者，邪气入深，则此病者，深而久留之。"即久病不愈者，留针时间宜长；同理，病程短者，留针时间宜短。

6. 证　可据虚实寒热再分。

（1）虚证留针可补虚　《素问·调经论》说："血有余则怒，不足则恐……血有余，则泻其盛经出血；不足则视其虚经，内针其脉中，久留而视，脉大，疾出其针，无令血泄。"表明血虚的病人留针可补血调气。《灵枢·口问》云："目眩头倾，补足外踝下，留之；痿厥心悗，刺足大指间二寸，留之。"目眩头倾是由于上气不足，脑为之不满，颈项无力支撑所致，此时可选足外踝下的昆仑穴以补法留针；痿厥心悗为下气不足，气血亏虚，不能濡养筋脉和温煦四肢所致，可取太白、太冲等穴以补法留针。又云："忧思则心系急……补手少阴、足少阳，留之也。"亦即补法留针有补的作用。

（2）实证留针可泻实　《素问·针解》云："刺实须其虚者，留针，阴气隆至，乃去针也。"《灵枢·逆顺肥瘦》曰："刺壮士真骨，坚肉缓节，监监然，此人重则气涩血浊，刺此者，深而留之，多益其数。"体质壮实者，气血旺盛，感受外邪，表现为实证，针用泻法，且留针时间要长。《灵枢·厥病》曰："肠中有虫瘕及蛟蛔皆不可取以小针……以手聚按而坚持之，无令得移，以大针刺之。久持之，虫不动，乃出针也。"大针为九针之一，其尖如梃，治实证为主。虫瘕、蛟蛔为实证之病，以大针刺而久留针，至虫不动才出针。临床治疗胆道蛔虫、急性单纯性阑尾炎等所出现的腹痛均用久留针法，待症状缓解后方出针。由此可以看出泻法留针有泻的作用。

（3）寒证留针可祛寒 《灵枢·经脉》云："寒则留之。"此为针灸治则之一，对于寒证除用灸法外，也可用久留针法，留针有祛寒的作用。《灵枢·官能》云："大寒在外，留而补之。"《灵枢·九针十二原》说："刺寒清者，如人不欲行。"均强调了寒证用久留针法治疗。《素问·缪刺论》曰："邪客于足少阳之络，令人留于枢中痛，髀不可举，刺枢中以毫针，寒则久留针，以月死生为数，立已。"《灵枢·九针十二原》云："毫针者，尖如蚊虻喙，静以徐往，微以久留之而养，以取痛痹。"痛痹是由于寒邪内侵，经络阻滞，气血不能通所致，用久留针法可振奋阳气，祛除寒邪，疏通经络，疼痛得以消除。《灵枢·四时气》云："飧泄，补三阴之上，补阴陵泉，皆久留之，热行乃止。"《灵枢·寒热病》云："寒厥取足阳明、少阴于足，皆留之。"《灵枢·终始》云："刺寒厥者，留针反为热。"寒厥证是由于阳气衰微引起的四肢不温，手足逆冷，下利清谷，应久留针以调和气血，寒厥得复。

（4）热证留针可泻热 热证一般不留针，如《灵枢·经脉》云："热则疾之。"《灵枢·九针十二原》云："刺热者，如以手探汤。"但也可用留针法以清泻实热，如《灵枢·寒热病》云："热厥足太阴、少阳，皆留之。"《灵枢·终始》云："刺热厥者，留针反为寒。"热厥证由热盛之极，阳气郁闭引起，通过留针可调和气血，祛邪清热。《灵枢·刺节真邪》和《灵枢·官能》则分别论述了上寒下热及上热下寒在留针上的不同点，指出"上寒下热，先刺其项太阳，久留之，所谓推而上之者也"。下寒上热则所谓"太热在上，推而下之"。因其寒邪有上下不同，故前者留针在上部，后者留针在下部。

穴位埋线是在留针的基础上发展而来，具备了留针所具有的作用，以线代针则保持了针刺的持续作用，加强了治疗效果。留针的理论是穴位埋线的理论基础之一。

三、现代医学成果是穴位埋线的理论基础

1. 解剖学基础 解剖学是各临床学科的基础，在埋线疗法中，体表解剖（体表标志、体表投影等），软组织层次解剖（肌肉层次解剖、穴位层次解剖等），神经、动脉、静脉走行路径，肌肉起止及走行，筋膜的解剖等，是穴位埋线医生必须了解和掌握的重点内容。

2. 生物力学基础 生物力学是近二三十年发展起来的，是力学与生物学、医学及生物医学工程学等学科之间相互交叉、相互渗透的一门边缘学科。生物力学广泛应用在医学基础研究及各科临床中。同时，也是埋线疗法重要的理论基础，尤其是骨骼系统的生物力学、关节运动的生物力学、软组织的生物力学等，解决了一些"只知其然而不知其所以然"的问题，对改进和创新疗法也有不可或缺的重要作用。

3. 脊椎病因治疗学 脊椎病因治疗学是研究脊椎遭受损害后，造成脊髓、周围神经、血管及内脏神经损害所引起的一系列病证，采用治脊疗法治疗的一门新学科。脊椎后关节解剖位置紊乱引起内脏器官出现功能性症状是脊椎病因治疗学主要的理论基础。脊椎病因治疗学认为，一些疾患在合并脊椎后关节解剖位置紊乱时会出现和加重症状，

对埋线疗法治疗脊柱相关疾病有重要的指导意义。

4. 软组织外科学 软组织外科学是以椎管外骨骼肌、筋膜、韧带、关节囊、滑膜、椎管外脂肪或椎管内脂肪等人体运动系统的软组织损害（原称软组织劳损）引起疼痛和相关征象的疾病为研究对象，以椎管外或椎管内软组织松解等外科手术或椎管外密集型压痛点银质针针刺，或椎管外压痛点强刺激推拿等非手术疗法为治痛手段（完全有别于镇痛手段）的一门新的临床分支学科。其认为，椎管内、外软组织损害性疼痛的病理学基础是软组织因急性损伤后或慢性劳损形成而导致的无菌性炎症；软组织松解手术的原理主要是通过椎管外松解骨骼肌、筋膜等，或椎管内松解硬膜外和神经根鞘膜外脂肪等无菌性炎症病变的软组织，完全阻断了它们的化学性刺激对神经末梢的传导，以达到无痛的目的。穴位埋线的穿刺过程，具有类似的松解作用。

5. 周围神经受卡压的理论 周围神经卡压是躯干、四肢、关节等部位出现疼痛或不适症状的主要原因之一。其认为骨骼肌为了在主应力方向承担更大的载荷，便在骨的质量和结构两个方面得到加强，结果形成骨质增生，以及软组织在随应力集中的载荷时，肌肉和筋膜产生代偿性增生、肥大或肥厚，除使组织和功能发生改变外，还是造成皮神经卡压综合征的潜在因素或直接因素的"应力集中说"。各种因素（如炎性渗出、肌肉痉挛、筋膜挛缩等）引起筋膜间室内压力增高，这种压力在引起肌肉发生缺血性挛缩之前，就对各种神经末梢产生了病理性刺激，筋膜表面张力的增高和筋膜间室内压的增高均可对分布于其表面或穿过其间的皮神经产生牵拉或压迫的"筋膜间室内高压说"，也是埋线疗法的理论基础，因为穴位埋线时针刺会"解压"，会解除异常的力，从而使周围神经卡压解除，也就缓解了临床症状。

穴位埋线是采用传统针灸方式与现代医疗技术方法相结合的产物，现代医学的成果为穴位埋线的临床注入了新的活力和支撑的基础。解剖学中，大体解剖和局部解剖是各个医学临床的基础，穴位埋线还比较注重功能位的解剖关系，这样，我们在临床操作中就做到了心中有数；脊椎病因治疗学与华佗夹脊穴、背俞穴、生物力学、软组织外科学、周围神经受卡压的理论等具有异曲同工之妙，有的观点互相印证，有的理论互相补充，从而为穴位埋线的理论和临床打下了坚实的基础，也为临床实践打开了广阔的思路。

第三节　穴位埋线疗法的作用机理

穴位埋线疗法实际上是一种融多种疗法、多种效应于一体的复合性治疗方法。中医学理论、穴位埋线疗法本身和现代医学，对其作用机理均有比较深刻的认识，通过简单的梳理，可归纳为以下几个方面：

一、中医学理论对埋线的认识

1. 中医理论认为，埋线疗法是针灸的延伸和发展。中医认为，经络是人体运行气血、联络脏腑、沟通内外、贯穿上下的路径，通过网络周身，将人体构成一个有机整体，穴位是人体脏腑经络之气输注并散发于体表的部位，《灵枢·本脏》曰："视其外应，以知内脏，则知病矣。"穴位埋线疗法是中医经络理论与现代医学相结合的产物，它通过线体在穴内的生理刺激作用和生物化学变化，将其刺激信息和能量通过经络、神经传递传入体内，以达"疏其气血""令其条达"的目的，可调节神经内分泌系统以治疗疾病。

2. 穴位埋线是在留针的基础上发展起来的，因此也具备了留针所具有的作用。如在某些情况下，对体质强壮之人，通过留针可以保持针灸的持续作用，加强治疗效果。在临床上，许多患者都是通过留针而使针感加强的，留针同针刺手法一样能够起到补泻的作用。此外，留针尚有催气、候气的作用。从中医角度看，埋线疗法的治疗作用主要体现在协调脏腑、疏通经络、调和气血、补虚泻实几个方面，针具埋线时可以进行手法补泻，羊肠线的粗细也能进行虚实的调节。

3. 穴位埋线作为一种复合性治疗方法，除了利用腧穴的功能外，还有其本身的优势。首先，埋线方法对人体的刺激强度随着时间而发生变化。初期刺激性强，可以克服脏腑阴阳的偏亢部分，后期刺激性弱，又可以弥补脏腑阴阳之不足。这种刚柔相济的刺激过程，可以从整体上对脏腑进行调节，使之达到"阴平阳秘"的状态。其次，埋线疗法利用其特殊的针具与所埋之羊肠线，产生了较一般针刺方法更为强烈的针刺效应，有"制其神，令其易行"和"通其经脉，调其气血"的作用。

4. 埋线疗法能够调整阴阳，扶正祛邪。穴位埋线疗法以所选经穴为治疗点，通过针刺作用可起到疏通经络、调和脏腑气血性的作用，达到阴平阳秘、邪去正复、防治疾病的目的。其功能已为现代医学实验所证实，一是能改变中枢及植物神经系统对机体的调节和控制作用；二是能提高网状内皮系统的功能，刺激骨髓生长，使周围血液白细胞增多，增加其吞噬能力，提高免疫血清效价，因而有抑菌和消炎等作用，同时还能改变体内化学分解合成过程，加速毒素的排泄和炎症渗出物的吸收等。

5. 埋线疗法效果显著，应用广泛。穴位埋线集"针刺、腧穴、线"功能于一体，刺激强而持续，时间长而力专，临床效果好，尤其对一些体质较虚者和代谢失调等所致疾病，在临床上效果显著。一般来说，针灸疗法治疗范围的病证，都可应用该疗法。

二、现代医学对穴位埋线的认识

1. 现代医学对埋线过程进行研究，发现在这个过程中，机体内部的一些微观组织结构也在发生着相应的变化。传统埋线手法中的穴位局麻以及皮肤切割都能对穴位、神经以及整个中枢产生一种综合作用，使组织器官的活动能力加强，血液循环及淋巴回流加快，局部新陈代谢增强，其营养状态得到改善，产生的疼痛信号传到相应的脊髓后角内，可以引起脊髓水平的抑制效应，调节其所支配的内脏器官。此外，羊肠线作为一种异体蛋白，可诱导人体产生变态反应，使淋巴组织致敏，配合抗体、吞噬细胞来破坏、分解、液化羊肠线，使之分解为多肽、氨基酸等。羊肠线在体内软化、分解、液化吸收，对穴位产生的生理及生物化学刺激可长达20天或更长时间，从而弥补了针刺时间短、疗效难巩固、易复发等缺点。一般说来，由于羊肠线刺激平和，对大脑皮层中急性疾病较强的病理信息干扰和抑制力量不足，因而不能迅速产生作用，但对慢性疾病却显示了良好的效果。

2. 穴位埋线的实验研究报道逐渐增多。毛昌辉等选择定喘、肺俞、膻中，经穴位埋线观察咳嗽变异型哮喘患者，发现 CD_4^+、CD_4^+/CD_8^+ 明显高于对照组，TNF、IL-4 明显低于对照组，提示穴位埋线能够显著改善患者的细胞学免疫。崔氏等观察足三里穴位埋线对脾虚证大鼠免疫功能的影响，结果发现，穴位埋线对脾虚大鼠脾淋巴细胞的转化功能有明显的增强作用，对吞噬细胞的吞噬功能亦能明显提高，并能增加脾虚大鼠的脾重指数与胸腺重量指数，提示穴位埋线对脾虚证的治疗机理可能与调节细胞免疫及非特异性免疫有关。张光奇等研究穴位埋线对实验性大鼠溃疡性结肠炎黏附分子 CD_{44}、CD_{54} 及 IL-2 的影响。结果发现，模型组大鼠结肠组织中 CD_{44}、CD_{54} 及血清中 T 细胞 IL-2 含量较正常鼠低（$P < 0.01$）；埋线后能显著提高组织中 CD_{44}、CD_{54} 含量，且优于 SASP 药物组，在提高血清中 T 细胞 IL-2 含量上，两组间差异无显著性意义，但埋线组与模型组间比较，差异有显著性意义（$P < 0.05$）。认为穴位埋线具有明显的免疫调节作用，对溃疡性结肠炎的治疗有较好的疗效。周氏等在胆囊穴、中脘穴和胃俞穴埋线，观察对大鼠胆汁反流性胃炎胃黏膜的影响，实验结果表明，在该组进行穴位埋线，可以显著地促进胃肠蠕动，增强胃动力，解除幽门痉挛，减少胃黏膜充血、水肿和炎细胞浸润以及腺体增生、肠上皮化生。刘卫英等通过选取大鼠肝俞透胆俞（双侧）、丰隆（双侧）、大椎进行穴位埋线，实验证实可降低甘氨酸、牛磺酸、大脑皮质兴奋性氨基酸（谷氨酸、天门冬氨酸）的含量，从而提高皮质 γ-氨基丁酸/葡萄糖比值，达到兴奋性氨基酸与抑制性氨基酸的平衡，从而发挥抗癫痫作用。

研究表明，埋线疗法实际上是一种融多种疗法、多种效应于一体的复合性治疗方法，因此为穴位埋线的治疗机理研究带来了一定的难度。此外，由于埋线疗法问世时间尚短，尚未得到应有的重视，一般研究多限于临床应用，对其治疗机制缺乏必要的实验研究，不少尚处于假说阶段，存在的问题仍很多，这也是今后必须重视的一项迫切而重要的工作。

三、穴位埋线疗法自身的认识

穴位埋线具有复合刺激作用，可以调节力平衡，提高人体的免疫功能，促进血液循环，加速炎症吸收而产生良性诱导，达到消除疾病的目的。

（一）调节人体动态平衡

"平衡"是一个哲学的概念，把它应用到医学的研究上，不仅能够抓住生理、病理和临床上的一些实质性问题，而且使我们思路大开，很快能够理解为什么过去医学上应该达到一种水平而没有达到，它的症结在哪里？同时，也在宏观上和整体上把握医学的理论研究和临床研究的方向。

"平衡"既然是正常生理状态的一大属性，穴位埋线的一切治疗手段都是旨在恢复人体生理状态的平衡。比如，治疗慢性软组织损伤是恢复它的动态平衡；治疗骨质增生疾病是恢复它的力学平衡；治疗一些内科疾病是恢复它的代谢平衡、体液平衡；治疗外科疾病是恢复它局部组织间功能的平衡等。这也是为什么穴位埋线治病往往能达到根治、近乎一劳永逸效果的原因。事实上，其他医疗学科不管是针灸、药品、手法、手术，只要是治疗效果达到上述标准者，都有意识或无意识地恢复了人体的某一种形式的平衡。推而广之，平衡应成为一切临床研究的追求目标。要做到这一点，不仅要有丰富的医学专业知识，而且要有包括哲学在内的社会科学知识。当今世界许多比较有名的医科大学都设立社会科学学科就是这个道理。如果没有社会科学的专业知识，而只有医学专业知识，不仅在临床研究上像一只迷途的羔羊，乱奔乱闯，而且在医学的理论研究上也将陷于思路狭窄、容易盲从的境地，很难取得大的理论进展。

中医学的整体观念与辨证论治的思想本身就蕴含了调节动态平衡的内容，有些有识之士概括穴位埋线的核心就是"平衡"两个字。事实上，穴位埋线越来越多的临床实践就是在研究和调节人体的平衡机制、平衡的方式、平衡的内容，以及如何恢复人体在不同方面的种种不平衡因素，使人体的疾病得以迅速恢复。

（二）针刺作用

埋线疗法是在针刺基础上发展起来的，针灸针有粗、细、长、短之分，还有火针、小针刀、三棱针等不同的分类。在针灸实践中，常常见到有针到病除的实例，其中三棱针、火针、小针刀较为突出一些，而埋线针的针尖比针灸针要粗一些。例如，三棱针的针尖虽稍大于埋线针的针尖，但刺入较浅。埋线时是在局麻状态下，患者无痛感或基本无痛感，但在刺入较深的过程中，三棱针的针尖和带进的羊肠线必然要伤及组织、微小血管、微小神经等，一瞬间的适当创伤性刺激量，能直接激发经气，加快气血运行，激开祛邪之门，起到速效的作用。再如，在埋线疗法初期，有人用切割埋线治疗一例正在发作的哮喘患者，在切割前，这位患者呼吸很困难，在膻中穴切开皮肤皮下组织、脂肪后，用血管钳头在切口内进行按摩（加重创伤），不到两分钟，哮喘突然消失，呼吸平稳如常人；一例典型的血管神经性头痛，患者正在发作期，头痛剧烈难忍，可当埋线针刺进穴位的片刻，头痛即消失（这绝不是羊肠线的作用），这样神奇的现象，可能就是由于粗针创伤，使受损组织细胞释放出的某些化学因子，导致穴位局部组织发生一系列生理变化，如血管扩张、代谢增强等因素，激发了经气，通其经络，达"通则不痛"的祛邪之功。

穴位埋线作为一种穴位刺激疗法，同样可起到针刺效应以治疗疾病。埋线时，需用针具刺入穴内并埋入线体，此时即可产生酸、麻、胀、重等感觉，其刺激感应更强烈，这与针刺产生的针感及传导是一致的，它通过经络和神经调节作用于机体，起到协调脏腑、调和气血、疏通经络的作用。

从1984年起，中国工程院院士韩济生教授对"电针耐受"过程中"阿片/抗阿片"这一对矛盾进行了系统研究，经过18年的研究证明，中枢八肽胆囊收缩素的抗阿片作用是决定针刺镇痛和吗啡镇痛有效性的重要因素，认为研究阿片类物质和抗阿片类物质的对立统一关系为今后阐明大脑内多种神经递质之间的相互作用提供了一个可资借鉴的模式，并有助于临床提高针刺镇痛的效果，认为针刺镇痛是有科学根据的有效治疗方法，从而使针刺疗法在西医等主流医学中占有了一席之地。

（三）留针及埋针刺激的长效作用

羊肠线长时间刺激穴位：肠线在体外是长久不变的物质，为死物，可到体内后就逐渐成为活体，变软，液化，直至消失，这段时间的长短是由肠线的粗细与铬量的多少来决定的。例如，中等铬量的2号羊肠线，埋在腹腔内15天左右吸收完，埋入肌层45天左右吸收完，埋入脂肪层65天左右吸收完，埋入接近皮层或皮内层120天左右吸收完，也有极个别的患者数年还有未吸收的线迹。羊肠线埋入肌层穴位上，能有30天左右的刺激时间，这与针刺相比，就是将针刺疗法的进针、留针、行针、起针等过程融为一体，所以说，埋一次线相当于针刺10次（细线）至60次（粗线）的功效。这就是长效针感疗法继承针刺疗法的最佳方式之一。

在针灸治疗实践中，留针及埋针对提高疗效有重要作用，而埋线后，肠线在体内软化、分解、液化及吸收的过程，对穴位产生的生理物理及生物化学刺激可长达20天至4个月（持续时间与肠线粗细以及线体的成分呈正比），其刺激感应的维持时间是任何留针和埋针法所不能比拟的，从而弥补了针刺时间短、刺激量小而致疾病恢复慢、易复发及就诊次数多等缺点，使疾病在较长时间里依靠这种良性刺激不断得到调整和修复，故能起到比留针和埋针更好的疗效。

（四）穴位封闭的作用

1. 基本依据　穴位封闭疗法，从有麻药开始就有这种方式，而且临床上运用范围比较广泛，对许多局限性病证可以起到立竿见影的效果。如对急性乳腺炎肿痛等急性炎症有独特的疗效，对全身性疾病（如神经衰弱）和过敏性疾病均有治疗效果。20世纪70年代初，穴位埋线最好在局麻下进行，确保埋线无痛。这样，埋线比针刺的痛苦还要小，既能使患者乐意接受，又能协助埋线提高疗效。例如有固定痛点的血管神经性头痛，患者发作时抱头哭闹，疼痛难忍，当用埋线治疗时，用2%的利多卡因1～2mL，快速注射疼痛部位后，立即埋入羊肠线，头痛即刻消失，这绝不是羊肠线的作用，当时这类头痛多数一次治愈，这是穴位封闭疗法的作用。

2. 效应　局部麻醉，其作用部位均在皮肤。《素问·皮部论》说："皮者，脉之部也。""欲知皮部，以经脉为纪。"说明皮部是十二经脉在皮肤的分区，皮肤通过经络沟通和联系脏腑，它们之间要相互影响，故局麻产生的刺激冲动通过皮部、孙脉、络脉和经脉对脏腑产生影响，起到调整脏腑虚实、平衡阴阳、调和气血的作用。局麻是对中枢与末梢神经的一种综合作用，在整个过程中，有三个阶段的不同变化及效应：①针头刺入皮内及注药时产生的疼痛信号传到相应节段脊髓后角，抑制了相同节段所支配内脏器官的病理信号传递，并使相应内脏得到调整。②注药后1～3分钟即可选择性地阻断末梢神经及神经干冲动的传导，使患病部位对穴位及中枢神经产生的劣性刺激传导受阻，内脏疾病患者的相应经络及穴位出现敏感现象就是这种传导的表现之一，从而使神经系统获得休息和修复的机会，逐渐恢复正常的功能活动。③局麻后期穴位局部血管可轻度扩张，促进血液循环及淋巴回流，使局部新陈代谢正常化，改善营养状况。这些变化产生的特殊刺激经过经络及神经－体液反作用于相应患病部位，使之也得到改善和调整。临床上，往往有一些在局麻时局部皮肤疼痛异常，而病痛却马上减轻或消失的病例。可见，局麻的主观目的主要是预防术中疼痛，但客观上对疾病却起着不可忽视的治疗作用。

（五）放血疗法的作用

放血疗法是指常用针具刺破络脉放出少量的血液以治疗疾病的一种方法。《素问·调经论》说："视其血络，刺出其血，无令恶血得入于经，以成其疾。""血去则经隧通矣。"（《素问·三部九候论》王冰注），说明刺血有良好的治疗作用。生命的基础是新陈代谢，人体内进行的新陈代谢有赖于健全的血液循环。埋线操作时往往会刺破穴位处血络，致针眼有少量出血，有时瘀结皮下，这就产生了刺血效应。有人测定，刺血对微血管的血色、流变、瘀点、流速具有改善作用，证实刺血改善了微循环，缓解了血管痉挛，从而改善了局部组织的缺血缺氧状态，帮助了机体组织的恢复，并能调动人体的免疫机能。埋线针的针尖，埋线时不但要刺破表皮，而且要深刺 3cm 左右的深度，拔针后，有的针眼出血较多（对鼻衄、高血压、头痛者提倡多放些血），对不出血的针眼，要主动挤出几滴血。其指导思想是：拔针后针眼出些血能减少针眼的感染机会；放血也是一种常用的疗法，利用埋线针眼放血，就是充分利用一切可能的刺激方式，使多种有效的穴位刺激方式在同一个穴位上发挥出综合效应，激发体内的防御机制。因此，埋线时的刺血效应同样可疏通经络中壅滞的气血，协调经络的虚实，从而调整人体脏腑、经络及气血功能。故临床埋线时，对某些疾病需要有意识地刺破血络，挤出血液，以达到或增强疗效的目的。

（六）穴位处机体组织损伤的后作用效应

埋线针刺入穴内后，会使局部组织受到一定程度的损伤，受损组织细胞释放出的某些化学因子可造成无菌性炎症反应，使穴位局部组织发生一系列生理变化，如血管扩张、代谢增强等，为损伤的修复创造条件。根据生物泛控制原理，通过神经将损伤穴位需要修复或调整的信息传到神经中枢，激发体内特定的生化物质组合，产生一种特有的作用，并通过体液循环在体内广泛分布。由于埋线选取的穴位与患病部位生物学特性相似程度较大，属于一个同类集，所以，当该作用在修复或调整受损穴位时，患病部位也同时被修复和调整，从而使疾病得到治疗。由于埋线时局部组织的损伤及修复过程较长，其积蓄的作用也较持久，所以其针刺效应和修复时的作用得以维持较长的时间，使疾病部位得到更完善的调整和修复。

（七）组织疗法效应

腧穴是人体脏腑经络气血输注出入的部位。腧穴与经络密切相关，它能反映各脏腑的生理或病理变化，通过针灸、按摩、埋线等刺激，能够调动人体内在的抗病能力，调节机体的虚实状态，以达到防治疾病的目的。有时还可以用作辅助诊断。羊肠线作为异体组织蛋白，将其埋入人体内，在1~3天内随人体生理同步变化，逐渐变软、液化，可使淋巴细胞致敏，其细胞又配合体液中的抗体、巨噬细胞等反过来破坏、分解、液化羊肠线，使之变为多肽氨基酸等，最后被吞噬吸收，同时产生多种淋巴因子。这些抗原刺激物对穴位产生物理及生物化学刺激，使局部组织发炎，甚至出现全身反应，从而提高人体的应激能力，激发人体免疫功能，调节身体有关脏腑器官功能，使活跃趋于平衡，这种穴位组织疗法明显优于不考虑穴位的埋藏疗法。将微量羊肠线埋入穴位后的全过程，是一种适应人体生理规律的新的穴位调节过程，体现在以下三个方面：一是羊肠线在穴位中1~3天内以机械刺激为主；二是羊肠线异体蛋白参与穴位组织同步变化，逐渐变软、膨胀、扩大刺激面积，此时既有机械刺激，也有生物和化学刺激，产生局部炎症性反应；三是参与炎症性反应的物质有羊肠线的异性蛋白和体液的渗出液，出血、渗血成为互体，相互对抗产生反应物。上述多方面在穴位上的刺激量是随时随地都在随需要而变化，不同于针灸针的刺激模式，也许穴位就适合这样一种能与人体同步运动、稳定且适应的持久（不是永久）的刺激量，从而显示出穴位埋线的独特功能。

（八）复合刺激作用

1. 通常认为线犹如针，线的粗细长短决定了刺激量的大小和吸收时间的长短，这与针刺进针、留针、行针、起针和治疗过程中的作用相似。羊肠线埋入机体后，逐渐液化、吸收的过程为异体蛋白刺激，类似组织疗法，有增强免疫功能的效应。人们较普遍地认为，埋线是一种融多种疗法，具有穴位封闭、针刺、放血、留针、组织疗法多种效应于一体的复合性治法，初为机械刺激，后为生物学和化学刺激，具有速效和续效两种作用。其机理为多种刺激同时发挥作用，形成一种复杂的持久而柔和的非特异性刺激冲动，一部分经传入神经到相应节段的脊髓后角后内传脏腑而起调节作用，另一部分经脊髓后角上传大脑皮层，加强中枢对病理刺激传入兴奋的干扰、抑制和替代，再通过神经－体液的调节来调整脏器机能状态，促进机体新陈代谢，提高免疫防御能力。

2. 提高人体的免疫功能。羊肠线为一种异体蛋白，埋入穴位后软化、液化、吸收，此过程可促进组织、器官代谢，使人体产生变态反应，使淋巴组织致敏，其细胞又配合体液中的抗体、巨噬细胞等，反过来破坏分解、液化药线，使之变成多肽、氨基酸等，同时产生多种淋巴因子，使肌肉合成代谢增高，分解代谢降低，肌蛋白、糖类合成增高，乳酸、肌酸分解代谢降低，提高机体的营养代谢，从而提高人体的应激能力，激发人体免疫功能，它的持续刺激可提高机体免疫力，增强抗病能力。

3. 促进血液循环，加速炎性物质吸收。羊肠线埋入穴后能提高机体的应激能力，促进病灶部位血管床增加，血管新生，血流量增大，血管通透性和血液循环得到改善，从而加快炎性物质的吸收，减少渗出、粘连。

4. 产生良性诱导。埋线后可在大脑皮层区建立新的兴奋灶，从而对病灶产生良性诱导，缓解病灶放电，保证大脑皮层感觉区细胞机能的正常作用，达到消除疾病的目的。

第四节 穴位埋线疗法的作用

穴位埋线疗法是一种具有综合效应的穴位刺激疗法，除了具备针灸的治疗作用以外，它的治疗作用比较丰富。概而言之，主要有协调脏腑、平衡阴阳、疏通经络、调和气血、补虚泻实、扶正祛邪等作用。现代研究表明，穴位埋线疗法还具有调节机体免疫力的作用。

一、协调脏腑，平衡阴阳

《灵枢·根结》谓："用针之要，在于知调。调阴与阳，精气乃光，合形与气，使神内藏。"人体在正常的情况下，保持着阴阳相对平衡的状态。如果因七情六淫以及跌仆损伤等因素使阴阳的平衡遭到破坏时，就会导致"阴胜则阳病，阳胜则阴病"等病理变化，而产生"阳盛则热，阴盛则寒"等临床证候。穴位埋线治病的关键就在于根据证候的属性来调节阴阳的偏盛偏衰，使机体转归于"阴平阳秘"，恢复其正常的生理功能，从而达到治愈疾病的目的。

穴位埋线疗法具有良性的双向调节功能，对各个脏腑阴阳都有调整、修复和平衡的作用。它不但可以控制临床症状，还能促使病理变化恢复正常。据观察，在足三里、中脘穴埋线，不加用任何手法，结果发现，胃肠蠕动强者减弱，蠕动弱者加强；在上巨虚、天枢穴埋线，对肠蠕动过慢所致的便秘和肠蠕动亢进所致的腹泻均有疗效。产生这种作用的原因，一是穴位埋线疗法本身是一种复合性治疗方法，刺激方式和效应呈多样化，对脏腑功能的调节呈多向性；二是埋线初期刺激强而短暂，后期刺激柔和而持久，对疾病有双向调节的作用。埋线的整个过程刚柔相济，形成了一种复杂的刺激信息，通过经络的输入，作用于人体，导致功能亢进者受到抑制，衰弱者产生兴奋，起到调整人体脏腑功能、纠正阴阳偏胜或偏衰的作用，使之恢复相对平衡，即"阴平阳秘"的状态。又如，阳气盛、阴气虚可导致失眠，阴气盛、阳气虚则可引起嗜睡，两者都可以取阴跷的照海和申脉进行治疗，但失眠应补阴泻阳，嗜睡应补阳泻阴，都是平衡阴阳的体现。

二、疏通经络，调和气血

人体的经络"内属于脏腑，外络于肢节"。十二经脉的分布，阳经在四肢之表，属于六腑；阴经在四肢之里，属于五脏。十二经脉通过十五络脉的联系，沟通表里，组成了气血循环的通路，它们"内溉脏腑，外濡腠理"，维持着正常的生理功能。

穴位埋线疗法亦具有疏通经络、调和气血的作用，这主要依靠其所具有的针刺效应。《灵枢·九针十二原》中说："欲以微针通其经脉，调其气血，营其逆顺出入之会。"同时，穴位封闭效应与刺血效应也起了一定的作用。这种作用常体现在穴位埋线疗法对疼痛性疾病的治疗上，一般说来，疼痛与经络闭塞、气血失调有关，有"痛则不通，通则不痛"之说，所以疏通经络、调和气血就可达到"通则不痛"的目的。埋线用的针具多为穿刺针或埋线针，其针体粗大，刺激性强，对于许多神经痛患者，当用埋线针从大肠俞刺入后，患者感觉"有一股气"从穴位处向下直达足趾，疼痛立止。穴位封闭作用于皮肤表面，根据皮部－经络－脏腑关系，对经络和脏腑也可产生一定的作用。如治一胃痛患者，诊时疼痛严重，腰不能伸，当在腹部敏感穴做局注皮丘时，患者感觉皮肤痛甚，"好像做青霉素皮试一样"，胃痛即刻缓解。刺血亦可通过刺激血管神经，起到解痉镇痛的作用。曾治一偏头痛患者，于头部敏感穴用穿刺针注线，取针后，流出较多的血液，患者即觉头部掣痛及紧困感消失。种种迹象表明，穴位埋线疗法确有"制其神，令气易行"和"通其经脉，调其血气"的作用，它能转移或抑制与疼痛有关的"神"的活动，使"经气"通畅而达镇静止痛的效果。故本法可通过疏通经络中壅滞的气血，使气血调和，经络通利，气滞血瘀的病理变化得以恢复正常。

三、补虚泻实，扶正祛邪

扶正，就是辅助抗病能力；祛邪，就是祛除致病因素。疾病的发生、发展及其转归的过程，就是正气与邪气相互斗争的过程。《素问·刺法论》说："正气存内，邪不可干。"《素问·评热病论》说："邪之所凑，其气必虚。"说明疾病的发生，是正气处于相对劣势，邪气处于相对优势而形成的。如果正气旺盛，邪气就不足以致病。假使正气虚弱，邪气就会趁虚侵入而致病。既病之后，机体仍然会不断地产生相应的抗病能力，与致病因素作斗争。若正能胜邪，则邪退而病向愈；若正不敌邪，则邪进而病恶化。因此，扶正祛邪是保证疾病趋向良性转归的基本法则。

《灵枢·九针十二原》说："凡用针者，虚则实之，满则泄之，宛陈则除之，邪胜则虚之。"《灵枢·经脉》也说："盛则泻之，虚则补之。"说明病邪盛者宜"泄之""除之""虚之""泻之"；虚弱者宜"实之""补之"。穴位埋线疗法也具有补虚泻实的作用，这个作用是与其短期速效和长期续效的特点分不开的。穴位埋线疗法前期的穴位封闭效应、针刺效应和刺血效应，具有较强的刺激性，往往对实邪造成的病理信息具有强烈的抑制、排除、取代作用，这实际上就起了对病邪"泻"的作用。埋线后期组织损伤的后作用效应、留针及埋针效应、组织疗法效应的刺激则较和缓，一般具有兴奋的作用，对身体功能减退、体质降低者有一定的效果。另外，操作时我们还可以因势利导，对实证者加强刺激，"以泄其气，泻其实，邪去正自安"，对虚者则尽量减少刺激量，使精气无泄出，以养其脉，补其虚，正盛邪自去，这样疗效将更好。

四、调节机体免疫力

据测定，埋线疗法对免疫球蛋白偏低的患者有升高的作用，说明其可提高免疫功能。毛昌辉等发现埋线后哮喘患者 CD_4^+、CD_4^+/CD_8^+ 明显高于对照组，TNF、IL-4 明显低于对照组，提示穴位埋线能够显著改善患者的细胞学免疫；崔氏等发现穴位埋线对脾虚大鼠脾淋巴细胞的转化功能有明显的增强作用，对吞噬细胞的吞噬功能亦能明显提高，并能增加脾虚大鼠的脾重指数与胸腺重量指数；张光奇等研究穴位埋线对实验性大鼠溃疡性结肠炎黏附分子 CD_{44}、CD_{54} 及 IL-2 的影响，结果发现穴位埋线具有明显的免疫调节作用。另外，羊肠线或者胶原蛋白线等均为一种异体蛋白，埋入后可使人体产生变态反应，激发人体的免疫功能，它的持续刺激可提高机体免疫力，增强抗病能力。

综上所述，穴位埋线疗法对机体具有四大作用，这些作用是相互关联而不是孤立的，它的临床疗效是通过穴位埋线对机体的诸多效应和作用来实现的，其作用方式是双向的功能调整，调整的结果是提高了机体的抗病力，消除了病理因素，从而使人体恢复正常功能。

第二章　穴位埋线的工具

第一节　穴位埋线工具的演变

针灸学是中医学中的一门重要学科，现存最早的医学著作《黄帝内经》中已对针灸的理论和临床有了较系统的记载，伴随着科技前进的步伐，传统针灸治疗学也不断发展，至今已形成两大分支学科，一支是以毫针治疗为主，另一支则是以"带刃针具"治疗为主，穴位埋线属于后者。

针具的发展演进过程大致可分为砭石、九针、毫针几个阶段，在各个不同阶段，带刃针具均起到了重要作用，特别是在当代，带刃针具的发展势头更加迅猛。

一、砭石时期

约在14000年前旧石器时代后期，就已经出现了以石为针和以石为刀进行治病的砭石疗法。《说文解字》称"砭，以石刺病也"，《灵枢》称"故其已成脓血者，其唯砭石铍锋之所取也"。从1955年出土的剑形砭石、1965年出土的镞形砭石及1966年出土的刀形砭石来看，可以说砭石是最初的带刃针具。

二、九针时期

约从公元前十几世纪起，随着冶炼术的发明，开始出现了金属针，并逐渐发展成青铜器、铁制等多种针具，泛称"九针"。从1978年出土的西汉青铜针（长4.6cm，一端为圆锥形锐锋，另一端为宽0.3cm的扁平弧刃），明、清等朝代医书中所绘的镵针、锋针、铍针，以及河南南阳医圣祠内陈列的历代针具中，又可看到不断发展的带刃针具。

三、毫针

"九针"在演变过程中，镵针被梅花针取代，锋针被三棱针取代，而铍针则被手术刀所取代，在相当长一段时间里，带刃针具的作用逐渐淡化，几乎统一由毫针替代。

四、现代针

随着针灸学理论研究和临床实践的不断丰富和提高，针具也得以发展和创新，并从传统九针中分离出来，形成现代针灸器具（皮肤针、芒针、巨针、火针、皮内针等）和现代带刃针具（小宽针、小针刀、针灸刀、新九针、带刃针、松针、微针刀、铍针、刃针、埋线针、埋线针刀等）。据初步统计的资料，师怀堂的新九针（1950年）、高谦的新砭针（1958年）、黄荣发的小宽针（1968年）、任志远的针灸刀（1970年）、朱汉章的小针刀（1976年）、肖万坤的松针（1994年）、黄枢的微型外科手术带刃针具（1996年）、田纪钧的刃针（2001年）、董福慧的铍针（2002年）、杨才德的埋线针刀（2014年）等有较大的影响。近年又派生出水针刀、注射针刀、激光针刀、刀中刀等，它们各有所长。

五、专用埋线工具

随着时代的发展和科技的进步，埋线工具也日新月异，按照时间顺序，由19世纪60年代使用的三角针、腰椎穿刺针，发展到一次性专用埋线针、埋线针刀等，工具进入了微创微痛时代。专用工具的种类和其使用的操作技巧、方法有关，此项内容将在以后的章节中综合论述。

常用工具的比较：毫针、手术刀、针刀、埋线针刀的异同点

项目	毫针	手术刀	针刀	埋线针刀
理论依据	中医经络	西医外科	中西医结合	中医经络
方法	非手术	开放性手术	闭合性手术	闭合性手术
手法	提插捻转	切开结扎缝合	切摆铲	提插切摆
目的	理气	切除病灶	松解	理气松解
患者感觉	酸麻胀困	无	酸麻胀困20倍	酸麻胀困加倍
术者感觉	沉涩紧	直视	沉涩紧硬	沉涩紧硬
诊断	辨证	辨病	辨位	辨证辨位

第二节　穴位埋线工具及操作方法

穴位埋线时，要根据病情需要和操作部位，选择不同种类和型号的埋线工具和外科缝线。其中，套管针一般可由一次性无菌注射针配适当粗细的磨平针尖的针灸针改造而成，或用适当型号的腰椎穿刺针代替，也可以选用一次性成品注射埋线针，或其他合适的替代物。穴位埋线的方法主要依赖于埋线的工具，根据埋线的方法，我们把埋线工具分为以下几种：

一、套管针埋线法

套管针（trocar）是指内有针芯的管形针具。对拟操作的穴位以及穴周皮肤消毒后，取一段适当长度的可吸收性外科缝线，放入套管针的前端，后接针芯，用一手拇指和食指固定拟进针穴位，另一只手持针刺入穴位，达到所需的深度，施以适当的提插捻转手法，当出现针感后，边推针芯，边退针管，将可吸收性外科缝线埋植在穴位的肌层或皮下组织内。拔针后用无菌干棉球（签）按压针孔止血。

二、医用缝合针埋线法

在拟埋线穴位的两侧 1 ~ 2cm 处，皮肤消毒后，施行局部麻醉。一手用持针器夹住穿有可吸收性外科缝线的皮肤缝合针，另一手捏起两局麻点之间的皮肤，将针从一侧局麻点刺入，穿过肌层或皮下组织，从对侧局麻点穿出，紧贴皮肤剪断两端线头，放松皮肤，轻揉局部，使线头完全进入皮下。用无菌干棉球（签）按压针孔止血。宜用无菌敷料包扎，保护创口 3 ~ 5 天。

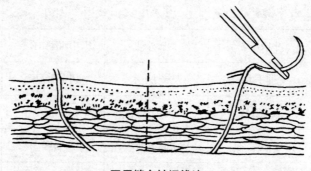

医用缝合针埋线法

三、埋线针埋线法

埋线针（thread–embedding needle）是指一种针尖底部有一小缺口的专用埋线针具。在穴位旁开一定距离处选择进针点，局部皮肤消毒后施行局部麻醉。取适当长度的可吸收性外科缝线，一手持镊将线中央置于麻醉点上，另一手持埋线针，缺口向下压线，以 15° ~ 45°角刺入，将线推入皮内（或将线套在埋线针尖后的缺口上，两端用血管钳夹住，一手持针，另一手持钳，针尖缺口向下以 15° ~ 45°角刺入皮内）。当针头的缺口进入皮内后，持续进针直至线头完全埋入穴位皮下，再适当进针，把针退出，用无菌干棉球（签）按压针孔止血。宜用无菌敷料包扎，保护创口 3 ~ 5 天。

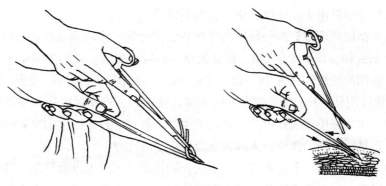

埋线针埋线法

四、手术刀埋线法

1. 切开埋线法 在选定穴位消毒后，做浸润麻醉，用手术刀尖顺经脉走行纵行切开切口皮肤 0.5 ~ 1cm，然后用止血钳钝性剥离皮下组织至肌层，并在穴位内按揉数秒钟，待产生酸、胀、麻样感觉后，将羊肠线 1 ~ 2 段（长 0.5 ~ 12cm）埋入切口底部肌层，与切口垂直。切口处用丝线缝合后，盖上无菌纱布，5 ~ 7 天拆线。

2. 割治埋线法 在局麻皮丘上，用手术刀纵行切开皮肤 0.5cm，用特制的小拉钩或钝性探针，在穴位底部，上下左右拉动按摩，适当摘除脂肪或破坏筋膜，用力要轻柔，使之产生强刺激后，将肠线植入穴位底部，无菌包扎 5 日。此法可加强和延长对穴位的刺激，增强疗效。

3. 切开结扎埋线法 先在穴位两侧或上下做两个局麻皮丘，用手术刀在一侧切开皮肤 0.2 ~ 0.5cm，用弯止血钳插入切口做按摩，得气后，将羊肠线穿入弯三棱缝合针并从切口刺入，穿过穴位深处至另一侧切口处出针，来回牵拉，得气后从出口处再进针（较第一针浅）至切口，将两线头拉紧并打结，将结埋入切口，包扎 5 ~ 7 天。

五、注射器注射针头埋线法

操作前将羊肠线从 9 号注射针头的针尖处装入针体（此时毫针稍退后），线头与针尖内缘齐平。穴位皮肤消毒，术者左手绷紧皮肤，将针头快速刺入穴内 1.5 ~ 2cm，稍做提插，待气至。然后将针芯内的毫针向内用力，同时缓慢将 9 号针头退出，使肠线留于内，针头将出皮肤时，用消毒纱布压住针尖部出针，查无线头外露，胶布固定。操作时注意 4 个要领：①稳：稳定心神，呼吸稳、体位稳、持针稳；②快：指进针动作要快；③缓：一是指缓退针，二是指用毫针缓缓向内推进；④查：将压住埋线穴位的纱布轻轻抬起，细查羊肠线的线头是否暴露在外，如未露，则用胶布将纱布固定，以保护针孔不受感染，此法又称简易埋线法，又叫注线法。

六、一次性无菌微创埋线针埋线法

一次性无菌微创埋线针是在套管针或注射器针头或腰穿针的基础上发展起来的管型

针具。一次性埋线针由工业化技术生产，物美价廉。

一次性无菌微创埋线针是一种特制针具的微创套管、穿刺埋线器具，用不锈钢材料制成类似穿刺针样，长度 5 ~ 7cm，套管尖端有斜度，尖锐，针芯尖端呈平面，与套管尖端平齐。常用的埋线针具有 7#、9#、12#、16#。7# 用于面部美容、颈部及手足穴位，9#、12# 为常规用针，16# 对肌肉丰厚的穴位、腰椎病、疼痛性疾病和慢性顽固性疾病应用较多。一次性医用埋线针由工业化技术生产，解决了每个医生用穿刺针改造针尖的烦琐过程，更具针体细、锋利、无菌、疼痛反应小的优点。

一次性埋线针操作时不需要特定的手法，始终随意无虑地进退针芯，可以明显减轻医生操作的疲劳；可以自控针芯，防止下滑顶线；可以避免指端对针身下部的污染；线隐针孔，可以减少进针阻力和线体污染；持握得手又针头锋利，不再发生针过筋膜用力时手怯的心态，而且在无局麻下埋线可以使疼痛很小；其结构合理而精巧，工艺简化成本低，非常适合大批量生产，包装密封，无毒无菌，功能全面，为广泛开展穴位埋线疗法创造了十分便利的条件。

七、线体对折旋转埋线法

随着线体的发展，更多的羊肠线、胶原蛋白线被性能更优的 PGA 或者 PGLA 线替代，这些线体比较柔软，常规使用一次性无菌微创埋线针操作时，多数情况下"边推针芯、边退针管"的动作会卡线，所以杨才德等总结大家的经验，提出了"线体对折旋转埋线法"，不但很好地解决了卡线的问题，而且使操作变得更加简单。具体方法：取一段 PGA 或 PGLA 线，放入针的前端，线在孔内外的长度基本保持相同，不要针芯，刺入穴位时，线在针尖处被压而形成对折，在确保针孔外的线体进入皮肤并获得针感后，旋转、退出针体，即完成了一次埋线，这种方法我们归纳为"线体对折旋转埋线法"。

"线体对折旋转埋线法"具有广阔的前景，它是针对一次性无菌微创埋线针的又一次创新和改制：取消了针芯，节约了大量的材料成本；使操作者的动作更加简化，在减轻医生劳动强度的同时，可以为更多医生学习本技术提供可能；解决了穴位埋线疗法与现代科技发展接轨的难题，又一次使穴位埋线实现了飞跃的可能。

第三节 穴位埋线的线体介绍

穴位埋线使用的线是"可吸收外科缝线"，外科缝线就是医用手术缝合线，它是最常见的生物可移植纺织品，广泛应用于各类外科手术中，任何时候由于切口、穿孔或其他损伤造成的组织开裂，都能利用缝合线使伤口闭合。当今医用缝合线按照原料的来源、可吸收性及构成方式进行分类。埋线所用线体为可吸收性的线体，我们从现代科技的发展成果中汲取养分，为我所用，从而提高疗效。

随着化纤的发展，人们将聚丙烯、聚酰胺、聚酯纤维及高强度醋酸用作缝合线。这些材料具有生物稳定性，并能在几年内保持强度，但它们均不能被机体吸收，有不同程度的组织反应等缺点。羊肠线及胶原线虽然能被机体吸收但仍有不足之处。为了得到具有更高柔韧性、更高强度和不同性能的缝合线，近30多年来人们做了进一步的研究，获得了具有优异性能的可吸收合成纤维缝合线。从羊肠线、胶原蛋白线到聚乙交酯（PGA）缝合线、聚丙交酯（PLA）缝合线和聚乙丙交酯（PGLA）缝合线以及甲壳质缝合线，可以为穴位埋线提供巨大的帮助。其中，聚乙丙交酯是最有开发价值和应用前景的生物医学材料之一，它由聚乙交酯、丙交酯按不同配比共聚所得，经加工制成的纤维，具有良好的生物相容性，对人体无组织学反应，具有良好的降解性，降解产物为二氧化碳和水，尤其适合于穴位埋线疗法。

一、医用羊肠线

羊肠线是从羊肠黏膜下的纤维组织层或牛肠的浆膜联结组织层得到的。通过对动物肠子进行机械分离和清洁处理，可以得到一种以骨胶原（一种多肽）为主要成分的细带条，接着将上述细带条用弱交联剂（例如甲醛、明矾或铬盐）处理，然后再将1~5根细带条合在一起进行拉伸和加捻。为了改善缝合线的使用性能和外观，加捻后的肠衣线需要经过磨光处理，随后还要被浸泡在适当的液体里，以增加其柔韧性。

医用羊肠线是一种生物填充、黏（缝）合材料，又称可吸收性外科缝线，供医疗手术中对人体组织缝合结扎使用。

羊肠线有平制及铬制两种。规格按线的直径大小分为0.04~1.16mm14种。按临床手术所需选择适当的规格使用。平制线系指不经铬盐处理而制成的羊肠线，其强度在人体5~10天内丧失。残留物可在70天内完全消失。铬制羊肠线是指羊肠线经铬盐处理后增强了其抗机体吸收的能力，其强度在植入体内后14~21天完全丧失。残留物的吸收则需90天以上。除了铬盐处理影响线体的吸收外，线体的动物来源、消毒方法和植入层次也会影响线体吸收。由于羊肠线吸收是通过蛋白酶来分解的，在患者方面，年龄、性别和营养状况也会影响线体吸收，线体在体内停留时间的延长就会形成纤维缠结，在体表触摸时可以感觉到结节存在。尽管结节的存在对身体并无太大影响，但往往导致患者疑虑，所以应该尽量避免。

羊肠线的突出优点是价格低廉。缺点是植入体内后几天内强度下降较快，并且由于它系由天然材料制成，材料本身的成分及性能也变化很大。此外，羊肠线在干燥状态下是较僵硬的，需要用保养液或生理盐水来使其保持柔软和弹性。羊肠线还能引起较强烈的局部组织反应，这与其蛋白成分、加工杂质和掺入的重金属铬有关。蛋白分子可以引起免疫反应，特别是在某些过敏体质的个体上，比较容易产生免疫反应。加工杂质和掺入的重金属铬，也是形成组织反应和感染的重要原因。埋入羊肠线后形成的结节主要与其吸收有关。

羊肠线是全世界最早使用的生物吸收性线，因柔韧性欠佳，组织反应大，在消化液或感染环境中抗张强力很快降低甚至断裂，故逐步被新型的生物可吸收性缝合线替代。

二、改性羊肠线

为了克服羊肠线的弊端，许多学者特别是埋线工作者通过各种方法对羊肠线进行加工、处理，并获得了成功，经临床实践，取得了比较好的疗效，我们把这种线称为"改性羊肠线"，下面列举几个例子。

1. 改性羊肠线的制作方法 选用颗粒状的中药，将中药浸泡在医用酒精取得药液，另取医用羊肠线浸入药液中，得到改性羊肠线。所述的中药按照重量比，取细辛 0.25 份，丹皮 1 份，水牛角 1 份，赤芍 1 份，蚤休 1 份；所述的酒精浓度为 50% 医用酒精。

本技术方案的羊肠线经药液浸泡后，线药混为一体，选用中药细辛为温经止痛药；丹皮、水牛角、赤芍、蚤休凉血活血，清热解毒，减轻排异反应，配伍后有消炎止痛的效应，有效防止化脓等后果形成。改性羊肠线穴位反应强，作用持久，加上药物慢性穴位释放与放大作用，加强经络穴位的治疗效果。

2. 羊肠线浸泡液 一种羊肠线中药浸泡液，属于中医临床外用中药制剂。它由以下重量组分组成：生川乌 25～30g，生草乌 25～30g，当归 25～30g，红花 25～30g，羌活 25～30g，独活 25～30g，干姜 25～30g，川芎 25～30g，桂枝 25～30g。

将上述中药组分置于 75% 酒精 800～1000mL 中，浸泡密封 5～7 天，虑取药液即得。

其效果是能够拓宽羊肠线的治疗范围，加强羊肠线的治疗效果。主要适用于颈椎病、腰椎间盘突出、哮喘、慢性支气管炎等慢性疑难病。

3. 含药羊肠线的制备工艺 先将羊肠线用注射用水浸渍，使羊肠线溶胀，然后逐渐增加浸渍羊肠线的混合物中药物组分的含量率，置换溶胀羊肠线内的水分，这样能最大限度地将溶胀羊肠线内的水分置换出来，充分发挥羊肠线的载药能力，增加羊肠线的载药量，尤其是采用毛细管作为浸渍羊肠线的容器并蒸发溶剂至干燥，这种方法能使浸渍羊肠线的混合物中的药物组分全部浸透到羊肠线内，甚至在羊肠线外形成涂层，从而可以精确控制羊肠线载药量，同时避免了药物的浪费。

因此，该制备方法能够提高羊肠线的载药量，精确控制羊肠线载药量，提高临床疗效，节约资源，便于规模化生产和应用。

4. 药物羊肠线 采用医用羊肠线、当归、红花和水以 1：2：2：200 比例混合，煎煮 15 分钟，自然晾干后，采用重量比为 1：1：2 的麝香、硫黄、苍术的药末熏蒸，温度在 300℃～400℃之间，熏蒸 10 分钟后得到的经浸药和药熏的羊肠线即是可用作埋线疗法使用的药物羊肠线。

优点：药物羊肠线埋在穴位上，既有物理刺激又有药物刺激及药理作用，一次埋线维持疗效 7～15 天，比使用单纯的羊肠线疗效高。

三、埋线用胶原蛋白线

胶原缝合线是美国 20 世纪 60 年代开发的产品，它以高等动物骨胶为原料制成，胶原的纯度比羊肠线高，组织反应小，可通过调节分子交联程度来调整体内吸收的速度。面部等精细手术中常用到此线。

（一）胶原蛋白线的类别

1.胶原蛋白线采用纯胶原蛋白提炼加工而成，型号由粗到细分为1#、1/0、2/0、3/0、4/0、5/0等，型号不同，适用埋线的部位也不一样。1#、1/0、2/0、3/0是最常用的型号，分别适用于全身不同部位的穴位；4/0、5/0用于面部美容等。

2.胶原蛋白线按材质不同分为三种：快吸收型、保护吸收型、特殊型。①快吸收型：8～10天开始吸收，完全吸收30～45天，主要用于整形美容等。②保护吸收型：14天开始吸收，完全吸收45～60天，可广泛用于各科疾病的埋线治疗。③特殊型：有效支撑时间为56～63天，吸收时间120天以上，用于特殊需要的埋线治疗等。

（二）可吸收胶原蛋白线的特点

1.胶原蛋白线由纯天然胶原蛋白精制加工而成，加酶处理，酶解吸收，具有良好的抗胀强度。

2.纯生物制品，组织相融性好，在人体内无排异性和不良反应。

3.结构细致精密，线体周围形成抑制细菌生长的环境，有利于伤口愈合。

4.随体液变软，不损伤人体组织，有效地避免了患者因缝合线造成的痛苦和精神负担。

5.吸收完全，和伤口的愈合期同步吸收，不留疤痕，适合整形美容。

6.表面光滑，无毒、无刺激、无抗体反应，可防止炎症、硬结等病变。

7.在人体内与盐类物质不形成结石，有益于胆道和尿路等病变。

8.吸收快，埋线后患者可自由活动。

9.易保存，在空气中不分解。

（三）胶原蛋白线与羊肠线的比较

临床工作中有很多医生会把胶原蛋白线和羊肠线混为一体，胶原蛋白线和羊肠线有本质的区别：

1.加工方法不同　羊肠线是将羊肠衣进行泡制处理后加工而成，没有改变羊肠的特性，含有大量杂质，存在遗传毒素和致敏因子；胶原蛋白线是将胶原蛋白提取再合成，加工过程中改变了原材料的结构，与羊肠线有本质的区别。

2.特性不同　羊肠线的性质是由羊肠决定的，其吸收时间、张力强度、人体组织反应等指标和因素都难以控制，正是因为这些缺陷的存在，羊肠线才被其他新型线取代。胶原蛋白线是由胶原蛋白合成，在吸收时间上可以得到很好的控制，而且在加工过程中增加了聚合物，张力强度上也大大超过羊肠线，由于线体是提取再合成，可以去除和处理遗传毒素和致敏因子，使用中不会有过敏现象。

四、高分子聚合物埋线

近年发展起来的医用高分子生物降解材料是一类能够在体内分解的材料，分解产物可以被吸收、代谢，最终排出体外。在应用中，医用高分子生物降解材料的降解速度和可吸收性能够根据不同的需要，通过对材料进行化学修饰、使用复合材料和选择降解速度合适的材料，来调节材料的降解速度以及与机体相互作用的方式。目前，生物可降解材料在外科医学方面的应用已经相当成熟，因此选择各种新型材料进行改进，作为穴位埋线的材料，可减少病人针刺治疗的痛苦和就诊次数，达到方便、微创、有效和可控的要求，必然带来埋线疗法的又一次重大革新。

高分子合成的聚合物 PGA（聚乙交酯）、PLA（聚乳酸纤维）、PGLA（聚乙交酯 - 丙交酯）就是其中的代表。

PGA：聚乙交酯，也称聚乙醇酸、聚羟基乙酸。这种缝合线是继羊肠线之后应用最早和最广的品种，它属于合成纤维，合成聚羟基乙酸的主要原料为羟基乙酸，广泛存在于自然界中，特别是在甘蔗和甜菜以及未成熟的葡萄汁中。1970 年在美国开始商业化，商品名叫特克松。在体内它通过水解被吸收，强度下降快，现已大多采用聚乙交酯 - 丙交酯手术缝合线替代，PGA 用于穴位埋线才是近几年的事。

PLA：聚乳酸纤维，也称聚丙交酯，合成聚乳酸高分子材料的基本原料为乳酸。乳酸的生产工艺路线有两种，一种是以石油为原料的合成法，另一种是以天然材料为原料的发酵法，目前纤维用乳酸多用发酵法。除了医学用途外，PLA 纤维作为一种绿色环保纤维，已广泛应用于服装、家纺等传统纺织品领域，PLA 纤维具有与涤纶相似的性能，其回潮和芯吸性都优于涤纶，并具有良好的弹性，其织物具有良好的手感、悬垂性和抗皱性，并具有较好的染色性，近年来国外 PLA 纤维产业的发展非常迅速，以美、日两国为主要生产基地。国内 PLA 的研究开发基本上处于起步阶段。

PGLA：聚乙交酯 - 丙交酯，又称聚乙丙交酯，是采用高新化工技术把聚乙交酯和丙交酯按照一定比例共聚得到的一种新型材料，聚乙丙交酯的初始单体特征官能团为羧基和处于 α 位的羟基，都属于聚 α 羟基酸酯，其降解产物为人体代谢物乳酸和羟基乙酸。乳酸在人体内最终以二氧化碳和水的形式排出体外，而羟基乙酸可参与三羧酸循环或以尿等形式排出体外，因而对人体组织没有毒性作用，无急性血管反应，在体内存留强度大，吸收速度快，这类聚合物都具有可降解性和良好的生物相容性，在医疗领域中得到了广泛的应用，也可以广泛应用于埋线临床。目前，常见的 PGLA 线是 PGA 与 PLA 按 90% 和 10% 的比例合成的，聚乙丙交酯（90/10）也是临床上用得最多的可吸收缝合线，其生物和化学性能如下：①无菌；②无致热源；③溶血率 ≤ 5%；④无急性全身毒性反应；⑤细胞毒性反应不大于 1 级；⑥无皮内刺激反应；⑦无皮肤致敏反应；⑧植入 3 个月后组织学反应良好；⑨ AMES 试验阴性；⑩符合 GB/T16886.9-2001 的技术要求。如果有特殊需求，可以通过相应工艺得到其他性能的 PGLA 缝合线。

PGLA 与羊肠线的比较：

（1）制备原料不同　羊肠线多取自羊的小肠黏膜下结缔组织或牛的肠浆膜层结缔组织，材料本身的成分及性能也变化很大。PGLA 线的合成原料为从玉米、甜菜等植物中提取的乳酸。

（2）加工方法不同　羊肠线是将羊肠衣进行泡制处理后经物理加工而成，为了增强其抗机体吸收的能力，羊肠线加入了铬盐，因此含有一定的杂质和致敏因子；PGLA 是从植物中提取，然后聚合而成，不含有任何动物源性成分和加工杂质。

（3）理化特性不同　羊肠线的特性是由羊肠成分决定的，羊肠线在体内的吸收时间与组织来源、是否铬制和加工方式有关，羊肠线经铬盐处理后增强了其抗机体吸收的能力，其强度在植入体内后 14～21 天完全丧失，残留物的吸收则需 90 天以上。聚乙丙交酯作为高分子合成的聚合物，经过聚乳酸和聚羟基乙酸的配比形成聚合物，得到聚集态结构不同的聚乙丙交酯，从而可以调节其降解速率和体内吸收时间。

（4）保存方法不同　羊肠线在干燥状态下是较僵硬的，需要用乙醇或生理盐水来使其保持柔软和弹性。聚乙丙交酯无需保养液保存。

（5）降解方式不同　羊肠线在生物体内的吸收是在蛋白酶作用下进行的，其分解和被吸收速度主要取决于植入处巨噬细胞解原酶的作用，吸收时间不易控制。PGLA 线体的吸收被认为是在体液的作用下长链分子酯键发生化学水解的结果，根据共聚物成分比例的不同，可以控制线体的降解时间从数周到数月。

五、其他埋线

其他埋线还有甲壳质缝合线。甲壳素是甲壳类、昆虫类低等动物体中提取的糖类物质，甲壳质纤维具有独特的无毒、抗菌、良好的生物相容性，良好的可吸收性，以及抗炎、不过敏、能促进伤口愈合等优异的生物特性，25 天左右人体可完全吸收。

甲壳质缝合线从理论上最适合穴位埋线，因为它克服了以上所有线体的缺点，但到目前为止，甲壳质缝合线埋线的临床报道尚未检索到。

第三章 穴位埋线技术操作

第一节 穴位埋线术前准备

一、针的选择

质优的埋线针，除了制针选料要好外，针尖要端正不偏，光洁度高，要坡度适中，锐利适度，进针阻力小；针身要光滑挺直，圆正匀称，坚韧而富有弹性；针根处不可有剥蚀伤痕；针柄要牢固不松脱，便于捏持施术。

针在使用前，必须认真加以检查。如发现损坏或不符合要求者，必须剔除。一般检查应注意以下几点：

1. 检查针尖 主要检查针尖有无钩曲或发毛。可用拇、食、中三指执住针柄，用无名指端抵抹针尖，轻轻向远端触抹滑动，如有钩毛，即能察觉。

2. 检查针身 针身粗糙、斑剥锈蚀明显或有折痕，肉眼观察即可发现。也可将针平放在光洁的桌面上轻轻滚动，如某处不能与桌面紧贴而呈隆起者，则表示该处有折曲。如斑剥锈蚀较小者，须用放大镜检查才能发现，所以，针身尤其是针根处要仔细加以检查。

3. 检查针柄 检查针柄是否松动，可用一手执针柄，另一手紧捏针身，两手用力离合拉拔，或做方向相反的捻转，即可觉察。

4. 特殊针具应该采取相应的检查方法 例如，埋线针刀在检查时，除了上述基本要求外，还要重点检查针刃是否锋利、有无卷刃等情况。

二、针法练习

针刺的手法必须通过不断练习才能熟练。手法操作熟练者，进针快，透皮时不痛或略感微痛，行针时手法运用自如，病人乐于接受；操作不熟练者，常难以控制针体，进针困难，并容易引起痛感，行针时往往动作不协调，给病人带来不舒服的感觉，影响治疗效果。因此在临诊之前，必须先练好指力和手法，良好的指力是掌握好针刺手法的基础，因此对于指力应反复进行锻炼。

练针必须循序渐进。开始时，可先在纸垫上练针。即用细草纸或毛边纸折叠成7~8cm见方，厚约2cm的纸垫，外用棉线绕扎数圈，反复练习。练针时以左手捏住纸垫，右手拇、食、中两指前后夹持针柄，并向下渐加压力，当刺透纸垫后即行退出，再另换一处，继续练习。

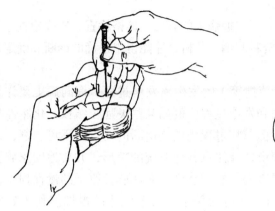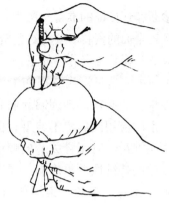

练针法

最好还要练习双手行针，以便于临床持续运针时应用。第二步可在棉团上练针，即用棉花一团，以棉纱线绕扎，内松外紧，做成直径 6～7cm 的圆球，外包白布一层。练针时将针在棉球中提插，并可按各种针刺手法的姿势和操作要求，反复进行练习。通过练针有了一定的指力和掌握了一些行针手法后，可在身体上按要求消毒后进行试针。自身试针时，要仔细体会手法与针感的关系、针尖刺达不同组织结构以及得气时持针手指的感觉。并要求做到进针无痛、进针不弯、刺入顺利、行针自如、指力均匀、手法熟练、指感敏锐、针感出现快。

三、明确诊断，熟悉病人

（一）全面仔细了解病人

埋线的操作，无论是在精神上还是对机体的神经、心血管等系统的机能状态都会产生干扰，只是这种干扰较小，有的甚至无法察觉而已。埋线前要全面了解病人，做好多方面相关的检查（如全面的心、肺、肝、肾等功能检查，局部的病变情况的详查，以及 X 线、CT、ECG 等）。就是一般状态良好，无心脑血管等系统问题的病人，也要了解睡眠、饮食情况，做治疗前是否按时进餐，心理是否有顾虑和恐惧感等，都应一一询问。特别值得提出的就是，不仅要询问有无出血史，更要做出凝血时间、血小板的检查。

（二）全面评估病人的身体状态

在治疗之前，一定要给病人作出较准确的全身状态评估，还要正确诊断病人目前最需治疗的疾病。此后，要制订出个性化的治疗计划，尤其要做好思想上（心理上）的工作，鼓励病人要有战胜疾病的决心和信心。这样做好术前的准备，才不失为一个对病人认真负责、忠于职守的医生。也只有这样，才能使病人适合手术的要求，保证治疗的效果。了解和评估病人是保证病人安全和治疗成功的首要条件。

（三）明确诊断

1. 诊断和适应证的准备　医生必须掌握病人的病史、体格检查、X线检查、化验和心电图等较全面的资料。要将这些资料归纳、分析，才能得出正确的诊断和确定埋线治疗的适应证。将其各点分述如下：

（1）病史　这是疾病或损伤（劳损等）的发生、发展过程。询问病史要详细，特别是慢性疾病，必须详细询问起病和发展过程。例如某些炎症（结核、化脓性炎症），由于抗生素的应用使病史不典型，但起病过程仍然是诊断的要点，不可忽视，以免与慢性损伤相混淆。对于骨关节的畸形，须注意其他系统的畸形，并要追问家族史。对于深部骨骼的持续性严重疼痛，要警惕肿瘤和感染。对四肢、躯干的慢性损伤，必须询问职业、工种、工龄，其损伤与工作有无关系。对于职业的慢性损伤（如姿势所致），如不预防，治疗只能取得暂时效果。对于运动系统以外的病史，尤其是心、肺、脑、肝、肾、血液系统等，如高血压病、心脏疾病、糖尿病、肝炎、肾炎、哮喘及出血性疾患等，都必须给予关注。既往史、药物过敏史、晕针史、家族遗传病史、酗酒、接触特殊物质（放射性物质）等也应弄清，一一记载。对于既往治疗及其效果也应记录在案。

（2）体格检查　体征是疾病和损伤的主要客观证据。全身检查，包括体温、脉率、呼吸、血压等生命体征和各重要器官、系统的检查，均应扼要的记载。体格检查上应注意的是：

①暴露广泛，两侧对比，上、下肢左右对比，胸、背、腰、臀要两侧对比，痛点也须对称部位对比。而有些医生则常常由于气温较冷、穿衣较多、脱衣费时等原因，对病人检查时暴露不够，不做对比，因而忽略或遗漏了重要体征。

②四诊按照望、闻、问、切，再加上特殊检查法进行检查。不应忽视物理检查，而只看X线片、CT片、核磁片等报告，主观武断，作出错误诊断。

③注意学习，掌握正确的、规范的体检方法和特殊体征的检查方法。

④全面检查，防止误诊。在这方面应特别注意，不能得到一点体征就满足，而忽视了其他尚存在的体征或疾病。见了明显的体征，就忘了其他部位和其他方面的检查，结果造成了漏诊或误诊，这种教训也是颇多的。

⑤综合判断。在作诊断时，医生必须把病人的病史、各种检查结果和生理、解剖、病理等诸方面的资料结合起来，去伪存真、由表到里进行分析和综合判断，才能作出正确的诊断，才能作出合理的治疗计划，才能进行正确有效的治疗。

（3）影像学检查准备　影像学检查是运动系统疾病和损伤的一项重要的辅助检查方法。它绝对不能代替医生了解病史和做全面检查。医生之所以要应用X线、CT、MRI等检查，是要更好地证明医生的诊断和治疗的效果，或是排除某些疾病（如肿瘤等）。因为病情往往是复杂的，所以，辅助检查也是必要的，有时就有权威性的诊断价值，既不能低估它的价值，也不能以一项检查而代替一切。

（4）化验和其他检查准备

①对于一般病人，当然不必做那么多的化验检查，只做必要的血尿常规、出凝血时间、血小板、血糖、尿糖等是可以的。但疑有多种疾病者，如类风湿性关节炎、强直性脊柱炎、血友病等，要做相应的化验检查。

②对40岁以上的病人，一般应做心电图检查，以防漏诊冠心病等其他慢性心脏病，同时埋线常涉及颈性心律失常、颈性心绞痛等病例。对这些病人必须做此项检查，必要时应做运动平板等检查。

③对于长时间原因不明低热、腰背痛的病人，不论年龄大小，应该做类风湿因子（RF）、抗"O"及HLA-B27检查。

④对于一些特殊病人，应当做肌电图、彩色多普勒检查，对确诊疾病及判断治疗效果均有裨益。

综上所述，只要病情掌握全面，诊断确切，属于埋线治疗的范围，能耐受埋线的治疗操作，就可确定为适应证。

2.病人的准备 病人的准备可分为全身性准备和局部的准备。做好病人的思想工作，讲清埋线的治疗作用、埋线操作的疼痛问题、安全性问题以及术中配合和术后处理、功能锻炼等，建立病人的治疗信心，让病人主动配合治疗，将能取得较好的效果。

有些病人患病时间较长，体质衰弱，病情较重，如类风湿性关节炎、强直性脊柱炎等多个关节受累，又多应用过激素治疗，所以，骨质疏松十分常见。为了取得较好的治疗效果，除医生给予适当治疗外，病人也必须刻苦做功能锻炼，那些只想轻轻松松就能把这种严重疾病治好的想法，肯定是不现实的。所以，必须让病人做好思想准备来迎接困难、战胜困难，努力配合治疗，才能取得好的疗效。另外，情绪平稳，心情舒畅，注意休息和适当运动的配合，保证充足的睡眠，保持足够的营养和良好的食欲，都是病人康复的必要条件。

3.医护人员的准备 操作的医生和助手及配合的护士应当对难度较大的埋线操作事先预核：即讨论诊断、治疗的定点、操作时可能遇到的问题等。除技术的准备以外，在思想上更应有良好的准备。不论大小操作，不论部位是否重要，有无重要神经、血管等组织器官，都应慎重对待，不能掉以轻心，要一丝不苟。

第二节 穴位埋线定位定点

一、定位

病人在治疗时所处的体位是否合适，对于正确定取腧穴和顺利进行埋线操作有一定的影响。为了显露埋线部位且便于操作，病人应采取较为舒适安稳的体位。体虚、病重或精神紧张的病人，应尽量采取卧位。在操作时，不可随意改变体位，以免引起疼痛或弯针、断针等事故。

临床常用体位，一般以卧位和有倚靠的坐位为主。

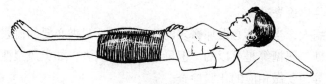

仰卧位

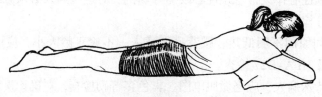

俯卧位

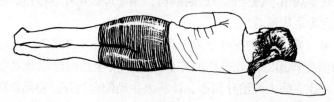

侧卧位

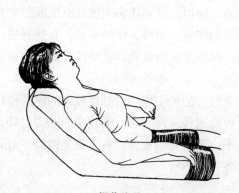

仰靠坐位

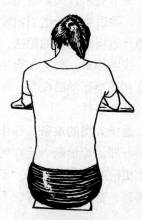

俯伏坐位

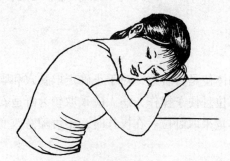

侧伏坐位

（一）卧位——埋线的最佳体位

埋线治疗时，应尽量采用卧位，这是实施埋线操作的最佳体位。为什么说卧位是最佳体位？其理由是：

1.卧位最舒适的体位，可以分为仰卧位、侧卧位、俯卧位。人们在休息和睡眠时都会选择自己习惯的卧位姿势。此种体位会使机体处于放松状态，对心血管等各组织器官都是最小负荷状态，肌肉放松，呼吸、循环平稳，不会给任何系统增加负担。

2.卧位适于做各部位的埋线操作，术野开阔，便于操作者进行各种手术操作。这种体位可以使施术部位充分暴露。

3.减轻或避免晕针的情况发生。由于体位舒适，身体与精神均可得到放松，减少紧张性刺激，减少了晕针的发生。即使发生也会较轻，且易于处置，不用床上床下的搬动，就是俯卧位也容易改为仰卧位，都很方便。

（二）卧位的选择

1.仰卧位　适用于前身部腧穴的选取。可做如下部位的埋线治疗：

（1）肩部、前胸部及肋弓处埋线，包括肋软骨、喙突、肱骨大小结节、肋弓等处的埋线术。

（2）腹前部埋线。

（3）上肢前、后、内、外侧的埋线术均可采取仰卧位，下肢的前侧和内、外侧前1/2部的埋线术均可采取仰卧位进行。

2.俯卧位　适用于后身部腧穴的选取。可做如下部位的埋线治疗：

（1）项部的埋线，包括颈椎病、项韧带损伤等项背部的埋线。

（2）胸、腰、骶椎及背部、胸廓背侧椎旁的埋线。

（3）臀部、髋背侧、下肢背侧的各种埋线。

3.侧卧位　适用于侧身部腧穴的选取。侧卧位指躯干侧卧于治疗台上，躯干额状面与治疗台的纵轴线平行，胸背平面（躯干额状面）与治疗台平面呈90°。头垫枕，枕高为肩外缘至头侧方（即面部）的距离，使颈部处于中立位，上、下肢按不同需要摆成屈曲、伸直等不同体位，以维持体位的稳定。侧卧位可做如下部位的埋线治疗：

（1）肩部埋线，包括肩周炎、肩部肌损伤、三角肌损伤等埋线。操作时，患侧在上，上肢直放于体侧面（可选择不同的外展角度），下肢则上面腿伸直，下面腿屈曲，使体位稳定，年老体弱者可用枕头等物顶住背部、腹部，或者请助手给予扶持，以免倾斜。

（2）腋部以下的胸胁部，如腹外斜肌起点埋线时，患侧在上，双手置于胸前，双下肢放稳。

（3）髂嵴以下（如髋髂部）埋线时，肢体可放于屈曲或伸直位，以平稳为准。

（4）下肢侧面的埋线亦可选择此卧位，外侧面的埋线患肢在上，内侧面的埋线患肢在下。

（三）坐位的选择

1. 仰靠坐位 适用于头面、前颈、上胸和肩臂、腿膝、足踝等部腧穴的选取。

2. 俯伏坐位 适用于顶枕、后项和肩背等部腧穴的选取。

3. 侧伏坐位 适用于顶颞、耳颊等部腧穴的选取。

当然，还可以摆成很多不同的体位，用以适应不同埋线时的需要。

二、定点

定点就是确定进针点。定点正确与否，直接关系到埋线的疗效。可根据处方选穴的要求，按照腧穴的定位方法，逐穴进行定取。为了求得定穴正确，可用手指按压，以探求病人的感觉反应，严格按照取穴法的同时注意确定运用现代医学的方法寻找"阳性点"，一般来说，酸麻胀困以及"条索"等感应较明显处即为定点之所在。

针刺入点的确定，针刺入路的设计，应以如下原则确定：

1. 按照腧穴定位确定 人体腧穴由十四经穴和经外奇穴以及阿是穴组成，这些穴位均有规范的取法和定位，在此不多赘述。

2. 根据解剖和疾病特点确定

（1）某些病变的压痛点 这些痛点是真正的病变所在，而且由此点进针应没有副损伤。但在压痛点处有重要的神经、血管存在，该处是不应定为进针点的。这一原则不可忽视，如若不然，则可能造成无法挽回的后果。

（2）需要处理组织（或病变）的体表投影点 针刺入路点并非都是病变部位。有的部位的组织可能没有压痛，但它与病变组织有着密切的关系。通过松解这些组织，便可以达到治疗目的，因此，这部分组织的体表投影点便成为针刺的定点。

（3）直达病所的捷径 两点间的直线最短，针进入组织是直线，故为捷径。针所通过的正常组织最少，对正常组织的损害应最小。比如组织的投影点就属此类。

（4）最安全的针刺入路 在其针刺径路上无大血管、神经干及重要的组织器官，避免产生对它们的损伤，这是所有定点必须遵守的原则。

（5）埋线部位的定点，并不只有痛点，许多疾病并不一定有痛点 如颈椎病、腰椎间盘突出症等，在颈、腰部往往没有痛点；一些冻结肩病程的某一阶段功能障碍严重，然而病人检查时并无痛点；脊神经后支卡压综合征病人所指疼痛部位往往无明显压痛。此类病人的治疗点应设计在病变部位，可以是颈、腰椎的病变节段，也可以是病理变化的所在部位。

第三节 无菌操作

一、无菌原则

无菌原则贯穿于整个埋线治疗的过程中，如术前的无菌准备、术中严格无菌操作及配合、术后创口的妥善处理等。这些无菌处理原则，对埋线病人来说是保证其不受感染的最好方法；对于参与埋线的医务人员来说则是必须遵守、丝毫不能含糊的原则性问题。只有这样才能有效地预防埋线操作中的污染和感染问题，才能保证病人的安全。一旦感染，除给病人增加痛苦以外，可能造成终生残疾或更为严重的后果。所以，埋线操作必须是不折不扣的、严格地执行无菌技术规范。

（一）病人皮肤准备

埋线操作前皮肤准备是为了给埋线操作创造更好的条件，达到定点清晰可见，术野开阔，无毛发干扰等。

1. 术前应洗澡，清洁全身，因为埋线术后 3 天内，埋线创口部不宜沾水。

2. 头、颈、项部埋线手术要求术前理短头发，女病人应剪除手术部位的头发，达到不影响埋线操作的要求。

3. 会阴部埋线手术应剃毛。

4. 皮肤如有膏药、橡皮膏或其他贴敷物的痕迹，应用松节油、乙醚等擦去黏附物。

（二）治疗部位的消毒要求

1. 一般要求 消毒范围，为定点周围 100mm 的范围，要用 2% 碘酊消毒两次，再用 75% 的酒精脱碘。其消毒程序为：由内外向，不可重复，不能留有任何空档；或者由中心线起的平行方式消毒，仍然不可留有空档。酒精脱碘也要认真操作，不得小于碘酊消毒的面积。

消毒棉球当特制。棉球要求比普通的棉球大，一个棉球应能完成整个面积的消毒过程。酒精易挥发，酒精棉球应当日用当日制作。消毒面积虽不大，但对某些部位的消毒提出特别要求：

（1）颈项部要求发际部要消毒彻底，可以多消毒一遍。

（2）会阴部肛门附近，要求消毒面积要足够大，消毒要严格，保证消毒彻底，达到无菌的要求。

（3）关节部一定要照顾到关节前后或左右，因为在做埋线操作时必须用一手把持关节部，如只消毒定点的周围则无法把持关节。

（4）手指和脚趾部消毒时要求掌面、背面各指、趾全部消毒。指蹼部、指甲部的消毒更要彻底，绝不可有丝毫马虎。因为有时在术中要屈、伸关节，观察确定病变部位、大小及治疗效果。

2. 特殊要求 较大面积的腰骶部、肢体、关节强直埋线手术的消毒要求：

（1）腰骶部埋线经常涉及椎间管外口、关节突关节等深部组织，所以要求格外严格，要求在定点外 150mm 处为消毒范围。

（2）肢体关节处及埋线定点范围广，且要做屈、伸运动或手法操作的部位，要求同骨科的消毒法完全一样。

二、对医护人员的无菌术要求

（一）一般要求

1. 进入埋线治疗室的医护人员应佩戴专用帽子和口罩、专用大衣，并应保持整洁。

2. 术前应清洗手、手臂。

3. 必须戴无菌手套做埋线操作。目前，大多使用一次性无菌乳胶手套。这样的无菌手套随时可以取用，用后抛弃，简单方便。戴无菌手套时更须严格按无菌操作规范进行，不得有半点差错。

4. 戴无菌乳胶手套的操作过程如下：

（1）选取与术者的手相适合的手套。常用的号码是6#、6-1/2#、7#、7-1/2#、8#。依需要选择，以免号小戴不进，号大不利于操作。埋线的操作往往要求很精细，又要求有比较锐敏的手感，所以选择大小适当的手套也是重要的。

（2）要了解哪些是可以污染的（即可用有菌手去拿、碰的），哪些是不可以触及的部位。凡戴完手套后暴露在外面的部分为绝对无菌区，而戴在里面的部分（原来翻转的部分），这部分则是有菌区，是可以拿摸的部分。

（3）戴手套时，手应该置于垂直地面的方向进行穿戴动作，横着戴手套则不会顺利戴上。

（4）戴无菌手套进行埋线操作，绝对不是可有可无的事。有人介绍不戴手套做埋线操作的经验，不可取。当前，艾滋病肆虐，且主要经血液传染，如术者一旦手部有受伤或刺伤处，就有传染之可能，况且艾滋病病毒携带者是很隐蔽的。即使没有艾滋病传染，不戴手套进行操作也十分容易污染术野，造成感染。所以，为了保护自己，也为了病人的安全，必须戴无菌手套操作。

（二）特殊要求

对于较大的埋线术，其要求与外科手术一样，这些埋线定点范围广，可能涉及多个部位，埋线针到达的部位深，侵入组织面积大，有少量出血或渗血，所以也存在细菌易于繁殖的条件，必须严加防范。

无菌操作举例：以注线法为例，注线法是推荐和应用的主要方法之一，必须应用一次性埋线针。定位、定点后，戴无菌手套，皮肤消毒后，镊取一段已消毒的羊肠线（其长短粗细根据病情及穴位情况选用），放置在与肠线大小相宜的穿刺针套管的前端，从针尾插入针芯。医生左手拇、食指绷紧进针部位皮肤，右手持针，快速穿过皮肤，其进针角度和深度要根据患者胖瘦及埋线部位确定，灵活采用直刺、斜刺或平刺方法，刺到所需深度，当出现针感后，边推针芯，边退针管，将羊肠线注入穴位皮下组织或肌层内，出针，创可贴贴敷针孔。

如果要施以相应的手法，则在做完手法之后埋线即可。

第四节　穴位埋线基本技法

针刺方法有着很高的技术要求和严格的操作规程，医生必须熟练地掌握从进针到出针这一系列的操作技术。

一、持针法

1. 单手持法　适用于针体较短的埋线针。以（右手或左手）拇指和食指的末节指腹相对捏持针柄，其拇指间关节微屈，食指各节也呈不同程度的屈曲状态，中指和环指微屈或伸直抵住针体。

2. 双手持法　适用于针体较长的针，在操作中以单手持针，其准确性和稳定性均较差些，故采用双手持针法。一手的拇、食指末节指腹相对，捏持针柄，中、环指如同单手持针法一样，扶持于近针柄部分的针体；另一手的拇、食指末节指腹相对捏持于近针刃部的针体，两手将针持牢，两手协同动作，完成埋线操作。

3. "OK" 持针法　适用于技术娴熟的医师操作。一手的拇、食指末节指腹相对捏持针柄，其余手指微屈外展且不接触针体和其他部位，形似 "OK" 的手指表示法。没有条件戴手套时，这种持针法比较实用。

二、定向

确定埋线针刃口线的方向和针体与参照物的角度方向。

1. 定埋线针刃口线的方向　埋线针有刃口，其主要功能是为了穿刺，当然也有切割功能。无论针刃有多大（只有 0.1mm 宽）也是刃，是锋利的刃。人体内的神经干、大血管（包括动脉、静脉等）及肌腱等组织是不能切断的，甚至是不能有损伤的。这样，就要求埋线的操作者必须熟悉躯干、四肢的重要血管和神经等组织的部位及走行投影等，以此为标准来确定针刃的刃口线。此外，针刃对其通过径路的肌、筋膜等组织亦应注意尽量减少切割损伤。因此，应按下列原则设定刃口线方向，我们把它称为"逐步优先"原则：

第一步：刃口线应与人体纵轴平行。

第二步：刃口线应与躯干纵轴平行。

第三步：刃口线应与腱纤维和肌纤维的走行平行。

第四步：刃口线应与大血管、神经干的走行平行。

2. 定角度　定针体与皮肤表面所成的角度，这是针刃定向的另一方面。

（1）绝大部分进针点是垂直于皮面而进入体内并到达治疗部位的，符合进针捷径的原则。

（2）由于某些定点与其体内的治疗部位并不是在一条垂直线上，针体与皮面则形成了一定的角度，这便是针体垂直刺入皮肤后要调整针体与皮面的角度的程序。

（3）还有一种情况是，为了较容易找到体内标志而放弃了垂直进针的原来定点意图。在所定进针点将针体调整为某种角度，使埋线针先找到体内深部的标志，当到达体内标志的部位后，再将埋线针调到治疗部位，随之，针体又将成为垂直角度。

三、进针法

1. 刺手和押（压）手　针刺操作时，一般将持针的手称为"刺手"；按压穴位局部的手称为"押（压）手"。临床施术时是用右手持针，左手按压，故常称右手为刺手，左手为押（压）手。刺手的作用，主要是掌握埋线针。刺手持针的姿势，一般以拇、食、中三指夹持针柄，以环指抵住针身，一进针时运用指力，使针尖快速透入皮肤，再行捻转，刺向深层。押（压）手的作用，主要是固定穴位皮肤，使针能准确地刺中腧穴，并使长针针身有所依靠，不致摇晃和弯曲。如果运用押手方法熟练，不仅可减轻针刺的疼痛，使行针顺利，而且能调整和加强针刺的感应，以提高治疗效果。

临床施术时，刺手和押（压）手常配合使用。进针时一边按压，一边刺入，使针尖透入皮肤，然后按照要采用的各种手法进行操作。《标幽赋》中说："左手重而多按，欲令气散；右手轻而徐入，不痛之因。"这是前人的宝贵经验，说明针刺时左右手协作的重要性。

2. 常用进针法

（1）单手进针法　用刺手的拇、食指持针，中指端紧靠穴位，指腹抵住针身下段，当拇、食指用力向下按压时，中指随之屈曲，将针刺入，直刺至所要求的深度。

（2）双手进针法　双手配合，协同进针。主要有以下几种：

①爪切进针法：又称指切进针法，临床最为常用。以左手拇指或食指的指甲掐在穴位上；右手持针，将针紧靠指甲缘刺入皮下。如星状神经节埋线就用爪切进针法。

②夹持进针法：用左手拇、食指捏住针身下段，露出针尖；右手拇、食指夹持针柄；将针尖对准穴位，在接近皮肤时，双手配合，迅速把针刺入皮下，直至所要求的深度。此法多用于3寸以上长针的进针，如腰背部埋线就常用夹持进针法。

③舒张进针法：左手五指平伸，食、中两指分开置于穴位上；右手持针从食、中两指之间刺入。行针时，食、中两指可夹持针身，以免弯曲。在长针深刺时应用此法。对于皮肤松弛或有皱纹的部位，可用拇、食两指或食、中两指将腧穴部皮肤向两侧撑开，使之绷紧，以便进针。此法多适用于腹部腧穴的进针，如腹部埋线就常用舒张进针法。

④提捏进针法：以左手拇、食两指将腧穴部的皮肤捏起，右手持针从捏起部的上端刺入。此法主要适用于皮肉浅薄的部位，特别是面部腧穴的进针，如头面部埋线就常用提捏进针法。

四、快速刺入，慢速推进

针刺入过程可总结为一快一慢，如果把垂直拔出埋线针的过程也算在内，应是一快二慢。

1. 一快　要快速刺入皮肤，这样可以不痛，是否能做到快速刺入，与下列条件有关：一是针尖必须锋利；二是使用腕力；三是控制力度；四是控制深度。快速刺入皮肤就是刺过皮肤即停，不能继续快速推进。

2. 二慢　即推进要慢，其中有两层意思：一是针尖进入皮肤后，在推进的过程中应慢速推进，这是"慢"的一个方面；二是有些部位要摸索进针，在慢速推进的同时，还要时时询问病人的感受和反应，特别是有无窜麻感和电击感出现。一旦出现这种反应，当立即停止推进，这样才能保证安全性和准确性。

3. 停退改进　即在遇到针下有异感时，或者有异常情况出现时，要立即采取合理的处理方法。停，就是停止推进和下一步的操作；退，就是退针稍许；改，就是改变针尖的方向或角度；进，就是再次慢速推进和继续操作。

五、体会层次感

埋线操作时，针通过的组织不是肉眼所见，而是需要通过手感来体会各组织的不同层次。由于各组织的组成成分不同，结构的致密度不同，实质器官和空心器官等不同，故针锋通过这些组织时会有不同的手感，这种手感传达给术者的是针锋已到达某种组织层次。

在临床工作中，许多操作都是靠手感的，尤其是各种试验穿刺的操作，如胸腔穿刺、腰椎穿刺、硬脊膜外穿刺、囊肿试穿等。这些操作都是在"盲视"下进行的，通过医生的手感，估计穿刺针已到某一组织层次，然后通过进一步的试验来确定是否到达了预定的目标。这种组织的层次感在对层次解剖和立体解剖的充分了解下才能更好地体会出来，这种层次感又为操作的埋线针长上了"眼睛"。相反，如果没有这种敏锐的层次感，等于失去了"眼睛"，须做必要的训练才行。

当然，也要时刻通过与病人的交流来帮助医师体会层次感。例如，针刺皮肤的主要感觉是刺痛感，通过正常组织是无痛感，接近或刺到神经是麻痛感，接近或刺到血管是刺痛感，接近或刺到病灶是酸胀感等。

六、治神与得气

1. 治神　治神是要求医者在针刺治疗中掌握和重视病人的精神状态和机体变化。精神因素在埋线临床治疗中对医患双方都有密切的关系，它对于针刺操作手法要求是否成功，针刺疗效能否提高，都有重要意义。《素问·宝命全形论》说："凡刺之真，必先治神。"《灵枢·本神》中也说："凡刺之法，必先本于神。"又说："是故用针者，察观病人之态，以知精神魂魄之存亡得失之意。"十分强调治神的重要性。说明医生既要观察疾病的表现，又要了解病人的精神状态和思想情绪。在全面掌握上述情况的前提下，运用与之相适应的针刺手法，才能获得预期的治疗效果。

守神是要求医生在针刺治疗中，精神集中，全神贯注，专心致志地体会针下感觉和观察病人的反应。《灵枢·九针十二原》说："粗守形，上守神。""神在秋毫，属意病者。"要求医生在进针时必须做到"必一其神，令志在针"（《灵枢·终始》）。行针时做到"目无外视，手如握虎，心无内慕，如待贵人"（《标幽赋》）。

2. 得气　进针后施以一定的行针手法，使针刺部位产生经气的感应，这种针下的感应，叫做"得气"，现代称为"针感"。针刺必须在得气的情况下，施行适当的补泻手法，才能获得满意的治疗效果。金元时期的窦汉卿曾在《标幽赋》里对得气的现象做了细致的描述："轻滑慢而未来，沉涩紧而已至。""气之至也，如鱼吞钩饵之沉浮；气未至也，如闲处幽堂之深邃。"得气与疗效的关系是："气至而有效"，"气速至而速效"。说明古代针灸学家对于得气的重视。

针刺得气时，病人在针刺部有酸胀重麻感，有时还出现不同程度的感传现象。医生持针的手上也会感觉到针下有沉重紧涩的现象。针刺未得气时，病人无特殊感觉，医生感到针下空虚无物。针刺得气的快慢、强弱与病人本身的情况，以及医生的针刺手法等有关。至于不得气，其原因较多，可能由于取穴不准确；或未能掌握好针刺的角度、方向和深度；或由于病人体质虚弱，经气不足，所以气行缓慢，久待不至。危重病人常不易得气，表示经气虚衰。当然，针下得气与否和疗效的关系是相对的，由于所取腧穴、针刺条件和手法的不同，以及病人的个体差异等因素的影响，有时虽然得气较弱，甚至没有针感，并不等于没有治疗效果。

在针刺不得气的情况下，除由于取穴不准，或因针刺角度、方向及深度有偏差，需加以纠正外，一般可以运用促使得气的方法，使其得气。

（1）留针候气　在针刺不得气时，将针留置穴内，以待气至。《素问·离合真邪论》说："静以久留，以气至为故，如待所贵，不知日暮，其气已至，适而自护。"若久留不至，可结合应用提插以及各种辅助手法。

（2）循弹催气　运用循法、弹法等辅助手法，催气速至。

（3）补益经气　对于正气虚弱的病人，应根据具体情况，在其他已经得气的腧穴上加强补的手法，或加以温灸或加服药物辅助。

3. 针感与手感　针感是病人的感觉，手感是医师的感觉，通常情况下二者是相辅相成的。掌握手术的针感对手术的准确性和安全性也是极为重要的。进针之后，病变在浅表部位，深度已可达到，若病变在较深部位，或肌肉肥厚处进针后，深度还达不到，还要继续向深部刺入。此时要摸索进针，以针感来判断。针尖所碰到的组织，若在组织间隙，病人可诉没有任何感觉；若碰到血管，刺到正常肌肉，病人可诉疼痛；碰到神经，患者诉麻木、触电感时，应及时轻提针，稍移动 1~2mm，继续进针，直到到达所需深度为止，也就是到达病变部位再施行各种埋线治疗；到达病变部位，病人诉有酸胀感，没有疼痛或麻木、触电感。在治疗过程中，如果遇有疼痛或麻木触电感时，还应立即转换针刃方向。酸、胀感是正常针感，疼痛、麻木、触电感是异常感觉。如遇异常感觉时，不能进针，更不能进行切割。没有感觉说明针在组织间隙，没有到达病变部位，一般也不要进行松解、剥离等操作。但有不少病变组织变性严重，已失去知觉，在进针和行针时也没有感觉。

针感是针刺入人体后病人的感觉，针的手感是针刺入人体后医生自己手下的感觉，此种感觉对正确判断针所到达的部位和组织是极为重要的。如果刺在肌肉上，就有一种柔软的感觉；如果针刺在筋膜和神经上，就有一种柔韧的感觉；如果针刺在病变的结节上，就有一种硬而柔的感觉；如果针刺在血管上，就有一种先是阻力较大，然后阻力又突然消失的感觉；如果针刺在组织间隙，就有一种毫无阻力空虚的感觉；如果针刺在骨头上，就有一种坚硬的感觉。依据这些不同的手感来判断针尖所到达部位不同的组织结构，同时根据层次解剖和针尖所到达部位的手感来判断针尖是否到达需要治疗的部位。埋线操作除了依据精确的诊断、明确病变部位、微观解剖、立体解剖、动态解剖、体表定位之外，还依据进针时患者的针感和医生的手感来确保针刺的安全和有效。

七、留针与出针

1. 留针 留针是指进针以后，将针留置在穴位内。在留针过程中，还可做间歇行针，以加强针感和针刺的持续作用。留针与否和留针时间的长短，主要依据病情而定。一般病证，只要针下得气，施术完毕后即可出针，或酌予留置 10 ~ 20 分钟。对于一些慢性、痉挛性病证，可适当延长留针时间，或在留针过程中做间歇运针。例如，对一些急腹症或破伤风角弓反张者，必要时可留针数小时之久。对针感较差者，留针还可起到候气和催气的作用。

2. 出针 在施行针刺手法、埋线或留针后，达到一定的治疗要求时，便可出针。出针，是埋线操作中重要的一道程序。出针时，先以左手拇、食两指用消毒干棉球按于针孔周围。右手持针做轻微捻转并慢慢提至皮下，然后退出。《针灸大全》指出："出针贵缓，急则多伤。"杨继洲认为："凡持针欲出之时，待针下气缓不沉紧，便觉轻滑，用指捻针，如拔虎尾之状也。"

出针后是否按闭针孔，也是针刺补泻的一种辅助手法。用补法时，可用干棉球按闭针孔。用泻法时，则不按闭针孔，使邪气外泄。出针后要嘱病人休息片刻，注意保持针孔部的清洁，以防感染。

第五节 穴位埋线手法

一、基本手法

进针后再施以一定的手法，称为行针。行针技术就是针刺的基本手法。

1. 提插法 针尖进入一定深度后，施行上下、进退的行针动作，就是将针从浅层插下深层，再由深层提到浅层，如此反复地上提下插。这种纵向的行针手法，称为提插手法。提插的幅度、频率，需视病情和腧穴而异，但不宜过大和过快。一般来说，提插幅度大，频率快，刺激量就大；提插幅度小，频率慢，刺激量就小。

2. 捻转法 针刺进入一定深度后，施行前后、左右的行针动作，就是将针向前、向后来回旋转捻动，反复多次，这种行针手法，称为捻转法。捻转的角度和频率也因病情和腧穴而异。捻转的角度大，频率快，刺激量就大；捻转的角度小，频率慢，刺激量就小。捻转的幅度一般掌握在 180° ~ 360°。

埋线时提插手法多，捻转手法少，提插应缓慢而适度，捻转尽量少做，因为埋线针比针灸针粗大，而且针刃锋利，对组织的切割力度也大，容易形成血肿。提插和捻转两法，在临床上既可单独使用，又可合并运用。

二、辅助手法

辅助手法是为了促使针后得气，或加强针感的一些方法。常用的辅助手法有以下几种：

1. 循法　针刺不得气时，可以用循法催气。循法是用手指顺着经脉的循行径路，在腧穴的上、下部轻柔地循按。《针灸大成·三衢杨氏补泻》说："凡下针，若气不至，用指于所属部分经络之路，上下左右循之，使气血往来，上下均匀，针下自然气至沉紧。"本法主要是激发经气的运行，使针刺容易得气。

2. 弹法　用手指轻弹针尾，使针体微微震动，以加强针感。《针灸问对》说："如气不行，将针轻轻弹之，使气速行。"

3. 摇法　轻轻摇动针体，可以行气。直立针身而摇，可以加强针感；卧倒针身而摇，往往可以促使针感向一定方向传导。

4. 振颤法　持针做小幅度的快速颤动，以增强针感。

辅助手法可根据不同情况选用，如弹法，可应用于一些不适宜做大幅度捻转的腧穴；振颤法，可应用于一些肌肉丰厚部的腧穴；摇法，可应用于较为表浅的腧穴。通过针刺基本手法和辅助手法的使用，使腧穴能产生感应，借以疏通经络，调和气血，达到治病的目的。

三、手法的轻重

针刺治病，必须运用一定的手法，才能发挥治疗作用。手法在实际应用时应有轻重之分，轻者即是在得气的基础上略做捻转或提插；重者则做大幅度的捻转或提插，持续时间较长。但手法的轻重和补泻的区分，又必须依据体质的强弱和病情的虚实而决定。《灵枢·经脉》指出："盛则泻之，虚则补之。"后人又细分为大补、大泻和平（小）补、平（小）泻等手法。如能辨证明确，施治得当，便可取得应有的疗效。有人认为：泻法是强刺激，补法是弱刺激。从临床实际来看，并不完全如此，补法有轻也有重，泻法有重也有轻。如烧山火、透天凉，虽一补一泻，但均属重手法。临床上应根据体质和病情的不同，适当选用平（小）补、平（小）泻和大补、大泻等法。即在掌握刺激强弱的前提下运用补泻法。

第六节　穴位埋线特殊技法

仔细观察和思考埋线的全过程，不外乎刺入、切割以及针体移动等几个动作，如果要用几个字准确地表达它的含义，就非"刺、切、摆"三个字莫属了。穴位埋线的特殊技法，是指在治疗过程中术者运用埋线针的技巧和方法。特殊技法是运用埋线操作治疗疾病的方法，是埋线具体实施治疗的过程，是取得治疗效果的又一根本手段，因此它是埋线技法中的核心部分。在长期的埋线临床实践中，广大医师应用腰穿针、一次性埋线针、埋线针刀等进行操作，总结积累了切实可行的技法，大大提高了疗效。为了详尽阐述埋线的特殊技法，现以埋线针刀为例进行叙述。埋线针刀是一种一次性埋线针，因其尖端被磨平而利于切割，便称之为"埋线针刀"。2014 年 2 月 12 日杨才德教授实用新型专利——"专用埋线针刀"获得国家专利（专利号 ZL 2013 20515726.X，证书号第 3403760 号），埋线领域又一次得到拓展和提升。因为埋线针刀基本代表了埋线操作的所有技法，所以取之举例。穴位埋线的特殊技法，简而言之，可归纳为"一个核心技术、两个运动形式、四个基本动作"。

一、穿刺是埋线操作的核心技术

穿刺，现代汉语词典解释为：为了诊断或治疗，用特制的针刺入体腔或器官而抽出液体或组织。穿，指破、透、通过；用绳线等通过物体把物品连贯起来；把衣服、鞋袜等物套在身体上。刺，指刺激；尖的东西进入或穿过物体；刺探、侦探。由此可见，刺，是一个动作；穿，是一种状态。用"刺"字来表达埋线针进入体内的动作，则更为贴切。

毋庸置疑，无论是护理人员的静脉穿刺、肌肉注射，麻醉医师的各种麻醉和神经阻滞，还是穴位注射、针灸、针刀、穴位埋线，所有这些进入人体进行医疗活动的操作，其共同点就是"穿刺"，没有准确的穿刺就不可能实现这些操作，因此，穿刺是埋线操作的核心技术。

穿刺作为核心技术，根据它的特点，可分为以下三种：

1. 直刺　针身与皮肤表面呈 90°，垂直方向刺入。适于全身肌肉丰厚处大多数穴，如四肢部、腹部穴多用直刺。

2. 斜刺　针身与皮肤表面呈 45°，倾斜刺入。适于肌肉较浅薄处及不宜深刺的穴位，如颈项部、咽喉部、侧胸部、背部穴多用斜刺，在施行某种行气、调气手法时亦常用。

3. 平刺　又称横刺、沿皮刺，针身与皮肤表面呈 15°刺入。适于皮肉浅薄处穴位，如头面部、胸部正中线穴多用横刺；也适用于施行透穴时。

二、切摆是埋线的两个运动形式

切割，是一种物理动作。狭义的切割是指用刀等利器将物体（如食物、木料等硬度较低的物体）切开。《淮南子·齐俗训》说："故圣人裁财制物也，犹工匠之斫削凿枘也，宰庖之切割分别也。"此处切割意为用刀割开。"切"字的本义就是用刀把物品分成若干部分，符合埋线操作的动作过程，不管是平刃埋线针还是斜刃埋线针，在前进的过程中，不可避免地要切割组织，即使有多有少，它也不能以人的意志为转移，故"切"是埋线的运动形式之一。

摇摆，意为摇动、摆动。宋代王令的《八桧图》诗："宜乎今古惑昧者，摇摆舌吻归之仙。"摇，有摆动、向上升的意思，也有画圈的意思；摆，仅有左右、上下、前后摆动的意思。穴位埋线的"摆"，是以皮肤为支点，摆动针具的动作，主要目的是实现"钝性分离"。因此，用"摆"字来描述埋线过程中分离组织的含义，是非常贴切的。埋线的过程中，针刃在通过组织的时候，其实质就是切——切开组织使针具通过，只有通过了这样的运动形式，才完成一次穿刺；当组织或者病变不适合切割的时候，常常通过针体的移动——摆，来实现对组织的分离，所以，"摆"是埋线的另外一个运动形式。

由此可见，从核心技术的"穿"，到锐性切割的"切"，到钝性分离的"摆"，实际上已经完成了一次完美的治疗。而"切""摆"又根据移动方向的变化，衍生出了纵切、纵摆、横切、横摆四个基本动作。

三、纵切、纵摆、横切、横摆是四个基本动作

纵切、纵摆、横切、横摆是"切""摆"在移动方向上的变化而衍生出的四个基本动作。即"切"在纵向的运动就是"纵切"，"切"在横向的运动就是"横切"；"摆"在纵向的运动就是"纵摆"，"摆"在横向的运动就是"横摆"。

1. 纵切 可根据针刃的方向分为纵向纵切和纵向横切两个动作。纵向纵切就是针刃的方向为纵向，切割的动作在纵轴的方向上运动；纵向横切就是针刃的方向为纵向，切割的动作在横轴的方向上运动。

2. 横切 可根据针刃的方向分为纵向横切和横向横切两个动作。纵向横切就是针刃的方向为横向，切割的动作在纵轴的方向上运动；横向横切就是针刃的方向为横向，切割的动作在横轴的方向上运动。

3. 纵摆 就是针体运动的方向与人体纵轴平行。

4. 横摆 就是针体运动的方向与人体纵轴垂直。

四、选择切摆的原则

通常，在哪种情况下使用哪种动作，就要根据具体情况具体对待了。例如，如果治疗的部位、阳性点或者病灶处的组织比较硬，则选切法，软则选摆法；如果比较深，则选切法，浅则选摆法；如果是关节囊、滑囊等病变，则选切法，如果属于肌肉则选摆法；如果病变较小则选切法，大则选摆法；如果在骨尖等处，则选切法，若在神经血管处则选摆法等，不一而足。

简而言之：硬切软摆、深切浅摆、囊切肌摆、小切大摆；骨关节处只切不摆，神经血管只摆不切。

五、特殊技法操作必须注意的事项

（一）选择适当的埋线针具

1. 针具的长度要适当 针体过长，操作起来稳定性不够，不易控制。当做各种方式运针时，显得很笨拙，大都需要双手运作。然而，针体过短，又达不到应有的深度，或者虽达到了应有的深度却无法做切摆的操作。

2. 埋线针具的针刃要锋利 越是锋利的针刃，对组织的损伤越小；而不锋利的针刃，对组织的破坏反而会大。因为锋利的针刃，切开的组织是整齐的，而钝刃的切口是

不整齐的，前者组织受力较小，而后者受力相对要大，对组织的损伤自然也大。由于针刃锋利，在切割不同组织时会明显感到组织的致密度和阻力的大小。锋利的针刃切开组织时使用的力较小，而钝刃则需较大的力。显然，用力小的易于控制，而用力大的则不易控制。易于控制则不易出现失误。

（二）把握住针具的支点

当针刺入皮肤后，在进针和运针操作时都必须把握住针的支点。什么是针的支点？单手持针时为中指和环指，双手持针时再加另一手的拇、食指。现就单手持针法加以说明。单手持针时，中、环指支持针体。在推进针的过程中，中、环指始终抵住针体的同时，还必须抵住皮肤表面，并给皮肤一定的压力。在进针过程中，用中、环指控制其深度。在提起针尖、移动针锋时，中、环指既不能离开针体，也不能离开皮面。这样，在针体深入和提插时均可在手中控制。也就是说，在针体的深入、浅出的运行中，持针手的中、环指不随针体移动，始终抵住皮面，保证持针手的稳定性。这一技能不仅能使针运行平稳，同时将在控制针的力度上起重要作用，对埋线操作的安全性和准确性有着巨大的作用。

在单手持针时，初学者也可以用另一手的食指协助固定支点。这样，初学者可能会觉得更稳定一些，心里可能感到更踏实一些。

（三）控制好针刃切割力度

不管切开任何组织，都有一个限度，不能随意。有些切割是十分精细的，有如外科手术中剥离细小的血管、神经一样，需精细地进行剥离操作，把它从粘连、瘢痕等组织中松解出来。

在切割某些组织的精细操作中，如何达到高精度？有一个方法可以运用，那就是沿着骨面缘运行针刃，即沿着骨缘切割应松解的组织。绝大多数韧带、肌腱等组织都附着于某些组织上，如黄韧带是从上位椎弓的内侧面和下缘起始，而止于下位椎弓的上缘和椎板后面的骨面上。由于黄韧带附着于骨缘上的面积不大，所以，在切开黄韧带时，就应沿着下位椎板的后面和上缘进行切开。当针刃刚刚离开骨面而有落空感时，黄韧带的骨附着面就已经被全部切开了。所有这些精细的操作都应紧贴骨面进行，这样既安全又准确，绝不会出现副损伤，从而保证了埋线的安全和治疗的效果。操作的安全是埋线疗法能否生存和发展的关键所在。

（四）控针技能是埋线操作技能的顶级水平

1. 掌握控针技能是埋线操作的关键 在掌握好持针、进针、调针、运针和出针的技能后，便可进行埋线基本操作，如肌、腱、腱围结构损伤的操作，某些比较简单的神经卡压综合征的操作，以及一些软组织损伤疾病的埋线操作。然而，只掌握这些技法还不能进行颈椎病、腰椎间盘突出症等疾病的某些关键性的操作，因为没有良好的控针基本功，是无法进行这些操作的。

2. 控针技能的训练　任何一种技能都是可以学到的，埋线技法并不是高不可攀。当然，如不刻苦训练，也不容易掌握。对初学者，往往是用一块猪肉（带皮的），或用带有脊椎骨、关节骨之类的肉块做针刺操作的练习，体会其肌肉、肌腱、筋膜等不同性质的软组织在针尖刺过时的手感。如果能用解剖标本进行练习则是最好不过的了。解剖标本不仅可以体会手感，同时可以观察针具经过的层次、到达的部位等。直观的学习，可增加立体感，更有实际意义。

控针技能是保证安全有效完成埋线操作的关键所在。埋线刺入的深度，所经过的路线、层次，达到的体内标志，恰当的切开、剥离的深度和幅度，都需要高超的控针技能才能实现。

第七节　把握好埋线操作的"度"

"度"是反映事物质与量统一的哲学范畴，是事物保持自己质与量的限度，是保持与事物的质相统一的量的界限。认识、把握事物的"度"具有非常重要的意义。人们只有认识事物的"度"，才能准确地把握事物的质，才能提出指导实践活动的正确准则，防止"过"或"不及"。通常所说的"掌握火候""物极必反"等，都是这个道理。在埋线操作中，有几种"度"需要特别注意，并要很好地把握。

一、针具刺入的角度

有人常为针具刺入皮肤的方向或与皮肤的角度的选择而苦恼。因为同样一种疾病，同样的治疗部位，在不同的医生撰写的专业著作中，给出的进针角度却不一样，哪种说法合适呢？很多人感到困惑，难以取舍。哪一种方法更好或更适合临床实际呢？能适合你的操作习惯、能适合患者的具体体位与具体病情的最简单最安全的方式，就是最合适的。相同的解剖部位有病变，刺入的角度不同，要达到同一个位置，唯一不同的只有由皮肤刺入的位置（点）。穴位在体内，不在体表。患者体位不同，我们在皮肤上进针的部位也不同，但同一时间、同一患者，穴位在体内的位置是确定的。患者的体位不同，选的进针点不同，要刺达同样的位置，就要求进针的方向不同。穴位位置越深，倾斜30°、45°、60°、80°角的进针点所涵盖的面积就越大。如果说穴位是圆锥的尖，其底就是可以进针的范围。也就是说，倾斜度越大，底就越大。穴位在体内的某个部位，体表进针的点与体内变性软组织连线的方向就是针刺的方向，这条线与皮肤的角度就是针刺的角度。其角度大小，主要根据腧穴所在部位的特点和治疗要求而定。一般分直刺、斜刺和横刺三类。如头面部腧穴多用横刺，颈项、咽喉部腧穴多用斜刺，胸部正中线腧穴多用横刺，侧胸部腧穴多用斜刺，腹部腧穴多用直刺，腰背部腧穴多用斜刺或直刺，四肢部腧穴一般多用直刺。

二、刺入过程的力度

用多大力气进针及操作也是应该好好把握的。进皮肤是用慢刺还是快刺，本不是问题，但很多人因为不熟悉解剖，对埋线治疗没有抓住本质，机械模仿，进皮时先下压，使皮肤洼陷后刺入。患者常因为畏惧针具进皮时的疼痛，不愿意接受治疗。其实，适当的力度快速刺进皮肤，可以大大减轻针刀刺入时的疼痛感，这就需要医生要有很好的控针技能，掌握埋线操作技巧。针具刺入皮肤至浅筋膜层即可，既要有力度又要使寸劲儿。几乎可以不痛，也能保证安全。针刺到达病灶治疗时，有时需要用力切割摆动，此时医生要手如握虎地牢牢控制针体，将硬结、索条切开。有时为了准确刺达损伤的腱性组织部位，常需轻捏针柄，放松手指，小幅度轻提慢插，感受针感而获得疗效。

三、针具刺入的深度

针刺深度，是指针身刺入腧穴内的深浅度。针具应该刺多深？有人说浅刺安全有效，有人说深刺至骨才最合适。其实，针刺达有病变的位置才是最佳的治疗深度。那么，病灶究竟在皮下多少厘米呢？难以用厘米或毫米等通用计量单位来衡量。正如问炒一盘菜需要多少盐一样，只能用"少许""适量"来形容。病变部位可深可浅，皮下浅筋膜、深筋膜浅层、肌肉层、肌肉筋膜层、滑膜层、骨面、关节囊等均可产生病变，埋线治疗自然应该浅深适度。多数表浅而面积大的疼痛，病灶常在皮肤、浅筋膜与深筋膜浅层之间，有炎症或粘连、疤痕等病变，针刺达病灶，刺激、松解、剥离治疗，平刺法和通透穿刺法更为合适。有的患者肩背部疼痛，以酸痛、胀痛为主，静止时较重，活动后减轻，多是软组织损伤导致的内压增高，病灶在深筋膜之浅层或深层或肌肉外筋膜处，针刺治疗应刺达损伤的筋膜层，切开减压，使硬结松开即可，要深浅有度。

针具应该刺多深？一般以既有针感又不伤及重要脏器为原则。每个腧穴的针刺深度标准在《腧穴学》中有具体论述，但在临床应用时，还要根据病人的病情、年龄、体质、经脉循行的深浅以及不同的时令而灵活掌握。

1. 年龄　年老气血衰退，小儿脏腑娇嫩，属稚阴稚阳之体，均不宜深刺；年轻力壮、气血旺盛者可深刺。如《灵枢·逆顺肥瘦》指出："婴儿、瘦人，浅而疾之；壮士、肥人，深而留之。"

2. 体质　人的体质和形体有肥瘦强弱之分。形瘦体弱者宜相应浅刺；形盛体强者可适当深刺。故《素问·三部九候论》说："必先度其形之肥瘦，以调其气之虚实。"

3. 部位　凡头面及胸背部腧穴针刺宜浅，四肢及臀、腹部腧穴可适当深刺。经脉循行深浅，循行于肘臂、腿膝部位的经脉较深，故刺之宜深；循行于手足指、跖部的经脉较浅，故刺之宜浅。另外，可根据经脉的阴阳属性，区分针刺的深浅。一般是阳经属表宜浅刺，阴经属里宜深刺。如《灵枢·阴阳清浊》中说："刺阴者，深而留之；刺阳者，浅而疾之。"

4. 病情　一般来说，阳证、表证、新病，宜浅刺；阴证、里证、久病，宜深刺。《素问·刺要论》中说："病有浮沉，刺有浅深。各致其理，无过其道……浅深不得，反为大贼。"明代汪机在《针灸问对》中也说："唯视病之浮沉，而为刺之浅深。"说明针刺的深浅，必须结合病情。

5. 时令　由于人体与时令息息相关，针刺必须因时而异，故《素问·诊要经终论》

指出："春夏秋冬，各有所刺。"因此，在临床针刺深度上，既要根据病情，又要结合时令。如《灵枢·本输》载有"春取络脉诸荥大经分肉之间，甚者深取之，间者浅取之；夏取诸输，孙络肌肉皮肤之上；秋取诸合，余如春法；冬取诸井、诸俞之分，欲深而留之"之说。针刺的深浅与时令的关系，一般按照"春夏宜浅，秋冬宜深"的原则，如《素问·四时刺逆从论》说："凡此四时刺者，大逆之病，不可不从也，反之，则生乱气相淫病焉。"

四、埋线治疗的强度

埋线治疗的强度主要是指治疗量和治疗频率的适度把握，与患者的体质、承受能力、调节能力有关，着眼点在于患者的感受。是轻刺激还是重治疗，也是应该把握合适的强度的。体质弱者，治疗点要少，手法要轻，范围要小。病理变化不同，病程不同，治疗部位（如肌肉）的大小不同，治疗强度不一。不同的组织，使用的操作强度不一样，如骨骼、关节囊的神经末梢丰富，刺激时间要短（即快速通过），刺激量要小，减少患者治疗时的不适感；体质好者，治疗点可多，手法可重，范围可大，治疗间隔时间可短。如果没有把握好治疗的强度，可出现晕针或疗效不佳。第一次治疗可根据患者的身体状况，试探性治疗，判断合适的刺激量，尽量使患者在能忍受的情况下（良性刺激），得到有效的治疗。一次性治疗和分开几次治疗的疗效可能是不同的，可以灵活选用。

五、针刃松解的程度

针刃松解的程度，主要是指医生治疗时对松解程度的把握，跟医生对患者病灶范围与病变程度的把握有关，其着眼点在于医生的感受。治疗时切几下、摆几下，这就是松解的程度如何把握的问题。那么，是将变性组织松解彻底好？还是点到为止好？或是适度松解好？病灶很大，松解可能只是几个点，如整块肌肉压之均酸胀疼痛，只需切开变性增厚的筋膜减压，血液循环改善，诸多症状即可消除。以松为度，应该是最为准确的。大块结节疤痕，切的动作要多些，使紧硬变为松软。还要注意对病理改变的认识，痉挛者，刺激1~2下即可；挛缩者，以切割松解为主。这是中医治病的一个特点，模糊判断，与西医的精确判断形成鲜明对比。但是，模糊判断的准确率很高，是在经验与学识的基础上才可以作出的一种判断。针灸时的针感为酸、麻、胀，医生的手下是"如鱼吞钩"的感受，是通过患者的感觉和医生的感觉获得的。

六、埋入线体的长度

每个部位适用于多长、何种型号的羊肠线，由每位医者自行决定为宜。因为线似针，在针灸学中有长短粗细各种型号的针，有的医者喜用长粗针，有的喜用短细针。在埋线疗法中，有的埋线专家一直用4~5号粗线，有的长2cm，有的长达10cm甚至更长，用于各个部位，治疗百病。有的学者专用00号线治疗百病，而他们埋线治病的疗效，基本已达到炉火纯青的程度。虽然埋线治疗百病，选用羊肠线的型号随心所欲，但也有其一般规律和要求。头部（头皮部）：多选用 00 至 0 号线，1 ~ 2cm 长；面部：多选用 0 ~ 1 号，1 ~ 2cm 长；鼻旁沟、耳背降压沟：多选用 000 至 00 号线，0.6cm 长；颈项部：多选用 00 至 1 号线，1 ~ 2cm 长；躯干部：多选用 1 ~ 4 号线，1 ~ 2cm 长；四肢部：多选用 00 至 1 号线，1 ~ 2cm 长；手掌：多选用 00 至 0 号线，1 ~ 2cm 长；手足背和手指部：多选用于 000 至 00 号线，1 ~ 2cm 长。小孩、年老体弱者，在上述选线号的基础上减一个号，线体相应缩短一些；对精神分裂症、肥胖者，要适当增一个号，增加长度。

针刺操作中，正确掌握针刺的角度、力度、强度、深度等，是获得针感、提高疗效、防止意外事故发生的重要环节。取穴的正确性，不仅是指其皮肤表面的位置，还必须与正确的针刺角度、力度、强度、深度结合起来，才能充分发挥治疗效果。因为针刺同一个腧穴，如果角度、力度、强度、深度不同，那么所刺达的组织结构、产生的针感、治疗的效果也会有差异。

针刺的角度、力度、强度、深度之间，有着相辅相成的关系。一般而言，深刺多用直刺，浅刺多用斜刺或横刺。对于延髓部、眼区、胸背部腧穴，由于穴位所在部位有重要脏器，尤其要注意掌握好一定的针刺角度、力度、强度、深度，以防医疗事故的发生。

第八节　针刺宜忌以及异常情况的预防和处理

一、针刺宜忌

针刺治病，是应用一定的针刺工具，选取穴位，运用手法，使之能够起到补虚泻实的作用。具体应用时，要考虑部位、体质、病情及时间等条件，有宜有忌。总的原则要适应患者情况，增强疗效，并避免发生不良后果。

（一）部位的宜忌

针刺腧穴，有一定的位置，一般都位于筋骨凹陷或动脉边缘。除了以刺血络、刺筋肉为目的的特殊刺法外，都要避开筋骨和血管，切取凹陷和敏感所在处。凡是重要脏器部位均不深刺。《素问·刺禁论》说："脏有要害，不可不察。"《素问·诊要经终论》也说："凡刺胸腹者，必避五脏。"指出必须熟悉重要脏器的解剖部位，以免误伤，而且列举了具体的禁刺部位。后项部内为延髓，不可深刺；针刺颈部出血，可造成皮下出血致肿。临床上对胸腹和腰背，特别是胸背及后项部，必须掌握分寸，严禁深刺。此外，大血管附近要慎刺，如邻近动脉的委中、箕门、气冲、曲泽、经渠、冲阳等穴。乳中、脐中以及小儿的囟门部不宜针刺。

禁刺的腧穴，在历代的文献中记载很多，临床治疗必须加以注意。但有些禁穴是由于当时的针具关系或其他偶然原因而发生事故，属于这一种的，就不必拘泥于古代文献的记载。

（二）体质的宜忌

人的体质有肥瘦、强弱、老幼的不同，体质的类型也各有异，针刺时必须予以区别对待。《灵枢·逆顺肥瘦》说："年质壮大，血气充盈，肤革坚固，因加以邪，刺此者，深而留之。""广肩腋，项肉薄，厚皮而色黑……刺此者，深而留之，多益其数也。""瘦人者，皮薄，色少，肉廉廉然，薄唇轻言，其血清气滑，易脱于气，易损于血，刺此者，浅而疾之。""刺壮士真骨，坚肉缓节，监监然，此人重则气涩血浊，刺此者，深而留之，多益其数；劲则气滑血清，刺此者，浅而疾之。""婴儿者，其肉脆血少气弱，刺此者，以毫针浅刺而疾发针，日再可也。"

孕妇，尤其是有习惯性流产史者，慎用针刺。

（三）病情的宜忌

针灸治疗既有适应证，又有非适应证。在适应证中，还须注意病人的情况和疾病性质的不同，宜针宜灸，应补应泻，均须细辨。

1. 危重证候 《灵枢·五禁》提出"五夺"和"五逆"，对这些病证均须慎重处理。

五夺：形肉已夺；大夺血之后；大汗出之后；大泄之后；新产即大出血之后。上述五夺，都属正气大损，不可再行泻法。

五逆：热病脉静，汗已出，脉盛躁；病泄，脉洪大；着痹不移，肉颇，身热，脉偏绝；热病夺形，身热，色白及下血；寒热夺形，脉坚盛。上述五逆证，都是病证和脉象相逆，病情严重，均须慎重。

2. 暂时现象 对暂时性的劳累、饥饱、情绪激动、气血不定等情况，必须避免针刺。如《灵枢·终始》说："凡刺之禁：新内勿刺，新刺勿内；已醉勿刺，已刺勿醉；新怒勿刺，已刺无怒；新劳勿刺，已刺勿劳；已饱勿刺，已刺勿饱；已饥勿刺，已刺勿饥；已渴勿刺，已刺勿渴；大惊大恐，必定其气乃刺之。乘车来者，卧而休之，如食顷乃刺之。出行来者，坐而休之，如行十里顷乃刺之。"凡此十二禁者，"其脉乱气散，逆其营卫，经气不次，因而刺之……是谓失气也"。针刺之后，不宜马上进行剧烈活动，应适当休息，以使气血调和，才有助于治疗。

3. 疾病性质 疾病有表里、寒热、虚实之不同。凡表热证，宜浅刺，疾出，可泻血；表寒证，宜深刺，行补法，多灸；虚寒证，宜行补法，多灸；虚热证，宜行补法，多针少灸；表实证，宜行泻法，浅刺；里实证，宜行泻法，深刺。《灵枢·终始》说："脉实者，深刺之，以泄其气；脉虚者，浅刺之，使精气无泻出。"这是根据病情的虚实以区别深浅、补泻。

（四）时间的宜忌

针刺时间，包括留针的久暂和施术的时刻或时令，后者为按时取穴法所运用。

1. 留针的久暂 对表热证，宜疾出针；对里证和虚寒证，一般均需留针。留针主要是为了延长针刺作用的时间。留针的宜忌，如《灵枢·经脉》说："热则疾之，寒则留之。"《灵枢·终始》说:"刺热厥者,留针反为寒;刺寒厥者,留针反为热。"《灵枢·根结》说:"气滑即出疾,其气涩则出迟;气悍则针小而入浅,气涩则针大而入深,深则欲留,浅则欲疾。"这就是说剽悍滑利,其人易脱于气,不宜久留;相反,气涩迟钝,则宜久留以致气。

2. 施针的时刻或时令 《素问·八正神明论》说:"凡刺之,必候日月星辰,四时八正之气,气定乃刺之。是故天温日明,则人血淖液而卫气浮,故血易泻,气易行;天寒日阴,则人血凝泣而卫气沉。"说明人体生理功能与天时的变化有一定的关系。正因为如此,古人结合日月的运行盈亏,推论人体血气的周期性活动,根据气的开阖而行补泻,所谓"是以因天时而调血气也,是以天寒无刺,天温无凝,月生无泻,月满无补,月郭空无治,是谓得时而调之"。《内经》中的这些记载,可供针灸临床进一步研究。"天温无凝",是指人的气血易行,适宜针刺,所以后人多于夏季伏天施行针刺,以治疗宿疾。"候时而刺"思想,后世发展为"子午流注"针法等。

结合时序的递变,人的气血活动和肥瘦情况也有不同。《灵枢·终始》说:"春气在毛,夏气在皮肤,秋气在分肉,冬气在筋骨。刺此病者,各以其时为齐。故刺肥人者,以秋冬之齐;刺瘦人者,以春夏之齐。"指出春夏季节与瘦人宜刺浅;秋冬季节与肥人宜刺深。当然,在临床上还必须根据病情的实际情况灵活运用。

二、针刺异常情况的预防和处理

针刺是一种比较安全、有效的治疗方法。但是,如果没有掌握好针刺的操作技术,或者由于病人体位不适当、精神紧张等原因,或者因为针具质量不好,未经认真检查等缘故,往往导致出现一些异常情况。

(一)滞针

现象:将针在穴内进行捻转、提插或出针时感到十分涩滞困难。

原因:行针时用力过猛;捻转、提插时指力不均匀,或向一个方向连续捻转,导致肌纤维缠绕针身;或因患者精神紧张,或因病痛而致肌肉痉挛;或因针身刺入肌腱,或行针捻转时角度过大等,均可引起滞针而致出针困难。

处理:因体位移动而引起滞针,必须纠正体位;如因病人精神紧张,或局部肌肉痉挛而引起的滞针,可延长留针时间,以缓解紧张状态,或用手指在邻近部位按揉,或在邻近部位加刺一针,以宣散气血,缓解痉挛;如因单向捻转而致者,须向相反方向退转,并左右轻捻,使之松懈。

预防:对初诊病人及精神紧张者,先做好解释工作,消除病人的紧张情绪和顾虑;进针时须避开肌腱;行针时捻转角度不宜过大过快;更不能单向连续捻针。

(二)弯针

现象:针身弯曲,针柄改变了进针时刺入的方向和角度,提插、捻转及出针时均感困难,病人感觉疼痛。

原因：医者进针手法不熟练，用力过猛或针下碰到坚硬组织；或因留针时患者体位移动；也有因针柄受到外物的压迫和碰撞；有的因滞针后未能及时处理等造成。

处理：如系针身轻微弯曲，不可再行提插捻转，应将针缓慢退出，如针身弯曲角度较大，必须轻微摇动针体，顺着弯曲方向将针退出；如果针体弯曲不止一处，须视针柄扭转倾斜的方向，逐渐分段退出，切勿急拔猛抽，以防断针；如因患者体位改变而致，应嘱患者恢复原来的体位，使局部肌肉放松，再行退针。

预防：医者施术手法要熟练，指力要轻巧，患者应取舒适的体位，留针期间不要变动体位；凡针刺部位和针柄不能受外物的碰撞或压迫；如有滞针现象应及时处理。

（三）断针

现象：出针后发现针身折断，或部分针身尚露于皮肤之外，或针身全部没入皮肤之下。

原因：针具质量差，针身或针根已有损坏剥蚀，行针前失于检查；医者行针时，猛力提插捻转，致使肌肉剧烈挛缩；或因患者体位改变，外物压迫碰撞针处和针柄；或因滞针、弯针现象未做及时处理，或在使用电针时骤然加大强度等原因而致断针。

处理：发现断针后，医者态度必须镇静，嘱患者保持原有体位，切勿惊慌乱动，以防断针向肌肉深层陷入。如折断处针身尚有部分暴露出表皮外面，用右手执镊子夹住断端取出。如断针残端已完全陷入肌肉层者，须视断针的所在部位，若断在重要脏器附近，或肢体活动处并妨碍运动者，应在 X 线下定位，立即施行外科手术取出；若断在不太重要部位，断针的长度很短，并不影响日常活动者，可不予处理，但必须定期随访检查观察，必要时再予处理。

预防：认真细微地检查针具，对不符合质量要求的针具应剔除不用。选针时，针身的长度要比准备刺入的深度长 5cm；针刺时，不要将针身全部刺入，应留一部分在体外。进针过程中，如发生弯针，应当立即退针，不要强行刺入。对于滞针和弯针，应及时妥善处理，不可强拉硬拔。

（四）晕针

现象：患者在针刺过程中，突然出现面色苍白、头晕目眩、心慌气短、出冷汗、胸闷泛恶、精神萎倦、脉象沉细，严重者会发生四肢厥冷、神志昏迷、二便失禁。

原因：病人体质虚弱，精神过度紧张；或当劳累、大汗出、饥饿、大泻、大出血后；或因体位不适及医者在针刺时手法过重等。

处理：立即停止针刺，并将已刺之针全部起出，使患者平卧，头位稍低，松开衣带，注意保暖。轻者静卧片刻，饮温开水或热茶后，即可恢复。重者在上述处理的基础上，可针刺人中、内关、涌泉、足三里等穴，并可温灸百会、气海、关元等穴，即能苏醒，必要时应配合其他急救措施。

预防：首先应该注意病人的体质、神志，以及对针刺反应的耐受性；对于初次接受针刺治疗和精神紧张者，应先做好解释工作，消除顾虑，尽量采取卧位，并正确选择舒适持久的体位；取穴不宜太多，手法不宜过重；对于饥饿、过度疲劳的病人，应待其进食、恢复体力后，再进行针刺。医生在治疗时，要随时观察病人的表情变化，一旦出现面色苍白、神呆、胸闷、泛恶等晕针先兆，应及早采取措施。

（五）血肿

现象：出针后，局部呈青紫色或肿胀疼痛。

原因：针刺时损伤小血管，尤其是针尖弯曲带钩时。

处理：微量的渗血或针孔局部小块青紫，一般不必处理，可自行消退。如局部青紫肿痛较甚或活动不便者，要先行冷敷止血后，再行热敷，或在局部轻轻按揉，以促使局部瘀血消散。

预防：仔细检查针具，熟悉解剖部位，尽量避免刺中血管。针刺手法要轻巧。眼区穴位针刺时更须注意。

（六）后遗感

现象：在出针后，局部遗留酸痛、胀重、麻木等不适的感觉。

原因：多数由于手法过重；亦有因留针时间过长所致。

处理：轻症用手指在局部上下循按，即可消失或改善；重症除在局部上下循按外，可用艾条施灸，便可很快消除。

预防：针刺手法不宜过重；留针时间不宜过长。一般病证，出针后可做上下循按，避免出现后遗感。

（七）刺伤脏器

1. 创伤性气胸　胸背部及锁骨附近针刺过深，会刺伤肺脏，使空气进入胸膜腔，发生创伤性气胸。此时患者突然感到胸痛、胸闷、心慌、呼吸不畅，严重者则有呼吸困难、心跳加快、紫绀、出汗、虚脱、血压下降等休克现象。体检时患者叩诊呈过度反响，肺泡呼吸音明显降低或消失；严重者可发现气管向健侧移位。X 线胸透检查可进一步确诊，并观察漏出的空气多少和肺组织的压缩情况。有的病例，针刺当时并无明显异常现象，隔几小时后，才逐渐出现胸痛、呼吸困难等症状，应加以注意。

防止气胸的发生，针刺时思想必须集中，选好适当体位，根据病人体形的肥瘦，掌握进针的深度，提插手法的幅度不宜过大，胸背部腧穴可采取斜刺、横刺，不宜长时留针。一般少量气体能自行吸收，如有咳嗽等应予对症处理，但必须严密观察。如发现呼吸困难、紫绀、休克等现象，应立即抢救，如胸腔穿刺抽气减压、输氧、抗休克等。

2. 刺伤心、肝、脾、肾等内脏　在心、肝、脾、肾等内脏相应的部位针刺过深，也会引起严重的后果。特别是对心脏扩大或肝脾肿大的病人，尤须注意。

刺伤肝、脾引起出血时，病人可有肝区或脾区的疼痛，有时可向背部放散；如果出血不止，腹膜受到刺激，可伴有腹痛、腹肌紧张、腹部压痛及反跳痛等症状。刺伤肾脏时，有腰痛、肾区压痛及叩击痛，并有血尿出现；出血严重时，发生血压下降，导致休克等全身症状。

损伤内脏，轻者卧床休息后，一般能自愈。如果有出血且征象可疑时，应加强观察，注意病情及血压的变化，加用止血药或局部冷敷止血。如遇严重的损伤并有休克出现时，必须迅速急救处理。

其他脏器（如胆、膀胱、肠胃等）在某些病态的情况下，如胆囊肿大、尿潴留、肠粘连时，也有刺伤的可能，应予注意。刺伤大的血管时，可引起大出血，也须注意防止。

3. 刺伤脑脊髓 在项部正中的哑门、风府及两旁的风池、颈1～2夹脊等穴进行针刺时，如果角度、方向和深度不适当，可以误伤延脑，引起严重后果。在背部正中线第1腰椎以上棘突间的穴位上针刺过深，可以刺中脊髓，出现触电样感觉并向肢端放射，刺激过量也会发生后遗症。针刺这些部位的腧穴时，必须抱着高度负责的精神，随时注意针刺感应，切忌提插乱捣。如果刺激太强，病人会出现短暂的肢体瘫痪。如果刺伤血管，则可引起出血或血肿压迫症状。轻症需加强观察，安静休息，渐能恢复。如针刺后发现头痛、恶心、呕吐等现象，甚则神志昏迷者，应及时抢救。

（八）周围神经损伤

针刺在神经干和神经根部的穴位，出现电击样的放射感觉后，如再反复针刺，有可能损伤神经组织。由于神经损伤程度的不同，可引起受损神经的感觉或运动等功能障碍。

1. 发生原因

（1）解剖知识不全面，立体概念差，没有充分考虑人体的生理变异。

（2）手术部位采用局麻，特别是在肌肉丰厚处，如在腰、臀部治疗时针刺中神经干，患者没有避让反应或避让反应不明显而被忽视。

（3）盲目追求快针、强刺激，采用重手法操作而致损伤。

2. 临床表现 在进针、松解过程中，病人突然有触电感或出现沿外周神经向末梢或逆行向上放散的一种麻木感。若有损伤，多在术后1日左右出现异常反应。轻者可无其他症状，较重者可同时伴有该神经支配区内的麻木、疼痛、温度觉改变。

根据损伤的神经干不同，其临床表现也各有特点：

（1）正中神经损伤 桡侧三个半手指掌侧及背侧1～2节皮肤感觉障碍；前臂屈肌无力，桡侧三指不能屈曲，拇指对掌功能障碍，日久可出现大鱼际萎缩，握拳无力，拇指与小指不能对捏。

（2）桡神经损伤 第1、2掌骨背侧皮肤感觉减退或消失；桡神经支配区域肌肉无力，伸腕肌、伸指肌麻痹而致腕下垂，日久而出现前臂背侧肌肉萎缩；如果在桡神经沟以上损伤，则可使肱三头肌麻痹，出现主动伸直时关节障碍。双手举起，手掌向前，四指并拢伸直，拇指自然伸开，两手掌相比观察，可见患侧拇指处于内收位，不能主动外展和背伸。需认真检查，握拳试验、合掌分掌试验阳性。

（3）尺神经损伤 小指、环指指间关节屈曲，掌指关节伸直，形成"爪状"畸形，拇指不能内收，其余四指不能外展，骨间肌无力，小鱼际萎缩，手部尺侧一个半手指感觉障碍。拇指尖和食指尖不能相触成"O"形，握拳试验、夹指试验阳性。

（4）坐骨神经损伤　腓肠肌无力而使主动屈曲膝关节困难，小腿外侧、足部皮肤疼痛或感觉障碍，肌肉麻痹，出现垂足畸形；趾、踝关节屈伸活动障碍。

（5）腓总神经损伤　足不能主动背屈及外翻，自然状态表现为足下垂。行走困难，行走时需高抬脚，落下时足尖下垂且先着地，足跟后着地，否则容易跌跤。小腿前外侧、足背部皮肤感觉障碍。

3. 处理

（1）出现神经刺激损伤现象时，应立即停止操作。若患者疼痛、麻木明显，可局部先以麻药、类固醇类药、B族维生素等配伍封闭。

（2）24小时后，给予热敷、理疗、口服中药，按照神经分布区行针灸治疗。

（3）局部轻揉按摩，在医生的指导下加强功能锻炼。

4. 预防

（1）严格按照规程操作。病变部位较深者，治疗时宜摸索进针，若刺中条索状坚韧组织，患者有触电感并沿神经分布路线放射时，应迅速提针，稍移动位置后再进针。

（2）在神经干或其主要分支循行路线上治疗时，不宜局麻后治疗，也不宜术后向手术部位注射药物，如普鲁卡因、氢化可的松、酒精等，否则可能导致周围神经损害。

（3）术前要检查针具是否带钩、毛糙、卷刃，如发现有上述情况应立即更换。

（4）操作时忌大幅度提插。

但需注意的是，刺伤神经出现的反应与刺中经络引起的循经感传现象有着明显的区别，不可混淆。刺伤神经出现的反应是沿神经分布线路放射，有触电感，其传导速度异常迅速，并伴有麻木感。刺中经络或松解神经周围变性软组织时，患者的感觉则是酸胀、沉重感，其传导线路是沿经络线路，传导速度缓慢，术后有舒适感。

第九节　穴位埋线术后并发症的处理与预防

从埋线结束时开始，到治愈康复的全过程，称为术后观察阶段。这一时段内所出现的正常反应和并发症，是本章讨论的内容。埋线操作有其特殊性，故术后处理的方法也有其自身的特点。

埋线术后，仍须密切观察术后反应、有无并发症等新问题，同时，为继续治疗做准备。即使治疗已经结束，还有一个远期效果随访的工作要做。埋线操作的刺激会引起心血管等系统的一系列变化，如心率加快，代谢增加，某些器官的功能处于抑制状态；然后进入紊乱期，而后才进入恢复期，逐渐恢复到原来正常的功能状态。埋线对正常组织侵袭轻微，对病变组织的切割剥离也不大，因而总体来说对病人的干扰很小。所以，绝大多数病人的术后反应很小，有的几乎没有什么不适症状。只有那些对刺激极为敏感的部位才会有较大的反应，心理素质较差、对埋线术有恐惧心理的人也会有一些不适的反应。

一、疼痛

埋线操作，无论大小，都是损伤。有损伤，就会有不同程度的疼痛反应，这是机体对损伤的正常应答。对不同程度的疼痛，应该有分析，区别对待，处理方法也不尽相同。

（一）轻微疼痛

原因：绝大多数的埋线后的病人，局部有轻微的疼痛，对活动毫无影响。因为松解、剥离面较小，组织的敏感性又低，故疼痛极轻微。

表现：这样的疼痛多产生于本来对疼痛不大敏感的部位，如项部、腰背部等处。痛处无红、热的表现，即无炎症表现。

处理：这种疼痛不超过3天，3天后则应基本恢复正常。对于这样的疼痛，自然无须处理。

（二）较重的疼痛

原因：少数人对疼痛比较敏感，埋线的某些部位对刺激反应较大，或者剥离面大，损伤组织较多，因而疼痛反应强烈。

表现：此种疼痛多发生于对疼痛较敏感的部位，如膝关节、手足等部位。这种疼痛从局麻药物作用消失起，一般可达3~5天，甚至有的达到7天。检查局部无红、肿、热等表现。

处理：对于四肢部位埋线的病人，可给予一般止痛药，片剂、注射剂均可，无须应用麻醉药品。疼痛应在3天后逐渐减轻。如有加重现象，则应考虑有其他并发症。

（三）炎症性疼痛

原因：多由于无菌观念不强、不按无菌要求操作、消毒不严格、操作有污染，或根本不讲无菌技术等原因所致。这里的根本原因是医护人员的素质不高。

表现：炎症的第一个表现便是疼痛。此种疼痛，应该在术后2~3天后发生和逐渐加重，无缓解趋向，且局部可发现红、肿、热等征象。体温相应升高，血象也应有所改变。

处理：这种疼痛的处理原则是合理口服抗生素。

（四）预防

1.定点数目要适当，不可一次定点过多。操作点多，反应可能就大些。
2.操作要轻柔，对切开的操作要以达到目的的最少操作为标准。初学者往往总觉得不够。总而言之，时时刻刻要注意埋线是侵袭疗法，操作都要以微侵袭为原则。
3.操作中应注意，所有的操作都在骨膜外进行。如果伤及骨膜，则易引发疼痛。
4.做好病人的思想工作，让病人了解埋线以及松解的优越性，增强病人的治疗信心。这样，可以减少病人的思想负担，也就可以减轻病人的疼痛。

二、眩晕乏力

（一）原因与表现

有的病人出现了头晕、恶心（无呕吐）、心慌、疲倦感等症状。有的休息片刻，症状消失，这种不良反应很少超过 15 分钟。而在一两天内尚有此症状者则比较少见。这些情况应该说心理因素是主要的，比较敏感的人较易出现此类症状。

（二）处理

对此症状应做以下处理：

1. 如为心情紧张所致，应多做解释。说明埋线的操作比较简单，不会造成不良影响等，解除病人的思想顾虑，则可消除不适症状。

2. 为避免由于眩晕、乏力，进而发生晕倒而致跌伤的事件，一定要在埋线后休息或卧床观察 15 分钟，经测血压、脉搏正常后再离开医院。一般在颈椎病、腰椎间盘突出症等埋线后都要做牵引，因此病人在 15 分钟之内是不能离开医院的。

3. 少数人症状持续时间较长，应嘱其休息一两天，症状重者应卧床休息，一般无须给予药物处理。

（三）预防

做好病人的思想工作，消除对埋线的恐惧心理，打消对施术疼痛的顾虑，减轻思想负担。

三、出血和血肿

埋线操作，一般无出血，有出血也只是几滴而已，经压迫止血即可。也有发生埋线后血肿的情况，因此不能认为埋线的针刃小，便忽略了切割血管而发生出血、血肿的问题。

（一）原因

1. 血友病病人和未确诊的血友病患者，这类病人应特别注意，绝不可漏诊。这是最易发生出血的病人，而且一旦有出血发生，将较难处理。

2. 术前应做血常规、出凝血时间等常规检查。

3. 女性经期时，全身血管均处于轻度扩张的充血状态，应避免做埋线操作。这一点，只要注意询问就不会遗漏。

4. 埋线部位较大，对血管解剖不熟悉，针刃切破较大血管，便会产生出血或血肿；较大范围的埋线，特别是瘢痕大、粘连多、涉及面广的操作，往往渗血较多。

5. 埋线操作时粗暴切割，损伤了某组织的小血管而造成血肿。

6.埋线操作时不到位，特别是在肌腹中的操作较大、较多。绝大部分肌腱、韧带、关节囊等部位，特别是有粘连、瘢痕的部位，当中的血管较少，血液循环状态较差。如果这些部位血液循环丰富，它就不该有瘢痕等病变了。

（二）临床表现

1.由针眼向外渗血，但绝不是动脉性的喷射式出血，一般都是渗几滴血，这是正常现象。

2.渗血较多，如从针眼向外渗出，量在30mL以下。

3.埋线部位有肿胀或包块。其肿胀的程度、包块的大小视内出血的多少不等。肿胀部位较硬韧，肢体可增粗，腹部或背腰部可扪及包块，并有压痛。

4.注意血压、脉搏、血色素检查，一般应无大变化，但大量出血者，可影响到生命体征。

5.1～2天后，如出血为浅表部位，可表现为皮下瘀斑；有的还可顺肌间隙向下流注，相邻部位出现瘀斑。

（三）处理和预防

1.一般出（渗）血，可以压迫止血，应无问题。

2.若四肢出血较多，可抬高患肢，用枕垫起肢体，至少达30°，即达到高于心脏的水平。

3.对于已发生肢体严重肿胀、血运不良或有麻木等神经功能障碍者，要不失时机地及时松解对肢体的固定，包括绷带、夹板等。如果等到已出现严重麻痹症状（如足下垂等）时才发现和处理，则为时已晚。

4.防止和减少出血的最重要办法是操作要轻柔，应做到对正常组织损伤最小，不损伤较大血管，出血、血肿自然就可避免。

5.不可在肌腹，特别是在肌门处做埋线的操作。

四、神经损伤

（一）原因

1.入路选择不当。由于对埋线治疗处的解剖不够熟悉，没有弄清治疗部位的神经、血管投影情况就盲目定点，或者将压痛点一律视为埋线的治疗点，不加区别地一律"以痛为腧"，把本是神经本身的压痛点也作为治疗点，当然容易造成神经损伤，如坐骨神经、腓总神经、桡神经浅支的损伤等。

2.控针技术掌握不佳。

3.误刺颈神经根。在神经根处治疗，这是术者有意选择的施术部位，但因施术方法不当而误刺，伤及神经根。

（二）表现

对神经根的损伤可能出现如下情况：

第一种情况：针刃刚压在神经根上，还没有切到神经根的实质。在颈椎小关节囊的操作中，病人会感到程度不同的窜麻感，病人的手或上肢可能有轻微的反应；腰椎椎间管外口操作中，可能出现下肢至足趾的轻微窜麻感。术后 3 天内仍有轻微的麻窜感，日后不治而愈。

第二种情况：针刃切到了神经根的实质，但很轻微，对神经的切伤很小，因此，当时的感觉是又痛又麻，比较强烈，同时，病人的上肢或下肢会有明显的抽动。敏感的病人，可将手臂缩回或下肢抽动，甚至全身都有活动。术后可能痛麻 1~2 周，有的无须特殊处理即可痊愈，有的则要给予止痛药物或脱水剂。

第三种情况：针刃切切实实切在了神经根上，对神经根已形成切割伤。病人手术当时的反应可能是极其强烈的窜麻感和剧烈疼痛。有的病人可能会立刻抽回手臂或下肢，甚至从床上跳起来，疼痛十分严重，其症状可能持续几周、几个月或一年。

第四种情况：针刃确实切割在神经干上，损伤了神经的功能。如果这种损伤出现在腓总神经干上，其后果比较严重，有时会造成麻痹性尖足。神经损伤的后果不容乐观。

（三）处理

第一种情况一般不必处理。

第二种情况则要及时处理。其处理如下：

（1）向病人讲清道理，给予病人必要的安慰。

（2）给予安定、止痛药，减轻病人的疼痛，可以使病人得到适当的休息。

（3）可适当给予脱水剂治疗。20% 甘露醇 250mL，静脉快速输入（30 分钟内输完），每天 1~2 次，连续 3 天，视病情再予处理。

（4）适当给予神经营养药物，有利于神经的恢复。

第三种情况则较难处理。除上述针对第二种情况的处理外，更要加强肢体的功能训练，争取肢体功能得到良好的康复。

第四种情况就更难处理，这种失误是不应该出现的，因为埋线针本来就不是"毫针"，更不能当成"针灸针"来用。

（四）预防

1. 多学习相关解剖知识，对操作部位的解剖要了如指掌，尤其是要熟悉神经根、神经干的所在部位和走行的投影等，这是理论知识基础。有了正确的理论指导，才会有成功的实践。

2. 学习埋线的基本理论，理解埋线的实质，而不是简单地从字面上去理解、去解释。这是从根本上解决这一问题的关键。

3. 苦练基本功，包括疾病的诊断、埋线入路点的设计，以及操作的技法等基本功。

特别重要的是操作的控针基本功。埋线操作中，有许多操作是极其精细的，要求有较高超的操作技能。

4. 对病人要有认真负责的高尚医德，不做自己做不到的事。有自知之明很重要。如果自己确实没有掌握埋线治疗颈椎病、腰椎间盘突出症、侧隐窝埋线术等操作本领，那就要认认真真地学。每一个做埋线操作的医生都能这样做，就会减少或消灭医疗差错和事故。

五、发热

埋线后发热，可能是吸收热，这是一般埋线后的正常反应。有的术后发热可能不仅仅是吸收热，而是切口感染的表现，或者合并其他疾病所致。所以，对术后发热的病人要进行密切观察，根据不同的情况分别处理。

（一）吸收热

埋线侵袭轻微，故一般无吸收热现象发生。但少数病人埋线术后确有发热。吸收热大多在 38℃ 以下。这些发热病人，没有上呼吸道感染、病毒性感冒等疾病或切口处感染的症状。一般持续时间为 3 天左右，且体温会一天天逐渐下降，直到正常，故无须处理。

（二）其他原因发热

最重要的原因可能是病毒性感冒或上呼吸道感染。这是在埋线的过程中，由于治疗室的温度不合适，过冷或过热，病人对环境不大适应，故而发生感冒。这种病人自然应具备普通感冒、上呼吸道感染等疾病的症状和体征，一般病程 3~5 天，对症治疗有效。

（三）预防

1. 操作轻柔、侵袭小、无污染，是无吸收热和低吸收热的保证。
2. 关心病人，知病人冷暖，防止感冒。

六、感染

（一）原因

感染是埋线后发热病人的一个重要方面，应密切观察。

1. 适应证选择不当，病人全身状态不佳，对疾病的抵抗力及抗感染能力低下，如体质衰弱、患有糖尿病、贫血等疾病，针眼有污染时则可酿成感染。

2. 病人已有深部或浅部感染灶，如深部原有炎症，或浅部有毛囊炎、窦道等，未被发现或未予重视。

3. 在操作过程中，无菌操作不严格，有污染的可能。如戴手套时有菌区与无菌区区分不严格，穿戴过程中被污染。又如，在针具、敷料传递的过程中被污染。

4.备皮不够，特别是头部有毛发处没有处理好，皮肤消毒不严格。碘酊、酒精、器械浸泡液等浓度不够。

5.手术器械、手套、敷料、棉球、泡镊桶、镊子等物灭菌未达到要求。

6.消毒面积较小，在操作中超出消毒面而污染。

（二）临床表现

1.针眼疼痛，埋线后 3～4 天，疼痛不减轻反而加重，或者针眼疼痛一度减轻后又加重。

2.体温升高，术后有微热，已经下降，而后体温又有上升者。

3.针眼部反应有组织发硬、水肿紧胀感、有压痛且逐渐加重，或针眼部皮肤已有红肿。

4.组织深部反应：筋膜以下的感染有其特殊性，即针眼表面只有轻度发红，或根本无发红，但局部肿胀压痛和自觉痛则明显；如果体温持续不降或温度再度升高，针眼肿胀表现有增无减，而体温却不再升高，甚至反有下降者，可能脓肿已经形成。

（三）处理

埋线后针眼一旦感染，肯定是较深层组织的感染，所以处理起来比较麻烦。其处理方法，可分以下几个方面：

1.全身处理。给予敏感的抗生素，用量要足够，时间也要足够。

2.局部热敷或理疗。

3.必要时做脓肿试穿，有脓者予以及时切开引流。凡切开引流者，引流口一定要足够大，而且要"底小口大"，才能引流充分。如果只切小口，则引流不畅，不仅拖延病程，而且对组织的破坏会更大。

4.如对感染的处理经验不足，应请专业医师来处理。

（四）预防

对待针眼感染的态度，最根本的是预防，而不是治疗。要从杜绝污染着手。埋线的针眼小，几乎不见裂痕，本不易感染，所以感染的事不易发生。但是，埋线后确有感染者，所以对感染问题必须认真对待，并要注意下列各点：

1.必须提高医护人员对无菌技术操作的认识，树立无菌观念，提高思想认识，体现在工作实践中。

2.必须严格按无菌技术要求操作。不管是器械、敷料、手套、棉球、钳镊、器械液等，必须按规定消毒、灭菌和更换。

3.术者、助手、配合的护士等人的技术操作都必须严格执行无菌技术规范，有不符合操作规范的就要相互提醒、相互监督、马上纠正，绝不可马虎大意，更不能爱面子而"姑息养奸"。

第四章　穴位埋线常用穴位

第一节　手太阴肺经穴

经脉循行：从胃部开始，向下联络大肠，上行沿着胃口，穿过膈肌，入属肺脏，从肺系横向侧胸上部浅出体表，走向腋部，沿上肢内侧前边，到手掌大鱼际缘，沿拇指桡侧到指端。手腕后方的一条支脉，从腕后桡骨茎突上方分出，沿掌背侧，走向食指桡侧端。

联系脏腑器官：肺、胃、大肠、气管、喉咙。

本经腧穴：起于中府，止于少商，左右各 11 个穴位。

主治概要：本经腧穴主治头面、五官、咽喉病、热病及经脉循行部位的其他病证。

一、中府（肺募穴）

【定位】正坐或仰卧。在胸前壁的外上方，云门下 1 寸，平第 1 肋间隙，距前正中线 6 寸。

【局部层次解剖】皮肤→皮下组织→胸大肌→胸小肌→胸腔。浅层布有锁骨上中间神经、第 1 肋间神经外侧皮支、头静脉等。深层有胸肩峰动静脉和胸内外侧神经。

【主治】咳嗽，气喘，胸痛，胸中烦满，肩背痛，咽喉痛，腹痛，呕吐，浮肿。支气管炎，支气管哮喘，肺炎。

【配伍】

1.配肺俞，为俞募配穴法，有疏风解表、宣肺止咳的作用，主治外感咳嗽。

2.配复溜，有生津润燥的作用，主治肺燥咳嗽。

3.配意舍，有降气宽胸的作用，主治胸满。

【埋线法】向外斜刺 0.5 ～ 0.8 寸；可灸。

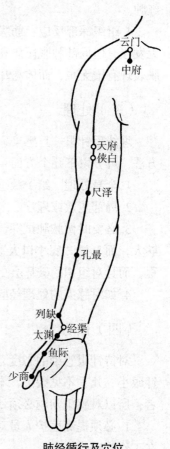

肺经循行及穴位

二、尺泽（合穴）

【定位】仰掌，微屈肘。在肘横纹中，肱二头肌腱桡侧凹陷处。

【局部层次解剖】皮肤→皮下组织→肱桡肌→桡神经→肱肌。浅层有头静脉、前臂外侧皮神经等。深层有桡神经、桡侧副动静脉前支、桡侧返动静脉等。

【主治】肘臂挛痛，咳嗽，气喘，咳血，咽喉肿痛，胸部胀满，吐泻，潮热，舌干，小儿惊风，乳痈，绞肠痧。肺结核，肺炎，支气管炎，支气管哮喘，胸膜炎，急性胃肠炎，丹毒，肘关节及周围软组织疾患等。

【配伍】

1. 配合谷，有行气活络、祛瘀止痛的作用，主治肘臂挛痛、肘关节屈伸不利。

2. 配肺俞，有降气止咳平喘的作用，主治咳嗽、气喘。

3. 配委中，有清热化湿的作用，主治吐泻。

3. 配少商，有清热利咽、止痛的作用，主治咽喉肿痛。

【埋线法】直刺 0.5 ~ 0.8 寸；或点刺出血；可灸。

三、鱼际（荥穴）

【定位】侧腕掌心相对，自然半握拳。在手拇指本节（第 1 掌指关节）后凹陷处，约当第 1 掌骨中点桡侧，赤白肉际处。

【局部层次解剖】皮肤→皮下组织→拇短展肌→拇对掌肌→拇短屈肌。浅层有正中神经掌皮支及桡神经浅支等分布。深层有正中神经肌支和尺神经肌支。

【主治】掌心热，咳嗽，咳血，失音，喉痹，咽干，肘挛，身热，乳痈。支气管炎，肺炎，扁桃体炎，咽炎，鼻炎，心悸，小儿单纯性消化不良。

【配伍】

1. 配合谷，有宣肺清热、利咽止痛的作用，主治咳嗽、咽喉肿痛、失音。

2. 配孔最、中府，有温肺散寒、化痰平喘的作用，主治哮喘。

【埋线法】直刺 0.5 ~ 0.8 寸；可灸。

第二节　手阳明大肠经穴

经脉循行：从食指桡侧端开始，沿着食指的桡侧缘，向上经过第 1、2 掌骨之间，进入拇长伸肌腱和拇短伸肌腱的中间，沿上肢外侧的前缘，到肩关节前上缘，向后到第 7 颈椎棘突下，再向前下行到锁骨上窝，深入体腔，连络肺脏，向下穿过膈肌，入属大肠。其上行支，从锁骨上窝分出，上行颈部，贯穿面颊部，进入下齿中，再回出来挟口两旁，左右两脉在人中部交叉，左边的经脉向右，右边的经脉向左，然后上行挟着鼻孔到鼻翼两旁，再上行交会于足阳明胃经。

联系脏腑器官：大肠、肺、口、面颊、下齿、鼻。

本经腧穴：起于商阳，止于迎香，左右各 20 个穴位。

主治概要：本经腧穴主治头、面、目、鼻、齿、咽喉病，胃肠疾病，神志病，皮肤病，发热病。

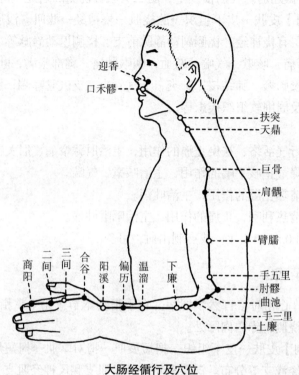

大肠经循行及穴位

一、合谷（原穴）

【定位】在手背，第 1、2 掌骨间，第 2 掌骨桡侧的中点处。

【局部层次解剖】皮肤→皮下组织→第 1 骨间背侧肌→拇收肌。浅层布有桡神经浅支、手背静脉网的桡侧部和第 1 掌背动静脉的分支或属支。深层有尺神经深支的分支等。

【主治】指挛，手指屈伸不利，头痛，眩晕，鼻衄，鼻渊，耳聋，齿痛，面肿，口眼㖞斜，痄腮，失音，咳嗽，臂痛，上肢不遂，胃腹痛，便秘，痢疾，发热恶寒，无汗多汗，目赤肿痛，疔疮，疥疮，瘾疹，小儿惊风，牙关紧闭，滞产，疟疾。面神经麻痹，面肌痉挛，三叉神经痛，电光性眼炎，近视眼，腮腺炎，扁桃体炎，舌炎，牙龈炎，牙痛，流行性感冒，高血压，皮肤瘙痒，荨麻疹等。

【配伍】

1. 配颊车、迎香，有通经活络止痛的作用，主治牙痛、面痛、面瘫；还有疏风解表、宣肺利窍的作用，主治感冒、头痛、发热、鼻塞。

2. 配列缺，为原络配穴法。

3. 配太冲，称为四关穴，有镇静安神、平肝息风的作用，主治癫狂、头痛、眩晕、高血压。

4. 配风池、大椎，有清热凉血、截疟的作用，主治皮肤瘙痒、荨麻疹、疔疮、疟疾。

5. 配三阴交，有调经活血催产的作用，主治月经不调、痛经、经闭、滞产。

6. 雄黄、大蒜适量贴敷合谷穴 3～6 小时（即起泡），此法能迅速止痛和减轻扁桃体红肿，治疗急性扁桃体炎。

7. 据报道，选胃切除术后肠胀气的患者，对比观察肛门排气的时间，结果针刺合谷、足三里加胃肠减压组，比单纯胃肠减压组肛门排气平均提前 20 余小时，可调理胃肠功能。

【埋线法】直刺 0.5～0.8 寸；可灸。孕妇慎用。

二、曲池（合穴）

【定位】侧腕，在肘横纹外侧端，屈肘，当尺泽与肱骨外上髁连线的中点处。

【局部层次解剖】皮肤→皮下组织→桡侧腕长伸肌和桡侧腕短伸肌→肱桡肌。浅层布有头静脉的属支和前臂后皮神经。深层有桡神经、桡侧返动静脉和桡侧副动静脉间的吻合支。

【主治】手臂肿痛，上肢不遂，手肘无力，咽喉肿痛，齿痛，瘰疬，腹痛，吐泻，痢疾，疮疥，瘾疹，丹毒，热病，心中烦满，疟疾，高血压，月经不调，瘕疝，癫狂，善惊。肩肘关节疼痛，流行性感冒，高血压，神经衰弱，荨麻疹，小儿麻痹后遗症，胸膜炎，甲状腺肿大，扁桃体炎。

【配伍】

1. 配合谷、外关，有疏风解表、清热止痛的作用，主治感冒发热、咽喉炎、扁桃体炎、目赤。

2. 配合谷、血海、委中、膈俞，有散风清热、调和营卫的作用，主治丹毒、荨麻疹。

3. 配内关、合谷、血海、阳陵泉、足三里、太冲、昆仑、太溪、阿是穴，有温阳散寒、活血止痛的作用，主治血栓闭塞性脉管炎。

4. 配合谷、血海、三阴交，有扶正解毒的作用，主治冬眠灵药物反应。

【埋线法】直刺 0.8～1.2 寸；可灸。

三、臂臑

【定位】正坐，自然垂上臂。在臂外侧，三角肌止点处，当曲池与肩髃连线上，曲池上 7 寸。

【局部层次解剖】皮肤→皮下组织→三角肌。浅层有臂外侧上、下皮神经等分布。深层有肱动脉的肌支。

【主治】肩臂疼痛，颈项拘急，瘰疬，目疾。颈淋巴结核，肩关节周围炎。

【配伍】配手三里、大迎，有祛痰行瘀、温经散结的作用，主治颈部淋巴结核。

【埋线法】直刺 0.5～1 寸，或斜刺 0.8～1.2 寸；可灸。

四、肩髃

【定位】在肩部，肩峰与肱骨大结节之间，臂外展或向前平伸时，当肩峰前下方的凹陷处。

【局部层次解剖】皮肤→皮下组织→三角肌→三角肌下囊→冈上肌腱。浅层有锁骨上外侧神经、臂外侧上皮神经分布。深层有旋肱后动静脉和腋神经的分支。

【主治】肩臂痛，手臂挛急，肩中热，半身不遂，瘰疬诸瘿。肩周炎，上肢瘫痪，臂神经痛。

【配伍】

1. 配肩髎、肩贞、臑俞，有活络止痛的作用，主治肩关节周围炎。

2. 配阳溪，有疏风清热、调和营卫的作用，主治风疹。

3. 配曲池、外关、合谷，有活血通络的作用，主治上肢不遂。

4. 按揉肩髃穴前后，测肢体末端血流图比较，结果表明，按揉该穴后能改善动脉弹性，增加肢体的血液循环，使血管的流通量增加，血管周围阻力减少，改善肢体血液循环。

【埋线法】直刺 0.5 ~ 0.8 寸；可灸。

五、口禾髎

【定位】正坐或仰卧。在上唇部，鼻孔外缘直下，平水沟穴。

【局部层次解剖】皮肤→皮下组织→口轮匝肌。浅层有上颌神经的眶下神经分支。深层有上唇动静脉和面神经颊支等分布。

【主治】鼻疮息肉，鼻衄，鼻塞，鼻流清涕，口㖞，口噤不开。鼻炎，嗅觉减退，面神经麻痹或痉挛等。

【配伍】

1. 配兑端、劳宫，有活血止血的作用，主治衄血不止。

2. 配地仓、颊车、四白、阳白，有祛风活络的作用，主治口㖞、口噤不开、鼻塞。

【埋线法】直刺 0.3 ~ 0.5 寸；可灸。

六、迎香

【定位】正坐或仰卧。在鼻翼外缘中点旁，当鼻唇沟中。

【局部层次解剖】皮肤→皮下组织→提上唇肌。浅层布有上颌神经的眶下神经分支。深层布有面神经颊支、面动静脉的分支或属支。

【主治】鼻塞，不闻香臭，鼻衄，鼻渊，鼻息肉，口眼㖞斜，面痒，面浮肿。嗅觉减退，面神经麻痹，面肌痉挛，胆道蛔虫症。

【配伍】

1. 配印堂、合谷，有宣肺气、通鼻窍的作用，主治急慢性鼻炎。

2. 配四白、地仓、阳白，有祛风活血通络的作用，主治面神经瘫痪、面肌痉挛。

3.配阳陵泉、丘墟，有驱蛔镇痛的作用，主治胆道蛔虫症。

4.迎香穴是治疗鼻病的首选穴位，无论是埋线还是针刺治疗慢性鼻炎，都取得了满意的治疗效果。

5.用该穴透刺四白穴治疗胆道蛔虫症，一般针刺半小时左右，疼痛即可缓解，2小时左右疼痛消失。

【埋线法】斜刺 0.3 ~ 0.5 寸；可灸。

第三节　足阳明胃经穴

经脉循行：起于鼻翼旁，在鼻根部左右侧交会，到眼内角与足太阳经相交会，向下沿鼻柱外侧，进入上齿中，复出环绕口唇，向下交会于颏唇沟处，再向后沿着腮后方，出于下颌大迎穴，沿下颌角上行耳前，到达前额。面部支脉，从大迎前下走人迎，沿喉咙，进入缺盆部，向下通过膈肌，属于胃，连络脾。从缺盆部直行的经脉，经乳，向下挟脐旁，进入少腹两侧气冲。胃下口的支脉，沿着腹里向下到气冲会合，再由此下行经大腿前侧，沿胫骨外侧前缘，下经足跗，进入第 2 趾外侧端。胫部的支脉，从膝下 3 寸处分出，进入中趾外侧。足跗部的支脉，从跗上分出，进入大趾内侧端，与足太阴脾经相接。

联系脏腑器官：胃、脾、鼻、眼、口、上齿、乳房。

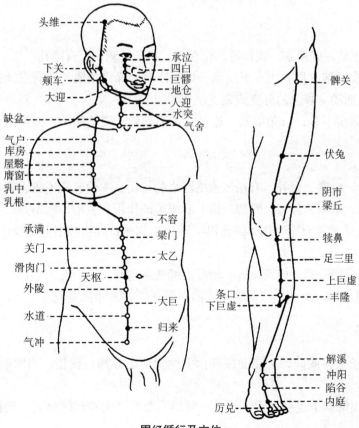

胃经循行及穴位

本经腧穴：起于承泣，止于厉兑，左右各 45 个穴位。

主治概要：本经腧穴主治胃肠病、头面、目、鼻、口齿痛、神志病及经脉循行部位的其他病证。

一、四白

【定位】正坐，或仰靠，或仰卧。在面部，目正视，瞳孔直下，当眶下孔凹陷处。

【局部层次解剖】皮肤→皮下组织→眼轮匝肌→提上唇肌→眶下孔或上颌骨。浅层布有眶下神经的分支、面神经的颧支。深层在眶下孔内有眶下动静脉和神经穿出。

【主治】目赤痛痒，目翳，眼睑眴动，迎风流泪，眩晕，头面疼痛，口眼㖞斜。结膜炎，角膜炎，近视，胞睑下垂，青光眼，面神经麻痹，三叉神经痛，鼻炎，胆道蛔虫症。

【配伍】

1. 配丰隆、太白、太冲，有涤痰通络、疏肝明目的作用，主治目翳、眼睑眴动、青光眼。

2. 配颊车、攒竹、太阳，有通经活络的作用，主治口眼㖞斜、角膜炎。

3. 配涌泉、大杼，有滋阴潜阳的作用，主治头痛目眩。

【埋线法】斜刺 0.2 ~ 0.3 寸；可灸。

二、地仓

【定位】正坐，或仰靠，或仰卧。在面部，口角外侧，上直瞳孔。

【局部层次解剖】皮肤→皮下组织→口轮匝肌→降口角肌。布有三叉神经的颊支和眶下支，以及面动、静脉的分支或属支。

【主治】唇缓不收，口角㖞斜，流涎，齿痛颊肿，眼睑眴动。面神经麻痹，三叉神经痛。

【配伍】

1. 配颊车、巨髎、合谷，有祛风通络活血的作用，主治唇缓不收、齿痛。

2. 配颊车、承浆、合谷，有通气滞、利机关的作用，主治口噤不开。

3. 地仓透颊车，治疗小儿单纯流涎（不包括其他口腔疾病引起的流涎），有较好的效果。

4. 针刺地仓透颊车，或用电针，治疗面瘫效果均好。

【埋线法】直刺 0.2 寸，或向颊车方向平刺 0.5 ~ 0.8 寸；可灸。

三、颊车

【定位】正坐，或仰卧。在面颊部，下颌角前上方约一横指，当咀嚼时咬肌隆起，按之最高处。

【局部层次解剖】皮肤→皮下组织→咬肌。布有耳大神经的分支、面神经下颌缘支的分支。

【主治】口眼㖞斜，颊肿，齿痛，牙关紧闭，颈项强痛，失音。三叉神经痛，颞颌关节炎，咬肌痉挛，腮腺炎，面神经麻痹。

【配伍】

1. 配地仓、合谷、阳白、攒竹，有祛风活血通络的作用，主治口眼㖞斜、颊肿、齿痛。

2. 配合谷，有泻阳明热邪的作用，主治牙痛、颞颌关节炎。

3. 配下关、合谷、内庭，治疗颞下颌关节紊乱症 250 例，有较好的疗效。

4. 配下关，治疗下颌关节损伤效果好。

5. 颊车是治疗面瘫的常用穴，可针或针灸并用，可电针，均能改善患者口角㖞斜、唇颊沟积食的症状。

【埋线法】直刺 0.3 ~ 0.4 寸，或向地仓方向斜刺 0.5 ~ 0.7 寸；可灸。

四、下关

【定位】正坐或仰卧，在面部耳前，当颧弓与下颌切迹所形成的凹陷中。

【局部层次解剖】皮肤→皮下组织→腮腺→咬肌与颞骨颧突之间→翼外肌。浅层布有耳颞神经的分支、面神经的颧支、面横动静脉等。深层有上颌动静脉、面神经、下齿槽神经、脑膜中动脉和翼丛等。

【主治】齿痛，牙关开合不利，面痛，口眼㖞斜，耳聋，耳鸣，聤耳，眩晕。下颌关节炎，咬肌痉挛，中耳炎，面神经麻痹，聋哑。

【配伍】

1. 配听宫、翳风、合谷，有泻热通络镇痛的作用，主治颞颌关节炎。

2. 配颊车、合谷、外关，有通关活络的作用，主治牙关紧闭。

3. 配阳溪、关冲、液门、阳谷，有清热泻火通窍的作用，主治耳鸣、耳聋。

4. 配颊车、合谷，针刺加灸治疗颞颌关节炎；配合谷治疗颞颌关节炎；仅在该穴施灸治疗颞颌关节炎。

5. 用地塞米松注射此穴，治疗原发性三叉神经痛；用氢化泼尼松加普鲁卡因、维生素 B_{12} 在该穴注射，治疗三叉神经痛；针刺该穴治疗原发性三叉神经痛 32 例，均取得良好效果。

6. 此穴注射利多卡因和地塞米松治疗 113 例鼻炎，结果表明对常年性鼻炎有较好的治疗效果。

【埋线法】直刺 0.3 ~ 0.5 寸；可灸。

五、梁门

【定位】仰卧。在上腹部，当脐中上 4 寸，距前正中线 2 寸。

【局部层次解剖】皮肤→皮下组织→腹直肌鞘前壁→腹直肌。浅层布有第 7、8、9 胸神经前支的外侧皮支和前皮支及腹壁浅静脉。深层有腹壁上动静脉的分支或属支，以及第 7、8、9 胸神经前支的肌支。

【主治】胃痛，呕吐，食欲不振，便溏。胃或十二指肠溃疡，急、慢性胃炎，胃下垂，胃神经官能症，肥胖。

【配伍】

1. 配公孙、足三里、内关，有和胃降逆止痛的作用，主治胃痛、腹胀、呕吐。

2. 配胃俞、脾俞、肾俞、上巨虚，有温肾健脾的作用，主治便溏。

【埋线法】直刺 0.5～0.8 寸；可灸。

六、滑肉门

【定位】仰卧。在上腹部，当脐中上 1 寸，距前正中线 2 寸。

【局部层次解剖】皮肤→皮下组织→腹直肌鞘前壁→腹直肌。浅层布有第 8、9、10 胸神经前支的外侧皮支和前皮支及脐周静脉网。深层有腹壁上动静脉的分支或属支，以及第 8、9、10 胸神经前支的肌支。

【主治】胃痛，呕吐，癫狂。急、慢性胃炎，急、慢性肠炎。

【配伍】配中脘、足三里，有和胃止痛的作用，主治胃痛。

【埋线法】直刺 0.8～1.2 寸；可灸。

七、天枢（大肠募穴）

【定位】仰卧。在腹中部，距脐中 2 寸。

【局部层次解剖】皮肤→皮下组织→腹直肌鞘前缘→腹直肌。浅层布有第 9、10、11 胸神经前支的外侧皮支和前皮支及脐周静脉网。深层有腹壁上、下动静脉的吻合支，以及第 9、10、11 胸神经前支的肌支。

【主治】绕脐腹痛，腹胀肠鸣，肠痈痢疾，泄泻，呕吐，癥瘕，痛经，月经不调，疝气，水肿，热甚狂言。急、慢性胃炎，急、慢性肠炎，阑尾炎，肠麻痹，细菌性痢疾，消化不良。

【配伍】

1. 配上巨虚，有解毒清热化湿的作用，主治急性细菌性痢疾。

2. 配足三里，有和中止泻的作用，主治小儿腹泻。

3. 配上巨虚、阑尾穴，有理气活血化瘀的作用，主治急性阑尾炎。

4. 配大肠俞、足三里，有温通气机、调理肠腑的作用，主治肠麻痹。

5. 配中极、三阴交、太冲，有疏肝理气、调经止痛的作用，主治月经不调、痛经。

【埋线法】直刺 0.8～1.2 寸；可灸。

八、外陵

【定位】仰卧。在下腹部，当脐中下 1 寸，距前正中线 2 寸。

【局部层次解剖】皮肤→皮下组织→腹直肌鞘前壁→腹直肌。浅层布有第 10、11、12 胸神经前支的外侧皮支和前皮支及腹壁浅静脉。深层有腹壁下动静脉的分支或属支，以及第 10、11、12 胸神经前支的肌支。

【主治】腹痛，痛经，疝气，心如悬，引脐腹痛。阑尾炎，输尿管结石。

【埋线法】直刺 0.8 ~ 1.2 寸；可灸。

九、归来

【定位】仰卧。在下腹部，当脐中下 4 寸，距前正中线 2 寸。

【局部层次解剖】皮肤→皮下组织→腹直肌鞘前壁外侧缘→腹直肌外侧缘。浅层布有第 11、12 胸神经前支和第 1 腰神经前支的外侧皮支及前皮支，以及腹壁浅动静脉的分支或属支。深层有腹壁下动静脉的分支或属支，以及第 11、12 胸神经前支的肌支。

【主治】少腹疼痛，疝气，经闭，阴挺，白带，月经不调。卵巢炎，子宫内膜炎，子宫脱垂，腹股沟疝，茎中痛，睾丸炎。

【配伍】配太冲，有温经理气的作用，主治疝气偏坠。

【埋线法】直刺 0.8 ~ 1.2 寸；可灸。

十、梁丘（郄穴）

【定位】仰卧，伸下肢，或正坐屈膝。屈膝，在大腿前面，当髂前上棘与髌底外侧的连线上，髌底上 2 寸。

【局部层次解剖】皮肤→皮下组织→股直肌腱与股外侧肌之间→股中间肌腱的外侧。浅层布有股神经的前皮支和股外侧皮神经。深层有旋股外侧动静脉的降支和股神经的肌支。

【主治】膝肿，下肢不遂，胃痛，乳痈。急性胃炎，胃痉挛，乳腺炎，膝关节及其周围软组织疾患，肥胖。

【配伍】
1. 配曲泉、阳关，有舒经活络的作用，主治筋挛、膝关节不得屈伸。
2. 配犊鼻、阳陵泉、膝阳关、阴陵泉，有舒筋活络的作用，主治膝关节痛。

【埋线法】直刺 0.5 ~ 0.8 寸；可灸。

十一、足三里（合穴）

【定位】仰卧，伸下肢，或正坐屈膝。在小腿前外侧，当犊鼻下 3 寸，距胫骨前缘一横指。

【局部层次解剖】皮肤→皮下组织→胫骨前肌→小腿骨间膜→胫骨后肌。浅层布有腓肠外侧皮神经。深层有胫前动静脉的分支或属支。

【主治】膝胫酸痛，下肢不遂，脚气，胃痛，呕吐，腹胀，肠鸣，消化不良，泄泻，便秘，痢疾，疳积，水肿，喘咳痰多，乳痈，头晕，鼻疾，耳鸣，心悸气短，癫狂，妄笑，中风，产妇血晕，体虚羸瘦。急、慢性胃炎，胃或十二指肠溃疡，急、慢性胰腺炎，肝炎，消化不良，急、慢性肠炎，细菌性痢疾，阑尾炎，休克，神经性头痛，高血压，癫痫，神经衰弱，精神分裂症，动脉硬化，支气管哮喘，白细胞减少症，坐骨神经痛，下肢瘫痪，膝关节及周围软组织疾患。

【配伍】

1. 配冲阳、飞扬、复溜、完骨，有补益肝肾、濡润宗筋的作用，主治足痿失履不收。

2. 配天枢、三阴交、肾俞、行间，有调理肝脾、补益气血的作用，主治月经过多、心悸。

3. 配曲池、丰隆、三阴交，有健脾化痰的作用，主治头晕目眩。

4. 配梁丘、期门、内关、肩井，有清泻血热、疏肝理气、宽胸利气的作用，主治乳痈。

5. 配上巨虚、三阴交、切口两旁腧穴，有良好的镇痛作用，用于胃次全切除术。

6. 配阳陵泉、行间，有理脾胃、化湿浊、疏肝胆、清湿热的作用，主治急性中毒性肝炎。

7. 配中脘、内关，有和胃降逆、宽中理气的作用，主治胃脘痛。

8. 配脾俞、气海、肾俞，有温阳散寒、调理脾胃的作用，主治脾虚慢性腹泻。

【埋线法】直刺 0.5～1.5 寸；可灸。

十二、上巨虚（大肠下合穴）

【定位】仰卧，伸下肢，或正坐屈膝。在小腿前外侧，当犊鼻下 6 寸，距胫骨前缘一横指（中指）。

【局部层次解剖】皮肤→皮下组织→胫骨前肌→小腿骨间膜→胫骨后肌。浅层布有腓肠外侧皮神经。深层有胫前动静脉和腓深神经。如深刺可能刺中胫后动静脉和胫神经。

【主治】中风瘫痪，脚气，痢疾，泄泻，便秘，腹胀，肠鸣，肠痈。急性细菌性痢疾，急性肠炎，单纯性阑尾炎。

【配伍】配天枢，有清利湿热的作用，主治细菌性痢疾。

【埋线法】直刺 0.5～1.2 寸；可灸。

十三、下巨虚（小肠下合穴）

【定位】仰卧，伸下肢，或正坐屈膝。在小腿前外侧，当犊鼻下 9 寸，距胫骨前缘一横指（中指）。

【局部层次解剖】皮肤→皮下组织→胫骨前肌→小腿骨间膜→胫骨后肌。浅层布有腓肠外侧皮神经。深层有胫前动静脉和腓深神经。

【主治】下肢痿痹，小腹痛，腰脊痛引睾丸，乳痈，泄泻，大便脓血。细菌性痢疾，急、慢性肠炎，下肢瘫痪。

【配伍】

1. 配幽门、太白，有清利湿热的作用，主治泻痢脓血。

2. 配阳陵泉、解溪，有活血通络的作用，主治下肢麻木。

【埋线法】直刺 0.5～0.9 寸；可灸。

十四、丰隆（络穴）

【定位】仰卧，伸下肢，或正坐屈膝。在小腿前外侧，当外踝尖上 8 寸，条口外，距胫骨前缘二横指（中指）。

【局部层次解剖】皮肤→皮下组织→趾长伸肌→小腿骨间膜→胫骨后肌。浅层布有腓肠外侧皮神经。深层有胫前动静脉的分支或属支及腓深神经的分支。

【主治】下肢酸痛，痿痹，痰多，哮喘，咳嗽，胸痛，头痛，头晕，咽喉肿痛，大便难，癫狂，善笑，痫证。神经衰弱，精神分裂症，高血压，耳源性眩晕，支气管炎，支气管哮喘，腓肠肌痉挛。

【配伍】

1. 配冲阳，有祛痰宁神的作用，主治狂妄行走、登高而歌、弃衣而走。
2. 配肺俞、尺泽，有祛痰镇咳的作用，主治咳嗽、哮喘。
3. 配照海、陶道，有涤痰醒神的作用，主治癫痫。

【埋线法】直刺 0.5 ~ 1.2 寸；可灸。

十五、解溪（经穴）

【定位】仰卧，伸下肢，或正坐，平放足底。在足背与小腿交界处的横纹中央凹陷中，当拇长伸肌腱与趾长伸肌腱之间。

【局部层次解剖】皮肤→皮下组织→拇长伸肌腱与趾长伸肌腱之间→距骨。浅层布有足背内侧皮神经及足背皮下静脉。深层有腓深神经和胫前动静脉。

【主治】下肢痿痹，头面浮肿，面赤目赤，头痛，眩晕，眉棱骨痛，腹胀，便秘，癫疾，胃热，谵语。神经性头痛，消化不良，胃炎，肠炎，癫痫，面神经麻痹，足下垂，踝关节及其周围软组织疾患。

【配伍】

1. 配条口、丘墟、太白，有通经活络止痛的作用，主治膝股肿痛、脚转筋。
2. 配血海、商丘，有和胃降逆的作用，主治腹胀。
3. 配商丘、丘墟、昆仑、太溪，有舒筋活络的作用，主治踝部痛。

【埋线法】直刺 0.4 ~ 0.6 寸；可灸。

十六、内庭（荥穴）

【定位】仰卧或坐位，平放足底。在足背，当第 2、3 趾间，趾蹼缘后方赤白肉际处。

【局部层次解剖】皮肤→皮下组织→第 2 与第 3 趾的趾长、短伸肌腱之间→第 2、第 3 跖骨头之间。浅层布有足背内侧皮神经的趾背神经和足背静脉网。深层有趾背动静脉。

【主治】足背肿痛，齿痛，口喎，喉痹，鼻衄，腹痛，腹胀，泄泻，痢疾，热病。急、慢性胃炎，急、慢性肠炎，齿龈炎，扁桃体炎，趾跖关节痛等。

【配伍】

1. 配合谷，有清泻邪热的作用，主治牙龈肿痛。

2. 配上星、太阳、头维，有清利头目的作用，主治头痛、目赤肿痛。

【埋线法】 直刺或斜刺 0.3～0.5 寸；可灸。

第四节　足太阴脾经穴

经脉循行：起于足大趾末端，沿着大趾内侧赤白肉际，上行至内踝前边，沿胫骨内侧缘，上行经膝关节和大腿的内侧前缘，进入腹部，属脾，连络胃，向上穿过膈肌，挟咽两旁，连系舌根，散布舌下。其支脉，再从胃出来，向上通过膈，流注于心中，与手少阴心经相接。

联系脏腑器官：脾、胃、心、咽、舌。

本经腧穴：起于隐白，止于大包，左右各 21 个穴位。

主治概要：本经腧穴主治脾胃病、妇科病、前阴病及经脉循行部位的其他病证。

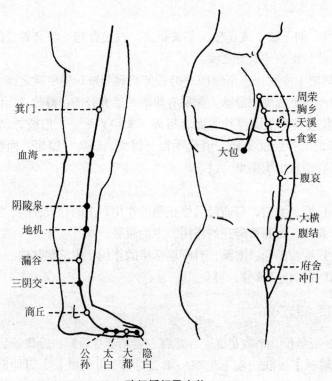

箕门

血海

阴陵泉

地机

漏谷

三阴交

商丘

公孙　太白　大都　隐白

周荣
胸乡
天溪
食窦

大包

腹哀

大横
腹结

府舍
冲门

脾经循行及穴位

一、公孙（络穴，八脉交会穴，通冲脉）

【定位】 仰卧或正坐，平放足底。在足内侧缘，当第 1 跖骨基底的前下方。

【**局部层次解剖**】皮肤→皮下组织→展肌→短屈肌→长屈肌腱。浅层布有隐神经的足内缘支、足背静脉弓的属支。深层有足底内侧动静脉的分支或属支、足底内侧神经的分支。

【**主治**】足痛，足肿，胃痛，呕吐，饮食不化，肠鸣腹胀，腹痛，痢疾，泄泻，多饮，水肿，霍乱，肠风下血，心烦失眠，发狂妄言，嗜卧。食欲不振，消化不良，神经性呕吐，急、慢性胃炎，急、慢性肠炎，腹水。

【**配伍**】

1. 配丰隆、膻中，有健脾化痰的作用，主治呕吐痰涎、眩晕不已。

2. 配解溪、中脘、足三里，有健脾化食、和中消积的作用，主治饮食停滞、胃脘疼痛。

3. 配束骨、八风，有通经活络的作用，主治足趾麻痛。

【**埋线法**】直刺 0.5 ~ 0.8 寸；可灸。

二、三阴交

【**定位**】正坐或仰卧。在小腿内侧，当足内踝尖上 3 寸，胫骨内侧缘后方。

【**局部层次解剖**】皮肤→皮下组织→趾长屈肌→胫骨后肌→长屈肌。浅层布有隐神经的小腿内侧皮支、大隐静脉的属支。深层有胫神经和胫后动静脉。

【**主治**】足痿痹痛，脚气，脾胃虚弱，肠鸣腹胀，飧泄，饮食不化，月经不调，崩漏，赤白带下，经闭，癥瘕，产后血晕，恶露不行，水肿，小便不利，遗尿，失眠，阴挺，梦遗，遗精，阳痿，阴茎痛，难产，疝气，睾丸缩腹。神经性皮炎，湿疹，荨麻疹，高血压，急、慢性肠炎，细菌性痢疾，功能性子宫出血，遗尿，性功能减退，神经衰弱，小儿舞蹈病，下肢神经痛或瘫痪。

【**配伍**】

1. 配天枢、合谷，有清热除湿、健脾和中的作用，主治小儿急性肠炎。

2. 配中脘、内关、足三里，有活血化瘀的作用，主治血栓闭塞性脉管炎。

3. 配阴陵泉、膀胱俞、中极，有渗湿利尿的作用，主治癃闭。

4. 配中极、天枢、行间，有疏肝理气、活血化瘀的作用，主治月经不调、痛经。

5. 配阴陵泉、四白、足三里、脾俞、肝俞、肾俞、光明，有益气健脾生津、滋养肝肾、补肾填精的作用，主治神水将枯。

6. 配外麻点、切口旁针；太冲、下巨虚；内关、足三里，均有良好的镇痛作用，是剖腹产麻醉最常用的基本方。

【**埋线法**】直刺 0.5 ~ 0.8 寸；可灸。

三、阴陵泉（合穴）

【**定位**】正坐或仰卧。在小腿内侧，当胫骨内侧髁后下方的凹陷处。

【**局部层次解剖**】皮肤→皮下组织→半腱肌腱→腓肠肌内侧头。浅层布有隐神经的小腿内侧皮支、大隐静脉和膝降动脉分支。深层有膝下内侧动静脉。

【主治】膝痛，腹胀，暴泄，黄疸，水肿，小便不利或失禁，喘逆，妇人阴痛，阴茎痛，遗精。急、慢性肠炎，细菌性痢疾，腹膜炎，尿潴留，尿失禁，尿路感染，阴道炎，膝关节及周围软组织疾患，痤疮等。

【配伍】

1. 配三阴交，有温中运脾的作用，主治腹寒。

2. 配水分，有利尿行水消肿的作用，主治水肿。

3. 配三阴交、日月、至阳、胆俞、阳纲，有清热利湿的作用，主治黄疸。

【埋线法】直刺 0.5～0.8 寸；可灸。

四、血海

【定位】仰卧或正坐屈膝。在大腿内侧，髌底内侧端上 2 寸，股四头肌内侧头的隆起处。

【局部层次解剖】皮肤→皮下组织→股内侧肌。浅层布有股神经前皮支、大隐静脉的属支。深层有股动静脉的肌支和股神经的肌支。

【主治】股内侧痛，月经不调，经闭，崩漏，痛经，小便淋漓，气逆腹胀，皮肤湿疹，瘾疹，瘙痒，丹毒。功能性子宫出血，睾丸炎，荨麻疹，湿疹，皮肤瘙痒，神经性皮炎，贫血，下肢内侧及膝关节疼痛。

【配伍】

1. 配带脉，有调经统血的作用，主治月经不调。

2. 配犊鼻、阴陵泉、阳陵泉，有舒筋活络、利关节的作用，主治膝关节疼痛。

3. 配合谷、曲池、三阴交，有疏风清热凉血的作用，主治荨麻疹。

【埋线法】直刺 0.8～1 寸，针尖微微向外；可灸。

五、大横

【定位】仰卧。在腹中部，距脐中 4 寸。

【局部层次解剖】皮肤→皮下组织→腹外斜肌→腹内斜肌→腹横肌。浅层布有第 9、10、11 胸神经前支的外侧皮支和胸腹壁静脉的属支。深层有第 9、10、11 胸神经前支的肌支及伴行的动静脉。

【主治】小腹痛，虚寒，大便秘结。急、慢性肠炎，细菌性痢疾，习惯性便秘，肠麻痹，肠寄生虫病。

【配伍】

1. 配四缝或足三里，有驱虫止痛、通调腑气的作用，主治肠道蛔虫症。

2. 配天枢、中脘、关元、足三里、三阴交，有理气止痛、通调腑气的作用，主治腹痛、洞泄。

【埋线法】直刺 0.8～1.2 寸；可灸。

第五节 手少阴心经穴

经脉循行：始于心中，出属心系，向下穿过膈肌，连络小肠。其支脉，从心系向上，沿咽喉至目系。其直行主干，从心系上行于肺，再向下浅出腋下，沿上肢内侧后缘，进入掌内小指桡侧。

联系脏腑器官：心、心系、小肠、肺、目系、喉咙。

本经腧穴：起于极泉，止于少冲，左右各9个穴位。

主治概要：本经腧穴主治心、胸、神志病以及经脉循行部位的其他病证。

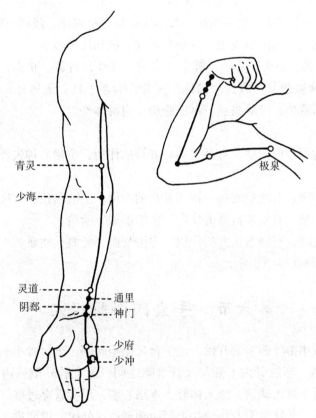

心经循行及穴位

一、极泉

【定位】正坐或仰卧，上臂外展，在腋窝正中顶点，腋动脉搏动处。

【局部层次解剖】皮肤→皮下组织→臂丛及腋动脉、腋静脉→背阔肌腱→大圆肌。浅层有肋间臂神经分布。深层有桡神经、尺神经、正中神经、前臂内侧皮神经、臂内侧皮神经、腋动静脉。

【主治】胁肋疼痛，肘臂冷痛，四肢不举，胸闷，气短，心痛，心悸，心悲不乐，目黄，瘰疬。肋间神经痛，颈淋巴结核。

【配伍】

1. 配太渊、天突，有滋阴清肺利咽的作用，主治咽干、咽喉肿痛。

2. 配神门、内关、心俞，有宁心安神的作用，主治心痛、心悸、冠心病。

3. 配侠白，有通经活络的作用，主治肘臂冷痛。

【埋线法】避开腋动脉，直刺 0.2 ~ 0.3 寸；可灸。

二、神门（输穴，原穴）

【定位】正坐，仰掌，在腕部，腕掌侧横纹尺侧端，尺侧腕屈肌腱的桡侧凹陷处。

【局部层次解剖】皮肤→皮下组织→尺侧腕屈肌腱桡侧缘。浅层有前臂内侧皮神经、贵要静脉的属支和尺神经的掌支等。深层有尺动静脉和尺神经。

【主治】掌中热，心痛，心烦，健忘，失眠，怔忡，目黄，胁痛，头痛，呕血，吐血，大便脓血，痴呆悲哭，癫狂，痫证，失音，喘逆上气。无脉症，神经衰弱，心绞痛，癔症，舌骨肌麻痹，产后失血，淋巴腺炎，扁桃体炎。

【配伍】

1. 配支正，为原络配穴法，有益气养心安神的作用，主治心神失养、健忘失眠、无脉症。

2. 配大椎、丰隆，有醒脑安神、祛痰开窍的作用，主治癫狂、痫证。

3. 配关元、中极，有安神益肾的作用，主治遗尿、遗精。

4. 配膈俞、血海，有活血止血的作用，主治呕血、吐血、便血。

【埋线法】直刺 0.3 ~ 0.5 寸。

第六节　手太阳小肠经穴

经脉循行：从小指外侧末端开始，经手背尺侧至腕部，出尺骨小头部，直上沿尺骨下边，出于肘内侧，当肱骨内上髁与尺骨鹰嘴之间，沿上肢外侧后边到肩关节，绕行肩胛部，经大椎向下进入缺盆，深入体腔，连络心脏，沿食管穿过膈，经胃部，入属小肠。其上行的经脉，从缺盆沿着颈旁，上经面颊到达目外眦，退回进入耳中。另一支从面颊分出，上行目眶下，抵于鼻旁，至目内眦与足太阳膀胱经相接。

联系脏腑器官：小肠、心、胃、咽喉、鼻、目、耳。

本经腧穴：起于少泽，止于听宫，左右各 19 个穴位。

主治概要：本经腧穴主治头、项、耳、目、咽喉病，热病，神志病以及经脉循行部位的其他病证。

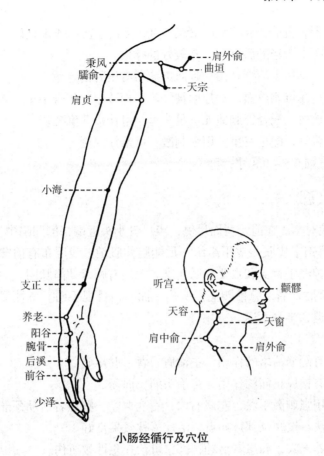

小肠经循行及穴位

一、后溪（输穴，八脉交会穴，通督脉）

【定位】自然半握拳。在手掌尺侧，当小指本节（第5掌指关节）后的远侧掌横纹头赤白肉际处。

【局部层次解剖】皮肤→皮下组织→小指展肌→小指短屈肌。浅层布有尺神经手背支、尺神经掌支和皮下浅静脉等。深层有小指尺掌侧固有动静脉和指掌侧固有神经。

【主治】手指及肘臂挛急，头项强痛，耳聋，目赤目翳，热病，疟疾，癫狂，痫证，盗汗。角膜炎，角膜白斑，扁桃体炎，落枕，颈椎病，急性腰扭伤，精神分裂症，癔症。

【配伍】

1.配天柱，有通经活络、舒筋止痛的作用，主治颈项强痛、落枕。

2.配翳风、听宫，有聪耳通窍的作用，主治耳鸣耳聋。

3.据报道，电针双侧后溪，配合颈部旋转、屈伸活动，治疗215例落枕，有很好的疗效。针刺单侧后溪，用泻法捻转1～3分钟，配合左右摇头动作，治疗54例落枕，有较好的疗效。

4. 后溪透合谷，配合腰部活动，治疗 1000 例腰扭伤，效果良好。辨证属足太阳经的腰扭伤，针刺手太阳经的后溪穴，有较好的疗效。

5. 据报道，针刺后溪治疗登山后致肌肉疲劳有很好的疗效。

6. 据报道，后溪点刺放血，治疗面神经麻痹而致眼睑闭合不全，效果较好。

7. 点刺后溪放血，配合针刺曲池、足三里，可治疗荨麻疹。

8. 取后溪透劳宫，配足三里，用强刺激，可治疗惊厥。

【埋线法】直刺 0.5 ~ 0.8 寸；可灸。

二、养老（郄穴）

【定位】侧腕对掌。在前臂背面尺侧，当尺骨小头近端桡侧凹陷中。

【局部层次解剖】皮肤→皮下组织→尺侧腕伸肌腱。浅层布有前臂内侧皮神经、前臂后皮神经、尺神经手背支和贵要静脉属支。深层有腕背动静脉网。

【主治】肩背肘臂痛，急性腰痛，头痛，面痛，目视不明。急性腰扭伤，落枕，眼球充血，视力减退，半身不遂。

【配伍】

1. 配肩髃，有舒筋活络的作用，主治肩、背、肘疼痛。

2. 配风池，有祛风止痛的作用，主治头痛、面痛。

3. 针刺该穴用强刺激手法，左病右取，右病取左，嘱患者活动颈部。也有针刺该穴后用点按法和搓法，按摩颈部疼痛点，治疗落枕效果良好。

4. 针刺一侧养老穴，嘱患者活动腰部，可治疗急性腰扭伤。

【埋线法】掌心向胸时，向肘方向斜刺 0.5 ~ 0.8 寸；可灸。

三、天宗

【定位】正坐，自然垂臂，在肩胛部，当冈下窝中央凹陷处，与第 4 胸椎相平。

【局部层次解剖】皮肤→皮下组织→斜方肌→冈下肌。浅层有第 4 胸神经后支的皮支和伴行的动静脉。深层布有肩胛上神经的分支和旋肩胛动静脉的分支或属支。

【主治】肩胛疼痛，咳嗽，气喘，肘臂外后侧痛，颊颌肿痛，乳痈。

【配伍】

1. 配臑会，有舒筋通络止痛的作用，主治肩臂肘痛、肩关节周围炎。

2. 配膻中，有理气散结消肿的作用，主治乳痈、乳腺增生。

【埋线法】直刺 0.5 ~ 0.7 寸；可灸。

四、天容

【定位】正坐。在颈外侧部，当下颌角的后方，胸锁乳突肌的前缘凹陷中。

【局部层次解剖】皮肤→皮下组织→面动脉后方→二腹肌腱及茎突舌骨肌。浅层有耳大神经和颈外静脉。深层有面动静脉、颈内静脉、副神经、迷走神经、舌下神经、颈上神经节。

【主治】咽喉肿痛，颊肿，耳鸣，耳聋，头项痛肿，瘿气，瘰疬。扁桃体炎，颈项部扭伤。

【配伍】

1. 配鱼际、少商，有清热利咽、消肿止痛的作用，主治咽喉肿痛、扁桃体炎、颊肿。

2. 配听宫、中渚，有通窍聪耳的作用，主治耳鸣、耳聋。

3. 配天突、天井，有理气活血散瘀的作用，主治瘿气、瘰疬。

4. 针刺天容对奥狄括约肌有明显的解痉作用，且能促进胆总管的收缩，有促进胆汁分泌和良好的镇痛作用。

【埋线法】直刺 0.5 ~ 0.8 寸；可灸。

第七节　足太阳膀胱经穴

经脉循行：起于目内眦，上颈交会于巅顶。巅顶部的支脉，从头顶部到达耳上角。巅顶部直行的经脉，从头顶入里连络于脑，回出来到项后分开下行，沿着肩胛部内侧，挟着脊柱，到达腰部，从脊柱两旁肌肉进入体腔，连络肾，属于膀胱。腰部的支脉，向下通过臀部，进入腘窝中。后项的支脉，通过肩胛骨的内缘直下，经过臀部下行，沿着大腿后外侧，与腰部下来的支脉会合于腘窝中，从此向下经过小腿后侧，出于外踝的后面，沿着第 5 跖骨至小趾外侧端，与足少阴肾经相接。

联系脏腑器官：膀胱、肾、脑。

本经腧穴：起于睛明，止于至阴，左右各 67 个穴位。

主治概要：头、项、目、背、腰、下肢部病证及神志病。背部第一侧线的背俞穴及第二侧线相平的腧穴，主治与其相关的脏腑病证和有关的组织器官病证。

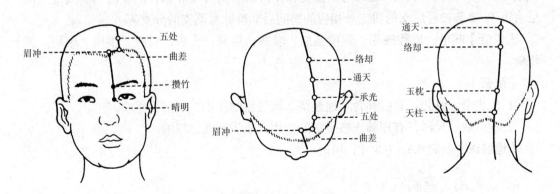

膀胱经循行及穴位

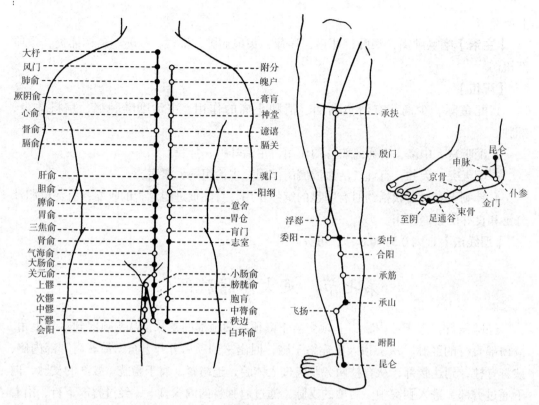

膀胱经循行及穴位

一、大杼（骨会）

【定位】正坐或俯卧，在背部，当第1胸椎棘突下，旁开1.5寸。

【局部层次解剖】皮肤→皮下组织→斜方肌→菱形肌→上后锯肌→颈夹肌→竖脊肌。浅层布有第1、2胸神经后支的内侧皮支和伴行的肋间后动静脉背侧支的内侧皮支。深层有第1、2胸神经后支的肌支和相应的肋间后动静脉背侧支的分支等。

【主治】咳嗽，肩胛酸痛，颈项强急，喉痹，鼻塞，头痛，目眩，中风，癫痫。颈椎病。

【配伍】

1. 配夹脊、绝骨，有强筋骨、通经络、调气血的作用，主治颈椎病。

2. 配列缺、尺泽，有理肺止咳平喘的作用，主治咳嗽、气喘。

【埋线法】斜刺0.5～0.8寸；可灸。

二、肺俞（背俞穴）

【定位】正坐或俯卧，在背部，第3胸椎棘突下，旁开1.5寸。

【局部层次解剖】皮肤→皮下组织→斜方肌→菱形肌→上后锯肌→竖脊肌。浅层布有第3、4胸神经后支的内侧皮支和伴行的肋间后动静脉背侧支的内侧皮支。深层有第

3、4 胸神经后支的肌支和相应的肋间后动静脉背侧支的分支或属支。

【主治】咳喘，胸满，腰脊痛，喉痹，骨蒸潮热，盗汗，吐血，黄疸，狂走，癫疾。皮肤瘙痒，荨麻疹，肺结核，肺炎。

【配伍】

1.配中府，为俞募配穴法，有疏风解表、宣肺止咳的作用，主治咳嗽。

2.配膏肓、三阴交，有补虚损、清虚热的作用，主治骨蒸潮热、盗汗。

3.配曲池、血海，有祛风邪、和营血、化瘀滞的作用，主治皮肤瘙痒、荨麻疹。

【埋线法】斜刺 0.5～0.8 寸；可灸。

三、心俞（背俞穴）

【定位】正坐或俯卧，在背部，当第 5 胸椎棘突下，旁开 1.5 寸。

【局部层次解剖】皮肤→皮下组织→斜方肌→菱形肌下缘→竖脊肌。浅层布有第 5、6 胸神经后支的内侧皮支及伴行的动静脉。深层有第 5、6 胸神经后支的肌支和相应肋间后动静脉背侧支的分支或属支。

【主治】胸引背痛，心烦，心痛，咳嗽，吐血，健忘，失眠，梦遗，癫狂，痫证。冠心病，心绞痛，风心病，神经衰弱，肋间神经痛，精神分裂症，癔症。

【配伍】

1.配巨阙，为俞募配穴法，有行气活血的作用，主治心痛引背、冠心病、心绞痛。

2.配神门、三阴交，有调心脾、宁心神的作用，主治健忘、失眠、惊悸、梦遗。

3.配太渊、孔最，有清肺热、理肺气的作用，主治咳嗽、咳血。

【埋线法】斜刺 0.5～0.8 寸；可灸。

四、膈俞（血会）

【定位】正坐或俯卧，在背部，当第 7 胸椎棘突下，旁开 1.5 寸。

【局部层次解剖】皮肤→皮下组织→斜方肌→背阔肌→竖脊肌。浅层布有第 7、8 胸神经后支的内侧皮支和伴行的动静脉。深层有第 7、8 胸神经后支的肌支和相应肋间后动静脉背侧支的分支或属支。

【主治】背痛，脊强，胃脘胀痛，呕吐，呃逆，饮食不下，气喘，咳嗽，吐血，潮热，盗汗。贫血，慢性出血性疾病，膈肌痉挛，胃炎，肠炎，荨麻疹，小儿营养不良。

【配伍】

1.配中脘、内关，有宽胸利气的作用，主治胃痛、呃逆、呕吐、肠炎。

2.配肺俞、膻中，有调理肺气、止咳平喘的作用，主治咳嗽、气喘、肺炎。

3.配肝俞、脾俞，有健脾统血、和营补血的作用，主治贫血、白细胞及血小板减少。

4.配曲池、三阴交，有祛风清热、活血止痒的作用，主治荨麻疹、皮肤瘙痒。

【埋线法】斜刺 0.5～0.8 寸；可灸。

五、肝俞（背俞穴）

【定位】正坐或俯卧，当第 9 胸椎棘突下，旁开 1.5 寸。

【局部层次解剖】皮肤→皮下组织→斜方肌→背阔肌→下后锯肌→竖脊肌。浅层布有第 9、10 胸神经的后支的皮支及伴行的动静脉。深层有第 9、10 胸神经后支的肌支和相应的肋间后动静脉的分支或属支。

【主治】脊背痛，胁痛，目赤，目视不明，夜盲，眩晕，黄疸，吐血，衄血，癫狂，痫证。急、慢性肝炎，胆囊炎，视网膜出血，胃炎，胃痉挛，肋间神经痛，神经衰弱，精神病，月经不调。

【配伍】

1.配期门，为俞募配穴法，有清利肝胆湿热的作用，主治肝炎、胆囊炎、胁痛。

2.配百会、太冲，有平肝潜阳、清热明目的作用，主治头昏头痛、眩晕。

3.配肾俞、太溪，有滋阴养血补肾的作用，主治健忘、失眠。

4.配大椎、曲池，有清热泻火、安神定志的作用，主治癫痫、精神分裂症。

【埋线法】斜刺 0.5～0.8 寸；可灸。

六、胆俞（背俞穴）

【定位】正坐或俯卧，在背部，当第 10 胸椎棘突下，旁开 1.5 寸。

【局部层次解剖】皮肤→皮下组织→斜方肌→背阔肌→下后锯肌→竖脊肌。浅层布有第 10、11 胸神经后支的皮支和伴行的动静脉。深层有第 10、11 胸神经后支的肌支和相应的肋间后动静脉的分支或属支。

【主治】胁痛，腋下肿痛，口苦，舌干，咽痛，呕吐，饮食不下，黄疸，肺痨，潮热。胆囊炎，胆道蛔虫症，急、慢性肝炎，胃炎，腋窝淋巴结炎，肋间神经痛。

【配伍】

1.配阳陵泉、太冲，有疏肝理气和胃的作用，主治呕吐、胃炎、胆道蛔虫症。

2.配日月，为俞募配穴法，有疏肝利胆、清热除湿的作用，主治黄疸、胆囊炎。

3.配膏肓、三阴交，有养阴清热健脾的作用，主治咽痛、肺痨、潮热。

【埋线法】斜刺 0.5～0.8 寸；可灸。

七、脾俞（背俞穴）

【定位】俯卧，在背部，当第 11 胸椎棘突下，旁开 1.5 寸。

【局部层次解剖】皮肤→皮下组织→背阔肌→下后锯肌→竖脊肌。浅层布有第 11、12 胸神经后支的皮支和伴行的动静脉。深层有第 11、12 胸神经后支的肌支和相应的肋间及肋下动静脉的分支或属支。

【主治】背痛，胁痛，腹胀，呕吐，泄泻，痢疾，完谷不化，黄疸，水肿。胃溃疡，胃炎，胃下垂，神经性呕吐，肝炎，贫血，慢性出血性疾病，糖尿病。

【配伍】

1. 配章门，为俞募配穴法，有健脾和胃的作用，主治胃痛、腹胀。

2. 配膈俞、大椎，有扶脾统血、清热止血的作用，主治吐血、便血。

3. 配足三里、三阴交，有清热利湿、健脾养肝的作用，主治黄疸、肝炎。

【埋线法】直刺 0.5 ~ 0.8 寸；可灸。

八、胃俞（背俞穴）

【定位】俯卧。在背部，当第 12 胸椎棘突下，旁开 1.5 寸。

【局部层次解剖】皮肤→皮下组织→胸腰筋膜浅层和背阔肌腱膜→竖脊肌。浅层布有第 12 胸神经和第 1 腰神经后支的皮支和伴行的动静脉。深层有第 12 胸神经和第 1 腰神经后支的肌支和相应的动静脉的分支或属支。

【主治】胸胁痛，胃脘痛，反胃，呕吐，肠鸣，完谷不化，噎膈，泄泻，痢疾。胃下垂，胃痉挛，胰腺炎，糖尿病。

【配伍】

1. 配上巨虚、三阴交，有健脾利湿的作用，主治泄泻、痢疾。

2. 配中脘，为俞募配穴法，有理气和胃的作用，主治胃痛、呕吐。

3. 配内关、梁丘，有宽中和胃止痛的作用，主治胃痉挛、胰腺炎。

【埋线法】直刺 0.5 ~ 0.8 寸；可灸。

九、肾俞（背俞穴）

【定位】俯卧，在腰部，当第 2 腰椎棘突下，旁开 1.5 寸。

【局部层次解剖】皮肤→皮下组织→背阔肌腱膜和胸腰筋膜浅层→竖脊肌。浅层布有第 2、3 腰神经后支的皮支和伴行的动静脉。深层有第 2、3 腰神经后支的肌支和相应腰动静脉背侧支的分支或属支。

【主治】腰膝酸痛，目昏，耳鸣，耳聋，遗精，阳痿，遗尿，小便频数，月经不调，白带量多，小便不利，水肿，洞泄不化，咳喘少气，癫疾。肾炎，尿路感染，半身不遂。

【配伍】

1. 配殷门、委中，有行气通络的作用，主治腰膝酸痛。

2. 配京门，为俞募配穴法，有温补肾阳的作用，主治遗精、阳痿、月经不调。

3. 配听宫、翳风，有益肾聪耳的作用，主治耳鸣、耳聋。

4. 配关元、三阴交，有壮元阳、助运化、利水湿的作用，主治肾炎、小便不利、水肿。

【埋线法】直刺 0.8 ~ 1 寸；可灸。

十、气海俞

【定位】俯卧，在腰部，当第3腰椎棘突下，旁开1.5寸。

【局部层次解剖】皮肤→皮下组织→背阔肌腱膜和胸腰筋膜浅层→竖脊肌。浅层布有第3、4腰神经后支的皮支和伴行的动静脉。深层有第3、4腰神经后支的肌支和相应腰动静脉的分支或属支。

【主治】腰痛，腰腿不利，痛经，崩漏，痔疮。腰骶神经根炎，功能性子宫出血，下肢瘫痪。

【配伍】

1. 配殷门、昆仑，有舒筋通络止痛的作用，主治腰痛、下肢瘫痪。

2. 配承山、三阴交，有理气活血、化瘀消痔的作用，主治痛经、痔疮。

【埋线法】直刺0.8～1寸；可灸。

十一、大肠俞（背俞穴）

【定位】俯卧，在腰部，当第4腰椎棘突下，旁开1.5寸。

【局部层次解剖】皮肤→皮下组织→背阔肌腱膜和胸腰筋膜浅层→竖脊肌。浅层布有第4、5腰神经后支的皮支和伴行的动静脉。深层有第4、5腰神经后支的肌支和有关动静脉的分支或属支。

【主治】腰脊疼痛，腹痛，腹胀，肠鸣，泄泻，便秘，脱肛，痢疾，肠痈。骶髂关节炎，坐骨神经痛，阑尾炎，肠出血，脚气。

【配伍】

1. 配至阳、腰阳关，有强筋骨、利腰膝的作用，主治腰脊骶髂疼痛。

2. 配天枢，为俞募配穴法，有培土健中、消积滞的作用，主治胃肠积滞、肠鸣腹泻。

3. 配上巨虚、承山，有调肠腑、清积热的作用，主治便秘。

【埋线法】直刺0.8～1寸；可灸。

十二、关元俞

【定位】俯卧，在腰部，当第5腰椎棘突下，旁开1.5寸。

【局部层次解剖】皮肤→皮下组织→胸腰筋膜浅层→竖脊肌。浅层布有第5腰神经和第1骶神经后支的皮支和伴行的动静脉。深层有第5腰神经后支的肌支。

【主治】腰痛，泄泻，小便不利，遗尿，消渴。慢性肠炎，糖尿病，贫血，慢性盆腔炎，膀胱炎。

【配伍】

1. 配关元、复溜，有固本培元补肾的作用，主治腰痛、遗尿、贫血。

2. 配中极、水道，有清热除湿、调理下焦的作用，主治小便不利。

【埋线法】直刺0.8～1寸；可灸。

十三、小肠俞（背俞穴）

【定位】俯卧，在骶部，当骶正中嵴旁 1.5 寸，平第 1 骶后孔。

【局部层次解剖】皮肤→皮下组织→臀大肌内侧缘→竖脊肌腱。浅层布有臀中皮神经。深层布有臀下神经的属支和相应脊神经后支的肌支。

【主治】腰腿痛，小腹胀痛，痢疾，泄泻，痔疾，疝气，遗精，遗尿，尿血，小便赤涩，白带量多。骶髂关节炎，肠炎，盆腔炎，淋病，子宫内膜炎。

【配伍】

1. 配大横、下巨虚，有清热健脾祛湿的作用，主治肠炎、泄泻、痢疾。

2. 配关元，为俞募配穴法，有温阳固肾的作用，主治下元不足、遗精、遗尿。

3. 配归来、地机，有清热利湿的作用，主治白带。

【埋线法】直刺 0.8 ~ 1 寸；可灸。

十四、膀胱俞（背俞穴）

【定位】俯卧，在骶部，当骶正中嵴旁 1.5 寸，平第 2 骶后孔。

【局部层次解剖】皮肤→皮下组织→臀大肌→竖脊肌腱。浅层布有臀中皮神经。深层布有臀下神经的属支和相应脊神经后支的肌支。

【主治】腰脊强痛，膝足寒冷无力，腹痛，泄泻，便秘，小便赤涩，癃闭，遗精，遗尿，女子瘕聚，阴部肿痛，生疮，淋浊。坐骨神经痛，痢疾，糖尿病，子宫内膜炎，膀胱炎，膀胱结石。

【配伍】

1. 配中极，为俞募配穴法，有清热利湿的作用，主治水道不利、癃闭、小便赤涩。

2. 配筋缩、犊鼻，有通经活络、健腰膝的作用，主治腰脊强痛、下肢无力。

3. 配阴廉、血海，有祛风清热、活血止痒的作用，主治阴部瘙痒、淋浊。

【埋线法】直刺 0.8 ~ 1 寸；可灸。

十五、次髎

【定位】俯卧，在骶部，当髂后上棘内下方，适对第 2 骶后孔处。

【局部层次解剖】皮肤→皮下组织→竖脊肌→第 2 骶后孔。浅层布有臀中皮神经。深层有第 2 骶神经和骶外侧动静脉的后支。

【主治】腰痛，腰以下至足不仁，月经不调，赤白带下，痛经，疝气，小便赤淋。尿潴留，睾丸炎，卵巢炎，盆腔炎，子宫内膜炎。

【配伍】

1. 配关元、三阴交，有调理下焦、活血调经的作用，主治月经不调、带下。

2. 配商丘、涌泉，有健脾补肾、暖胞宫的作用，主治痛经、不孕。

【埋线法】直刺 0.8 ~ 1 寸；可灸。

十六、承扶

【定位】俯卧，在大腿后面，臀下横纹的中点。

【局部层次解剖】皮肤→皮下组织→臀大肌→股二头肌长头及半腱肌。浅层布有股后皮神经及臀下皮神经的分支。深层有股后皮神经本干、坐骨神经及并行动静脉。

【主治】腰、骶、臀、股部疼痛，背痛，痔疾，下肢瘫痪。坐骨神经痛，小儿麻痹后遗症，尿潴留。

【配伍】

1. 配环跳、悬钟，有舒筋活络止痛的作用，主治坐骨神经痛、下肢瘫痪。

2. 配秩边、承山，有清热通便的作用，主治便秘。

【埋线法】向上斜刺 1.5 ~ 2.5 寸；可灸。

十七、委中（合穴）

【定位】俯卧，在腘横纹中点，当股二头肌腱与半腱肌腱的中间。

【局部层次解剖】皮肤→皮下组织→腓肠肌内、外侧头之间。浅层布有股后皮神经和小隐静脉。深层有胫神经、腘动静脉和腓肠动脉等。

【主治】腘筋挛急，下肢痿痹，腰痛，髋关节屈伸不利，中风昏迷，半身不遂，腹痛，吐泻，疟疾，癫疾反折，衄血不止，遗尿，小便难，自汗，盗汗，丹毒，疔疮。坐骨神经痛，中风后遗症，肠炎，痔疮，湿疹。

【配伍】

1. 配肾俞、腰阳关，有强腰舒筋、活络止痛的作用，主治腰腿痛、坐骨神经痛。

2. 配曲池、风市，有祛风清热、凉血解毒的作用，主治湿疹、疔疮。

3. 配阳陵泉、悬钟，有补髓强筋、活血通络的作用，主治下肢痿痹。

【埋线法】直刺 0.5 ~ 1 寸，或三棱针点刺出血；可灸。

十八、秩边

【定位】俯卧，在臀部，平第 4 骶后孔，骶正中嵴旁开 3 寸。

【局部层次解剖】皮肤→皮下组织→臀大肌→臀中肌→臀小肌。浅层布有臀中皮神经和臀下皮神经。深层有臀上、下动静脉和臀上、下神经。

【主治】腰骶痛，便秘，小便不利，阴痛，下肢痿痹，痔疾。膀胱炎，睾丸炎，坐骨神经痛。

【配伍】

1. 配阳陵泉、委中，有行气活血、舒筋通络的作用，主治下肢痿痹。

2. 配支沟、承山，有疏调三焦肠腑的作用，主治大、小便不利。

3. 配曲泉、阴廉，有疏肝胆、清湿热、理下焦的作用，主治阴痛、睾丸炎。

【埋线法】直刺 1.5 ~ 3 寸；可灸。

十九、承山

【定位】在小腿后面正中，委中与昆仑之间，当伸直小腿或足跟上提时，腓肠肌肌腹下出现的尖角凹陷处。

【局部层次解剖】皮肤→皮下组织→腓肠肌→比目鱼肌。浅层布有小隐静脉和腓肠内侧皮神经。深层有胫神经和胫后动静脉。

【主治】腿痛转筋，腰背痛，腹痛，疝气，便秘，脚气，鼻衄，痔疾，癫疾。腓肠肌痉挛，坐骨神经痛，下肢瘫痪。

【配伍】

1. 配环跳、阳陵泉，有舒筋活血通络的作用，主治腓肠肌痉挛、下肢痿痹。

2. 配大肠俞、秩边，有理气清热、通调肠腑的作用，主治便秘。

【埋线法】直刺 0.7 ~ 1 寸；可灸。

二十、申脉（八脉交会穴，通阳跷脉）

【定位】在足外侧部，外踝直下方的凹陷中。

【局部层次解剖】皮肤→皮下组织→腓骨长肌腱→腓骨短肌腱→距跟外侧韧带。布有小隐静脉、腓肠神经的分支和外踝前动静脉。

【主治】足胫寒，不能久坐，腰痛，目赤痛，项强，头痛，眩晕，失眠，痫证，癫狂。坐骨神经痛，内耳性眩晕，精神分裂症。

【配伍】配阳陵泉、足三里，有舒筋的作用，主治下肢痿痹。

【埋线法】斜刺 0.2 ~ 0.3 寸；可灸。

第八节　足少阴肾经穴

经脉循行：从足小趾开始，斜向足心绕过内踝，进入足跟，向上经过小腿，至腘窝内侧，沿股内侧后缘，贯穿脊柱，属于肾脏，连络膀胱。浅出腹前，上行经腹、胸部，终止于锁骨下缘。肾脏部直行的经脉，从肾通过肝和横膈，进入肺中，沿喉咙挟于舌根部。肺部支脉联络心脏，注入胸中。肺部支脉，从肺部出来，连络心脏，流注于胸中，与心包经相接。

联系脏腑器官：肾、膀胱、肝、肺、心、喉咙、舌。

本经腧穴：起于涌泉，止于俞府，左右各 27 个穴位。

主治概要：本经腧穴主治妇科病，前阴病，肾、肺、咽喉病及经脉循行部位的其他病证。

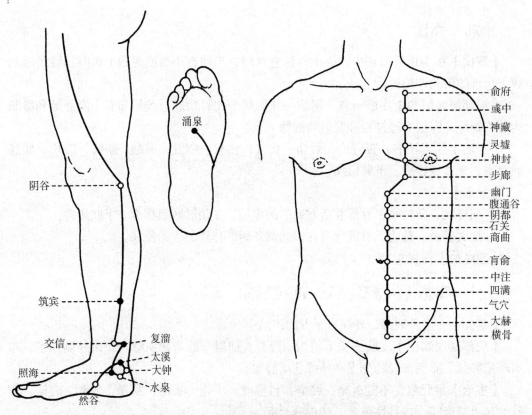

肾经循行及穴位

一、涌泉（井穴）

【定位】在足底部，卷足时足前部凹陷处，约当足底第 2、3 趾趾缝纹头端与足跟连线的前 1/3 与后 2/3 交点上。

【局部层次解剖】皮肤→皮下组织→足底腱膜（跖腱膜）→第 2 趾足底总神经→第 2 蚓状肌。浅层布有足底内侧神经的分支。深层有第 2 趾足底总神经和第 2 趾足底总动静脉。

【主治】足心热，下肢瘫痪，霍乱转筋，头顶痛，头晕，眼花，失眠，咽喉痛，舌干，失音，小儿惊风，癫痫，昏厥。神经衰弱，三叉神经痛，扁桃体炎，高血压，精神分裂症，癔症，中暑，休克等。

【配伍】

1. 配百会、人中，有苏厥回阳救逆的作用，主治昏厥、癫痫、休克。
2. 配四神聪、神门，有清心安神镇静的作用，主治头晕、失眠、癔症。

【埋线法】直刺 0.5 ~ 0.8 寸；可灸。

二、然谷（荥穴）

【定位】正坐或仰卧。在足内侧缘，足舟骨粗隆下方，赤白肉际处。

【局部层次解剖】皮肤→皮下组织→蹬展肌→趾长屈肌腱。浅层布有隐神经的小腿内侧皮支、足底内侧神经皮支和足背静脉网的属支。深层有足底内侧神经和足底内侧动静脉。

【主治】足跗痛，下肢痿痹，月经不调，阴挺，阴痒，白浊，遗精，阳痿，小便不利，泄泻，胸胁胀痛，咳血，小儿脐风，口噤不开，消渴，黄疸。咽喉炎，肾炎，膀胱炎，睾丸炎，不孕症，糖尿病。

【配伍】

1.配伏兔、足三里，有通络舒筋止痛的作用，主治下肢痿痹、足跗痛。

2.配血海、三阴交，有祛湿活血止痒的作用，主治阴痒、白浊。

【埋线法】直刺 0.5 ~ 0.8 寸；可灸。

三、太溪（输穴，原穴）

【定位】坐位，平放足底，或仰卧。在足内侧，内踝后方，当内踝尖与跟腱之间的凹陷处。

【局部层次解剖】皮肤→皮下组织→胫骨后肌腱、趾长屈肌腱与跟腱、跖肌腱之间→蹬长屈肌。浅层布有隐神经的小腿内侧皮支、大隐静脉的属支。深层有胫神经和胫后动静脉。

【主治】内踝肿痛，足跟痛，下肢厥冷，腰脊痛，头痛目眩，咽喉肿痛，齿痛，耳鸣，耳聋，咳嗽，气喘，月经不调，失眠，健忘，遗精，阳痿，小便频数，咳血，消渴。支气管哮喘，肾炎，膀胱炎，慢性喉炎，神经衰弱，贫血，下肢瘫痪。

【配伍】

1.配少泽，有滋肾阴、清虚热的作用，主治咽喉炎、齿痛。

2.配飞扬，为原络配穴法，有滋阴补肾的作用，主治头痛目眩。

3.配肾俞、志室，有温肾壮阳的作用，主治遗精、阳痿、肾虚腰痛。

【埋线法】直刺 0.5 ~ 0.8 寸；可灸。

第九节　手厥阴心包经穴

经脉循行：从胸中开始，出属心包络，向下通过膈肌，从胸至腹依次连络上、中、下三焦。其外行支脉，从胸部乳旁浅出，走向胁腋部，沿上臂内侧进入肘窝中，向下行于前臂掌侧面中间至中指末端桡侧。其分支，从手掌中央分出，沿环指出指端，与手少阳三焦经相接。

联系脏腑器官：心包、心、肺、胃、三焦。

本经腧穴：起于天池，止于中冲，左右各 9 个穴位。

主治概要：本经腧穴主治心、胸、胃、神志病以及经脉循行部位的其他病证。

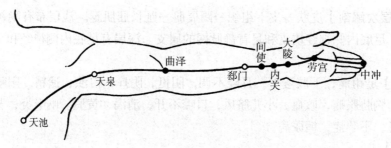

心包经循行及穴位

一、曲泽（合穴）

【定位】正坐或仰卧。在肘横纹中，当肱二头肌腱的尺侧缘。

【局部层次解剖】皮肤→皮下组织→正中神经→肱肌。浅层有肘正中静脉、前臂内侧皮神经。深层有肱动静脉、尺侧返动静脉的掌侧支、尺侧下副动静脉前支构成的动静脉网、正中神经的本干。

【主治】肘臂痛，心悸，咳嗽，胃痛，呕吐，泄泻，热病。风湿性心脏病，小儿舞蹈病，急性胃肠炎，支气管炎，中暑。

【配伍】

1. 配大陵，有清心安神的作用，主治心悸。

2. 配内关、中脘，有调理肠胃的作用，主治呕吐、胃痛。

3. 配委中、曲池，有清心泻热的作用，主治中暑。

【埋线法】直刺0.8～1寸，或用三棱针刺血；可灸。

二、内关（络穴，八脉交会穴，通阴维）

【定位】正坐或仰卧，仰掌。在前臂掌侧，当曲泽与大陵的连线上，腕横纹上2寸，掌长肌腱与桡侧腕屈肌腱之间。

【局部层次解剖】皮肤→皮下组织→桡侧腕屈肌腱与掌长肌腱之间→指浅屈肌→指深屈肌→旋前方肌。浅层布有前臂内侧皮神经、前臂外侧皮神经的分支和前臂正中静脉。深层解剖：在指浅屈肌、拇长屈肌和指深屈肌三者之间有正中神经伴行动静脉，在前臂骨间膜的前方有骨间前动静脉和骨间前神经。

【主治】肘臂挛痛，心悸，胸痛，胃痛，呕吐，呃逆，失眠，头痛，热病。风湿性心脏病，心肌炎，心绞痛，心动过速，心律不齐，胃炎，膈肌痉挛，急性胆囊炎，癔症，癫痫，甲状腺功能亢进，血管性头痛，血栓闭塞性脉管炎，疟疾。

【配伍】

1. 配太渊，有益心安神、理气复脉的作用，主治无脉症。

2. 配足三里、中脘，有和胃降逆、理气止痛的作用，主治胃脘痛。

3. 配三阴交、合谷，有益气行血、化瘀通络的作用，主治心气不足之心绞痛。

4. 配神门，有镇静安神的作用，主治失眠。

5. 配公孙，为八脉交会穴，有和胃降逆的作用，主治呃逆。

6. 据报道，此穴抢救过敏性休克有显著的疗效。其对预防过敏性休克的发生有一定作用。

7. 针刺该穴治疗急性腹痛 200 例，腹痛均有不同程度的减轻或消失，起效的时间最短者 2 ~ 3 分钟，长者 30 分钟。

8. 针刺内关，对各种心律失常患者均有一定的疗效。

9. 此穴对神经性呕吐、手术麻醉引起的恶心呕吐，疗效较好。

10. 单针内关穴，治疗癔症效果良好。

11. 用激光照射内关穴治疗高脂血症 50 例，其中 37 例有不同程度的下降。

12. 据报道，针刺内关穴可使减慢的心率明显加快，使之恢复正常，对心律失常患者，其调整作用极其明显，如窦性心动过速者常于针后 3 ~ 5 分钟，心率可由 150 ~ 200 次 / 分减至 70 ~ 80 次 / 分。

13. 实验表明，针刺内关对胃酸分泌、肠的蠕动有调整作用。

【埋线法】直刺 0.5 ~ 1 寸；可灸。

三、劳宫（荥穴）

【定位】正坐或仰卧，仰掌。在手掌心，当第 2、3 掌骨之间，偏于第 3 掌骨，握拳屈指时中指尖处。

【局部层次解剖】皮肤→皮下组织→掌腱膜→第 2 蚓状肌桡侧→第 1 骨间掌侧肌和第 2 骨间背侧肌。浅层布有正中神经的掌支和手掌侧静脉网。深层有指掌侧总动脉、正中神经的指掌侧固有神经。

【主治】鹅掌风，口疮，口臭，鼻衄，中风昏迷，癫狂，中暑。心绞痛，口腔炎，小儿惊厥，癔症，精神分裂症，手掌多汗症，手指麻木，高血压。

【配伍】

1. 配曲泽、大陵，有清心泻热的作用，主治鹅掌风。

2. 配太冲、内庭，有清心疏肝和胃的作用，主治口疮、口臭。

3. 配人中、涌泉，有开窍泻热、清心安神的作用，主治中暑及中风昏迷。

【埋线法】直刺 0.3 ~ 0.5 寸；可灸。

第十节　手少阳三焦经穴

经脉循行：从环指末端开始，沿上肢外侧中线上行至肩，在第 7 颈椎处交会，向前进入缺盆，络于心包，通过膈肌，属上、中、下三焦。其支脉从胸上行，出于缺盆，上走颈外侧，从耳下绕耳后，经耳上角，然后屈曲向下达面颊，直达眶下部。另一支脉，从耳后入耳中，出走耳前，与前脉交叉于面部，到达目外眦，接足少阳胆经。

联系脏腑器官：三焦、心包、耳、眼、膈。

本经腧穴：起于关冲，止于丝竹空，左右各 23 个穴位。

主治概要：本经腧穴主治侧头、耳、目、胸胁、咽喉病，热病以及经脉循行部位的其他病证。

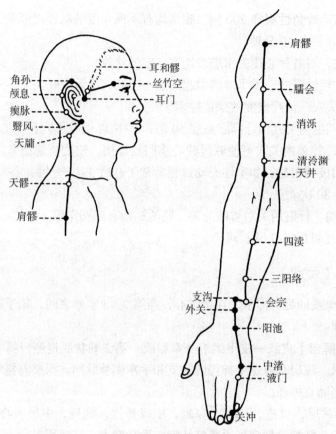

三焦经循行及穴位

一、中渚（输穴）

【定位】俯掌，掌心向下。在手背部，当环指本节（掌指关节）的后方，第4、5掌骨间凹陷处。

【局部层次解剖】皮肤→皮下组织→第4骨肌背侧肌。浅层布有尺神经的指背神经、手背静脉网的尺侧部。深层有第4掌背动脉。

【主治】手指不能屈伸，肩背肘臂酸痛，头痛，目赤，耳鸣，耳聋，热病，消渴，疟疾。肘腕关节炎，神经性耳聋，肋间神经痛。

【配伍】

1. 配八邪、外关，有舒筋活络的作用，主治手指不能屈伸。

2. 配听宫、翳风，有开窍聪耳的作用，主治耳鸣、耳聋。

3. 配外关、期门，有疏肝理气、活络止痛的作用，主治肋间神经痛。

4. 据报道，以中渚、列缺为主穴，眼科手术的镇痛效果较眼附近穴为优。中渚穴对落枕镇痛效果亦较好。

5. 针刺中诸穴，可引起肠鸣音亢进，调理胃肠功能。

6. 先取鲜姜 5 片，擦患侧肩部，直到局部发红为止。再针刺健侧中诸穴，得气后持续运针，用强刺激法（体弱患者针刺从弱到强），针刺的同时，患者活动肩部，做外旋、外展、后伸等动作，可治疗肩周炎。

【埋线法】直刺 0.3 ~ 0.5 寸；可灸。

二、外关（络穴，八脉交会穴，通阳维）

【定位】正坐或仰卧，俯掌。在前臂背侧，当阳池与肘尖的连线上，腕背横纹上 2 寸，尺骨与桡骨之间。

【局部层次解剖】皮肤→皮下组织→小指伸肌和指伸肌→拇长伸肌和食指伸肌。浅层布有前臂后皮神经、头静脉和贵要静脉的属支。深层有骨间后动静脉和骨间后神经。

【主治】手指疼痛，肘臂屈伸不利，肩痛，头痛，目赤肿痛，耳鸣，耳聋，热病，疟腮，胸胁痛。高血压，偏头痛，偏瘫，小儿麻痹后遗症。

【配伍】

1. 配阳池、中渚，有通经活络的作用，主治手指疼痛、腕关节疼痛。

2. 配太阳、率谷，有祛风通络止痛的作用，主治偏头痛。

3. 配后溪，有舒筋活络的作用，主治落枕。

4. 配足临泣，为八脉交会穴，主治耳、目、颈项及肩部病证。

5. 取健侧外关穴，亦可取双侧，进针后行泻法，得气后，提插捻转 2 ~ 3 分钟后留针，并嘱患者活动颈部，对落枕有良好的疗效。

6. 取患侧外关透三阳络穴，留针 5 ~ 10 分钟，留针期间行强刺激手法 2 ~ 3 次，并嘱患者做前俯后仰、下蹲起立、左右旋转、深呼吸等动作，对急性腰扭伤有良好的疗效。

7. 取患肢对侧外关穴，得气后反复捻转提插 2 ~ 4 次，在行针过程中，嘱患者活动患侧肢体（由轻到重），可治疗踝关节扭伤，减轻疼痛。

8. 外关配光明穴，治疗青少年近视眼有效。

【埋线法】直刺 0.5 ~ 1 寸；可灸。

三、支沟（经穴）

【定位】正坐或仰卧，俯掌。在前臂背侧，当阳池与肘尖的连线上，腕背横纹上 3 寸，尺骨与桡骨之间。

【局部层次解剖】皮肤→皮下组织→小指伸肌→拇长伸肌→前臂骨间膜。浅层布有前臂后皮神经、头静脉和贵要静脉的属支。深层有骨间后动静脉和骨间后神经。

【主治】手指震颤，肘臂痛，胁肋痛，耳鸣，耳聋，落枕，热病，呕吐，便秘。肋间神经痛，习惯性便秘，舌骨肌麻痹，产后血晕。

【配伍】

1. 配阳池、八邪，有行气活血、舒筋通络的作用，主治手指震颤。

2. 配足三里，有通调腑气的作用，主治便秘。

3. 配章门，有通络止痛的作用，主治胁肋痛。

4. 此穴治疗急性腰扭伤有明显的效果。

5. 对于急性跌仆闪挫引起的胁痛，针刺患侧穴位，两胁痛者取双穴，用泻法，强刺激，得气后，让患者站起做深呼吸、咳嗽或活动患部，每日 1 次，1 周为 1 个疗程。

【埋线法】直刺 0.5 ~ 1 寸；可灸。

四、三阳络

【定位】正坐或仰卧，俯掌。在前臂背侧，腕背横纹上 4 寸，尺骨与桡骨之间。

【局部层次解剖】皮肤→皮下组织→指伸肌→拇长展肌→拇短伸肌→前臂骨间膜。浅层布有前臂后皮神经、头静脉和贵要静脉的属支。深层有前臂骨间后动静脉的分支或属支、前臂骨间后神经的分支。

【主治】手臂痛，耳聋，暴喑，齿痛，失语，嗜卧，热病。肘关节炎，头痛。

【配伍】

1. 配曲池、臂臑，有行气通络的作用，主治手臂痛。

2. 配听宫、中渚，有开窍通络的作用，主治耳聋。

3. 配大椎、百会，有振奋阳气的作用，主治嗜卧。

4. 三阳络为治疗各种头痛的首选穴。

【埋线法】直刺 0.5 ~ 1 寸；可灸

五、肩髎

【定位】正坐或俯卧。在肩髃后方，当臂外展时，于肩峰后下方呈现的凹陷处。

【局部层次解剖】皮肤→皮下组织→肱三头肌→小圆肌→大圆肌→背阔肌腱。浅层布有锁骨上外侧神经。深层有腋神经和旋肱后动静脉。

【主治】肩臂痛，肩重不能举，中风瘫痪，风疹。肩关节周围炎，肋间神经痛。

【配伍】

1. 配肩井、天宗，有通经活络的作用，主治肩重不能举。

2. 配风池、曲池，有疏风泻热、调和营卫的作用，主治风疹。

3. 配外关、章门，有通络止痛的作用，主治肋间神经痛。

【埋线法】直刺 0.8 ~ 1.2 寸；可灸。

六、翳风

【定位】正坐，侧伏或侧卧。在耳垂后方，当乳突与下颌角之间的凹陷处。

【局部层次解剖】皮肤→皮下组织→腮腺。浅层布有耳大神经和颈外静脉的属支。深层有颈外动脉的分支耳后动脉、面神经。

【主治】耳鸣，耳聋，聤耳，口眼㖞斜，牙关紧闭，齿痛，瘰疬，颊肿。聋哑，腮腺炎，下颌关节炎，面神经麻痹，中耳炎。

【配伍】

1. 配听宫、听会，有通窍复聪的作用，主治耳鸣、耳聋。

2. 配地仓、颊车、阳白、承泣，有活血祛风通络的作用，主治面神经麻痹。

3. 配下关、颊车、合谷，有活络消肿的作用，主治颊肿。

4. 以两手拇指按压翳风穴，力度要重而强，以患者胀痛难忍为度，可治疗呃逆。

5. 据报道，面神经炎患者针刺时，针尖向鼻尖方向进针，使患者有酸麻胀感扩散到面部为度。临床观察面瘫患者多在翳风穴有压痛，翳风穴压痛随病情好转而逐次减轻。

6. 针刺该穴治疗偏头痛150例，效果较为显著。

7. 有人在实验性狗神经官能症基础上，针刺翳风，所有阳性条件反射均迅速提高，并稳定地恢复正常，刺激强度与反应之间的关系逐渐恢复，对分化刺激的鉴别逐渐达到完全。说明针刺翳风能恢复大脑皮质神经过程的平衡，调整大脑皮质功能。

【埋线法】直刺0.8~1.2寸；可灸。

七、耳和髎

【定位】正坐、侧伏、侧卧或正卧。在头侧部，当鬓发后缘，平耳郭根之前方，颞浅动脉的后缘。

【局部层次解剖】皮肤→皮下组织→耳前肌→颞筋膜浅层及颞肌。浅层布有耳颞神经、面神经颞支、颞浅动静脉的分支或属支。深层有颞深前、后神经，均是三叉神经、下颌神经的分支。

【主治】耳鸣，牙关拘急，颌肿，鼻准肿痛，头重痛。外耳道炎，面神经麻痹，面肌痉挛。

【配伍】

1. 配听宫、翳风，有清热聪耳的作用，主治耳鸣。

2. 配颊车、地仓、阳白，有祛风通络的作用，主治面神经麻痹。

3. 配太阳、印堂、足临泣，有祛风通络止痛的作用，主治偏头痛。

【埋线法】斜刺0.3~0.5寸；可灸。

八、丝竹空

【定位】正坐或仰卧。在面部，当眉梢凹陷处。

【局部层次解剖】皮肤→皮下组织→眼轮匝肌。布有眶上神经、颧面神经、面神经颞支和颧支、颞浅动静脉的额支。

【主治】目眩，目赤肿痛，眼睑瞤动，头痛，齿痛，癫痫。眼结膜炎，电光性眼炎，视神经萎缩，面神经麻痹，偏头痛。

【配伍】

1. 配瞳子髎、睛明、攒竹，有活血消肿止痛的作用，主治目赤肿痛。

2. 配太阳、外关，有清头散风的作用，主治偏头痛。

3. 配通谷、太冲，有疏肝理气、清火宁神的作用，主治癫痫。

【埋线法】平刺 0.5～1 寸；不宜直接灸。

第十一节 足少阳胆经穴

经脉循行：从外眼角开始，向上到头角，再向下到耳后，沿着头项下行至第 7 颈椎，退回来向前进入缺盆部。耳部的支脉，从耳后入耳中，出耳前，到目外眦后方。外眦部的支脉，从目外眦处分出向下到大迎穴附近，和手少阳经相合于面颊部，下行到颈部，与前脉会合于缺盆，进入体腔，贯穿膈肌，连络肝，属胆，沿着胁内，出于少腹两侧腹股沟动脉部，经过外阴部毛际，横入髋部。缺盆直行的经脉，下行腋部，沿着侧胸部，经过胁肋，向下会合前脉于髋部，再向下沿着大腿外侧，至膝关节外缘，行腓骨之前，直下腓骨下端，浅出外踝前，沿着足背，进入足第 4 趾外侧到末端。足背部的支脉，从足背上分出，进入大趾之端，返回来贯爪甲，分布在足大趾背上的丛毛部。

联系脏腑器官：胆、肝、膈、耳、眼、咽喉。

本经腧穴：起于瞳子髎，止于足窍阴，左右各 44 个穴位。

主治概要：本经腧穴主治侧头、目、耳、咽喉病，神志病，热病及经脉循行部位的其他病证。

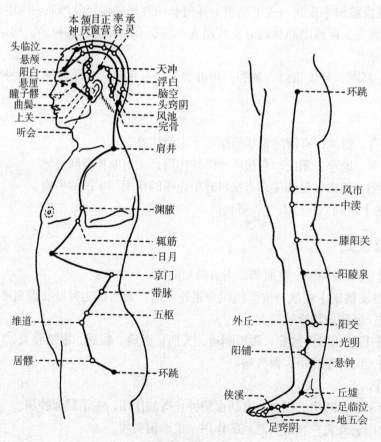

胆经循行及穴位

一、阳白

【定位】正坐或仰卧。在前额部，当瞳孔直上，眉上 1 寸。

【局部层次解剖】皮肤→皮下组织→枕额肌额腹。布有眶上神经外侧支和眶上动静脉外侧支。

【主治】头痛，目赤肿痛，目眩，眼睑瞤动，口眼㖞斜，颈项强急，呕吐。眶上神经痛，眼睑下垂，近视，夜盲症，面神经麻痹。

【配伍】

1. 配太阳、风池、外关，有祛风止痛的作用，主治偏头痛。

2. 配颧髎、颊车、合谷，有祛风活血通络的作用，主治面神经麻痹。

3. 配睛明、太阳，有清热止痛的作用，主治目赤肿痛。

【埋线法】平刺 0.3 ~ 0.5 寸；可灸。

二、风池

【定位】正坐、俯伏或俯卧。在项部，当枕骨之下，与风府相平，胸锁乳突肌与斜方肌上端之间的凹陷处。

【局部层次解剖】皮肤→皮下组织→斜方肌和胸锁乳突肌之间→头夹肌→头半棘肌→头后大直肌与头上斜肌之间。浅层布有枕小神经和枕动静脉的分支或属支。深层有枕下神经。

【主治】头痛，眩晕，颈项强痛，目赤肿痛，鼻渊，耳鸣，中风，口眼㖞斜，感冒。高血压，脑动脉硬化，电光性眼炎，视神经萎缩，颈肌痉挛，肩关节周围炎，半身不遂。

【配伍】

1. 配大椎、后溪，有祛风活络止痛的作用，主治颈项强痛。

2. 配睛明、太阳、太冲，有明目止痛的作用，主治目赤肿痛。

3. 配阳白、颧髎、颊车，有行气活血的作用，主治口眼㖞斜。

【埋线法】向鼻尖方向斜刺 0.5 ~ 0.8 寸；可灸。

三、肩井

【定位】正坐、俯伏或俯卧。在肩上，前直乳中，当大椎与肩峰端连线的中点上。

【局部层次解剖】皮肤→皮下组织→斜方肌→肩胛提肌。浅层布有锁骨上神经及颈浅动静脉的分支或属支。深层有颈横动静脉的分支或属支和肩胛背神经的分支。

【主治】肩背痹痛，手臂不举，颈项强痛，瘰疬，乳痈，中风，难产，疝气。高血压，脑血管意外，乳腺炎，功能性子宫出血，小儿麻痹后遗症。

【配伍】

1. 配肩髃、天宗，有活血通络止痛的作用，主治肩背痹痛。

2. 配乳根、少泽，有消炎通乳止痛的作用，主治乳汁不足、乳痈。

3.配合谷、三阴交，有活血利气、催胎的作用，主治难产。

【埋线法】斜刺 0.5～0.8 寸，深部正当肺尖，不可深刺；可灸。

四、带脉

【定位】侧卧。在侧腹部，章门下 1.8 寸，当第 11 肋骨游离端下方垂线与脐水平线的交点上。

【局部层次解剖】皮肤→皮下组织→腹外斜肌→腹内斜肌→腹横肌。浅层布有第 9、10、11 胸神经前支的外侧皮支和伴行的动静脉。深层有第 9、10、11 胸神经前支的肌支和相应的动静脉。

【主治】腹痛，月经不调，带下，腰胁痛。子宫内膜炎，附件炎，盆腔炎，带状疱疹。

【配伍】

1.配白环俞、阴陵泉、三阴交，有健脾渗湿止带的作用，主治带下病。

2.配中极、地机、三阴交，有行气活血、祛瘀止痛的作用，主治痛经、闭经。

3.配血海、膈俞，有通经活血的作用，主治月经不调。

【埋线法】直刺 1～1.5 寸；可灸。

五、环跳

【定位】俯卧或侧卧。在股外侧部，侧卧屈股，当股骨大转子最凸点与骶管裂孔连线的外 1/3 与中 1/3 交点处。

【局部层次解剖】皮肤→皮下组织→臀大肌→坐骨神经→股方肌。浅层布有臀上皮神经。深层有坐骨神经、臀下神经、股后皮神经和臀下动静脉等。

【主治】腰胯疼痛，下肢痿痹，挫闪腰痛，膝踝肿痛，遍身风疹，半身不遂，脚气。坐骨神经痛，髋关节及周围软组织疾病。

【配伍】

1.配殷门、阳陵泉、委中、昆仑，有疏通经络、活血止痛的作用，主治坐骨神经痛。

2.配居髎、委中、悬钟，有祛风除湿散寒的作用，主治风寒湿痹。

3.配风池、曲池，有祛风活血止痒的作用，主治遍身风疹。

【埋线法】直刺 2～2.5 寸；可灸。

六、风市

【定位】俯卧或侧卧。在大腿外侧部的中线上，当腘横纹上 7 寸。或直立垂手时，中指尖处。

【局部层次解剖】皮肤→皮下组织→髂胫束→股外侧肌→股中间肌。浅层布有股外侧皮神经。深层有旋股外侧动脉降支的肌支和股神经的肌支。

【主治】下肢痿痹、麻木，半身不遂，遍身瘙痒，脚气。中风后遗症，小儿麻痹后遗症，坐骨神经痛，膝关节炎，荨麻疹。

【配伍】

1.配阳陵泉、悬钟，有舒筋活络止痛的作用，主治下肢痿痹。

2.配风池、曲池、血海，有活血祛风止痒的作用，主治荨麻疹。

3.取风市、委中、行间，可治疗腰痛难动。

4.取风市、阴市，可治疗腿脚乏力。

【埋线法】直刺 1 ~ 1.5 寸；可灸。

七、阳陵泉（合穴，筋会）

【定位】仰卧或侧卧。在小腿外侧，当腓骨头前下方的凹陷处。

【局部层次解剖】皮肤→皮下组织→腓骨长肌→趾长伸肌。浅层布有腓肠外侧皮神经。深层有胫前返动静脉、膝下外侧动静脉的分支或属支和腓总神经的分支。

【主治】膝肿痛，下肢痿痹、麻木，胁肋痛，半身不遂，呕吐，黄疸，脚气，小儿惊风。坐骨神经痛，肝炎，胆囊炎，胆道蛔虫症，膝关节炎，小儿舞蹈病。

【配伍】

1.配环跳、风市、委中、悬钟，有活血通络、疏调经脉的作用，主治半身不遂、下肢痿痹。

2.配阴陵泉、中脘，有和胃理气止痛的作用，主治胁肋痛。

3.配人中、中冲、太冲，有祛风镇静解痉的作用，主治小儿惊风。

【埋线法】直刺或斜向下刺 1 ~ 1.5 寸；可灸。

八、足临泣（输穴，八脉交会穴，通带脉）

【定位】仰卧。在足背外侧，当足第 4 趾本节（第 4 跖趾关节）的后方，小趾伸肌腱的外侧凹陷处。

【局部层次解剖】皮肤→皮下组织→第 4 骨间背侧肌和第 3 骨间足底肌（第 4 与第 5 跖骨之间）。布有足背静脉网、足背中间皮神经、第 4 跖背动静脉和足底外侧神经的分支等。

【主治】足跗肿痛，偏头痛，目痛，乳痈，胁肋痛，瘰疬，疟疾，中风偏瘫。

【配伍】

1.配丘墟、解溪、昆仑，有通经活络、消肿止痛的作用，主治足跗肿痛。

2.配风池、太阳、外关，有祛风活络止痛的作用，主治偏头痛。

3.配乳根、肩井，有清热解毒、消肿止痛的作用，主治乳痈。

【埋线法】直刺 0.5 ~ 0.8 寸；可灸。

第十二节　足厥阴肝经穴

经脉循行：起于足大趾背上丛毛边际，向上沿足背到内踝前，上沿胫骨内缘，沿膝关节和大腿内侧，进入阴毛中，环绕阴器，到达小腹，挟胃旁，属肝脏，连络胆腑，向上通过横膈，分布于胁肋，沿着喉咙的后面，向上进入鼻咽部，连接于目系，向上出于额前，与督脉会于巅顶。其支脉，从目系下循颊里，环绕唇内。另一支脉从肝分出，通过横膈，向上流注于肺，与手太阴肺经相接。

联系脏腑器官：肝、胆、胃、肺、膈、眼、头、咽喉。

本经腧穴：起于大敦，止于期门，左右各 14 个穴位。

主治概要：本经腧穴主治肝病、妇科病、前阴病以及经脉循行部位的其他病证。

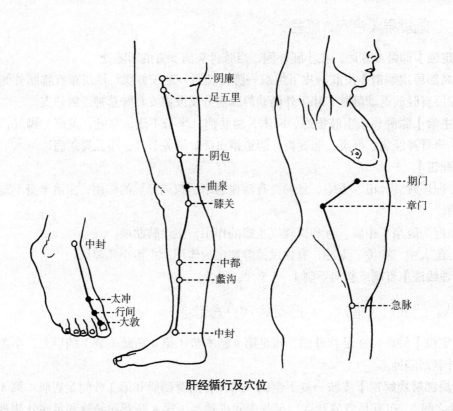

肝经循行及穴位

一、太冲（输穴，原穴）

【定位】正坐或仰卧。在足背侧，当第 1 跖骨间隙的后方凹陷处。

【局部层次解剖】皮肤→皮下组织→踇长伸肌腱与趾长伸肌腱之间→踇短伸肌腱的外侧→第 1 骨间背侧肌。浅层布有足背静脉网、足背内侧皮神经等。深层有腓深神经和第 1 趾背动静脉。

【主治】足跗肿，下肢痿痹，头痛，疝气，月经不调，小儿惊风，胁肋痛，呃逆，目赤肿痛，眩晕，癃闭，癫痫。高血压，尿路感染，乳腺炎，精神分裂症。

【配伍】

1.配合谷，称为四关穴，有镇静安神、平肝息风的作用，主治头痛、眩晕、小儿惊风、高血压。

2. 配足三里、中封，有舒筋活络的作用，主治行步艰难。

3. 配气海、急脉，有疏肝理气的作用，主治疝气。

【埋线法】直刺 0.5 ~ 0.8 寸；可灸。

二、章门（脾募穴，脏会穴）

【定位】仰卧。在侧腹部，当第 11 肋游离端的下方。

【局部层次解剖】皮肤→皮下组织→腹外斜肌→腹内斜肌→腹横肌。浅层布有第 10 及第 11 胸神经前支的外侧皮支、胸腹壁浅静脉的属支。深层有第 10 及第 11 胸神经和肋间后动静脉的分支或属支。

【主治】胁痛，腹胀，肠鸣，泄泻，呕吐，痞块，黄疸。胸膜炎，肋间神经痛，肠炎，胃炎。

【配伍】

1. 配足三里、梁门，有健脾和胃的作用，主治腹胀。

2. 配内关、阳陵泉，有疏肝理气的作用，主治胸胁痛。

3. 配足三里、太白，有健脾和胃止呕的作用，主治呕吐。

【埋线法】向外斜刺 0.5 ~ 0.8 寸；可灸。

三、期门（肝募穴）

【定位】仰卧。在胸部，当乳头直下，第 6 肋间隙，前正中线旁开 4 寸。

【局部层次解剖】皮肤→皮下组织→胸大肌下缘→腹外斜肌→肋间外肌→肋间内肌。浅层布有第 6 肋间神经的外侧皮支、胸腹壁静脉的属支。深层有第 6 肋间神经和第 6 肋间后动静脉的分支或属支。

【主治】胸胁胀痛，胸中热，呕吐，呃逆，泄泻，饥不欲食，咳喘，奔豚，疟疾。肋间神经痛，肝炎，胆囊炎，胃肠神经官能症。

【配伍】

1. 配肝俞、膈俞，有疏肝活血化瘀的作用，主治胸胁胀痛。

2. 配内关、足三里，有和胃降逆的作用，主治呃逆。

3. 配阳陵泉、中封，有疏肝利胆的作用，主治黄疸。

【埋线法】斜刺 0.5 ~ 0.8 寸；可灸。

第十三节　督脉穴

经脉循行：起于小腹内，下出于会阴部，向后行于脊柱的内部，上达项后风府，进入脑内，上行巅顶，沿前额下行鼻柱，止于上齿龈。

联系脏腑器官：肾、心、脑、阴器、咽喉、口唇。

本经腧穴：起于长强，止于龈交，一名一穴，共 29 个穴位。

主治概要：本经腧穴主治腰骶、背、头项、局部病证、相应的内脏疾病及神志病。

有少数腧穴有泻热作用。

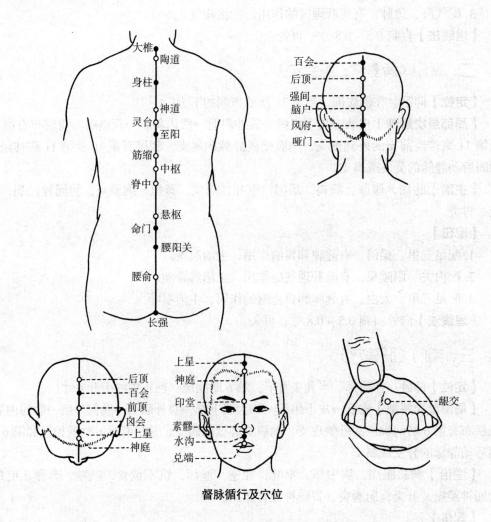

督脉循行及穴位

一、长强（络穴）

【定位】跪伏，或胸膝位。在尾骨端下，当尾骨端与肛门连线的中点处。

【局部层次解剖】皮肤→皮下组织→肛尾韧带。浅层主要布有尾神经的后支。深层有阴部神经的分支、肛神经、阴部内动静脉的分支或属支、肛动静脉。

【主治】痔疾，便血，洞泄，大小便难，阴部湿痒，尾骶骨疼痛，瘾疬，癫痫。癔症，腰神经痛。

【配伍】

1. 配承山，有清热通便、活血化瘀的作用，主治痔疾、便结。

2. 配小肠俞，有行气通腑、分清泌浊的作用，主治大小便难、淋证。

3. 配身柱，有行气通督的作用，主治脊背疼痛。

4. 配百会，有通调督脉、益气升阳的作用，主治脱肛、头昏。

【埋线法】斜刺，针尖向上，平行刺入 0.5～1 寸。不得刺穿直肠，以防感染。不灸。

二、腰阳关

【定位】俯卧。在腰部，当后正中线上，第 4 腰椎棘突下凹陷中。

【局部层次解剖】皮肤→皮下组织→棘上韧带→棘间韧带→弓间韧带。浅层主要布有第 4 腰神经后支的内侧支和伴行的动静脉。深层有棘突间的椎外（后）静脉丛、第 4 腰神经后支的分支和第 4 腰动静脉背侧支的分支或属支。

【主治】腰骶疼痛，下肢痿痹，月经不调，赤白带下，遗精，阳痿，便血。腰骶神经痛，坐骨神经痛，类风湿病，小儿麻痹，盆腔炎。

【配伍】
1. 配肾俞、次髎、委中，有温经散寒、通经活络的作用，主治寒湿性腰痛、腿痛。
2. 配肾俞、环跳、足三里、委中，有行气止痛、温经散寒的作用，主治坐骨神经痛、下肢痿软无力。
3. 配命门、悬枢，有行气通经、温阳散寒的作用，主治多发性神经炎。

【埋线法】直刺 0.5～1 寸；可灸。

三、命门

【定位】俯卧。在腰部，当后正中线上，第 2 腰椎棘突下凹陷中。

【局部层次解剖】皮肤→皮下组织→棘上韧带→棘间韧带→弓间韧带。浅层主要布有第 2 腰神经后支的内侧支和伴行的动静脉。深层有棘突间的椎外（后）静脉丛、第 1 腰神经后支的分支和第 1 腰动静脉背侧支的分支或属支。

【主治】虚损腰痛，遗尿，尿频，泄泻，遗精，阳痿，早泄，赤白带下，月经不调，胎屡坠，汗不出，寒热疟疾，小儿发痫。胃下垂，前列腺炎，肾功能低下。

【配伍】
1. 配肾俞，有调补肾气的作用，主治肾虚尿多、腰酸背痛。
2. 配肾俞、气海、然谷，有补益肾气、固涩精关的作用，主治阳痿、早泄、滑精。
3. 配天枢、气海、关元，有温肾健脾的作用，主治肾泄、五更泻。

【埋线法】直刺 0.5～1 寸；可灸。

四、至阳

【定位】俯伏坐位。在背部，当后正中线上，第 7 胸椎棘突下凹陷中。

【局部层次解剖】皮肤→皮下组织→棘上韧带→棘间韧带。浅层主要布有第 7 胸神经后支的内侧皮支和伴行的动静脉。深层有棘突间的椎外（后）静脉丛、第 7 胸神经后支的分支和第 7 肋间后动静脉背侧支的分支或属支。

【主治】胸胁胀痛，脊强，腰背疼痛，黄疸。胆囊炎，胆道蛔虫症，胃肠炎，肋间神经痛，各类心脏疾患，额窦炎。

【配伍】

1.配阳陵泉、日月,有疏肝利胆、清热止痛的作用,主治胁肋痛、黄疸、呕吐。

2.配心俞、内关,有宽胸利气、温阳通络的作用,主治心律不齐、胸闷。

【埋线法】斜刺 0.5～1 寸;可灸。

五、大椎

【定位】俯伏坐位。在后正中线上,第 7 颈椎棘突下凹陷中。

【局部层次解剖】皮肤→皮下组织→棘上韧带→棘间韧带。浅层主要布有第 8 颈神经后支的内侧支和棘突间皮下静脉丛。深层有棘突间的椎外(后)静脉丛和第 8 颈神经后支的分支。

【主治】颈项强直,角弓反张,肩颈疼痛,肺胀胁满,咳嗽喘急,疟疾,风疹,癫狂,小儿惊风,黄疸。颈肩部肌肉痉挛,颈椎病,落枕,感冒,疟疾,小儿麻痹后遗症,小儿舞蹈病。

【配伍】

1.配腰俞,有通督行气、清热截疟的作用,主治疟疾。

2.配合谷、中冲,有解表泻热的作用,主治伤寒发热、头昏。

3.配长强,有通调督脉的作用,主治背脊强痛。

【埋线法】斜刺 0.5～1.2 寸;或点刺出血。可灸。

六、百会

【定位】正坐。在头部,当前发际正中直上 5 寸,或两耳尖连线的中点处。

【局部层次解剖】皮肤→皮下组织→帽状腱膜→腱膜下疏松组织。布有枕大神经、额神经的分支、颞浅动静脉及枕动静脉吻合网。

【主治】眩晕,健忘,头痛,头胀,脱肛,角弓反张,泄泻,阴挺,喘息,瘛疭,虚损,癫狂,痫证,癔症。高血压,神经性头痛,梅尼埃病,老年性痴呆,内脏下垂,精神分裂症,脑供血不足,休克,中风后偏瘫、不语。

【配伍】

1.配脑空、天柱,有疏散风邪的作用,主治头风、眼花。

2.配胃俞、长强,有通调督脉、益气固脱的作用,主治脱肛、痔漏。

3.配脾俞,有补脾健胃、温中止泻的作用,主治久泻滑脱下陷。

4.配水沟,有醒神开窍的作用,主治喜哭不休。

【埋线法】平刺 0.5～0.8 寸;可灸。

七、水沟

【定位】仰靠坐位。在面部,当人中沟的上 1/3 与中 1/3 的交点处。

【局部层次解剖】皮肤→皮下组织→口轮匝肌。布有眶下神经的分支和上唇动静脉。

【主治】中风,牙关紧闭,口喝,唇肿,齿痛,鼻塞,鼻衄,闪挫腰痛,脊膂强痛,昏迷，晕厥，抽搐，消渴，黄疸，遍身水肿，癫痫。虚脱，休克，面神经麻痹，口眼肌肉痉挛，癔症，精神分裂症，晕车，晕船。

【配伍】

1. 配合谷、内庭、中极、气海，有解暑清热、醒神开窍的作用，主治中暑不省人事。

2. 配中冲、合谷，有醒神开窍的作用，主治中风不省人事。

3. 配委中，有活血祛瘀、行气通经的作用，主治闪挫腰痛。

4. 配内关、阳陵泉、三阴交、太冲，用泻法，可治疗癔症性抽搐。每日 1 次，10 次为 1 个疗程。

5. 配合谷，用 0.5 寸毫针刺激，刺激强度随症状缓解而逐渐减弱，可治疗癔症性木僵。

6. 取水沟穴，从下向上斜刺，2 分钟运针 1 次，留针 10 分钟，可治疗呃逆。

7. 配合谷，得气后行较大幅度提插捻转，泻法，可治疗小儿高热惊厥。

8. 针刺水沟穴，能提高失血性休克的家兔血氧水平。

9. 针刺水沟穴，能促进休克家兔心肌糖原活跃和心肌的物质代谢，增强心肌的能量供应。

10. 针刺水沟穴，能快速调节休克家兔的三磷酸激酶，使其活力大大增加，使三磷酸腺苷分解加强，心肌收缩得到能量的供给，有利于阻断休克的发生与发展。

【埋线法】向上斜刺 0.3 ~ 0.5 寸（或用指甲按切）；不灸。

八、印堂

【定位】在前额部，当两眉头间连线与前正中线之交点处。

【局部层次解剖】皮肤→皮下组织→降眉间肌。皮肤由额神经的滑车上神经分布。肌肉由面神经的颞支支配，血液供应来自滑车上动脉和眶上动脉的分支及伴行同名静脉。

【主治】头痛，头晕，鼻炎，目赤肿痛，三叉神经痛。

【配伍】常与局部取穴配合使用。

【埋线法】向下平刺 0.3 ~ 0.5 寸，或三棱针放血；可灸。

第十四节　任脉穴

经脉循行：起于小腹内，下出会阴部，向前上行，经阴毛部，沿正中线向上到达咽喉部，再上行环绕口唇，经面部进入目眶下。

联系脏腑器官：女子胞、咽喉、口齿、目。

本经腧穴：起于会阴，止于承浆，一名一穴，共 24 个穴位。

主治概要：本经腧穴主治腹、胸颈、头面的局部病证及相应的内脏器官病证。部分腧穴有强壮作用，少数腧穴可治疗神志病。

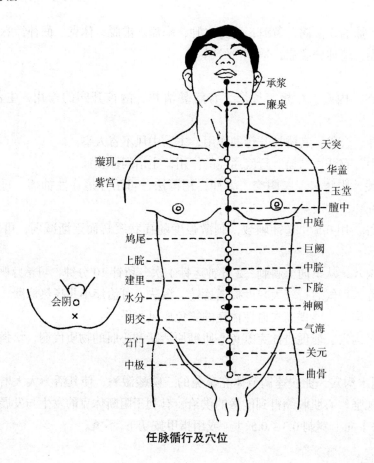

任脉循行及穴位

承浆
廉泉
天突
璇玑
华盖
紫宫
玉堂
膻中
中庭
鸠尾
巨阙
上脘
中脘
建里
下脘
水分
神阙
会阴
阴交
气海
石门
关元
中极
曲骨

一、曲骨

【定位】仰卧。在前正中线上，耻骨联合上缘的中点处。

【局部层次解剖】皮肤→皮下组织→腹白线→腹横筋膜→腹膜外脂肪→壁腹膜。浅层主要布有髂腹下神经前皮支和腹壁浅静脉的属支。深层主要有髂腹下神经的分支。

【主治】赤白带下，小便淋沥，遗尿，遗精，阳痿，阴囊湿疹，五脏虚弱，虚乏冷极。膀胱炎，产后子宫收缩不全，子宫内膜炎。

【配伍】

1.配太冲、关元、复溜、三阴交，有养阴清热、行气祛湿的作用，主治赤白带下。

2.配关元、漏谷、行间、足五里、涌泉、委中、承扶，有行气通滞、清热利尿的作用，主治小便黄赤、癃闭。

3.配急脉、归来，有理气缓筋的作用，主治因情绪过分紧张而致的阳痿、早泄、遗精。

【埋线法】直刺0.5~1寸，穴位内为膀胱，故应在排尿后进行针刺；可灸。孕妇禁针。

二、中极（膀胱募穴）

【定位】仰卧。在下腹部，前正中线上，当脐中下 4 寸。

【局部层次解剖】皮肤→皮下组织→腹白线→腹横筋膜→腹膜外脂肪→壁腹膜。浅层主要布有髂腹下神经的前皮支和腹壁浅动静脉的分支或属支。深层有髂腹下神经的分支。

【主治】癃闭，带下，阳痿，痛经，产后恶露不下，阴挺，疝气偏坠，积聚疼痛，冷气时上冲心，水肿，尸厥恍惚。肾炎，膀胱炎，盆腔炎，产后子宫神经痛。

【配伍】

1. 配膀胱俞，属俞募配穴法，有调理脏腑气机的作用，主治膀胱气化功能不足引起的小便异常。

2. 配关元、三阴交、阴陵泉、次髎，有化气行水的作用，主治尿潴留、淋证。

3. 配三阴交、石门，有活血化瘀的作用，主治闭经、恶露不止。

4. 配中封、脾俞、小肠俞、章门、气海、关元，有调养肝脾、调理冲任的作用，主治带下、白浊、梦遗、滑精。

5. 取中极透曲骨，配三阴交、地机，操作时先导尿后针刺，以泻法为主，留针 15～20 分钟，隔 5 分钟行针 1 次，每日 1 次，可治疗产后及术后尿潴留。

6. 配关元、三阴交，得气后留针 15 分钟，其间每隔 5 分钟用捻转补法，每日 1 次，20 次为 1 个疗程，两个疗程间隔 7 天，可治疗男子性功能障碍。

7. 对于痛经患者，用发泡膏（斑蝥、白芥子各 20g，研细，以 50% 二甲基亚砜调成软膏如麦粒大）贴中极穴，于经前 5 天贴第 1 次，经潮或腹痛始发贴第 2 次，每次贴 3 小时即揭去，两个月经周期为 1 个疗程。

8. 对于原发性不孕患者，配三阴交、大赫，于月经周期的第 12 天开始针刺，连续治疗 3 天，每日 1 次，每次留针 15 分钟，用平补平泻手法。

【埋线法】直刺 0.5～1 寸。

三、关元（小肠募穴）

【定位】仰卧。在下腹部，前正中线上，当脐中下 3 寸。

【局部层次解剖】皮肤→皮下组织→腹白线→腹横筋膜→腹壁外脂肪→壁腹膜。浅层主要有第 12 胸神经前支的前皮支和腹壁浅动静脉的分支或属支。深层主要有第 12 胸神经前支的分支。

【主治】少腹疼痛，霍乱吐泻，疝气，遗精，阳痿，早泄，白浊，尿闭，尿频，黄白带下，痛经，中风脱证，虚劳冷惫，羸瘦无力，眩晕，下消。尿道炎，盆腔炎，肠炎，肠粘连，神经衰弱，小儿单纯性消化不良。

【配伍】

1. 配阴陵泉，有清热利湿的作用，主治气癃尿黄、黄带阴痒。

2. 配太溪，有补益肾气的作用，主治久泄不止、久痢赤白、下腹疼痛。

3. 配涌泉，有补肾气、行水气的作用，主治滑精、腰痛、气淋。

4. 配中极、阴交、石门、期门，有条达肝气的作用，主治胸胁痞满。

【埋线法】直刺 0.5 ~ 1 寸，需排尿后进行针刺；可灸。

四、气海（肓之原穴）

【定位】仰卧。在下腹部，前正中线上，当脐下 1.5 寸。

【局部层次解剖】皮肤→皮下组织→腹白线→腹横筋膜→腹膜外脂肪→壁腹膜。浅层主要布有第 11 胸神经前支的前皮支和脐周静脉网。深层主要有第 11 胸神经前支的分支。

【主治】下腹疼痛，大便不通，泻痢不止，癃淋，遗尿，阳痿，遗精，滑精，闭经，崩漏，带下，阴挺，中风脱证，脘腹胀满，气喘，心下痛，脏气虚惫，真气不足，肌体羸瘦，四肢力弱，奔豚。疝气，失眠，神经衰弱，肠炎。

【配伍】

1. 配关元、阴陵泉、大敦、行间，有行气通经、清热除湿的作用，主治小便淋沥不尽、少腹胀痛、黄白带下。

2. 配血海，有补气养血、行气活血、通经散瘀的作用，主治小腹痞块、五淋、经闭不通。

3. 配小肠俞，有行气化浊的作用，主治带下、淋浊。

4. 配大敦、阴谷、太冲、然谷、三阴交、中极，有行气通经、养阴清热的作用，主治痛经、血崩、血淋。

5. 配三阴交，有养阴填精、培元固肾的作用，主治白浊、遗精、下腹疼痛、经少。

【埋线法】直刺 0.8 ~ 1.2 寸；宜灸。

五、水分

【定位】仰卧。在上腹部，前正中线上，当脐中上 1 寸。

【局部层次解剖】皮肤→皮下组织→腹白线→腹横筋膜→腹膜外脂肪→壁腹膜。浅层主要布有第 9 胸神经前支的前皮支及腹壁浅静脉的属支。深层有第 9 胸神经前支的分支。

【主治】腹坚肿如鼓，绕脐痛，肠鸣，肠胃虚胀，反胃，泄泻，水肿，小儿陷囟，腰脊强急。肠炎，胃炎，肠粘连，泌尿系炎症。

【配伍】

1. 配天枢、三阴交、足三里，有调和气血、健运脾胃的作用，主治绕脐痛、腹泻、纳呆。

2. 配气海，有行气利水的作用，主治气滞水肿。

3. 配三阴交、脾俞，有健脾利水的作用，主治脾虚水肿。

4. 配阴交、足三里，有健脾和胃、活血祛瘀、益气行水的作用，主治鼓胀。

【埋线法】直刺 0.5 ~ 1 寸；宜灸。

六、下脘

【定位】仰卧。在上腹部，前正中线上，当脐中上 2 寸。

【局部层次解剖】皮肤→皮下组织→腹白线→腹横筋膜→腹膜外脂肪→壁腹膜。浅层主要布有第 9 胸神经前支的前皮支及腹壁浅静脉的属支。深层有第 9 胸神经前支的分支。

【主治】腹坚硬胀，食谷不化，痞块连脐上，呃逆，泄泻，虚肿，日渐消瘦。胃炎，胃溃疡，胃痉挛，胃扩张，肠炎。

【配伍】

1. 配陷谷，有行气和胃的作用，主治肠鸣、食谷不化。

2. 配中脘，有和中健胃、活血化瘀的作用，主治腹坚硬胀、痞块。

3. 配足三里，有行气降气、宽中醒脾的作用，主治食饮不化、入腹还出。

【埋线法】直刺 0.8 ~ 1.2 寸；可灸。

七、中脘（胃募穴，腑会穴）

【定位】仰卧。在上腹部，前正中线上，当脐中上 4 寸。

【局部层次解剖】皮肤→皮下组织→腹白线→腹横筋膜→腹膜外脂肪→壁腹膜。浅层主要布有第 8 胸神经前支的前皮支及腹壁浅静脉的属支。深层有第 8 胸神经前支的分支。

【主治】胃痛，腹痛，腹胀，呃逆，反胃，食不化，肠鸣，泄泻，便秘，便血，胁下坚痛，喘息不止，失眠，脏躁，癫痫，尸厥。胃炎，胃溃疡，胃下垂，胃痉挛，胃扩张，子宫脱垂，荨麻疹，食物中毒。

【配伍】

1. 配天枢，有和胃降逆、化湿去秽的作用，主治霍乱吐泻。

2. 配气海，有益气摄血的作用，主治便血、呕血、脘腹胀痛。

3. 配足三里，有调和胃气、升提脾气、祛湿化浊的作用，主治胃痛、泄泻、黄疸、四肢无力。

4. 配胃俞，属俞募配穴法，有调中和胃、宽中利气的作用，主治胃脘胀满、食欲不振、呕吐呃逆。

【埋线法】直刺 0.8 ~ 1.2 寸；可灸。

八、鸠尾（络穴，膏之原穴）

【定位】仰卧。在上腹部，前正中线上，当胸剑结合部下 1 寸。

【局部层次解剖】皮肤→皮下组织→腹白线→腹横筋膜→腹膜外脂肪→壁腹膜。浅层主要布有第 7 胸神经前支的前皮支。深层主要有第 7 胸神经前支的分支。

【主治】胸闷咳嗽，心悸，心烦，心痛，呃逆，呕吐，惊狂，癫痫，脏躁。胃神经痛，肋间神经痛，胃炎，支气管炎，神经衰弱，癔症。

【配伍】

1. 配涌泉，有化痰宁心的作用，主治癫痫、呕痰沫。

2. 配中脘、少商，有和胃化积、行气清热的作用，主治食痫、胃脘胀满、不得眠。

3. 配脐中，有补气安神的作用，主治短气、心虚。

【埋线法】0.3 ~ 0.6 寸，向下斜刺；可灸。

九、膻中（心包募穴，气会穴）

【定位】仰卧。在胸部，当前正中线上，平第 4 肋间，两乳头连线的中点处。

【局部层次解剖】皮肤→皮下组织→胸骨体。主要布有第 4 肋间神经前皮支和胸廓内动静脉的穿支。

【主治】胸闷塞，气短，咳喘，心胸痛，心悸，心烦，噎膈，咳唾脓血，产妇乳少。支气管哮喘，支气管炎，食管狭窄，肋间神经痛，心绞痛，乳腺炎。

【配伍】

1. 华盖，有理气化痰、止咳平喘的作用，主治短气不得息、咳喘。

2. 配厥阴俞，属俞募配穴法，有宽胸利气、宁心安神的作用，主治心痛、失眠、怔忡、喘息。

3. 配大陵、委中、少泽、俞府，有通经活络、清热止痛的作用，主治乳痈、胸痛。

4. 配少泽，有通经活络、益气养血的作用，主治乳少、胸胁闷胀。

【埋线法】直刺 0.5 寸，或平刺；可灸。

十、天突

【定位】仰靠坐位。在颈部，当前正中线上，胸骨上窝中央。

【局部层次解剖】皮肤→皮下组织→左、右胸锁乳突肌腱（两胸骨头）之间→胸骨柄颈静脉切迹上方→左、右胸骨甲状肌→气管前间隙。浅层布有锁骨上内侧神经，皮下组织内有颈阔肌和颈静脉弓。深层有头臂干、左颈总动脉、主动脉弓和头臂静脉等重要结构。

【主治】哮喘，咳嗽，暴喑，咽喉肿痛，瘿气，梅核气，咳唾脓血，心与背相控而痛。支气管哮喘，支气管炎，喉炎，扁桃体炎。

【配伍】

1. 配膻中，有降气平喘的作用，主治哮喘、胸痹。

2. 配璇玑、风府、照海，有行气解表、养阴清热的作用，主治咽喉肿痛。

3. 配灵道、阴谷、复溜、丰隆、然谷，有滋肾降火利咽的作用，主治咽痛久不愈、喑哑、入睡口干。

【埋线法】先直刺，当针尖超过胸骨柄内缘后，即向下沿胸骨柄后缘、气管前缘缓慢向下刺入 0.5 ~ 1 寸；可灸。

第十五节 经外奇穴及新穴

一、四神聪

【定位】正坐。在头顶部，当百会前、后、左、右各1寸，共4个穴位。

【局部层次解剖】皮肤→皮下组织→帽状腱膜→腱膜下疏松结缔组织。布有枕动静脉、颞浅动静脉顶支、眶上动静脉的吻合网、枕大神经、耳颞神经及眶上神经的分支。

【主治】头痛，眩晕，失眠，健忘，偏瘫，癫狂，痫证。脑积水，大脑发育不全，休克，神经衰弱，精神分裂症，神经性头痛，脑血管意外引起的偏瘫等。

【配伍】

1.配神门、三阴交，有宁心安神的作用，主治失眠。

2.配太冲、风池，有通经活络的作用，主治头痛、头昏。

3.以四神聪为主穴，治疗眩晕128例，属肝阳上亢者加太冲、合谷；痰浊内阻者加丰隆、内关；气血亏虚、肾精不足者加百会、足三里、三阴交；头痛加太阳点刺放血。针刺手法以强刺激为主，出针时开大针孔，使之出血更好。经临床观察，本法对实证眩晕效果较好，对虚证眩晕次之。

【埋线法】平刺0.5～0.8寸；可灸。

二、太阳

【定位】正坐或侧伏坐位。在颞部，当眉梢与目外眦之间，向后约一横指的凹陷处。

【局部层次解剖】皮肤→皮下组织→眼轮匝肌→颞筋膜→颞肌。布有颧神经的分支颧面神经、面神经的颞支和颧支、下颌神经的颞神经和颞浅动静脉的分支或属支。

【主治】偏正头痛，目赤肿痛，目眩，目涩，口眼㖞斜，牙痛。急性结膜炎，眼睑炎，视神经萎缩，视网膜出血，麦粒肿，神经血管性头痛，面神经麻痹，三叉神经痛，高血压。此外，还可应用于多种眼科手术的针刺麻醉。

【配伍】

1.配太冲、委中、关冲、风池、合谷，有清热解毒、疏风散邪的作用，主治天行赤眼。

2.配攒竹、肝俞、太冲、光明、肾俞、照海，有滋补肝肾、养肝明目的作用，主治视物易色。

3.配头维、率谷、风池，有通经活络的作用，主治偏头痛。

【埋线法】直刺或斜刺0.3～0.5寸，或用三棱针点刺出血；可灸。

三、牵正

【定位】在面颊部，耳垂前方0.5寸，与耳中点相平处。

【局部层次解剖】皮肤→皮下组织→腮腺和咬肌。皮肤由下颌神经的颊神经分布。

皮下组织内有咬肌动静脉支分布。咬肌由下颌神经的咬肌支支配。

【主治】面神经麻痹，口疮，下牙痛，腮腺炎。

【配伍】常与局部取穴配合使用。

【埋线法】直刺 0.5~1 寸，局部有酸胀的感觉向面部扩散；可灸。

四、子宫

【定位】仰卧。在下腹部，当脐中下 4 寸，中极旁开 3 寸。

【局部层次解剖】皮肤→皮下组织→腹外斜肌腱膜→腹内斜肌→腹横肌→腹横筋膜。浅层主要布有髂腹下神经的外侧皮支和腹壁浅静脉。深层主要有髂腹下神经的分支和腹壁下动静脉的分支或属支。

【主治】子宫脱垂，痛经，崩漏，不孕，月经不调，疝气，腰痛。

【配伍】配足三里，有培补中气、固摄胞宫的作用，主治子宫脱垂。

【埋线法】直刺 0.8~1.2 寸；可灸。

五、定喘

【定位】俯伏或伏卧。在背部，第 7 颈椎棘突下，旁开 0.5 寸。

【局部层次解剖】皮肤→皮下组织→斜方肌→菱形肌→上后锯肌→颈夹肌→竖脊肌。浅层主要布有第 8 颈神经后支的内侧皮支。深层有颈横动静脉的分支或属支、第 8 颈神经、第 1 胸神经后支的肌支。

【主治】落枕，肩背痛，上肢疼痛不举，哮喘，咳嗽，荨麻疹。慢性支气管炎，支气管哮喘，肺结核，肩背神经痛。

【配伍】

1. 配肺俞、中府，有降气平喘的作用，主治咳喘。

2. 配列缺、尺泽、合谷、膻中，有宣肺解表、理气化痰、降气平喘的作用，主治哮喘发作期。

【埋线法】直刺或偏向内侧刺入 0.5~1 寸；可灸。

六、夹脊

【定位】俯伏或伏卧。在背腰部，当第 1 胸椎至第 5 腰椎棘突下两侧，后正中线旁开 0.5 寸，一侧 17 个穴位。

【局部层次解剖】因各穴位置不同，其肌肉、血管、神经也各不相同。一般的层次结构是：皮肤→皮下组织→浅肌层（斜方肌、背阔肌、菱形肌、上后锯肌、下后锯肌）→深层肌（竖脊肌、横突棘肌）。浅层内分别布有第 1 胸神经至第 5 腰神经的内侧皮支和伴行的动静脉。深层布有第 1 胸神经至第 5 腰神经后支的肌支、肋间后动静脉或腰动静脉背侧支的分支或属支。

【主治】主治范围较广，其中，上胸部的穴位治疗心肺部及上肢病证；下胸部的穴位治疗胃肠部病证；腰部的穴位治疗腰、腹及下肢病证。

【配伍】现代常用于治疗相应内脏的病变。研究认为，夹脊穴能调节植物神经的功能，故用夹脊穴治疗与植物神经功能相关的一些疾病，如血管性头痛、肢端感觉异常症、植物神经功能紊乱症、脑血管病、红斑性肢痛症、高血压等。

【埋线法】直刺 0.3 ~ 0.5 寸，或用梅花针叩刺。

七、腰眼

【定位】伏卧。在腰部，当第 4 腰椎棘突下，旁开约 3.5 寸凹陷中。

【局部层次解剖】皮肤→皮下组织→胸腰筋膜浅层和背阔肌腱膜→髂肋肌→胸腰筋膜深层→腰方肌。浅层主要布有臀上皮神经和第 4 腰神经后支的皮支。深层主要布有第 4 腰神经后支的肌支和第 4 腰动静脉的分支或属支。

【主治】腰痛，尿频，妇科疾患，虚劳羸瘦，消渴。

【配伍】可一侧单独使用，亦可两侧同时配合使用。

【埋线法】直刺 0.5 ~ 1 寸；可灸。

八、腰痛点

【定位】伏掌。在手背侧，当第 2、3 掌骨及第 4、5 掌骨之间，当腕横纹与掌指关节中点处，一侧两穴，左右共 4 个穴位。

【局部层次解剖】一穴：皮肤→皮下组织指伸肌腱和桡侧腕短伸肌腱。另一穴：皮肤→皮下组织→小指伸肌腱与第 4 指伸肌腱之间。此二穴处布有手背静脉网和掌背动脉，以及桡神经的浅支和尺神经的手背支。

【主治】手背红肿疼痛，头痛，猝死，痰壅气促。急性腰扭伤，小儿急、慢惊风。

【配伍】两侧同时配合使用。

【埋线法】直刺 0.3 ~ 0.5 寸；可灸。

九、百虫窝

【定位】正坐屈膝或仰卧。在大腿内侧，髌底内侧端上 3 寸，即血海上 1 寸。

【局部层次解剖】皮肤→皮下组织→股内侧肌。浅层布有股神经的前皮支、大隐静脉的属支。深层有股动静脉的肌支和股神经的分支。

【主治】皮肤瘙痒，风疹块，下部生疮，蛔虫病。

【配伍】两侧同时配合使用。

【埋线法】直刺 0.5 ~ 1 寸；可灸。

十、阑尾

【定位】正坐或仰卧屈膝。在小腿前外侧上部，当犊鼻下 5 寸，胫骨前缘旁开一横指。

【局部层次解剖】皮肤→皮下组织→胫骨前肌→小腿骨间膜→胫骨后肌。浅层布有腓肠外侧皮神经和浅静脉。深层有腓深神经和胫前动静脉。

【主治】下肢痿痹，胃脘疼痛，纳呆，急、慢性阑尾炎。

【配伍】两侧同时配合使用。

【埋线法】直刺 0.5 ~ 1 寸；可灸。

十一、星状神经节

【定位】位于颈部气管和胸锁乳突肌的下缘距锁骨二指的交叉点，第 7 颈椎棘突下旁开 1 寸处，左右各一。星状神经节是由第 6、7 颈部神经节构成的颈部节和第 1 胸神经节融合而成，有时还包括了第 2 胸神经节和颈中神经节，其节后纤维广泛分布于 C_3 ~ T_{12} 节段的皮肤区域，在功能上属于交感神经节。

【主治】

1. 全身性疾病，如植物神经功能紊乱、原发性高血压、原发性低血压、糖尿病、食欲不振、贪食症、厌食症、肥胖症、顽固性失眠、多梦症、全身多汗症、无汗症、不定陈述症、慢性疲劳综合征、干燥症、神经痛、风湿及类风湿病等。

2. 头部疾病，如紧张性头痛、偏头痛、颞动脉炎、脑供血不足、脑血管痉挛、脑血栓、脑梗死、顽固性眩晕症、脱发症等。

3. 面部疾病，如面肌痉挛、面神经麻痹（面瘫）、三叉神经痛等。

4. 眼部疾病，如视网膜血管闭塞症、虹膜炎、视网膜色素变性症、视神经炎、角膜疱疹、角膜溃疡、青光眼、过敏性结膜炎、眼肌疲劳症、眼肌抽搐症、飞蝇症等。

5. 耳鼻喉科疾病，如突发性耳聋、耳鸣、分泌性中耳炎、过敏性鼻炎、急慢性副鼻窦炎、梅尼埃病、扁桃体炎、咽喉感觉异常症、嗅觉障碍症等。

6. 颈部、肩胛和上肢疾病，如颈椎间盘突出症、颈椎骨质增生、颈椎病引起的头痛头晕症、肩周炎、网球肘、四肢多汗症、循环障碍引发的疼痛症、伴有肌张力增加的疼痛症、术后水肿等。

7. 循环系统疾病，如心绞痛、心肌梗死、窦性心动过速等。

8. 呼吸系统疾病，如支气管哮喘、慢性支气管炎、肺栓塞、肺水肿等。

9. 口腔科疾病，如拔牙后疼痛、口腔炎、舌炎、牙龈炎等。

10. 消化系统疾病，如过敏性肠综合征、溃疡性结肠炎、胃炎、胃溃疡、便秘、腹泻、腹部胀满等。

11. 泌尿系统疾病，如神经性尿频症、夜尿症、肾盂肾炎等。

12. 男科疾病，如前列腺炎、男性性功能低下症、阳痿、男性不育症等。

13. 妇科疾病，如痛经、更年期综合征、急慢性盆腔炎、盆腔积液、子宫内膜炎、子宫切除术后内分泌激素功能紊乱症、女性不孕症等。

14. 腰部和下肢疾病，如腰椎骨质增生、腰椎间盘突出症、坐骨神经痛、膝关节痛、下肢麻木症、肢端红痛症、肢端发绀症等。

15. 美容、减肥、亚健康调理，还可治疗青春痘、黄褐斑、肝斑等。

【配伍】常与辨证取穴配合使用。

【埋线法】常取仰卧位，使枕部与背部处于同一高度，或将一薄枕置于双肩下，使头尽量后仰，以充分暴露颈部。面向上方，颏部抬向前。口微张开，以减小颈前肌张力，且易触及第 6 颈椎横突。定位：进针点为环状软骨水平，中线旁开约 1.5cm，胸锁关节上方约 2.5cm 处。穿刺方法：术区消毒。操作者应位于病人的右侧，戴无菌手套。右手持穿刺针，左手于定点处将胸锁乳突肌、颈总动脉、颈内静脉推向外侧，使之与气管、食管分开，然后于针斜面对手指外侧，垂直进针。一般刺入 2.5～3cm 可触及横突，此为穿刺成功的关键，此时退针少许（约 0.2cm），埋线即可。交感神经为植物神经，没有疼痛及异感，进针过程中，不要问病人有没有什么感觉，病人说话会造成环状软骨运动而影响操作。2 周治疗 1 次，双侧同时进行。

第十六节　埋线用董氏奇穴

董氏奇穴取穴少，见效快，治疗范围广，对各种痛证、面瘫、鼻炎、哮喘、胆囊炎、慢性胰腺炎、结肠炎、耳鸣、耳聋、带状疱疹、丹毒、不孕症、妇科病等，均有意想不到的疗效。如重子穴治久年背痛立竿见影，十四经穴无出其右者；又如肾关穴治尿频；木穴治鹅掌风；妇科穴治不孕症；驷马穴治过敏性鼻炎及多种皮肤病；正脊穴及上三黄治各种骨刺；通关、通山、通天配合刺血针法治疗病毒性心肌炎；下三皇治糖尿病；制污穴治久年恶疮不收口；又三穴配足三重治暴聋；侧三里、侧下三里治三叉神经痛均有特效，屡验不爽，不一而足。在患侧四花中穴、四花外穴附近若有瘀络，刺血对缓解肩关节疼痛极有效验。

一、头面部

正会穴

【部位】在头顶之正中央。

【解剖】脑之总神经。

【主治】四肢颤抖、各种风证、身体虚弱、小儿惊风、眼斜嘴㖞、半身不遂、神经失灵、中风不语。

【取穴】正坐，以细绳竖放头顶中行，前垂鼻尖，后垂颈骨正中，另以一绳横放头顶，左右各垂耳尖，此两绳在头顶之交叉点是穴。

【埋线】针深一分至三分。

镇静穴

【部位】在两眉头之间，正中之上三分。

【解剖】脑神经。

【主治】神经错乱、四肢发抖、两腿酸软、四肢神经麻痹、失眠、小儿梦惊。

【取穴】当两眉头之间，正中之上三分处是穴。

【埋线】针深一分至二分，由上往下扎（即皮下针）。

【运用】本穴应与正会穴配针，才有疗效。

水通穴

【部位】在嘴角之下四分。

【解剖】肾神经。

【主治】肾脏性之风湿病、肾功能不足之疲劳、头晕、眼花、肾虚腰痛、闪腰、岔气。

【取穴】当嘴角直下四分处是穴。

【埋线】针由内向外斜扎，针深一分至五分。

水金穴

【部位】水通穴向里平开五分。

【解剖】肾神经。

【主治】同水通穴。

【取穴】从水通穴向里平开五分处是穴。

【埋线】针由内向外斜扎，针深一分至五分。

【运用】水通、水金两穴均主治肾病，取穴下针时应就发青处针之。

鼻翼穴

【部位】当鼻翼上端之沟陷中。

【解剖】肺、肾、脾神经。

【主治】眉酸骨痛、头昏眼花、肾亏之各种神经痛、半身不遂、四肢骨痛、脸面麻痹、舌痛、舌硬、舌紧、偏头痛、喉痛。

【取穴】当鼻翼中央上端之沟陷中取之。

【埋线】针深一分至二分。

二、手掌部

重子穴

【部位】虎口下约一寸，即大指掌骨与食指掌骨之间。

【解剖】有桡骨神经之分布及桡骨动脉、肺分支神经。

【主治】肩背痛（特效）、肺炎（特效）、感冒、咳嗽、气喘（小孩最有效）。

【取穴】手心向上，在大指掌骨与食指掌骨之间，虎口下约一寸处是穴。

【埋线】一寸，针深三至五分。

【运用】重子、重仙两穴同时下针，为治背痛之特效针。

重仙穴

【部位】在大指骨与食指骨夹缝间，离虎口两寸，与手背灵骨穴正对相通。

【解剖】有桡骨神经之分布及桡骨动脉、肺分支神经、心细分支神经。

【主治】背痛、肺炎、发热、心律不齐、膝盖痛。

【取穴】当大指骨与食指骨之间，距虎口两寸处是穴。

【埋线】一寸，针深三至五分。

【运用】重子、重仙两穴同时下针，为治背痛之特效针。

上白穴

【部位】在手背面，食指与中指叉骨之间，距指骨与掌骨接合处下五分。

【解剖】肺与心细分支神经交错。

【主治】眼角发红、坐骨神经痛、胸下（心侧）痛。

【取穴】手背向上，距指骨与掌骨接合处下五分，食指骨与中指骨之间是穴。

【埋线】一寸，针三分至五分深。

大白穴

【部位】在手背面，大指与食指叉骨间陷中，即第 1 掌骨与第 2 掌骨中间之凹陷处。

【解剖】此处为第一手背侧骨间筋，布有桡骨动脉、桡骨神经、肺支神经。

【主治】小儿气喘、发高烧（特效）、肺功能不足引起之坐骨神经痛。

【取穴】拳手取穴（拇指弯曲抵食指第一节握拳），当虎口底外开五分处取之。

【埋线】针四分至六分深，治坐骨神经痛；用三棱针治小儿气喘、发高烧及急性肺炎（特效）。注意孕妇禁针。

灵骨穴

【部位】在手背拇指与食指叉骨间，第 1 掌骨与第 2 掌骨接合处，与重仙穴相通。

【解剖】第一手背侧骨间筋，布有桡骨动脉、桡骨神经、肺支神经。

【主治】肺功能不足之坐骨神经痛、腰痛、脚痛、面神经麻痹、半身不遂、骨骼胀大、妇女经脉不调、痛经、经闭、难产、背痛、耳鸣、耳聋、偏头痛、头昏脑胀。

【取穴】拳手取穴，在拇指与食指叉骨间，第 1 掌骨与第 2 掌骨接合处，距大白穴一寸二分，与重仙穴相通。

【埋线】用一寸五分针至二寸针，针深可透过重仙穴（过量针）。注意孕妇禁针。

手解穴

【部位】小指掌骨与环指掌骨之间，握拳时小指尖触及之处。

【解剖】肾脏敏感神经。

【主治】晕针、下针后引起之麻木感、气血错乱之刺痛。

【取穴】手心向上，在小指掌骨与环指掌骨之间，握拳时小指尖触及掌处是穴。

【埋线】针深三分至五分，停针 10～20 分钟即解，或以三棱针出血即解。

三、臂部

其门穴

【部位】在桡骨之外侧，手腕横纹后两寸处。

【解剖】此处有短伸拇筋、头静脉、桡骨动脉支、后下膊皮下神经、桡骨神经、肺支神经。

【主治】妇科经脉不调、赤白带下、大便脱肛、痔疮痛。

【取穴】当桡骨之外侧，距手腕横纹后两寸处是穴。

【埋线】臂侧放针斜刺，约与皮下平行，针入二至五分。

其角穴

【部位】在桡骨之外侧，手腕横纹后四寸处。

【解剖】同其门穴。

【主治】同其门穴。

【取穴】在其门穴后二寸处取之。

【埋线】同其门穴。

其正穴

【部位】在桡骨之外侧，手腕横纹后六寸处。

【解剖】同其门穴。

【主治】同其门穴。

【取穴】在其门穴后四寸，即其角穴后二寸处取之。

【埋线】同其门穴。

【运用】其门、其角、其正三穴同用（即一用三针）。

肠门穴

【部位】在尺骨之内侧，距豌豆骨三寸。

【解剖】布有尺骨动脉之背支、尺骨神经、肝之支神经、肾之副神经。

【主治】肝炎引起之肠炎、头昏眼花。

【取穴】手抚胸取穴，在尺骨之内侧与筋腱之间，距豌豆骨三寸处是穴。

【埋线】针深三至五分。

肝门穴

【部位】在尺骨之内侧，距豌豆骨六寸。

【解剖】此处有总指伸筋、歧出前膊骨间动脉之分支、肝支神经。

【主治】急性肝炎（特效）。

【取穴】手抚胸取穴，当尺骨之内侧中部，距豌豆骨六寸处取之。

【埋线】针深三分至五分。针下后立止肝痛，将针向右旋转，胸闷即解；将针向左旋转，肠痛亦除。

【运用】肠门穴与肝门穴同时使用，可治肝炎引起之肠炎。单用左手穴，禁忌双手同时取穴。

心门穴

【部位】在尺骨鹰嘴突起之上端，去肘尖一寸五分陷中。

【解剖】在二头膊筋间，布有下尺骨副动脉、桡骨神经支、心之分支神经。

【主治】心肌炎、心律不齐、胸闷、呕吐、干霍乱。

【取穴】手抚胸取穴，在下尺骨内侧陷处，距肘尖一寸五分是穴。

【埋线】针深四分至七分。

【运用】禁忌双手取穴。

肩中穴

【部位】当后臂肱骨之外侧，去肩骨缝二寸五分。

【解剖】此处为三角筋部，头静脉后，布有回旋上膊动脉、腋窝神经、心之分支神经。

【主治】膝盖痛（特效）、皮肤病（颈项皮肤病有特效）、小儿麻痹、半身不遂、心律不齐、血管硬化、鼻出血、肩痛。

【取穴】手臂下垂，自肩骨向下二寸半中央是穴。

【埋线】针深五分至一寸。

【运用】左肩痛扎右穴；右肩痛扎左穴。

四、小腿部

正筋穴

【部位】在足后跟筋中央上，距足底三寸五分。

【解剖】脊椎骨总神经、脑之总神经。

【主治】脊椎骨闪痛、腰脊椎痛、颈项筋痛及扭转不灵、脑骨胀大、脑积水。

【取穴】当足后跟筋之正中央上，距足底三寸五分是穴。

【埋线】针深五分至八分（针透过筋，效力尤佳），体壮者可坐姿扎，体弱者应侧卧扎。

正士穴

【部位】在正宗穴上二寸处。

【解剖】肺之分支神经、脊椎骨总神经。

【主治】肩背痛、腰痛、坐骨神经痛。

【取穴】当足后跟筋之正中央上，距正宗穴上二寸处是穴。

【埋线】针深五分至一寸。

腑肠穴

【部位】在四花下穴直上一寸半。

【解剖】六腑神经、肺之副神经、肾之副神经、心之副神经。

【主治】同四花下穴。

【取穴】当四花下穴直上一寸五分处是穴。

【埋线】针深五分至一寸（用细毫针）。

【运用】通常与四花下穴相配，效力迅速，但不单独用针。

天皇穴

【部位】在胫骨头之内侧陷中，去膝关节二寸五分。

【解剖】肾之神经、六腑神经、心之分支神经。

【主治】胃酸过多、反胃（倒食症）、肾脏炎、糖尿病、小便蛋白质。

【取穴】当膝下内辅骨下陷中，在胫骨头之内侧，去膝关节二寸五分是穴。

【埋线】针深五分至一寸。

【注意】不宜灸；孕妇禁针。

肾　关

【部位】在天皇穴直下一寸五分。

【解剖】六腑神经。

【主治】胃酸过多、倒食症、眼球㖞斜、散光、贫血、癫痫、神经病、眉骨酸痛、鼻骨痛、头晕。

【取穴】当天皇穴直下一寸半，胫骨之内侧。

【埋线】针深五分至一寸。

【运用】治胃酸过多、厌食症，为天皇穴之配针。

地皇穴

【部位】在胫骨之内侧，距内踝骨七寸。

【解剖】肾之神经。

【主治】肾脏炎、四肢浮肿、糖尿病、淋病、阳痿、早泄、遗精、滑精、梦遗、小便蛋白质、小便出血、子宫肌瘤、月经不调、肾亏之腰痛。

【取穴】当胫骨之内侧后缘，距内踝上七寸处是穴。

【埋线】针与脚呈45°扎入，针深一寸至一寸八分。

【注意】孕妇禁针。

人皇穴

【部位】在胫骨之内侧后缘，距内踝上三寸。

【解剖】肾之分支神经。

【主治】淋病、阳痿、早泄、遗精、滑精、腰脊椎骨痛、脖子痛、头晕、手麻、糖尿病、小便蛋白质、小便出血、肾脏炎、肾亏之腰痛。

【取穴】当胫骨之内侧后缘，距内踝上三寸处是穴。

【埋线】针深六分至一寸二分。

【注意】孕妇禁针。

五、大腿部

通关穴

【部位】在大腿正中线之股骨上，距膝盖横纹上五寸。

【解剖】心之总神经。

【主治】心脏病、心包络（心口）痛、心两侧痛、风湿性心脏病、头晕眼花、心律不齐、胃病、四肢痛、脑缺血。

【取穴】当大腿正中线之股骨上，距膝盖横纹上五寸处是穴。

【埋线】针深三分至五分。

通肾穴

【部位】在膝盖内侧上缘。

【解剖】肾之神经。

【主治】阳痿、早泄、淋病、肾脏炎、糖尿病、肾亏之头晕腰痛、肾脏性风湿病、子宫痛、赤白带下。

【取穴】当膝盖内侧上缘之陷处是穴。

【埋线】针深三分至五分。

通胃穴

【部位】在通肾穴上二寸。

【解剖】肾之神经。

【主治】同通肾穴，又治背痛。

【取穴】在膝盖内侧上缘之上二寸，即通肾穴之上二寸处是穴。

【埋线】针深五分至一寸。

通背穴

【部位】在通肾穴之上四寸。

【解剖】肾之神经。

【主治】同通胃穴。

【取穴】在通肾穴直上四寸，即通胃穴直上二寸处是穴。

【埋线】针深五分至一寸。

【运用】通肾、通胃、通背三穴可任取两穴（两腿四穴）配针，禁忌三穴同时下针。通肾、通胃、通背三穴可任取一穴，作为治疗其他各症之补针。通肾、通胃、通背三穴可任取一穴，作为治疗妇人流产之补针，连续治疗半个月即无流产之虞。

明黄穴

【部位】在大腿内侧之正中央。

【解剖】肝之总神经、心之总神经、心之动脉、表层属肾之副神经、中层属肝之神经、深层属心之神经。

【主治】肝硬化、肝炎、骨骼胀大、脊椎长芽骨（脊椎骨膜炎）、肝功能不足引起之疲劳、腰酸、眼昏、眼痛、肝痛、消化不良、白细胞减少症。

【取穴】当大腿内侧之中央点是穴。

【埋线】针深一寸五分至二寸五分。

其黄穴

【部位】在明黄穴直下三寸。

【解剖】胆总神经、心之支神经、肝之分支神经。

【主治】黄疸病及明黄穴主治各症。

【取穴】当明黄穴直下三寸处是穴。

【埋线】针深一寸五分至二寸。

【运用】天黄、明黄、其黄三穴同时取穴下针，主治肝炎、肝硬化、骨骼胀大、肝功能不足引起之各症、脾硬化、舌疮。

驷马中穴

【部位】直立，两手下垂，中指尖所至之处向前横开三寸。

【解剖】肺之总神经、肝之分支神经。

【主治】肋痛、背痛、肺功能不全、坐骨神经痛、腰痛、胸部被打击后而引起之胸背痛、肋膜炎、鼻炎、耳聋、耳鸣、耳炎、面神经麻痹、眼发红、哮喘、半身不遂、牛皮癣、皮肤病。

【取穴】直立，两手下垂，中指尖所至之处向前横开三寸处是穴。

【埋线】针深八分至二寸五分。

解　穴

【部位】在膝盖骨外侧上角直上一寸之向前横开三分。

【解剖】心脏敏感神经及血管。

【主治】扎针后气血错乱、血不归经、下针处起包疼痛、西医注射后引起之疼痛、跌打损伤、精神刺激而引起之疼痛、疲劳过度之疼痛。

【取穴】当膝盖骨外侧上角直上一寸之向前横开三分。

【埋线】针深三分至五分。

【运用】下针后将针缓缓转动，病痛解除即取针；留针时间以 8 分钟为限。如患者晕针不省人事，即将其口张开，以扁针、筷子、汤匙或手指按其舌根，稍用力重压三下，见其欲呕吐时，以凉水洗其头，并以湿毛巾覆盖其头部，令饮凉开水半杯即醒。受刑休克者亦可用此法解之。如患霍乱引起的休克，可用凉水洗头，使其恢复知觉，然后用针药治之。

失音穴

【部位】在膝盖内侧之中央点及其下二寸。

【解剖】肾神经、喉之主神经。

【主治】嗓子哑、失音、喉炎。

【取穴】当膝盖内侧之中央点一穴，其下二寸处一穴，共二穴。

【埋线】针深三分至五分。

第十七节　埋线用靳三针

靳三针是指每次取穴三处的针刺疗法，发明人为靳瑞，故称靳三针。

一、四神针

【穴组】百会穴前、后、左、右各旁开 1.5 寸。

【部位】百会，在头部，当前发际正中直上 5 寸，或两耳尖连线的中点处。

【主治】智力低下、痴呆、头痛、头晕。

【埋线】针尖向外方斜刺 0.8 ~ 1 寸。

二、智三针

【穴组】神庭穴为第一针，左、右两侧本神穴为第二、第三针。

【部位】神庭，在头部，当前发际正中直上 0.5 寸。本神，在头部，当前发际上 0.5 寸，神庭与头维连线的内 2/3 与外 1/3 的交点处。

【主治】智力低下、精神障碍。

【埋线】针尖向下或向上平刺 0.8 ~ 1 寸，捻转埋线。

三、脑三针

【穴组】脑户穴和左、右脑空穴，共三穴。

【部位】脑户，在后头部，当枕外粗隆上凹陷处。脑空，在脑户穴左、右各旁开 1.5 寸处。

【主治】肢体活动障碍、躯体不平衡、后头痛。

【埋线】针尖向下沿皮刺 0.8 ~ 1 寸。0 号线 2cm。

四、颞三针

【穴组及部位】耳尖直上，发际上 2 寸为第一针，在第一针水平向前、后各旁开 1 寸为第二、第三针。

【主治】脑血管意外后遗症、脑外伤所致的半身不遂、口眼㖞斜、脑动脉硬化、耳鸣、耳聋、偏头痛、帕金森病、脑萎缩、老年性痴呆。

【埋线】针尖向下，沿皮下平刺 1.2 ~ 1.5 寸。0 号线 2cm。

五、定神针

【穴组】印堂上 0.5 寸为定神第一针，左阳白上 0.5 寸为定神第二针，右阳白上 0.5 寸为定神第三针。

【部位】印堂，两眉间中点处。阳白，眉上 1 寸，直对瞳孔。

【主治】注意力不集中、斜视、前额头痛、眼球震颤、眩晕、视力下降。

【埋线】沿皮下，向下直刺 0.5 ~ 0.8 寸。0 号线 2cm。出针时用棉球压针口，以防出血。

六、晕痛针

【穴组】四神针、印堂、太阳。

【部位】太阳穴在颞侧，瞳子髎穴外 0.8 寸凹陷中。

【主治】头晕头痛、头顶痛、偏头痛、前额痛。

【埋线】直刺 0.5 ~ 0.8 寸，注意针下有硬物感觉时，是针中髎骨，切勿再深刺，可将针稍提高 0.2 寸即可，进针后不提插捻转。00–0 号线 2cm。

七、面肌针

【穴组】眼睑痉挛：四白、下眼睑阿是穴。口肌痉挛：地仓、禾髎、迎香。

【部位】四白，眼正视，瞳孔下约 1 寸之眶下孔中。下眼睑阿是穴，穴在下眼睑中间之皮下，针尖向鼻方向沿皮下。地仓，口角旁 0.4 寸。禾髎，在人中穴旁开 0.5 寸。迎香，见鼻三针。

【主治】眼肌痉挛、口肌痉挛。

【埋线】四白直刺或斜刺 0.5 ~ 0.8 寸。下眼睑阿是穴向鼻沿皮下平刺 0.5 寸。地仓向颊车平刺 0.5 ~ 0.8 寸。禾髎向下关平刺 0.8 寸。0 号线 2cm。

八、叉三针

【穴组】太阳、下关、阿是穴。

【部位】下关，颧骨弓下凹陷处。阿是穴，指三叉神经痛的局部。太阳，见晕痛针。

【主治】三叉神经痛。

【埋线】各穴均直刺 0.5 ~ 0.8 寸。00 号线 1 ~ 2cm。

九、面瘫针

【穴组】额睑瘫：阳白、太阳、四白。口面瘫：翳风、迎香、地仓颊车互透、人中。

【部位】阳白、太阳、四白、地仓、迎香，见晕痛针、面肌针、鼻三针。翳风，在耳垂后凹陷中。人中，人中沟上 1/3 与下 2/3 交点。

【主治】面神经瘫痪、中风口眼㖞斜。

【埋线】翳风耳后凹陷中央向前直刺 0.8 ~ 1 寸。人中向上斜刺 0.5 寸。余穴均按各埋线针刺。00–0 号线 2cm。

十、突三针

【穴组】水突、扶突、天突。

【部位】水突，在喉结旁开与胸锁乳突肌前缘之交点。扶突，喉结旁开 3 寸，胸锁乳突肌的胸骨头和锁骨头之间。天突，在胸骨上的正中央。

【主治】甲状腺肿大、甲状腺囊肿。

【埋线】水突，沿皮向气管斜刺 0.5 ~ 0.7 寸。扶突，沿皮向气管斜刺 0.5 ~ 0.7 寸。天突，先刺 0.3 寸，再将针柄提高，向胸骨后斜刺 0.3 寸。诸突进针后不提插，只捻针。00 号线 2cm。

十一、眼三针

【穴组及部位】眼Ⅰ，在睛明穴上 1 分。眼Ⅱ，瞳孔直下，当眶下缘与眼球之间。眼Ⅲ，目正视，瞳孔直上，当眶上缘与眼球之间。

【主治】视神经萎缩、视网膜炎、黄斑变性、弱视等内眼疾病。

【埋线】凡刺眼三针，均嘱患者闭目，医者以左手轻固定眼球，右手持针，缓慢捻转进针。进针后不捻转提插。出针时用干棉球轻压针孔片刻，以防出血。针眼Ⅰ，轻推眼球向外侧固定，缓慢垂直进针 1 ~ 1.2 寸。针眼Ⅱ，轻推眼球向上方固定，紧靠眼眶下缘缓慢直刺 1 ~ 1.2 寸，针尖可向上斜进。针眼Ⅲ，轻推眼球向下固定，紧靠眼眶上缘缓慢直刺 1 ~ 1.2 寸，针尖可先向上微斜进，再向后斜进。0000 号线 0.3cm。

十二、鼻三针

【穴组】迎香、鼻通（上迎香）、印堂或攒竹。

【部位】迎香，在鼻翼外缘中点旁，当鼻唇沟中。攒竹，在面部，当眉头陷中，眶上切迹处，适用于治疗慢性鼻炎。印堂，在额部，当两眉头中间。鼻通，在鼻部，鼻骨下凹陷中，鼻唇沟上端尽处。

【主治】过敏性鼻炎、急性鼻炎、鼻窦炎、鼻衄、嗅觉障碍。

【埋线】迎香，针尖向鼻翼平刺 5 ~ 8 分。鼻通，针尖向下平刺 5 分。攒竹、印堂，向下平刺 3 ~ 5 分。00 号线 1cm。

十三、耳三针

【穴组】听宫、听会、完骨。

【部位】听宫，在面部，耳屏的前方，下颌骨髁状突的后方，张口时呈凹陷处。听会，在面部，当耳屏间切迹的前方，下颌骨髁的后缘，张口有凹陷处。完骨，在后头部，当耳后乳突的后下方凹陷处。

【主治】耳聋、耳鸣。

【埋线】听宫、听会，张口取穴，直刺 1 ~ 1.5 寸。完骨，向前上方直刺 1 ~ 1.5 寸。耳三针，针后均不提插。00 号线 0.5cm。

十四、手三针

【穴组】合谷、曲池、外关。

【部位】合谷，在手背，第 1、2 掌骨之间，平第 2 掌骨中点凹陷中。曲池，在肘部，屈肘呈直角时，肘横纹头与肱骨外上髁连线的中点处。外关，在腕背横纹上 2 寸，桡骨与尺骨之间。

【主治】上肢瘫痪、麻痹、疼痛、感觉障碍。

【埋线】合谷、外关，均直刺 0.8 ~ 1.2 寸。曲池，直刺 1 ~ 1.2 寸。0 ~ 1 号线 2cm。

十五、足三针

【穴组】足三里、三阴交、太冲。

【部位】足三里，在小腿前外侧，犊鼻下 3 寸，距胫骨前嵴一横指（中指）。三阴交，在小腿内侧，当足内踝尖上 3 寸，胫骨内侧缘后方。太冲，在足背侧，当第 1、2 跖骨间隙凹陷处。

【主治】下肢感觉或运动障碍、下肢瘫痪或疼痛。

【埋线】足三里、三阴交，直刺 1 ~ 1.5 寸。太冲，直刺 5 ~ 8 分。0 ~ 1 号线 2cm。

十六、手智针

【穴组】内关、神门、劳宫。

【部位】神门，在腕部，腕掌侧横纹尺侧端，尺侧屈腕肌腱桡侧凹陷处。劳宫，在手掌心，当第 2、3 掌骨之间，握拳屈指时中指尖处。内关，在掌侧，腕横纹上 2 寸，掌长肌腱与桡侧屈腕肌腱之间。

【主治】弱智儿童多动症、动多静少、癫痫、失眠。

【埋线】三穴均直刺 0.5 ~ 0.8 分。0 号线 2cm。

十七、足智针

【穴组及部位】涌泉穴为第一针，趾跖关节横纹至足跟后缘连线中点为第二针（泉中），平第二针向内旁开一指为第三针（泉中内）。

【主治】弱智儿童自闭症、多静少动、哑不能言。

【埋线】均直刺 0.5 ~ 0.8 寸。0 ~ 1 号线 2cm。

十八、肩三针

【穴组及部位】肩髃穴为第一针，同水平前方 2 寸为第二针，同水平后方 2 寸为第三针。

【主治】肩周炎、肩关节炎、上肢瘫痪、肩不能举。

【埋线】针尖与穴位呈 90°，直刺 0.8 ~ 1 寸。0 ~ 1 号线 2cm。注意不要刺入过深，以免刺中胸腔。

十九、膝三针

【穴组】膝眼、梁丘、血海。

【部位】膝眼，屈膝、膑韧带两侧凹陷中。梁丘，屈膝，在髌骨外上方 2 寸。血海，屈膝，在髌骨内缘上方 2 寸处，当股四头肌内侧头的隆起处。

【主治】膝关节肿痛或无力、膝骨质增生。

【埋线】直刺 0.8 ~ 1.2 寸。00-0 号线 2cm。可加拔罐法。

二十、腰三针

【穴组】肾俞、大肠俞、委中。

【部位】肾俞，在腰部，当第 2 腰椎棘突下，左、右各旁开 1.5 寸。大肠俞，在腰部，当第 4 腰椎棘突下，左、右各旁开 1.5 寸。委中，在腘窝横纹中点，当股二头肌腱与半腱肌腱的中间。

【主治】腰痛、腰椎增生、腰肌劳损、性功能障碍、遗精、阳痿、月经不调。

【埋线】均直刺 1.2 ~ 1.5 寸。0 ~ 1 号线 2cm。余同膝三针。

二十一、颈三针

【穴组】天柱、百劳、大杼。

【部位】天柱，在颈部，大筋（斜方肌）外缘之后发际凹陷中，约当后发际正中旁开 1.3 寸。百劳，在大椎直上 2 寸，左、右各旁开 1 寸。大杼，在背部，当第 1 胸椎棘突下，旁开 1.5 寸。

【主治】颈椎病、颈项强痛。

【埋线】三穴均直刺 0.8 ~ 1 寸。00-0 号线 2cm。不宜刺入过深，以免伤及内脏。

二十二、背三针

【穴组】大杼、风门、肺俞。

【部位】大杼，在背部，第1胸椎棘突下，左、右各旁开1.5寸。风门，在背部，第2胸椎棘突下，左、右各旁开1.5寸。肺俞，在背部，第3胸椎棘突下，左、右各旁开1.5寸。

【主治】支气管炎、哮喘、背痛。

【埋线】向脊柱方向斜刺0.5～0.7寸。0～1号线2cm。不能深刺，防止伤及内脏。

二十三、踝三针

【穴组】解溪、太溪、昆仑。

【部位】解溪，在足背与小腿交界处的横纹中央凹陷中，当踇长伸肌腱与趾长伸肌腱之间。太溪，在足内侧，内踝尖与跟腱之间的凹陷处。昆仑，在足部外踝后方，当外踝尖与跟腱之间的凹陷处。

【主治】踝关节肿痛、活动障碍、足跟痛。

【埋线】均直刺0.8～1寸。00–000号线0.5cm。

二十四、坐三针

【穴组】坐骨点、委中、昆仑。

【部位】坐骨点，俯卧位，在臀沟尽头部，以第2、3、4、5指并拢平放，在小指旁与臀沟尽头平高是穴。委中，在腘窝横纹中点。昆仑，在外踝尖与跟腱之中间凹陷处。

【主治】坐骨神经痛。

【埋线】坐骨点，用夹持进针埋线，以酒精棉球包裹3～4寸长针的针体下段，露出针尖，垂直插入皮肤，过皮后，以左手指夹棉球、扶针体，右手捻针柄，边捻边进针约2寸，自有麻痹感向足趾传导时可停止进针。委中、昆仑，直刺0.8～1.2寸。用1～4号线2cm。

二十五、痿三针

【穴组】上肢痿：曲池、合谷、尺泽。下肢痿：足三里、三阴交、太溪。

【部位】曲池、合谷，见手三针。尺泽，上肢腕侧，肘横纹桡侧与肱二头肌腱交点处。足三里、三阴交，见足三针。太溪，内踝尖与跟腱连线的中点凹陷中。

【主治】痿证，如肢体肌肉痿弱、无力、活动障碍。

【埋线】诸穴均直刺0.8～1.2寸，用补法，慢入快出，以针下热为准，中等强度刺激，以患者有舒适感觉为度。1～4号线2cm。3次为1个疗程。

二十六、脂三针

【穴组】内关、足三里、三阴交。

【部位】内关，见胃三针。足三针、三阴交，见足三针。

【主治】胆固醇增高、高脂血症、动脉硬化、冠心病、中风后遗症。

【埋线】内关，直刺 0.5 ~ 0.8 寸。足三里、三阴交，均直刺 1 ~ 1.5 寸。00–1 号线 2cm。

二十七、胃三针

【穴组】中脘、内关、足三里。

【部位】中脘，在上腹部，前正中线上，当脐中上 4 寸。内关，在前臂掌侧，当曲泽与大陵的连线上，腕横纹上 2 寸，掌长肌腱与桡侧屈腕肌腱之间。足三里，见足三针。

【主治】胃脘痛、胃炎、胃溃疡、消化不良。

【埋线】中脘、内关，直刺 5 ~ 8 分。足三里，直刺 1 ~ 1.5 寸。0 ~ 1 号线 2cm。

二十八、肠三针

【穴组】天枢、关元、上巨虚。

【部位】天枢，在腹中部，平脐，左、右各旁开 2 寸。关元，在腹部，当脐中下 3 寸。上巨虚，在小腿前外侧，当膝下 6 寸，距胫骨前嵴外开一横指（中指）。

【主治】腹痛、肠炎、痢疾、便秘。

【埋线】天枢、关元，直刺 0.8 ~ 1 寸。上巨虚，直刺 1 ~ 1.5 寸。0 ~ 1 号线 2cm。

二十九、胆三针

【穴组】日月、期门、阳陵泉。

【部位】日月，在上腹部，当乳头直下，与第 7 肋间隙的交点，任脉旁开 4 寸。期门，在胸部，当乳头直下，第 6 肋间隙的交点，任脉旁开 4 寸。阳陵泉，在小腿外侧，当腓骨头前下方的凹陷处。

【主治】胆疾病。

【埋线】日月、期门，平刺 0.8 ~ 1 寸（注意不要刺入胸腔）。阳陵泉，直刺 1 ~ 1.5 寸。0 ~ 1 号线 2cm。

三十、尿三针

【穴组】关元、中级、三阴交。

【部位】中极，在下腹部的任脉上，当脐中下 4 寸。关元，见肠三针。三阴交，见足三针。

【主治】泌尿系统疾病、腹痛。

【埋线】关元、中极，直刺 0.7 ~ 1.2 寸。三阴交，直刺 1 ~ 1.5 寸。0 号线 2cm。

三十一、阳三针

【穴组】关元、气海、肾俞。

【部位】关元，见肠三针。肾俞，见腰三针。气海，在下腹部，当脐中下 1.5 寸。

【主治】阳痿、遗精、不育。

【埋线】关元、气海，直刺 0.8～1 寸。肾俞，直刺 1.2～1.5 寸。0 号线 2cm。

三十二、阴三针

【穴组】关元、归来、三阴交。

【部位】关元，见肠三针。三阴交，见足三针。归来，在下腹部，当脐中下 4 寸，任脉旁开 2 寸。

【主治】月经不调、不孕症、盆腔炎。

【埋线】关元、归来，直刺 0.8～1.2 寸。三阴交，直刺 1～1.5 寸。0 号线 2cm。

三十三、闭三针

【穴组】十宣、涌泉、人中。

【部位】十宣，在十指尖端。涌泉，在足底正中线前 1/3 与后 2/3 之交点处。人中，见面瘫针。

【主治】中风、昏迷不醒、休克。

【埋线】十宣，进针 2 分，捻针并放血 3 滴。涌泉，直刺 0.8～1 寸，强捻针。人中，直刺 0.5 寸。0 号线 1cm。

三十四、脱三针

【穴组】百会、神阙、人中。

【部位】百会，两耳尖直上，头部正中。神阙，脐窝中间。人中，见闭三针。

【主治】中风脱证，症见面色苍白、四肢厥冷、大汗如淋、脉微细迟。

【埋线】以灸为主，回阳复脉。百会、神阙，用隔盐灸或隔姜灸，艾炷宜稍大。一次灸 10 壮。人中，向上斜刺 0.5～0.8 寸，留针，捻针。脱三针，以脉腹汗止、肢暖、清醒为度，如未清醒，半小时后可再针刺。

三十五、脑呆针

【穴组】四神针、人中、涌泉。

【部位】四神针，见晕痛针。人中、涌泉，见闭三针。

【主治】老年性痴呆。

【埋线】四神针，见晕痛针。人中、涌泉，见闭三针。0 号线 2cm。

三十六、肥三针

【穴组】中脘、带脉、足三里。

【部位】中脘、足三里，见胃三针。带脉，在胁部，腋中线与脐横线的交点处。

【主治】肥胖症，其中腹部肥大治疗效果尤佳。

【埋线】足三里，直刺 1～1.5 寸。带脉，针尖向脐，皮下横刺 3～3.5 寸。中脘，针尖向关元，沿皮下平刺 2 ~ 3 寸。0 号线 2cm。

三十七、痫三针

【穴组】内关、申脉、照海。

【部位】内关，见胃三针。申脉，在外踝正下方，骨下缘凹陷中。照海，在内踝正下方，骨下缘凹陷中。

【主治】癫痫、足内翻、足外翻。

【埋线】申脉、照海，直刺 0.5 ~ 0.8 寸。00 号线 1cm。

三十八、褐三针

【穴组】颧髎、太阳、下关。

【部位】太阳、下关，见叉三针。颧髎，瞳子髎直下，颧骨下缘凹陷中。

【主治】颧髎，针 0.5 ~ 1 寸，针刺方向视褐斑多的部位而定。太阳、下关，见叉三针。

【埋线】00 号线 1cm。

第十八节 阿是穴

阿是穴，又称作"不定穴"或"天应穴"。这种取穴方式，即《内经》所说的"以痛为腧"。中医认为，经络的功能活动，称为"经气"。其生理功能主要表现为沟通表里上下，联系脏腑器官。在正常生理情况下，经络有运行气血、感应传导的作用，而在发生病变时，经络就成为传递病邪和反映病邪的途径。所以，当人体的脏腑发生病变，脏腑功能异常时，人体的表层经络则会出现反应点。对这些反应点进行刺激，则会影响到人体的脏腑，达到治病的目的。

阿是穴是针灸埋线通用的穴位，在治疗中用好阿是穴，对医生来说有较高的临床实践要求。阿是穴没有定处，不拘经穴，以痛为腧。以病痛局部或压痛点等阳性反应点为穴，直接进针埋线治疗的穴位，既无具体名称，也无固定部位。

阿是穴往往是病因所在处，如颈、胸、腰、骶的痛点，它是神经根所处的部位，局部椎体及软组织损伤，首先压迫的是神经根，局部的压痛点就是病因所在，但有些疾病，它的痛处并非病变所在。阿是穴可以是痛点，但主要是病因所在点、神经刺激点、神经卡压点、肌肉起始点，所以选择阿是穴时，病因治疗是主要的，一般阿是穴多是主穴。

第五章　常见病的穴位埋线治疗

　　埋线是针灸的延伸和发展,其处方除了遵循一般规律外,还应充分考虑到埋线治疗的特点。针灸配穴处方是在分析病因病机、明确辨证立法的基础上,选择适当的腧穴和刺灸、补泻方法组合而成的,是针灸治病的关键步骤。腧穴的选取是否恰当,处方的组成是否合理,直接关系到治疗效果。故埋线配穴处方必须在中医学基本理论和针灸治疗原则的指导下,根据经脉的循行分布、交叉交会和腧穴的分布、功能及特异性,结合疾病涉及的脏腑、病情的标本缓急进行严密组合,做到有法有方、配穴精炼、酌情加减、灵活多变。

　　埋线处方就是在中医理论尤其是经络学说等指导下,依据选穴原则和配穴方法,选取腧穴并进行配伍,确立刺灸法而形成的治疗方案。埋线处方包括两大要素,即穴位和刺法。

　　穴位是埋线处方的第一组成要素,穴位选择是否精当直接关系着埋线的治疗效果。在确定处方穴位时,我们应该遵循基本的选穴原则和配穴方法。

(一)选穴原则

　　选穴原则,即临证选取穴位应该遵循的基本法则,包括近部选穴、远部选穴和辨证对症选穴。

　　近部选穴和远部选穴是主要针对病变部位而确定穴位的选穴原则。辨证对症选穴是针对疾病表现出的证候或症状而选取穴位的原则。

　　1. 近部选穴　就是在病变局部或距离比较接近的范围选取穴位的方法,是腧穴局部治疗作用的体现。如巅顶痛取百会;胃痛选中脘;面瘫局部选颊车、地仓、颧髎,近部选风池。

　　2. 远部选穴　就是在病变部位所属和相关的经络上,距病位较远的部位选取穴位的方法,是"经络所过,主治所及"治疗规律的体现。如胃痛选足阳明胃经的足三里;上牙痛选足阳明胃经的内庭;下牙痛选手阳明大肠经的合谷等。

　　3. 辨证对症选穴　辨证选穴就是根据疾病的证候特点,分析病因病机而辨证选取穴位的方法。临床上有些病证,如发热、多汗、盗汗、虚脱、抽风、昏迷等,均无明显局限的病变部位,却呈现全身症状,这时我们采用辨证选穴,如肾阴不足导致的虚热选肾俞、太溪;肝阳化风导致的抽搐选太冲、行间等。另外,对于病变部位明显的疾病,根据其病因病机而选取穴位也是治病求本原则的体现,如牙痛根据病因病机可分为风火牙痛、胃火牙痛和肾虚牙痛，风火牙痛选风池、外关，胃火牙痛选内庭、二间，肾虚牙痛选太溪、行间。

对症选穴是根据疾病的特殊症状而选取穴位的原则，是腧穴特殊治疗作用及临床经验在埋线处方中的具体运用。如哮喘选定喘穴、虫证选百虫窝、腰痛选腰痛点、落枕选落枕穴、崩漏选断红穴等，这是大部分奇穴的主治特点。

（二）配穴方法

配穴方法，是在选穴原则的指导下，针对疾病的病位、病因病机等，选取主治作用相同或相近，或对于治疗疾病具有协同作用的腧穴进行配伍应用的方法。临床上穴位配伍的方法多种多样，但总体可归纳为两大类，即经脉配穴法、部位配穴法。

1. 经脉配穴法　是以经脉或经脉相互联系而进行穴位配伍的方法，主要包括本经配穴法、表里经配穴法、同名经配穴法。

（1）本经配穴法　当某一脏腑、经脉发生病变时，即选该脏腑、经脉的腧穴配成处方。如胆经郁热导致的少阳头痛，可近取胆经的率谷、风池，远取本经的荥穴侠溪；胃火循经上扰导致的牙痛，可在足阳明胃经上近取颊车，远取该经的荥穴内庭。

（2）表里经配穴法　本法是以脏腑、经脉的阴阳表里配合关系为依据的配穴方法。当某一脏腑经脉发生疾病时，取该经和其相表里的经脉腧穴配合成方。如风热袭肺导致的感冒咳嗽，可选肺经的尺泽和大肠经的曲池、合谷。《灵枢·五邪》载："邪在肾，则病骨痛，阴痹……取之涌泉、昆仑。"胃经与脾经相表里，选用足三里与公孙相配治疗胃肠病等。另外，原络配穴法是表里经配穴法中的特殊实例。

（3）同名经配穴法　是将手足同名经的腧穴相互配合的方法，是基于同名经"同气相通"的理论。如阳明头痛取手阳明经的合谷配足阳明经的内庭；落枕取手太阳经的后溪配足太阳经的昆仑。

2. 部位配穴法　是结合身体上腧穴分布的部位进行穴位配伍的方法，主要包括上下配穴法、前后配穴法、左右配穴法。

（1）上下配穴法　是指将腰部以上或上肢腧穴和腰部以下或下肢腧穴配合应用的方法，在临床上应用较为广泛。《灵枢·终始》中说："病在上者，下取之；病在下者，高取之；病在头者，取之足；病在腰者，取之手。"上下配穴法在临床上应用最广。例如，心悸、失眠，上肢取神门，下肢配三阴交；咽喉痛、牙痛，上肢取合谷，下肢取内庭；胃脘痛，可上取内关，下取足三里；阴挺（子宫脱垂），可上取百会，下取三阴交；肾阴不足导致的咽喉肿痛，可上取曲池或鱼际，下取太溪或照海。此外，八脉交会穴的配对应用也属本配穴法。

（2）前后配穴法　是指将人体前部和后部的腧穴配合应用的方法，主要指将胸腹部和背腰部的腧穴配合应用，在《内经》中称"偶刺"。本配穴方法常用于治疗脏腑疾患，如膀胱疾患，前取水道或中极，后取膀胱俞或秩边；肺病可前取华盖、中府，后取肺俞。临床上常见的俞、募穴配合应用就属本配穴法的典型实例。

（3）左右配穴法　是指将人体左侧和右侧的腧穴配合应用的方法。本法是基于人体十二经脉左右对称分布和部分经脉左右交叉的特点。在临床上常选择左右同一腧穴配合运用，是为了加强腧穴的协同作用；《内经》中的"缪刺""巨刺"，就是左右配穴的应用。"左病右取，右病左取"应用于埋线疗法的对应治疗，适应于全身大部分疾病。例如，一侧腰痛取对侧的阳陵泉可以针到病除。如胃痛可选双侧足三里、梁丘等。当然，左右配穴法并不局限于选双侧同一腧穴，如左侧偏头痛，可选同侧的太阳、头维和对侧的外关、足临泣；左侧面瘫，可选同侧的太阳、颊车、地仓和对侧的合谷。

（4）远近配穴法 它是根据"经脉所过"的部位，在病变的局部、邻近和远端选取穴位配成处方，是临床上常用的配穴方法。例如，鼻疾取迎香、印堂等是近取法，取合谷等是远取法；胃痛取中脘、胃俞等是近取法，取内庭、足三里、公孙等是远取法等。

（5）俞募配穴法 五脏穴腑各有其背俞穴和募穴。背俞穴在背腰，属阳；募穴在胸腹，属阴。俞募相配，即阴阳相调之意。所以，俞募相配适应于治疗脏腑病证。例如，肝有病，背俞穴取肝俞，募穴取期门；胃痛，背俞穴取胃俞，募穴取中脘等。

（三）特定穴在处方中的作用

特定穴是指十四经中具有特殊治疗作用，并有特定称号的腧穴。特定穴包括在四肢肘、膝以下的五俞穴、原穴、络穴、郄穴、八脉交会穴、下合穴；在胸腹、背腰部的背俞穴、募穴；在四肢躯干的八会穴及全身经脉的交会穴。

埋线处方的构成，不管是遵循了选穴原则，还是使用了配穴方法，特定穴在埋线处方中占据了绝对的优势，在取穴的数量和主治的规律方面无一例外，没有特定穴的埋线处方在临床上几乎不可能见到，可见特定穴在处方中的主导作用。

1. 五俞穴 十二经脉分布在肘膝关节以下的井、荥、输、经、合五个腧穴，总称为五俞穴。历代医家把气血在经脉中运行的情况，用自然界的水流现象作比喻，对经气流注由小到大，由深入浅，分别用井、荥、输、经、合五个名称，来说明经气运行过程中每穴所具有的特殊作用。《灵枢·九针十二原》指出："所出为井，所溜为荥，所注为输，所行为经，所入为合。"五俞穴的五行配属关系为："阳井金，阴井木。"

2. 原穴 十二经脉在腕、踝关节附近各有一个腧穴，是脏腑原气经过和留止的部位，称为"原穴"，合称"十二原"。阴经之原穴又为五俞穴中的输穴，称"以输代原"，阳经脉气盛长，于输穴之后另有原穴。

3. 络穴 络脉在由经脉分出的部位各有一个腧穴，称为络穴。十二经在四肢肘膝关节以下各有一络穴，加上任脉之络穴鸠尾位于腹，督脉之络穴长强位于尾骶，脾之大络大包穴布于胸胁，共有十五穴，故称为"十五络穴"。

4. 八会穴 脏、腑、气、血、筋、脉、骨、髓八者精气汇聚的腧穴，称八会穴。在临床上，凡与脏、腑、气、血、筋、脉、骨、髓八者有关的病证，均可选用相关的八会穴来治疗。

5. 八脉交会穴 奇经八脉与十二经脉之气相通的八个腧穴，称为八脉交会穴，又称"交经八穴""八脉八穴""流注八穴"，均分布在肘、膝以下。在临床上，公孙配内关治疗胃、心、胸部病证和疟疾；后溪配申脉治内眼角、耳、项、肩胛部位疾病及发热恶寒等表证；外关配足临泣治疗外眼角、耳、颊、颈、肩部病及寒热往来证；列缺配照海治咽喉、胸膈、肺病和阴虚内热等。

6. 背俞穴、募穴、郄穴与下合穴 背俞穴是脏腑经气输注于背部的部位；募穴是脏腑经气汇集胸腹部的腧穴；郄穴是各经络之气深集的部位，"郄"有空隙的意思；下合穴是指手三阳经下合于足三阳经的腧穴。

为了方便大家学习记忆，现择录常用的特定穴歌诀，以飨读者：

五输穴穴歌

少商鱼际与太渊，经渠尺泽肺相连。商阳二三间合谷，阳溪曲池大肠牵。
厉兑内庭陷谷胃，冲阳解溪三里随。隐白大都太白脾，商丘阴陵泉要知。
少冲少府属于心，神门灵道少海寻。少泽前谷后溪腕，阳谷小海小肠经。
至阴通谷束京骨，昆仑委中膀胱焉。涌泉然谷与太溪，复溜阴谷肾经传。
中冲劳宫心包络，大陵间使曲泽联。关冲液门中渚焦，阳池支沟天井言。
窍阴侠溪临泣胆，丘墟阳辅阳陵泉。大敦行间太冲看，中封曲泉属于肝。

原穴穴歌

胆出丘墟肝太冲，小肠腕骨是原中，心出神门原内过，戌胃冲阳气可通，
脾出太白肠合谷，肺原本出太渊同，膀胱京骨阳池焦，肾出太溪包大陵。

络穴穴歌

肺经列缺胃丰隆，通里心经肾大钟，支正小肠大偏历，内关包肝蠡沟逢，
飞扬膀胱三焦外，胆是光明别络崇，督脉长强任鸠尾，公孙脾络大包同。

郄穴穴歌

郄穴孔隙义，本是气血集，病证反应点，临床能救急，肺向孔最取，
大肠温溜别，胃经是梁丘，脾主地机宜，心须取阴郄，小肠养老名，
膀胱求金门，肾向水泉觅，心包郄门寻，三焦会宗居，胆经外丘必，
肝经中都立，阳维系阳交，阴维筑宾取，阳跷走跗阳，阴跷交信必。

俞穴穴歌

胸三肺俞厥阴四，心五肝九胆十郄，十一脾俞十二胃，
腰一三焦腰二肾，腰四骶一大小肠，膀胱骶二椎外寻。

募穴穴歌

大肠天枢肺中府，小肠关元心巨阙，膀胱中极肾京门，
肝募期门胆日月，胃中脘兮脾章门，包膻三焦石门穴。

下合穴穴歌

大肠下合上巨虚，小肠下合下巨虚，膀胱委中胆阳陵，三焦委阳胃三里。

八会穴穴歌

腑会中脘脏章门，髓会绝骨筋阳陵，骨会大杼血膈俞，气膻中分脉太渊。

八脉交会穴穴歌

公孙冲脉胃心胸，内关阴维下总同，临泣胆经连带脉，阳维目锐外关逢，
后溪督脉内眦颈，申脉阳跷络亦通，列缺任脉行肺系，阴跷照海膈喉咙。

以上介绍的选穴原则和常见的几种配穴方法，在临床应用时要灵活掌握，因为一个埋线处方常是几种选穴原则和多种配穴方法的综合运用，如上述的左侧偏头痛，选同侧的太阳、头维和对侧的外关、足临泣，既包含了左右配穴法，又包含了上下配穴法，因此，选穴原则和配穴方法是从理论上提供了埋线处方选穴的基本思路。

第一节　呼吸系统疾病

一、慢性支气管炎

慢性支气管炎是指气管、支气管黏膜及其周围组织的慢性非特异性炎症。临床上以咳嗽、咳痰或伴有喘息及反复发作的慢性过程为特征。慢性支气管炎以咳、痰、喘为主要临床症状，属于中医学"咳嗽""痰饮""咳喘"等疾病范畴。中医学认为，它的发生发展和肺、脾、肾三脏功能的失调和衰退有着极其密切的关系。脾、肾阳虚是本病主要的病理基础，特别是肾脏的衰惫。古人有"肺不伤不咳，脾不伤不久咳，肾不伤不喘"的论述。肺为华盖，主气，司呼吸，开窍于鼻，外合皮毛，朝百脉而调水道，凡外邪侵袭首先犯肺，肺失宣降则气机上逆而致咳嗽、喘促。如果久咳不愈则肺气受损，表卫失固，机体抗御外邪的能力下降，也容易招致外感六淫之邪的侵袭而造成反复咳嗽。脾为后天之本，气血生化之源，具有运化水谷和输布精微的作用。饮食入胃靠脾的运化、吸收，使水谷精微化生为气血以营养全身。如果脾阳不足则运化无权，水谷精微无以化生为气血，反而聚湿生痰，痰湿上壅于肺，造成肺失肃降而致咳嗽、痰多、气喘。肾为先天之本，主水液，藏精，主骨生髓，内寓阴阳，为人体元气之根、水火之宅。根据本病的主要特点，健脾化痰、温肾纳气是本病治本的主要大法和要点。

【临床症状】

慢性支气管炎的主要临床症状为咳嗽、咳痰及反复呼吸道感染。

1. 咳嗽　长期、反复、逐渐加重的咳嗽是本病的突出表现。轻者仅在冬春季节发

病，尤以清晨起床前后最明显，白天咳嗽较少。夏秋季节，咳嗽减轻或消失。重症患者则四季均咳，冬春加剧，日夜咳嗽，早、晚尤为剧烈。

2. 咳痰　一般痰呈白色黏液泡沫状，晨起较多，常因黏稠而不易咳出。在感染或受寒后症状迅速加重，痰量增多，黏度增加，或呈黄色脓性痰或伴有喘息。偶因剧咳而痰中带血。

3. 气喘　当合并呼吸道感染时，由于细支气管黏膜充血水肿，痰液阻塞及支气管管腔狭窄，可以产生气喘（喘息）症状，病人咽喉部在呼吸时发生喘鸣声，肺部听诊时有哮鸣音。

4. 反复感染　寒冷季节或气温骤变时，容易发生反复的呼吸道感染。此时病人气喘加重，痰量明显增多且呈脓性，伴有全身乏力、畏寒、发热等。肺部出现湿性啰音，查血白细胞计数和中性粒细胞增加等。

本病早期多无特殊体征，在多数病人的肺底部可以听到少许湿性或干性啰音。有时在咳嗽或咳痰后可暂时消失。喘息性慢性支气管炎发作时，可听到广泛的哮鸣音，喘息缓解后又消失。长期发作的病例可发现有肺气肿的征象。

慢性支气管炎如果合并不可逆性气道阻塞，则称为慢性阻塞性肺病。

【埋线治疗】

主穴：大椎、风门、肺俞、定喘、膻中、身柱。

配穴：痰湿型加脾俞、丰隆；痰热型加外关、曲池；气虚型加气海、肾俞；以咳为主加孔最，喘为主加鱼际，血瘀明显加膈俞。

操作：用 PGA 或 PGLA 线体对折旋转埋线法，或者胶原蛋白线注线法，用一次性埋线针，定喘穴向前下直刺进针 1 寸，埋线 1cm；背部腧穴从穴位外 0.5cm 进针，向脊柱方向斜刺，进针 8 分，埋线 1cm；膻中向上斜刺进针后，调整针尖向上平刺，埋线 2cm；其他穴位常规操作。每 2 周治疗 1 次，3 次为 1 个疗程。以后每年秋季、初冬再如上法治疗 1 个疗程，连续 3 年，以巩固疗效。

【典型病例】

病例 1：患者，男，69 岁，退休工人，于 2010 年 12 月就诊。其患慢性支气管炎病史 30 余年，平素咳嗽痰多，自感胸中憋闷闭塞不通，尤以入冬季节加重，近 1 个月来常因咳喘夜不能寐，严重影响日常生活。几十年来间断服用中西药物抗炎、止咳治疗，症状时轻时重，反复发作，未见痊愈。来诊时症见咳喘频作，咳声重浊，痰多，色白黏稠，听诊双肺呼吸音粗，可闻及哮鸣音。X 线显示：双肺纹理增重。观其舌苔白腻，脉象濡滑，辨其证属痰湿型。主穴：大椎、风门、肺俞、定喘，又加脾俞、丰隆、鱼际。治疗 1 次后，患者自觉胸中透气，呼吸通畅，咳嗽气喘明显减轻，并嘱其注意保暖防寒，经 3 次埋线治疗，获临床痊愈。随访 1 年未见复发。摘自：许涛. 穴位埋线辨证治疗慢性支气管炎疗效观察［J］. 中医临床研究，2012，4（5）：86-87.

病例 2：患者，男，55 岁，2009 年 1 月 15 日就诊。因气候突变，咳嗽、咳痰、气喘6天，曾在附近医院治疗过，疗效不佳。询问病史，咳嗽、咳痰、气喘4年，每年冬春季气候变冷时发作，气候变暖时，上述症状好转。有吸烟史。阵发性咳嗽，咳痰量多，呈白色泡沫样，喘息，气短。查体：体温36.4℃，胸部叩诊清音，听诊双肺呼吸音粗糙，有少许干鸣音。血常规：WBC11×10⁹/L，N70%，L25%。胸片提示：慢性支气管炎。既往无结核病史。埋线治疗：以大椎穴为中心，后正中线为对称轴，在两旁从上到下做两个"八字"形羊肠线埋植，每针用线约1cm，共4针。定喘穴（单侧）"纵型"，埋线1针。1个月后，咳嗽、咳痰、气喘症状明显好转，为巩固疗效，再进行第2次羊肠线埋植。随访1年，咳嗽、咳痰、气喘症状基本消失，听诊双肺呼吸音清晰，未闻及干鸣音，X线胸片报告：心、肺、膈未见异常。摘自：李忠林，惠彩丽.穴位八字形埋线治疗慢性支气管炎30例分析［J］.宁夏医科大学学报，2013，35（1）：109-110.

【按语】

埋线治疗慢性支气管炎的研究，从20世纪60年代起已有病例报道，且埋线治疗慢性支气管炎的疗效是肯定的。采用穴位埋线这一内病外治的治疗方法，体现了中医治病求本的指导思想，通过调整机体免疫力、抗病力，达到不药而愈的目的。

大椎穴属督脉，督脉为阳脉之海，大椎也是手足三阳经与督脉的交会穴，具有统领一身之阳气、联络一身之阴气的作用。大椎有明显的泻热和祛邪之功，具有振奋阳气、补虚之功，并可调节阴阳，扶正固本，祛除邪气；大椎穴主治咳嗽、气喘等，有祛邪、宣肺、除"夙根"之效。风门、肺俞属足太阳经而位近肺脏，是肺脏经气输注、转输之处，有宣肺理气、清肺化痰之效；肺俞治疗一切肺疾，两穴相配可使肺气通调，清肃有权，肺之功能得以恢复；研究表明，风门、肺俞穴所在位置与交感神经的分布密切相关，穴位局部神经丰富，呈网状分布，其相应的脏腑属同神经节段支配，刺激这些腧穴能通过神经传入中枢，兴奋交感神经，降低迷走神经的紧张度，使神经 - 体液 - 免疫调节系统发挥解痉止咳平喘的作用。定喘穴为背部经外奇穴，对肺脏具有相对的特异性，可化痰平喘，肃降肺气，是治疗咳喘的经验效穴；现代医学研究也表明，在定喘穴处针刺可使迷走神经紧张度降低，交感神经兴奋性增高，从而解除支气管痉挛，支气管黏膜血管收缩，渗出减少，使气道阻力降低，通气功能改善。膻中为气会，主治咳嗽气短、喘息胸疼等疾病。身柱乃人体督脉中的要穴，主一身之表，主热病咳嗽，与人体免疫功能有关。肾俞、气海补之以纳肾气，肺肾气充则上有主而下能纳，气机得以升降。丰隆为祛痰之要穴，脾俞、丰隆合用，取其推动中焦脾胃之气，使气行津布，痰湿得化。外关为八脉交会穴之一，通阳维脉，为治热病之主穴。膈俞为八会穴之血会，有活血化瘀之功。孔最为肺经郄穴，鱼际为肺经荥穴。以上诸穴经实践辨证选取，扶正为主，兼以祛邪，共奏益气固本、宣肺止咳、化痰平喘之功。

本病初起病位在肺，若未得到及时治疗或治疗失宜，则经久频作，终成宿疾而导致肺气耗损，脾虚不能化生精微而造成肾虚精亏。对于慢性支气管炎，由于支气管黏膜长期的非特异性炎症，致使发生纤维性改变，同时又合并有不同程度的肺气肿、肺心病等病理性改变，临床治愈难度高。所以，在治疗中，医患双方都要有耐心和信心，从临床治疗经过看，不管是单纯性慢性支气管炎，还是喘息性慢性支气管炎或合并有轻度肺气肿或肺心病，疗效都是显著的，但反复发生心功能衰竭者治疗应谨慎。必须注意的是，若为急性发作期，最好先综合处理，平息症状后，再埋线治疗。

【参考文献】

［1］文碧玲，周华，刘保延，等.冬病夏治穴位贴敷疗法防治慢性咳喘穴位处方探析［J］.中国针灸，2010，30（8）：647-652.

［2］韦海燕，黄国东.定喘穴注射氨茶碱在支气管哮喘急性发作期的临床应用［J］.广西中医学院学报，2001，4（3）：33.

二、慢性阻塞性肺病

慢性阻塞性肺病，简称慢阻肺（COPD），是一种高发病率、高致死率的慢性呼吸系统疾病。世界卫生组织（WHO）在 2008 年 World Health Statistics 中指出，全球约超过 2 亿人患中度至重度 COPD，至 2030 年 COPD 可能成为全球第三大致死性疾病。2011 年《慢性阻塞性肺疾病诊断、处理和预防全球策略》中，将 COPD 定义为一种可以预防和治疗的常见疾病，其特征是持续存在的气流受限。气流受限呈进行性发展，伴有气道和肺对有害颗粒或气体所致慢性炎症反应的增加，急性加重和并发症影响患者整体疾病的严重程度。

目前认为，慢性炎症反应、蛋白酶和抗蛋白酶失衡、氧化抗氧化失衡、气道重塑及遗传因素是 COPD 的主要病因。慢性支气管炎（气道黏液高分泌）、慢性细支气管炎（小气道疾病）和肺气肿（由于肺泡毁损导致气腔扩大）为主要病理改变。在中央气道，炎性细胞浸润表层上皮，黏液分泌增多；在外周气道，慢性炎症反复损伤气道，导致气道重构，瘢痕形成而引起固定的管腔狭窄，并损伤正常的修复和防御机制（造成小气道纤维化），使得气体陷闭和进行性气流受限。随着病情的进展，肺毛细血管床也被破坏，血管重塑、血管壁炎性浸润、蛋白多糖和胶原增多，使得血管内壁增厚，出现换气障碍，诱发呼吸困难和 COPD 的其他症状。

现代医学对 COPD 已建立了规范的诊断方法，并以肺功能确定分级治疗体系，但至今仍没有公认能防止疾病进展的方法，且西医治疗对机体内脏系统的毒副作用亦较大，停药后病情易反复。

近年来中医对 COPD 的病因病机研究，主要集中在痰、瘀、虚三个方面，痰和瘀既是疾病过程中产生的重要病理产物，又是导致疾病发生、发展的重要病理因素，而虚则是疾病发生的内因。本病的病机特点是本虚标实，发作期以邪实为主，稳定期以正虚为主，然皆从肺虚引起。至后期影响脾、肾，产生出痰饮、血瘀等病理产物。最后肺、脾、肾三脏俱虚，最终导致心气不足，心阳虚损，而致喘脱，危及生命。

中医学早在 2000 多年前就为治疗本病提供了理论依据及实践参考。认为本病为手太阴肺经病，病位在肺、在上，因邪乘虚而伤肺，后期可伤及脾、肾，病理产物为痰瘀，病程迁延难愈。李东垣在《脾胃论》中指出："内伤脾胃，百病由生。"《素问·阴阳应象大论》云："脾生肉，肉生肺。"五行生克中又认为土生金，故脾土健可养肺金。且"脾为生痰之源，肺为贮痰之器"，脾不健运，水湿不化，故聚液生痰，使肺失宣肃，水湿可致气滞，气滞又可致血瘀，可见脾、肺二者关系密切，与痰、瘀也有很大的关系。中医学又认为，"久病入肾，久病必虚"，"肺为气之主，肾为气之根"，"肺为水之上源，肾为水之下源"。五行生克又认为金生水，母病可致子虚，肾阴匮竭。且肾虚也会引起呼吸气机不畅、水湿运化不利。故肺、肾二者在生理病理上联系密切，治肺需兼顾脾、肾。

中医特别是穴位埋线疗法在治疗 COPD 方面标本兼治，个体性强，在稳定期采用此法，可减轻西药的毒副作用，且在防治疾病进展，提高患者免疫力，提高生存质量，减少疾病复发与加重方面，有较大的潜力可待研究和发现。

【临床症状】

1. 慢性咳嗽　随病程发展可终身不愈。常晨间咳嗽明显，夜间有阵咳或排痰。

2. 咳痰　一般为白色黏液或浆液性泡沫性痰，偶可带血丝，清晨排痰较多。急性发作期痰量增多，可有脓性痰。

3. 气短或呼吸困难　早期在劳累时出现，而后逐渐加重，以致在日常活动甚至休息时也感到气短。气短或呼吸困难是 COPD 的标志性症状。

4. 喘息和胸闷　部分患者特别是重度患者或急性加重时出现喘息。

【埋线治疗】

主穴：肺俞、肾俞、足三里、关元、膻中、定喘、丰隆。

配穴：急性发作期的痰热蕴肺证可配伍鱼际、大椎、尺泽；痰饮伏肺证可配伍天突；稳定期肺脾气虚证可配伍脾俞、膏肓、太白；肺肾气虚证可配伍俞府、云门、三阴交；肺肾气阴两虚证可配伍肾俞、关元；兼痰浊证者可加厥阴俞；兼血瘀证者可加血海。

操作：用 PGA 或 PGLA 线体对折旋转埋线法，或者胶原蛋白线注线法，用一次性埋线针，定喘穴向前下直刺进针 1 寸，埋线 1cm；背部腧穴从穴位外 0.5cm 进针，向脊柱方向斜刺，进针 8 分，埋线 1cm；膻中向上斜刺进针后，调整针尖向上平刺，埋线 2cm；其他穴位常规操作，注意胸部穴位（俞府、云门）不宜深刺。每 2 周治疗 1 次，3 次为 1 个疗程。

【典型病例】

病例：王某，女，62 岁，2011 年 3 月就诊。既往有慢性支气管炎病史，1 周前因外出感寒而发作咳喘，自服西药未见明显减轻。就诊时症见：咳嗽，气急，咳痰色白，量多，咽紧，喘憋，动则喘甚，喉中可闻及哮鸣音，胸闷，双下肢水肿，纳差，大便干，舌暗，苔薄滑，有齿痕，脉弦。诊断为慢性阻塞性肺病、冠心病。取穴：定喘、肺俞、肾俞、足三里、关元、膻中、丰隆、心俞。2 周后患者来复诊，咳嗽、喘憋均较前缓解，喉中哮鸣音不明显，仍动则喘甚，胸闷，双下肢水肿，咳痰量多，色白，舌暗，苔薄滑，有齿痕，脉弦。继续埋线治疗，2 周后复诊，咳喘较前减轻，胸闷、水肿亦减轻，舌暗，苔薄腻，脉弦。继续埋线治疗 3 次，诸症基本好转。摘自：兰州大学第一医院东岗院区门诊病历。

【按语】

目前对 COPD 尚没有公认能有效阻止病情发展及肺功能损害的治疗方法，早发现、早治疗、减少急性加重风险已成为治疗 COPD 缓解期的共识。2011 年全球策略对稳定期治疗的基本观点为：综合评估患者的症状和未来的风险。应用药物治疗可以减少症状，降低急性加重的频率和程度，改善健康状态和运动耐力。稳定期的治疗目标包括缓解症状，改善运动耐力，改善健康状态，阻止疾病进展，预防和治疗急性加重，降低病死率。

虽然中国古代没有慢性阻塞性肺病这一病名，但古代医学家也对其有了一定程度的认识和了解，并对其反复迁延咳、痰、喘的症状有了相应的描述。其中，"咳嗽""上气""喘息""胀满""哮吼"就是对该病的特征性记录。在《灵枢·经脉》中就曾提到："肺手太阴之脉……是动则病，肺胀满膨膨而喘咳……是主肺所生病者，咳上气喘，渴烦心胸满。"《太素·大奇论》曰："肺之壅，喘而两胁满。"

中医学中"未病先防、已病早治、既病防变、愈后防复"的学术思想与 COPD 稳定期的防治原则非常相符。COPD 属于中医学"肺胀""咳嗽""喘证""痰饮"等范畴。初因外邪犯肺，日久则累及脾肾，咳痰喘诸症更甚，根据其肺气虚 - 肺脾气虚 - 肺脾肾心俱虚的病程演变规律，应用补肺健脾益肾方法治疗 COPD，可以缓解症状和减少急性加重期慢性阻塞性肺病（AECOPD）次数。

穴位埋线疗法是中医治疗本病的重要方法，总体上看，穴位埋线治疗思路，多从脏腑辨证角度制定治疗原则，主要以肺、脾、肾为中心。本病病性为本虚标实，急性期表现为虚实夹杂，虚、痰、瘀三者互为因果，致使病情逐渐加重。稳定期以虚为主，主要累及肺、脾、肾三脏。根据其病因病机，临床一般采用补肺、健脾、益肾，兼活血、化瘀、祛痰等方法。例如，常用定喘穴等控制发作的穴位和补益作用的背俞穴等，可以调整脏腑阴阳，为治本之法。近年来，众多学者开展了相关研究。研究结果显示，穴位埋线治疗该病稳定期患者，可改善咳嗽、胸闷等症状，能减少 COPD 稳定期 AECOPD 次数，提高生活质量，且安全可靠。亦有研究表明，埋线可使胸腺重量增加，提高细胞免疫及非特异性免疫力。汤杰等发现穴位埋线治疗 COPD 患者可以减少 AECOPD 次数，特别是重度 AECOPD 次数，改善患者的生活质量，其治疗机制可能与下调患者血清中 TNF-a 和 IL-8 水平有关。李憬也临床证实埋线治疗 COPD 患者可以减少 AECOPD 次数，特别是重度 AECOPD 次数，改善患者的生活质量。张双胜研究表明，埋线治疗能改善咳嗽、咳痰、胸闷等症状，提高生活质量，并能提高机体的免疫功能。

穴位埋线选穴涉及的经脉颇多，如心包经、脾经、胃经、肾经、膀胱经、督脉等，其中以膀胱经与胃经的穴位较为常用。本病发病涉及多个脏腑，临证时除遵循辨证循经取穴外，尚应特别重视背俞穴的选择，也要重视"刺之要，气至而有效"。取穴的原则主要有三类：一是化痰，控制咳喘发作，常选用丰隆、定喘等穴，丰隆是祛痰要穴，定喘为经外奇穴，有化痰止咳平喘之功，主治喘咳上气，通过埋线可使此类穴位得到较长时间的刺激，继而抑制炎性介质的释放，改善支气管及肺血管的微循环，解除支气管平滑肌痉挛，减少支气管内皮细胞和腺体分泌，从而起到较为持久的化痰、平喘作用。二是补益扶正，常选用足三里、背俞穴（肺俞、脾俞、肾俞），足三里有强壮作用，为保健要穴，可补益脾胃，化湿祛痰，增强机体免疫力。肺俞、肾俞为肺肾之背俞穴，背俞穴是脏腑精气凝聚之处，肺俞有宣通肺气的作用，肾俞有补肾纳气的功效，刺激肺俞、肾俞可达到补肺固肾的功效。在肺俞、脾俞、肾俞埋线后，可调整脏腑阴阳，达到补肺、健脾、益肾的效果，并有化浊除痰之功，为治本之法。三是辨证取穴，关元为任脉上的补益要穴，主治元气虚衰等证；膻中为气会，功能顺气调气，主治诸气不畅。急性发作期的痰热蕴肺证可配伍鱼际、大椎、尺泽；痰饮伏肺证可配伍天突；稳定期肺脾气虚证可配伍脾俞、膏肓、太白；肺肾气虚证可配伍俞府、云门、三阴交；肺肾气阴两虚证可配伍肾俞、关元；兼痰浊证者可加厥阴俞；兼血瘀证者可加血海。诸穴合用，可补肾纳气，培土化元，调理肺气，扶正祛邪，标本兼顾。

西医治疗本病，根据反复发作、进行性加重的特点，临床可分为急性加重期和稳定期。急性加重期指患者咳嗽、咳痰、气短和（或）喘息加重，痰量增多，呈脓性或黏脓性，可伴发热等炎症明显加重的表现，并需改变基础常规用药。一般根据病情严重程度选用抗生素、支气管舒张剂、糖皮质激素等药物并结合氧疗。稳定期药物治疗中使用支气管舒张剂可松弛支气管平滑肌、扩张支气管、缓解气流受限，是控制 COPD 症状的主要治疗措施，短期按需应用可以缓解症状，长期规则应用可预防和减轻症状，但是不能使所有患者的 1 秒用力呼气容积（FEV1）得到改善，COPD 稳定期应用糖皮质激素吸入治疗并不能阻止 FEV1 的降低。吸入激素的长期规律治疗只适用于具有症状且治疗后肺功能有改善者，长期使用糖皮质激素易诱发和加重感染，导致骨质疏松，引起物质代谢和水盐代谢紊乱，诱发高血压和动脉粥样硬化等一系列的不良反应；祛痰药有利于气道引流通畅，改善通气，但除少数有黏痰患者有效之外，总的来说效果并不十分明确；氧疗对具有慢性呼吸衰竭的患者可提高其生存率。稳定期所用的药物主要为改善症状、减少复发的支持疗法，很难控制其病程进展和疾病恶化。

【参考文献】

［1］张双胜，区淑娟，冯凤芳.穴位埋线对 COPD 稳定期患者免疫功能及生活质量的影响［J］.中华中医药学刊，2011，29（5）：1162-1163.

［2］杨佩兰，李憬，沈毅韵，等.穴位埋线治疗慢性阻塞性肺疾病稳定期临床疗效观察［J］.上海中医药杂志，2009，43（10）：24-27.

［3］崔瑾，杨孝芳.穴位埋线疗法［M］.北京：中国中医药出版社，2002：70-72.

［4］汤杰，陈路军，李憬，等.穴位埋线治疗慢性阻塞性肺疾病的临床研究及其对患者血清 TNF-a、IL-8 的干预作用［J］.辽宁中医杂志，2011，38（3）：523-525.

［5］李憬，周艳丽，汤杰，等.穴位埋线配合西药治疗肺肾两虚型慢性阻塞性肺疾病疗效观察［J］.中国针灸，2011，31（1）：26-30.

［6］沈圆圆，马春花，杨佩兰，等.穴位埋线治疗慢性阻塞性肺疾病思路探讨［J］.上海中医药杂志，2012，46（12）：3-4.

三、支气管哮喘

支气管哮喘是由多种细胞及细胞组分参与的慢性气道炎症，此种炎症常伴随引起气道反应性增高，导致反复发作的喘息、气促、胸闷和（或）咳嗽等症状，多在夜间和（或）凌晨发生，此类症状常伴有广泛而多变的气流阻塞，可以自行或通过治疗而逆转。

支气管哮喘是一种常见病、多发病，对人类的健康危害很大。近年来，随着免疫学、分子生物学的迅速发展，人们对支气管哮喘病的认识有很大的飞跃。支气管哮喘病在我国的发病率为2%～4%。据临床估计全国发病人数约两千万人以上。目前，治疗支气管哮喘仍有不少深层次的难题尚未解决，有待医务界投入更多的精力去研究和探索。

【临床症状】

哮喘表现为发作性咳嗽、胸闷及呼吸困难。部分患者咳痰，发作趋于缓解时痰多，如无合并感染，常为白黏痰，质韧，有时呈米粒状或黏液柱状。发作时的严重程度和持续时间个体差异很大，轻者仅有胸部紧迫感，持续数分钟，重者极度呼吸困难，持续数周或更长时间。症状的特点是可逆性，即经治疗后可在较短时间内缓解，部分患者自然缓解，当然少部分患者不缓解而呈持续状态。发作常有一定的诱发因素，不少患者发作时有明显的生物规律，每天凌晨2～6时发作或加重，一般好发于春夏交接时或冬天，部分女性患者（约20%）在月经前或期间哮喘发作或加重。要注意非典型哮喘病人，有的病人常以发作性咳嗽作为唯一的症状，临床上常易误诊为支气管炎；有的青少年病人则以运动时出现胸闷、气短为唯一的临床表现。

【埋线治疗】

主穴：肺俞、定喘、膻中。

配穴：大椎、足三里、肾俞、丰隆、风门、中府、脾俞、天突、尺泽、心俞、膏肓俞、璇玑、关元。

操作：用PGA或PGLA线体对折旋转埋线法，或者胶原蛋白线注线法，按常规操作。背部穴位斜向脊柱方向刺，可延长线2～5cm，膻中从穴位下方向上斜刺2cm，大椎、尺泽可适当放血。每2周治疗1次，3次为1个疗程。

【典型病例】

病例1：柯某，男，35岁，1997年10月8日初诊。咳痰气喘反复发作6年，每遇寒冷、劳累、异味气体刺激则发，长期使用抗生素、氨茶碱、博利康尼、海珠喘息定、舒喘灵气雾剂等消炎解痉平喘药物，疗效日渐减弱。近 2 周咳痰气喘复作，前来要求埋线治疗。现症：咳嗽气喘，呼吸难续，张口抬肩，喉间水鸡声，痰多色白，呈泡沫状，面色㿠白，舌淡暗，苔白腻，脉弦滑。查：体温正常，心（-），双肺满布哮鸣音及散在湿啰音。X 线提示肺纹理增多。实验室检查：WBC10.5×10⁹/L，N75%，L25%，E0.52×10⁹/L。诊断为单纯性支气管哮喘。取膻中穴常规消毒，进行药线植入治疗。术后气喘即刻改善，肺部听诊哮鸣音及湿啰音明显减少。1 个月后复诊，诉当月咳喘基本消失，肺部听诊未闻及哮鸣音与湿啰音，血常规正常，遂做第 2 次埋线治疗以巩固疗效。随访 3 年，病情稳定，无哮喘发作。摘自：李月，李星，王丽萍，等. 穴位药线植入治疗单纯性支气管哮喘 360 例临床观察 [J]. 中国针灸，2001，21（1）：11-12.

　　病例 2：焦某，女，24 岁，市民，1990 年 4 月 28 日初诊。主诉：从出生 8 个月起开始哮喘至今。每年 4~6 月份不得平卧，哮喘呈持续状态，其他时间遇寒冷或感冒时加重。常年服用氨茶碱、激素等药物，始终未能治愈。因生活不能自理，一直未参加工作。就诊时患者面色苍白，极度消瘦，口唇紫绀，呼吸急促，喉中痰鸣，张口抬肩，并伴有纳差（发作时不能进食、不能平卧）。听诊两肺布满哮鸣音，舌质淡，苔白，脉细微。曾在多处诊为"过敏性支气管哮喘"。首次埋线取膻中、定喘（双）、大椎、鱼际、大杼（双）、风门（双）、肺俞（双）、肾俞（双）、足三里（双）。用 16 号穿刺针将 3 号羊肠线埋入穴内肌层。观察半小时，哮喘明显减轻，听两肺哮鸣音减少。嘱逐渐停用西药，改服胎盘片，同时用黄芪、枸杞子、木灵芝等扶正之品，以提高机体的免疫能力。

　　自第一次埋线后，整个夏天哮喘未大发作。因 9 月份仍为好发期，于 1990 年 9 月 26 日又行第二次埋线，仍继用上穴。1990 年 12 月 21 日行第三次埋线，因喘已不甚，将上穴去掉鱼际。1991 年 4 月 30 日行第四次埋线，因患者经常出荨麻疹，故又在上穴的基础上加血海（双）。以后每隔 3~4 个月埋线 1 次，3 年中共连续埋线 9 次，其哮喘一直未再发作，荨麻疹亦痊愈。现在，患者体重增加十多公斤，面色红润，生活自理，并已上班工作。随访至今，其哮喘从未再发作。摘自：冯玉青. 顽固性支气管哮喘穴位埋线治验 [J]. 中原医刊，1996，23（6）：38-39.

【按语】

　　近年来，随着免疫学、分子生物学的迅速发展，人们对支气管哮喘病的认识有很大的飞跃，在支气管哮喘的病因、发病机制、诊断和治疗方面均提出了许多新的概念和观点。其中，最主要的是发现气管炎症是引起支气管哮喘的主要原因，在治疗方面提出了抗感染治疗应是支气管哮喘病的首要治疗原则，并考虑摒弃已沿用多年的以支气管扩张剂为主的治疗原则。

　　支气管哮喘主要是继发于抗原过敏的慢性呼吸道炎症，其基本的病理特征为在免疫性或非免疫性刺激后引起炎症细胞释放炎性介质，致呼吸道炎症，支气管平滑肌痉挛性收缩，支气管黏膜充血性水肿，微血管通透性增加，呼吸道腺体分泌亢进，气道阻力增加等。目前现代医学治疗哮喘的目的主要是抑制气道炎症，降低气道高反应性。治疗方法主要有抗炎、平喘、抗过敏等，其中抗感染治疗为首要治疗原则。而国际统一控制气道炎症主要是使用激素类药物，其他尚有氨茶碱、抗胆碱药等常用药物，但都存在不同程度的副作用，限制了其使用范围，目前尚无理想的预防哮喘复发的药物。哮喘发病是变应原引起的变态反应，所表现出的咳、痰、喘、炎等现象是其标，急性发作期治疗以西医为主，中医为辅。而非急性发作期和缓解期则以中医治疗为主，应用中医的辨证施治。

中医认为，哮喘证主要以呼吸困难，甚则张口抬肩、鼻翼煽动、不能平卧为临床特征。其病因主要为外感六淫、内伤饮食、情志不舒以及久病体虚所致。病位主要在肺和肾，而与肝、脾、心有关。病理性质有虚实之分，实喘在肺，为邪气壅肺，气失宣降；虚喘主要在肾，为精气不足，肺肾出纳失常。辨证治疗以虚实为纲，实喘有邪，其治在肺，当祛邪利肺，分别邪气的不同，予以温宣、清泄、化痰、降气；虚喘正虚，其治主要在肾，当培补摄纳，需辨所病脏器，予以补肺、纳肾，或兼养心、健脾；喘脱危证应予急救，扶正固脱，镇摄潜纳。

穴位埋线治疗哮喘，主穴常取肺俞、定喘、膻中，配以大椎、足三里、肾俞、丰隆、风门、中府、脾俞、天突、尺泽、心俞、膏肓、璇玑、关元等穴。蒋诗超等对1994～2009年在期刊发表的穴位埋线治疗哮喘的临床报道进行统计，分析其治疗特点及作用，在总结穴位埋线治疗本病的理论及临床实践经验时发现：肺俞、定喘和膻中三穴出现率达到或超过了50%，根据"喘主于肺"之理论，按照"五脏有病取背俞，六腑有病取腹募"的原则，治疗上宜取与脏腑相关的俞募穴治疗。肺俞属足太阳经而近肺脏，是肺脏的背俞穴，肺脏气血直接输注于此穴位，其作用优于肺经五俞穴，有宣肺祛风化痰之效。据报道，针刺肺俞等穴，无论是吸气还是呼气阶段的气道阻力，都从增高状态明显下降，特别是呼气时的气道阻力下降最为明显。定喘穴，在项背部夹督脉伴足太阳经而行，脉气交会于督脉和膀胱经，为经外奇穴，是止咳平喘之经验效穴，临床上选用属近部取穴，根据近治作用原理，能降低气道的阻力，对气管有明显的解痉作用。膻中为宗气所会之处，是气会，又为任脉穴，并通过列缺与手太阴肺经相通，能宽胸利气、平喘止咳。

在其他配穴中，大椎穴属督脉穴，是手足三阳经与督脉的交会穴，督脉上通于脑，总督诸阳经，为阳脉之海，故大椎穴又称"诸阳之会"，因此大椎可以宣通一身阳气，强壮体力，并主泻胸中之邪热、全身之热，有消炎作用，对肺功能有明显的改善与调整作用，故有祛风散寒解表、理气降逆平喘之功效；足三里一直被古今医家作为强壮穴，现代实验研究已证明针刺足三里可提高人体免疫功能；选肾俞，以补肾纳气；用丰隆可调节免疫和化痰止咳；风门穴亦属足太阳膀胱经穴，同时又是督脉与足太阳膀胱经之交会穴，该穴因为是风寒之邪侵袭人体的门户，故名"风门"，风门穴可发散风寒，疏泻邪热，调和肺气，止咳平喘，用于治疗哮喘，既有镇咳平喘的效果，又有预防哮喘疾病复发的作用；膏肓俞主治一切虚痨羸瘦之证，实验观察针刺膏肓俞能缓解支气管平滑肌痉挛；涌泉穴，为足少阴经之井穴（足少阴肾经起于涌泉），是足少阴经气之来源，取涌泉穴有引气下行的作用，使肺气不上逆，用以治疗哮喘；中府、脾俞、天突、尺泽、心俞、璇玑、关元等穴，或泻热或化痰或止咳或平喘或补虚，共同奏效。

穴位埋线治疗哮喘病的过程初为机械刺激，后为生物学和化学刺激，通过短期速效和长期续效两种作用方式，增强人体的免疫功能，提高血浆皮质醇，增强白细胞的吞噬能力，共同起到治疗或缓解支气管哮喘的临床效果。埋入的羊肠线有持久柔和的"长效针感"，既具有双重的良性调节作用——当机体虚损时可起到补益之功，当机体亢盛时可起到泻实之效，又起到疏通经络的作用。在羊肠线长期刺激机体的同时，可增强机体的免疫功能，从而使肺内有关感受器产生相应改变，使肺表面的活性物质得到调整，起到长期续效的作用。

【参考文献】

［1］蒋诗超，崔瑾.穴位埋线治疗支气管哮喘疗法的特点及分析［J］.贵阳中医学院学报，2010，32（3）：46-48.

第二节　循环系统疾病

一、高血压病

高血压病是一种以动脉压升高为特征，可伴有心脏、血管、脑和肾脏等器官功能性或器质性改变的全身性疾病，有原发性高血压和继发性高血压之分。高血压发病的原因很多，可分为遗传和环境两个方面。在未用抗高血压药情况下，收缩压≥139mmHg和/或舒张压≥89mmHg，按血压水平将高血压分为1、2、3级。收缩压≥140mmHg和舒张压＜90mmHg单列为单纯性收缩期高血压。近年来，人们对心血管病多重危险因素作用以及心、脑、肾靶器官保护的认识不断深入，高血压的诊断标准也在不断调整，目前认为同一血压水平的患者发生心血管病的危险不同，因此有了血压分层的概念，即发生心血管病危险度不同的患者，适宜的血压水平应有不同。医生面对患者时，在参考标准的基础上，根据其具体情况判断该患者最合适的血压范围，采用针对性的治疗措施。高血压病属于中医学"头痛""眩晕""喑痱"等范畴。

【临床症状】

高血压的症状因人而异。早期可能无症状或症状不明显，仅仅会在劳累、精神紧张、情绪波动后发生血压升高，并在休息后恢复正常。随着病程延长，血压明显的持续升高，逐渐会出现各种症状，此时被称为缓进型高血压病。缓进型高血压病常见的临床症状有头痛、头晕、注意力不集中、记忆力减退、肢体麻木、夜尿增多、心悸、胸闷、乏力等。当血压突然升高到一定程度时甚至会出现剧烈头痛、呕吐、心悸、眩晕等症状，严重时会发生神志不清、抽搐。这就属于急进型高血压和高血压危重症，多会在短期内发生严重的心、脑、肾等器官的损害和病变，如中风、心肌梗死、肾衰等。高血压的症状与血压升高的水平并无一致的关系。

1.早期表现　早期多无症状，偶尔体检时发现血压增高，或在精神紧张、情绪激动或劳累后感头晕、头痛、眼花、耳鸣、失眠、乏力、注意力不集中等症状，可能系高级精神功能失调所致。早期血压仅暂时升高，随着病程的进展，血压持续升高，脏器受累。

2. 脑部表现　头痛、头晕常见，可能由于高血压引起颈外动脉扩张、膨胀及搏动增强所致。周围小动脉发生暂时性强烈痉挛，导致血压急骤升高，可致高血压危象，多由于情绪激动、过度疲劳、气候变化或停用降压药而诱发。血压急骤升高，> 26/16kPa（200/120mmHg），剧烈头痛，视力模糊，心悸气促，面色苍白，耳鸣，眩晕，多汗，并可出现急性心、脑、肾功能不全。

3. 心脏表现　高血压病患者血浆儿茶酚胺浓度升高，去甲肾上腺素可诱导心肌蛋白合成，致心肌肥厚。室间隔对去甲肾上腺素的敏感性较右心室和左室后壁为高，可能为室间隔增厚早于左室后壁的原因之一。长期血压升高，左心室收缩负荷过度，也是心肌肥厚的原因。心肌肥厚和合并心脏扩张则形成高血压性心脏病。发病早期，心功能代偿，症状不明显；发病后期，心功能失代偿，发生心力衰竭。体检发现心尖搏动呈抬举性，心浊音界向左下扩大。主动脉瓣听诊区第二心音亢进，心尖区吹风样收缩期杂音系由于左心室扩大，相对性二尖瓣关闭不全，或由于伴存的心肌缺血、乳头肌功能不全所致，主动脉瓣听诊区吹风样收缩期杂音，反映主动脉扩张和相对性主动脉瓣狭窄。

4. 肾脏表现　长期高血压致肾小动脉硬化。肾功能减退时，可引起夜尿，多尿，尿中含蛋白、管型及红细胞，出现氮质血症及尿毒症。

【埋线治疗】

主穴：星状神经节、血压点、足三里、心俞、曲池。

配穴：肾俞、太冲。

操作：①星状神经节埋线（参见附录一：手卡指压式星状神经节埋线术）。②用PGA或PGLA线体对折旋转埋线法，或者胶原蛋白线注线法，血压点、心俞、肾俞、曲池、足三里埋入1号线1.5cm，太冲埋入1号线1cm，心俞向脊柱方向斜刺，其他穴位直刺。每2周治疗1次，3次为1个疗程。

【典型病例】

病例1：王某，男，54岁。患高血压十余年，睡眠不好，经常头晕。听诊心尖可闻及3级收缩期杂音。脉弦数，血压在220/120mmHg到230/130mmHg之间。埋线治疗1个疗程痊愈，随访2年未复发。摘自：陆健. 埋线疗法治疗血管神经性头痛［J］. 河北新医药，1977，4：69-70.

病例2：王某，男，54岁，厨师，1986年10月2日就诊。患高血压病3年，常感头痛，头晕，口苦，失眠，心烦，并时觉右上、下肢麻木感。血压波动于20.0/13.3kPa到22.0/16.0kPa之间，服中、西药物未效。查：血压24.2/14.1kPa，心律齐，主动脉瓣区第二心音亢进，眼底细动脉轻度硬化。化验：胆固醇9.06mmol/L，甘油三酯2.4g/L。舌红苔黄，脉弦劲而数。诊为原发性高血压，证属肝阳上亢，主要探测腹背和肝胆等经的穴位。结果：期门（++），血压点（++），太冲（+），内关（+）。埋线取期门、阳陵泉、血压点。经4次埋线，血压下降到13.6/11.3kPa。症状基本消失，随访2年，血压稳定在1.6/9.3kPa到1.83/11.3kPa之间，未见复发。摘自：温木生.穴位埋线治疗高血压病50例［J］.陕西中医，1990，11（9）：421-422.

【按语】

高血压病是导致心、脑、肾三个脏器发病的重要因素。高血压的防治是降低三脏器导致的冠心病、脑血管病和肾功能改变的关键。药物虽能有效控制血压，但很多人对服药的重要性不重视，服药不按医嘱而使高血压的防治面临重重困难。穴位埋线疗法对高血压病有着独特的治疗意义，对不愿口服药的患者增加了治疗选择，而且能有效控制各种类型的高血压，对那些舒张压长期偏高而用药降压效果欠佳的患者，配上埋线能使降压恢复正常，临床值得推广应用。

中医认为，本病多属肝阳偏盛，肝肾阴虚，阴阳两虚。西医则认为，本病属于中枢神经系统及内分泌体液调节功能紊乱所致的全身性慢性血管性疾病，易造成心、脑、肾等脏器的损害。穴位埋线疗法是将羊肠线埋在穴位里，以起到长时间刺激穴位的目的，通过穴位刺激，使阴阳平衡，中枢神经系统和内分泌体液调节功能紊乱得以恢复，周身动脉血管痉挛得以解除，则血压自然恢复正常。选用血压点、心俞来疏通经脉，从而使血压平稳。经临床观察，穴位埋线治疗高血压病，以轻度患者效果较好，尤以舒张压偏高者效果较好，一般不用服其他降压药物即可治愈。中、重度高血压患者应结合药物治疗，方可控制血压。埋线治疗高血压病首选血压点，在C_6旁2寸处，属C_6脊神经节段。科学证明，C_6神经节段与高血压的关系密切，所以血压点为降压要穴。曲池、足三里、太冲，对实证高血压病有平肝息风的作用，对肝阳上亢引起的高血压病亦有治疗作用。

高血压病分原发性高血压和继发性高血压。原发性高血压病一般有家族史，同时也是一种生活方式病；继发性高血压病与肥胖、糖尿病、高血脂、肾病、颈椎病等疾病有关，这些病也都属生活方式病，所以告别不健康的生活方式，对高血压病患者尤为重要。

【参考文献】

［1］夏德鹏.穴位埋线治疗更年期高血压及对雌二醇影响的临床研究［D］.山东中医药大学硕士学位论文，2012：1-50.

［2］张平.穴位埋线对痰湿壅盛型高血压病患者ET、NO的影响［D］.山东中医药大学硕士论文，2004：1-59.

［3］李巧霞.太冲穴位埋线治疗高血压病（阴虚阳亢型）的临床研究［D］.成都中医药大学硕士学位论文，2009：1-49.

［4］仙新平.太冲穴埋线治疗高血压病（气虚血瘀型）的临床研究［D］.泸州医学院硕士学位论文，2011：1-48.

［5］郑沛仪.肠线穴位埋藏治疗原发性高血压 100 例［J］.广州中医药大学学报，1998，15（2）：114-116.

［6］武润爱.62 例高血压病人穴位埋线的治疗与护理［J］.针灸临床杂志，2000，9（6）：56.

二、冠心病

冠状动脉粥样硬化性心脏病是冠状动脉血管发生动脉粥样硬化病变而引起血管腔狭窄或阻塞，造成心肌缺血、缺氧或坏死而导致的心脏病，常被称为"冠心病"。但是，冠心病的范围可能更广泛，还包括炎症、栓塞等导致的管腔狭窄或闭塞。世界卫生组织将冠心病分为五大类：无症状心肌缺血（隐匿性冠心病）、心绞痛、心肌梗死、缺血性心力衰竭（缺血性心脏病）和猝死五种临床类型。临床中常常分为稳定性冠心病和急性冠状动脉综合征。

【临床症状】

临床分为隐匿型、心绞痛型、心肌梗死型、心力衰竭型（缺血性心肌病）、猝死型五个类型。其中最常见的是心绞痛型，最严重的是心肌梗死和猝死两种类型。

心绞痛是一组由于急性暂时性心肌缺血、缺氧所引起的症候群：

1.胸部压迫窒息感，闷胀感，剧烈的烧灼样疼痛，一般疼痛持续 1~5 分钟，偶有长达 15 分钟，可自行缓解。

2.疼痛常放射至左肩、左臂前内侧，直至小指与环指。

3.疼痛在心脏负担加重（例如体力活动增加、过度的精神刺激和受寒）时出现，在休息或舌下含服硝酸甘油数分钟后即可消失。

4.疼痛发作时，可伴有（也可不伴有）虚脱、出汗、呼吸短促、忧虑、心悸、恶心或头晕症状。

心肌梗死是冠心病的危急症候，通常多有心绞痛发作频繁和加重作为基础，也有无心绞痛史而突发心肌梗死的病例（此种情况最危险，常因没有防备而造成猝死）。

心肌梗死的表现为：突发时胸骨后或心前区剧痛，向左肩、左臂或他处放射，且疼痛持续半小时以上，经休息和含服硝酸甘油不能缓解；呼吸短促、头晕、恶心、多汗、脉搏细微；皮肤湿冷、灰白，重病病容；大约 1/10 的病人的唯一表现是晕厥或休克。

【埋线治疗】

主穴：星状神经节、内关、膻中、通里、至阳、足三里、厥阴俞透心俞、三阴交、膈俞、血海、颈夹脊 3~4。

配穴：心血瘀阻配膈俞、阴郄；气阴不足配阴郄、太溪、三阴交；心阳不振配命门（加灸）；肝气郁怒配太冲、蠡沟；痰浊壅盛配中脘、丰隆；阳气暴脱配关元（加灸）、气海（加灸）。

操作：①星状神经节埋线（参见附录一：手卡指压式星状神经节埋线术）。②用PGA 或 PGLA 线体对折旋转埋线法，或者胶原蛋白线注线法。患者取俯卧位，选用长度为 3 ~ 4cm 的线穿入 12 号针内，将针与皮肤呈 15°角缓缓刺入穴位，并使已刺入的针体贯穿厥阴俞和心俞穴，做旋转手法刺激，待有针感时埋线，左、右侧穴位交替施术。余穴按常规埋线。每 2 周治疗 1 次，3 次为 1 个疗程。

【典型病例】

病例 1：朱某，男，46 岁。心慌、憋气 8 月余。患者于治疗前 8 个月，突然发生心前区疼痛，伴心慌、憋气，当即住某医院内科治疗，心电图证实为急性前间壁心肌梗死，住院治疗 3 个月后，症状好转回家休养。出院后 2 个月又突然出现咳嗽、憋气、心慌，于 1977 年 6 月再次住院治疗，住院期间经常出现心慌、憋气、活动受限。1977 年10 月接受穴位埋线治疗后，心慌、憋气明显减轻，活动量较前增大，但 1 个月后症状复现，在患者的要求下于 1978 年 4 月又行第 2 次治疗，症状又被控制。为防止复发，于 1978 年 5 月又行第 3 次治疗，治疗后心慌、憋气消失，活动量增大。摘自：姜恒源，于纪巧，杨秀梅.穴位埋线治疗冠心病97例［J］.上海针灸杂志，1995，14（4）：159-160.

病例 2：白某，男，56 岁，干部，1991 年 10 月 14 日初诊。患脑动脉硬化，心慌胸闷，发作性心前区不适近半年，经常后半夜憋醒，服"速效救心丸"方能缓解，心电图显示 ST-T 呈缺血性改变，诊断为冠心病。曾静点及口服过七八种中西药物，仍不能控制症状。采用穴位埋线治疗，1 次见效，3 次显效，共治疗 2 个疗程，临床症状消失，心电图恢复正常，后随访始终未复发。摘自：孟昭奇.穴位埋植药线治疗冠心病42例［J］.中医外治杂志，2001，10（1）：14-15.

【按语】

心肌缺血，治宜扶正祛邪，标本兼顾。心血瘀阻者，治以活血通络；气阴不足者，治以补心气、养心阴；心阳不振者，治以温振心阳；肝气郁怒者，治以疏肝解郁；痰湿壅盛者，治以祛痰化浊；阳气暴脱者，治以回阳暴脱。厥阴俞、心俞为足太阳膀胱经穴，分别位于第 4、5 胸椎下两旁各开 1.5 寸处。厥阴俞内应心包络，兼通肝经之气，心俞治气逆呕吐，心痛郁结，胸中烦闷，此二穴极为重要。冠状动脉供血不全，心电图呈现 S-T 段，T 波异常者，经心俞、厥阴俞埋线，发现埋线后病人的胸痛、胸部压迫感明显减轻，心电图显示心肌活动有所增强，S-T 段异常者中有 56% 能见到明显改善，并使心绞痛次数明显减少。埋线不仅能有效消除患者的症状，还能影响血液动力学参数及改善心脏活动性质，使环状心肌张力降低，促进心肌肥大的退缩，可以调节心脏功能紊乱，影响心肌形态学的改变。肾俞、关元升高雄性激素，注重颈夹脊的病理改变，在颈夹脊相应夹脊穴的硬结上松解后埋线。雄性激素降低是心肌缺血发病的重要原因，补肾俞、关元，使雄性激素增加，能改善心肌缺血状态，从而治愈心肌缺血。郄门、膻中相配，以益气解郁宽胸。太冲为肝经原穴，血会膈俞，血海养血，以行气补气活血。脾为生痰之源，肺为贮痰之器，取足三里、肺俞、丰隆健脾化痰。命门、肾俞温阳补肾，气海补气，以补肾温阳化气而心肾双补，改善冠脉血流量，解除血管痉挛，增加心脏的供血、供氧，增加心肌收缩力，功效维持长达 1 年，可收事半功倍之效。

【参考文献】

［1］周裕民，邝允沛，陈修珍.羊肠线埋植法治疗冠心病 30 例疗效观察［J］.湖南中医杂志，1991，2：34-35.

［2］徐三文.穴位埋线治疗颈性冠心病 52 例［J］.中医外治杂志，1997，（2）：30-31.

［3］李保良.针灸治疗冠心病的临床和机理研究进展［J］.针灸临床杂志，1999，15（12）：38-41.

［4］杨存科，王增玲.穴位埋线辨证治疗冠心病心绞痛疗效观察［J］.河北中医，2000，22（2）：144-145.

［5］薛广生，李庆海，朱树新，等.穴位埋线治疗冠心病心绞痛 96 例临床观察［J］.河南中医药学刊，2000，15（1）：22-24.

［6］范宗鹏，吴玉娇.穴位埋线联合中药治疗不稳定型心绞痛临床观察［J］.西部中医药，2013，26（4）：90-92.

［7］迟玉花.膻中、中脘穴位埋线对缺血性心脏病患者心电图 QT 间期离散度的观察［D］.山东中医药大学硕士学位论文，2005：1-39.

［8］焦乃军.穴位埋线治疗心绞痛 48 例［J］.中医外治杂志，1999，8（2）：47.

三、心律失常

心律失常，是指由于窦房结激动异常或激动产生于窦房结以外，激动的传导缓慢、阻滞或经异常通道传导，即心脏活动的起源和（或）传导障碍导致心脏搏动的频率和（或）节律异常。心律失常是心血管疾病中重要的一组疾病。它可单独发病，亦可与心血管病伴发；可突然发作而致猝死，亦可持续累及心脏而衰竭。

【临床症状】

心律失常的血流动力学改变的临床表现主要取决于心律失常的性质、类型、心功能及对血流动力学影响的程度，如轻度的窦性心动过缓、窦性心律不齐、偶发的房性期前收缩、一度房室传导阻滞等对血流动力学的影响甚小，故无明显的临床表现。较严重的心律失常，如病窦综合征、快速心房颤动、阵发性室上性心动过速、持续性室性心动过速等，可引起心悸、胸闷、头晕、低血压、出汗，严重者可出现晕厥、阿-斯综合征，甚至猝死。由于心律失常的类型不同，临床表现各异。主要有以下几种表现：

1.冠状动脉供血不足 各种心律失常均可引起冠状动脉血流量降低，偶发房性期前收缩可使冠状动脉血流量降低 5%，偶发室性期前收缩可降低 12%，频发性的室性期前收缩可降低 25%，房性心动过速可降低 35%，快速型房颤则可降低 40%，室性心动过速可降低 60%，心室颤动时冠状动脉血流量可能为零。

冠状动脉正常的人，各种心律失常虽然可以引起冠状动脉血流量降低，但较少引起心肌缺血。然而，对于有冠心病的患者，各种心律失常都可以诱发或加重心肌缺血。主要表现为心绞痛、气短、周围血管衰竭、急性心力衰竭、急性心肌梗死等。

2. 脑动脉供血不足 不同的心律失常对脑血流量的影响也不同，频发性房性与室性期前收缩，脑血流量各自下降 8% 与 12%。室上性心动过速则下降 14%～23%，当心室率极快时甚至达 40%，室性心动过速时可达 40%～75%。

脑血管正常者，上述血流动力学的障碍不足以造成严重的后果。倘若脑血管发生病变时，则足以导致脑供血不足，表现为头晕、乏力、视物模糊、暂时性全盲，甚至失语、瘫痪、抽搐、昏迷等一过性或永久性的脑损害。

3. 肾动脉供血不足 心律失常发生后，肾血流量也发生不同程度的减少。频发房性期前收缩可使肾血流量降低 8%，而频发室性期前收缩可使肾血流量降低 10%；房性心动过速时肾血流量降低 18%；快速型心房纤颤和心房扑动可降低 20%；室性心动过速则可减低 60%。临床表现有少尿、蛋白尿、氮质血症等。

4. 肠系膜动脉供血不足 快速心律失常时，血流量降低 34%。系膜动脉痉挛，可产生胃肠道缺血的临床表现，如腹胀、腹痛、腹泻，甚至发生出血、溃疡或麻痹。

5. 心功能不全 主要为咳嗽、呼吸困难、倦怠、乏力等。

【埋线治疗】

主穴：星状神经节、内关、足三里、郄门、太渊、厥阴俞透心俞、膈俞、膻中。

配穴：心脾两虚加脾俞、心俞或神门；心气阴两虚加三阴交或厥阴俞；心肺气虚加肺俞、列缺；气虚血弱加关元。心率快，选神门透灵道、少海、太冲、太溪、三阴交；心率慢，选神藏、胸 1～7 夹脊、关元透气海、脾俞、肾俞、后溪。

操作：①星状神经节埋线（参见附录一：手卡指压式星状神经节埋线术）。②用 PGA 或 PGLA 线体对折旋转埋线法，或者胶原蛋白线注线法。每 2 周治疗 1 次，3 次为 1 个疗程。

【典型病例】

病例：刘某，女，42 岁，教师，1996 年 2 月 27 日初诊。诉心前区不适、胸闷 10 年，加重 3 个月。患者 10 年前外感后患病毒性心肌炎，此后易感冒，1 年感冒 10 余次。每次诱发胸闷、心跳不规则，近 3 个月多次眼前发黑。经常手足冰凉、背冷，失眠纳呆，腹胀便溏，入夜心跳更慢。刻诊：舌质淡胖，脉迟细结代。心电图示窦性心律过缓，48 次/分，频发室早，部分呈二联律。西医诊断：病毒性心肌炎后遗症、窦性心律过缓、频发室早。中医诊断：胸痹（阳虚寒凝证）。10 年来中西药未断，疗效不佳。考虑安心脏起搏器。经过 1 个疗程的耳、头、体穴联合埋线治疗（取主穴加心率慢型配穴），主、兼症明显改善，心室率已达 62 次/分，室早＜10 次/分。连做 3 个疗程，随访 4 年未发。摘自：叶平初.耳、头、体穴联合埋线治疗心律失常 [J].针灸临床杂志，2001，17（2）：53-54.

【按语】

中医学认为，经络内属脏腑，外系肢节，沟通人体内外、表里，行气血、通阴阳，内灌脏腑，外濡腠理，保卫机体，抗御病邪。现代生理学认为，由于神经体液的综合调节，维持了机体内外环境的稳定，有神经体液调节的相关作用。穴位埋线对神经体液系统的功能有一定的调节作用，可以通过大脑皮层 – 下丘脑 – 垂体这一途径，影响垂体分泌各种激素或促激素，作用于靶器官；或通过植物神经传出而影响某些内分泌腺体，从而对机体组织器官进行反射性调节。有人研究发现，内关穴位埋线持续刺激正中神经，神经冲动经过 II、III 类纤维传入，一支经过脊神经节沿内脏支传至心脏，通过神经体液调节对心脏功能进行调节，可反射性调节心律；一支经胸髓背角与心律失常的信息整合，上传至中枢神经系统，经大脑皮质、下丘脑的视旁核、杏仁中央核、孤束核等心血管中枢、中脑或延髓腹外侧区、蓝斑核区等各级中枢，从而反馈调节，参与心血管活动的调控，通过改变交感神经及副交感神经的紧张性而调控心律失常。因此，内关穴位埋线可能通过激活大脑皮层 – 下丘脑 – 垂体这一途径，影响垂体分泌各种激素或促激素，然后作用于靶器官；或通过植物神经传出而影响某些内分泌腺，从而对心脏进行反馈性、综合性调节，调控心律失常。

针刺治疗心律失常有实验室依据：①调节迷走神经张力，可终止 50% 的室上性折返性心动过速。②针刺可提高超氧化物歧化酶 SOD 的活性，降低过氧化脂质 LPO 的含量，具有较强的抗氧自由基损伤和抗脂质过氧化损伤作用，对减少心律失常的发生起积极作用。③针刺能调整血浆中血栓烷、6– 酮前列腺素 Fla 的含量；冠心病、心律失常患者的 TXB_2、T/P 显著高于健康人，针刺治疗后，TXB_2、T/P 显著降低，心律失常改善。从心电图、控制心室率疗效初步推测，内关穴位埋线可以在一定程度上控制房颤的发作，控制心室率，具有一定的抗心律失常的作用。这可能为内关埋线通过对神经内分泌进行调节而发挥整体作用。

重用心包、心（经和脏）的原穴（大陵、神门）、络穴（内关、通里）、郄穴（郄门、阴郄）、背俞穴（厥阴俞、心俞）、募穴（膻中、巨阙），加脉会（太渊）、血会（膈俞）、督脉交会穴（后溪）、两个阴经交会穴（三阴交、关元）、强壮全身的下合穴（足三里）、振奋心阳的神藏、兴奋交感神经链的胸 1 ~ 7 夹脊，可共同发挥协同作用。

星状神经节也称颈胸神经节，由颈下神经节与 T_1（部分为 T_1、T_2 等）神经节合并而成，呈梭形或星状。一般认为，星状神经节位于 C_7 横突的基部。星状神经节支配的组织器官包括脑膜、眼、耳、咽喉、舌、泪腺、腮腺、舌下腺、肩、上肢、心脏、大血管、气管、支气管、肺、胸壁以及头颈部皮肤等。心脏的交感神经支配为双侧性，主要为颈中神经节支配，星状神经节的传出纤维主要止于窦房结及心房。星状神经节埋线常用于心绞痛、心肌梗死、窦性心动过速、心脏神经官能症等心律失常的治疗。

【参考文献】

[1] 马逸，曹春.穴位埋线治疗心律失常 30 例 [J].中国针灸，1995，S2：96.

[2] 李保良.针灸治疗冠心病的临床和机理研究进展 [J].针灸临床杂志,1999,15（12）:38-41.

[3] 陈力,陈智芳,杨小雪,等.内关穴位埋线治疗房颤的有效性及安全性 [J].新中医,2012,44,（8）:148-150.

四、脑血管意外后遗症

脑血管意外又称中风、卒中,是由脑部血液循环障碍导致以局部神经功能缺失为特征的一组疾病。起病急,病死率和病残率高,为老年人的三大死因之一。中风可分为脑出血和脑血栓形成两种。

【临床症状】

脑血管意外以猝然昏仆、不省人事或突然发生口眼㖞斜、半身不遂、舌强言謇、智力障碍为主要特征。临床表现有一定的局限性神经症状,发生在一侧大脑半球者,有对侧三瘫,即对侧的偏瘫、偏身感觉障碍、偏盲症状,或同时有失语。发生在脑干、小脑者,则有同侧脑神经麻痹、对侧偏瘫或偏身感觉障碍、同侧肢体共济失调。严重病例有头痛、呕吐、意识障碍,甚至发生脑疝或死亡。

脑出血多发生在情绪激动、过量饮酒、过度劳累后,因血压突然升高导致脑血管破裂。脑出血多发生在白天活动时,发病前少数人有头晕、头痛、鼻出血和眼结膜出血等先兆症状,血压较高。病人突然昏倒后,迅即出现昏迷、面色潮红、口眼㖞斜和两眼向出血侧凝视,出血对侧肢体瘫痪,握拳,牙关紧闭,鼾声大作,或面色苍白,手撒口张,大小便失禁。有时可呕吐,严重者可伴有胃出血,呕吐物为咖啡色。

脑血栓形成通常发生在睡眠后的安静状态下。发病前可有短暂脑缺血,如头晕、头痛、突然不会讲话,但不久又恢复,肢体发麻和沉重感等。往往在早晨起床时突然觉得半身不听使唤,神志多清醒,脉搏和呼吸明显改变,逐渐发展成偏瘫、单瘫、失语和偏盲。

【埋线治疗】

主穴:内关、人中、三阴交、极泉、委中、尺泽、四神针、颞三针、心俞、足三里、肝俞、脾俞、神门、肾俞、关元。

配穴:吞咽障碍,风池、翳风、完骨;手指握固,合谷;语言不利,上廉泉、金津、玉液放血;足内翻,丘墟透照海;便秘,水道、归来、丰隆;呼吸衰竭,双侧气舍;尿失禁、尿潴留,中极、曲骨、关元;共济失调,风府、哑门、颈椎夹脊穴;复视,天柱、睛明、球后;癫痫,大陵、鸠尾;肩周痛,肩髃、肩髎、肩贞、肩中俞、肩外俞;血管性痴呆,百会、四神聪、四白、太冲;睡眠倒错,上星、神门;喜怒无常等肝火偏盛者,胆俞、太冲;心肾两虚,神门、膻中;阴虚火旺者,涌泉、行间;腰眼酸痛,大椎、复溜、太冲、风池、合谷;阳虚者,膏肓、中脘、阳陵泉、气海;血瘀痰阻,丰隆、解溪;肝胆湿热重者,肝俞、三焦俞、阳陵泉;久病肾虚者,肾俞、三阴交；肌肉萎缩者，脾俞、髀关、条口、风市；中风后平衡功能障碍，长强。

操作：①星状神经节埋线（参见附录一：手卡指压式星状神经节埋线术）。②用PGA或PGLA线体对折旋转埋线法，或者胶原蛋白线注线法，1～2号线。内关，直刺0.5～1寸；人中，向鼻中隔方向斜刺0.3～0.5寸；三阴交，沿胫骨内侧缘与皮肤呈45°角斜刺，进针1～1.5寸；极泉，原穴沿经下移1寸，避开腋毛，直刺1～1.5寸；委中，仰卧时直腿抬高取穴，直刺0.5～1寸；尺泽，屈肘呈120°角，直刺1寸；风池、完骨、翳风，针向结喉，进针2～2.5寸；合谷，针向三间穴，进针1～1.5寸；上廉泉，针向舌根1.5～2寸；金津、玉液，用三棱针点刺放血，出血1～2mL；丘墟透向照海穴，深1.5～2寸，局部酸胀为度。每2周治疗1次，3次为1个疗程。

【典型病例】

病例1：邓某，男，44岁。2002年3月12日突发脑血管意外，住院治疗33天，出院后留下右侧偏瘫，于4月25日来本科室就诊。检查：神志清楚，语言欠流利，人搀扶，右足跛行，直腿抬高10°，右上肢下垂，不能自主活动，被动活动尚能达到解剖部位，肌力无，肌张力Ⅱ级；有风心病史，心尖区可闻及Ⅱ度收缩期杂音和舒张期雷鸣样杂音；两肺呼吸音清晰，舌红绛，苔黄白厚，脉结代。辨证为营卫夹痰湿型。取右侧肩髃、曲池、合谷、天宗、环跳、足三里、丰隆、肝俞、三焦俞、阳陵泉、风市穴，每穴埋入2.5cm的羊肠线各一段；足三里、天宗用补法，顺经埋入1号线，其他穴位用2号线逆经埋入；时值夏初节气，埋入较深层次，未服用止痛药和抗生素，风心病药照服。5月19日二诊，自己单独行走，语言较流利，自述好多了，肌力增加至Ⅳ级，稍跛行。查：舌淡红润，苔薄白，脉结代。上方去三焦俞、阳陵泉，加脾俞、髀关，按顺经补法埋入1号羊肠线。6月15日三诊，患者独自一人来诊，自述完全好了，查无跛行，肌力近Ⅴ级，肌张力Ⅳ级，语言流利，不愿再做治疗。为巩固疗效，又劝患者再做一次治疗，取6个主穴配肾俞、三阴交、肝俞、脾俞，顺经埋入较浅穴位（时值夏天）。随访1年，疗效巩固。摘自：王宗田，丁自力.穴位埋线治疗脑血管意外后遗症66例［J］.四川中医，2005，23（2）：91-92.

病例2：患者，男，62岁。患者2005年9月患中风，在某医院住院治疗后痊愈。2010年6月，患者晨起时突然出现呕吐，不能言语，当时意识清楚，被送往附近医院，CT示左基底部出血，并因意识不清行颅脑手术及相应治疗。术后该患者恢复意识，但言语不清，右侧肢体活动不利，诊断为脑出血后遗症。上肢取肩髃、曲池、合谷、天宗穴，下肢取环跳、足三里、丰隆、阳陵泉、三阴交、风市穴，背俞穴取脾俞、肝俞、三焦俞、肾俞穴，配合头针埋线。每次选择5～10穴进行埋线，每周治疗1次，患侧和健侧交替取穴。治疗5次后症状减轻，但仍感右边胳膊、腿脚麻木冰冷，右手无力，不能抬举，右腿僵直，不能屈伸，脚尖不能离地。继续治疗3个月，右手可上举超过头顶，右脚能抬离地面10cm。摘自：孙文善.PGLA微创埋线治疗中风后遗症［J］.上海针灸杂志，2011，30（1）：69.

【按语】

心主血脉，藏神，内关为心包经的络穴，可调理心神，疏通气血。脑为元神之府，督脉入络脑，水沟为督脉穴，可醒脑开窍，调神导气。三阴交为足三阴经交会穴，可滋补肝肾。极泉、尺泽、委中，疏通肢体经络。水沟醒脑开窍，配太冲、合谷，可平肝息风。关元为任脉与足三阴经的交会穴，可扶助元阳。配合气海可益气固本，回阳固脱。此法是石学敏院士的醒脑开窍法，用到埋线疗法中治疗脑血管病，取得了很好的治疗效果，值得临床推荐应用。

中风病变在脑，夹脊穴位于督脉旁，督脉为阳脉之海，在夹脊埋线，一线连两经。从局部取穴意义上讲，颈部夹脊穴可直接改善脑部供血，促进脑与机体的循环。从经络意义上讲，其可疏调经脉，开窍通脑，使全身气血流通，阴阳调和，修复脑神经，配肢体阳经多血多气之穴，从而加强机体功能的改善。颞三针疗法可影响血脂的代谢，促进胆固醇的运输能力，并使大脑微血管扩张，血小板聚集受抑制，血流阻力减小，血流通畅加快，有利于大脑病灶部位建立侧支循环并恢复病灶部位的大脑功能，且使纤凝系统趋向稳定和改善血液的黏、聚、凝状态，从而改善血管弹性和运动能力，这可能是针刺颞三针治疗中风后遗症患者的重要机制。

大量临床资料证明，针灸治疗脑血管意外后偏瘫有较好的效果，其机理为促进脑侧支循环建立，改善脑组织血液供应，促进血浆纤溶系统活性增强，使血管舒张，加速血流运行，降低血液黏稠度和细胞的聚集作用，可能与针刺调节经络或植物神经系统，改善血运机能失衡状态有关。穴位埋线疗法，使多个穴位得到长时间、大剂量的长效刺激，达到活血通络、促进肢体功能恢复、提高临床疗效的目的。近年来，有关专家证明，无论是脑梗死还是脑出血患者，在恢复期都可早期接受针灸治疗，并且治疗越早效果越好，改变了脑出血患者不宜早期接受针灸治疗的观点。

【参考文献】

［1］宋晓磊，冯晓东.穴位埋线治疗脑卒中后肌张力障碍临床研究［J］.中医学报,2011,26（12）:1533-1534.

［2］杨本喻，毕世元，许斐，等.穴位埋线治疗中风偏瘫 100 例疗效分析［J］.中国针灸,1994,5:31-33.

［3］龙显武.针刺治疗中风后遗症体会［J］.成都中医药大学学报, 1994, 17（3）: 46-48.

［4］许瀚.头针、体针加穴位埋线治疗中风偏瘫 65 例［J］.安徽中医学院学报, 1996, 15（4）: 43-44.

［5］黄维中，宁华英.穴位埋线治疗中风恢复期 50 例疗效观察［J］.遵义医学院学报, 1996, 19（34）: 272-273.

［6］焦伟，范军铭.头穴埋线为主治疗中风后失语症 317 例［J］.辽宁中医杂志, 1999, 26（5）: 230.

［7］郭秀丽.百会穴埋线为主治疗中风后失语症 116 例临床疗效观察［J］.中国医药学报, 2001,

16（3）：78.

五、高脂血症

由于脂肪代谢或运转异常而使血浆一种或多种脂质高于正常，称为高脂血症。脂质不溶或微溶于水，必须与蛋白质结合并以脂蛋白形式存在，因此，高脂血症常为高脂蛋白血症，表现为高胆固醇血症、高甘油三酯血症或两者兼有，临床上分为两类：①原发性：罕见，属遗传性脂代谢紊乱疾病；②继发性：常见于糖尿病控制不良、饮酒、甲状腺功能减退症、肾病综合征、肾透析、肾移植、胆道阻塞、口服避孕药等。

血脂包括类脂质及脂肪，类脂质主要是磷脂、糖脂、固醇及类固醇；脂肪主要是甘油三酯。血浆中的胆固醇除来自食物外，人体的肝及大肠也能合成。当食物中摄入胆固醇过多或肝内合成过多时，胆固醇排泄过少，胆道阻塞，都会造成高胆固醇血症。甘油三酯是食物中脂肪经小肠吸收后，被消化为非化脂肪酸及甘油三酯，进入肠腔，经肠黏膜细胞再合成甘油三酯，并形成乳糜微粒，经胸导管进入血液循环。同样，甘油三酯也可在肝内利用碳水化合物 – 糖类为原料而合成，可见多食糖类亦可使甘油三酯升高。

【临床症状】

1. 原发性者见于儿童，继发性者多在 20 岁后发病，多数人无症状，仅于体检时发现，也可早年发生冠心病及其他动脉粥样硬化性疾病，如中风、周围血管病，常伴有肥胖、葡萄糖耐量异常（或糖尿病）、高胰岛素血症、高尿酸血症，可发生急性胰腺炎，常出现黄斑瘤，位于上、下眼睑，或睑黄瘤在肢体伸侧肌腱，如鹰嘴、髌、足跟部，伴有肌腱炎时有痛感和压痛。

2. 体检可发现有肥胖、周围神经炎或动脉粥样硬化性疾病、糖尿病等体征。

3. 辅助检查：①血脂：血浆总胆固醇 < 5.2mmol/L 是理想水平，5.2 ~ 6.2mmol/L 为临界，> 6.2mmol/L 为过高。血浆甘油三酯 < 1.7mmol/L 为理想，1.7 ~ 2.3mmol/L 为临界，> 2.3mmol/L 为过高。②脂蛋白：测定 LDL 和 HDL 比总胆固醇更有意义，LDL 水平升高与心血管疾病的患病率和病死率升高相关，HDL 水平升高有利于防止动脉粥样硬化发生。

【埋线治疗】

主穴：星状神经节、中脘、气海、梁门、天枢、膈俞、胰俞、丰隆、足三里、内关、三阴交、脾俞、肝俞、太冲。

配穴：脾虚湿阻型加脾俞、阴陵泉；胃热湿阻型加曲池、足三里；肝郁气滞型加肝俞、足三里；脾肾两虚型加肾俞、脾俞、关元；阴虚内热型加三阴交、肾俞；便秘者加腹结、上巨虚、足三里。

操作：①星状神经节埋线（参见附录一：手卡指压式星状神经节埋线术）。②用PGA 或 PGLA 线体对折旋转埋线法，或者胶原蛋白线注线法。每 2 周治疗 1 次，3 次为 1 个疗程。

【典型病例】

病例1：某女，47岁，会计，2005年5月11口初诊。主诉：进展性肥胖20年，加重1年余。现病史：患者自参加工作后，因工作性质平时很少活动，喜食甜腻之品。2003年，体重由20年前的45kg增至62kg，之后体重无明显诱因快速增加，现已达76kg。其间未行任何减肥治疗。现患者懒动嗜睡，无力，纳多，大便干，2～3日一行，小便可。无药物及食物过敏史。无严重肝肾功能损害等重大病史。有家族肥胖病史。查体：身高158cm，体重76kg，体重指数30.44，胸围96cm，腰围98cm，臀围106cm，腰臀围比值0.92。舌红，苔黄厚腻，脉滑。检查：FINS 15.77mU/mL，FBS 6.32mmol/L，IAI 10.03 × 10^{-3}，TG 3.19mmol/L，CHOL 6.84mmol/L，HDL-C 1.36mmol/L，LDL-C 2.69mmol/L。诊断：单纯性肥胖症（胃热湿阻型）。取穴：梁门、天枢、中脘、气海、丰隆、膈俞、胰俞、胃俞、足三里、曲池。采用穴位埋线疗法。6月10日治疗1个疗程后，患者感觉体力、精力较前明显改善。查体：体重68kg，体重指数27.24，胸围95cm，腰围89cm，臀围101cm，腰臀围比值0.88。检查：FINS 13.87mU/mL，FBS 6.01mmol/L，IAI 11.99 × 10^{-3}，TG 2.76mmol/L，CHOL 6.37mmol/L，HDL-C 1.40mmol/L，LDL-C 2.52mmol/L。7月10日，经两个疗程的治疗后，患者体力、精力大增，食量偏少，但有规律。睡眠可，二便调。查体：体重63kg，体重指数25.24，胸围93cm，腰围82cm，臀围96cm，腰臀围比值0.85。舌淡苔薄，脉缓和有力。检查：FINS 10.84mU/mL，FBS 5.88mmol/L，IAI 15.69 × 10^{-3}，TG 2.12mmol/L，CHOL 6.11mmol/L，HDL-C 1.42mmol/L，LDL-C 2.39mmol/L。经治疗后，体重下降12kg，半年内随访，体重及各项指标稳定，坚持健康的饮食和运动习惯。摘自：王晓燕.穴位埋线疗法治疗肥胖症及对胰岛素、血脂影响的临床研究［D］.山东中医药大学硕士学位论文，2003.

病例2：某男，60岁，教师。因心悸反复发作，伴头昏、心前区不适来诊。曾患过脑出血、偏瘫。1年前服过多种降压、降血脂药物，胆固醇最低降至230mg％。就诊时血压150/102mmIIg，埋线前一天血清胆固醇为332mg％。先后于足三里埋线3次，里上穴埋线1次，2周后血清胆固醇降至200mg％。两个多月后复查胆固醇为166mg％。摘自：刘丕成.足三里穴位穿刺埋线对人体血清胆固醇的影响［J］.新中医，1980，（5）：39-40.

【按语】

中医学认为，高脂血症与脾失健运、痰瘀阻滞有关。脾失运化，水谷不化精微而生痰浊，痰浊滞留并阻塞经络，气血运行不畅，血脂黏附血管壁而致血管硬化，气虚血运不畅而生血瘀，瘀血阻络，肝失疏泄，脂质沉积于血管、肝脏而发病。若从病因来说，不外是内外两端，多属本虚标实之证，内因脾肾不足为本，外因嗜食肥甘厚味，瘀血痰浊为标。

中脘，胃募穴，又是腑会，是全身要穴，局部取此穴可调脾胃，通腑气，使食无积，秽得除。梁门，足阳明胃经穴，能理脾和胃，清积化滞，通调腑气。《经穴解》谓本穴可以"胃受饮食而化之，徐徐转下无积"。从本穴的生理位置上讲，其位于胃脘部，属于病变局部取穴，用以治疗局部肥满，调和脾胃气血，降食欲，减食量。天枢，大肠募穴，调肠导滞通腑，可健脾，调畅一身气机，是气机升降的枢纽，可疏通脉道。气海，为补气要穴，健脾益胃，使水谷得以正常运化，本穴位于少腹部，可同时消除下腹部肥满。以上穴位皆位于腹部，分布于脐周，既可调理脾胃肠，又可治疗腹部肥胖。胰俞，即胃脘下俞，是经外奇穴，现代医学研究发现，它可改善胰岛功能，调节血糖。膈俞、血会，活血行气之力强，可清脂化瘀浊。足三里，是胃的下合穴，胃经的合穴，《灵枢·顺气一日分为四时》谓"病在胃及以饮食不节得病者，取之于合"。本穴可健脾和胃，调和气血，通行腑气。曲池，可祛风清热，行气活血，调理肠胃，是手阳明大肠经的合穴，大肠主津液所生病，用此穴可输布津液，利水化湿，"合治内腑"，且本穴有清热作用，治疗胃中饮食气积郁而化热。阴陵泉，脾经合穴，能清热化湿，健脾利水消肿，善治脾虚引起的痰湿阻络。《通玄指要赋》云"阴陵开通于水道"。腹结，属脾经之穴，局部取穴，是治疗便秘验穴，可健脾调肠胃。上巨虚，大肠的下合穴，可理肠导滞，通调腑气。脾俞，健脾益气，化痰祛浊。肝俞，疏肝理气。肾俞，培元固本，利水祛湿。背俞穴位于膀胱经，亦可使膀胱疏泄得当，湿浊有所出路。三阴交，健脾化湿，疏肝益肾。诸穴合用，共奏祛痰通络、化浊通腑、调气和血之效。

脂肪组织是一个重要的内分泌器官，脂肪不断进行分解代谢，包括甘油三酯的合成及降解，甘油和游离脂肪酸的释放。有学者观察到大多数患者治疗前脂质代谢紊乱，TG、CHOL、LDL-C 升高，HDL-C 降低，经治疗后，TG、CHOL、LDL-C 降低，HDL-C 升高。说明本疗法具有纠正脂质代谢紊乱的作用，这也是实现减肥的重要环节。

穴位埋线治疗高脂血症及肥胖症的作用机制，可能是对机体中枢和外周相关神经递质、激素、酶、胞内信使、受体、基因等信息物质在不同水平上多靶点、多环节的良性调整作用，逆转以能量代谢紊乱为主的神经、内分泌代谢的异常，纠正胰岛素抵抗，从而调整糖代谢，减少能量摄入，增加能量消耗，最终实现降脂减肥效应。根据动物实验结果推测，穴位埋线疗法治疗肥胖型高甘油三酯血症的作用机制可能是穴位埋线调整了机体的血清瘦素水平，进而使其含量明显升高而调整肥胖症患者存在的脂类代谢紊乱，达到减肥降脂的双重效果。

【参考文献】

［1］肖俊芳.背俞穴埋线加耳针治疗高脂血症临床研究［J］.中国针灸，2004，24（7）：468-470.

［2］王倩，丛莘，熊家轩.穴位埋线治疗肥胖型高脂血症52例疗效观察［J］.新中医，2005，37（6）：64-65.

［3］丛莘，金庆文，李莉芳，等.穴位埋线治疗肥胖型高脂血症及对血脂水平的影响［J］.中国社区医师，2006，22（21）：45-46.

［4］安金格，李蜻，安俊岐，等.穴位埋线治疗高脂血症的临床研究［J］.河北中医，2006，28（8）：609-610.

［5］王凌云，毛红蓉，罗飞，等.穴位埋线疗法治疗高脂血症的临床研究［J］.湖北中医杂志，

2008，30（9）：27.

　　[6]李永凯，尹改珍.穴位埋线治疗肥胖型高甘油三酯血症疗效观察[J].中国针灸，2010，30（10）：813-815.

　　[7]张丽芳.穴位埋线治疗高脂血症的临床观察[D].湖南中医药大学硕士学位论文，2012：1-47.

第三节　消化系统疾病

一、慢性胃炎

　　胃炎是指胃黏膜的炎症病变，急性胃炎是指胃黏膜的急性炎症，慢性胃炎则是指胃黏膜的慢性炎症。确诊有赖于胃镜加活组织检查。急性胃炎胃镜下可见充血、水肿、糜烂、出血等改变，甚至可出现一过性溃疡；慢性胃炎根据胃镜下所见分为充血渗出性胃炎、平坦糜烂性胃炎、隆起糜烂性胃炎、萎缩性胃炎、出血性胃炎、反流性胃炎和皱襞增生性胃炎7种。

　　慢性胃炎是指因各种原因所致的胃黏膜炎性病变。急性期多由化学性、物理性刺激、细菌及其毒素等引起。大量饮酒、暴饮暴食或摄入过烫或过于粗糙的食物，也可刺激或损伤胃黏膜而引起炎症。慢性期属于胃黏膜的非特异性慢性炎症，多由急性期延误治疗转变而成。长期饮食不洁、不节制或服用对胃有刺激性的药物、食物等，也可诱发成慢性胃炎，同时也与精神、情绪因素、细菌及其毒素、营养不良等因素有关。

　　本病中医学称为胃脘痛、伤食、胃痛、心痛等，多由饮食不节或感受寒、湿、暑邪而阻于中焦，伤致脾胃功能失调所致，也因嗜食辛辣生冷、酗酒或忧思恼怒、气机不畅等所致。

【临床症状】

　　患者常可感到上腹部疼痛饱胀，进食后疼痛加重，并有食欲减退、恶心、嗳气、呕吐，或有烧灼感、吐酸水，进食油腻食物时诸症加重。随病程迁延，病人还出现精神不振，工作效率降低，身体衰弱，上腹部及剑突下常有轻微的压痛。本病进展缓慢，常反复发作，中年以上好发病，并有随年龄增长而发病率增加的倾向。部分患者可无任何症状，多数患者可有不同程度的消化不良症状，体征不明显。各型胃炎的表现不尽相同。

　　1.浅表性胃炎　可有慢性不规则的上腹隐痛、腹胀、嗳气等，尤以饮食不当时明显，部分患者可有反酸、上消化道出血，此类患者胃镜证实糜烂性及疣状胃炎居多。

　　2.萎缩性胃炎　不同类型、不同部位的胃炎，其症状亦不相同。萎缩性胃炎一般消化道症状较少，有时可出现明显厌食、体重减轻、舌炎、舌乳头萎缩。萎缩性胃炎影响胃窦时胃肠道症状较明显，特别是有胆汁反流时，常表现为持续性上、中腹部疼痛，于进食后即出，可伴有含胆汁的呕吐物和胸骨后疼痛及烧灼感，有时可有反复小量的上消化道出血，甚至出现呕血。

【埋线治疗】

主穴：中脘透上脘、脾俞透胃俞、内关、足三里、阳陵泉、太冲。

操作：用 PGA 或 PGLA 线体对折旋转埋线法，或者胶原蛋白线注线法。每 2 周治疗 1 次，3 次为 1 个疗程。

【典型病例】

病例 1：刘某，男，55 岁，社员，西丰县平岗乡吉祥村松云屯，1985 年 5 月 15 日来诊。述胃脘部胀痛已二十余年，每当情志不畅或着凉后加重。发作时仅能进食米汤，嗳气返酸，恶心，呕吐物为苦水，腹冷肢凉。曾经乡卫生院 X 线钡餐透视，诊为慢性胃炎，经中药、西药治疗，时好时坏，经常发作，丧失劳动能力。体检：体温 36℃，脉搏 65 次，呼吸 20 次 / 分，体重 45kg。听诊：心、肺无异常。触诊：上腹部有压痛（+）。实验室检查值均在正常范围之内。诊断：慢性胃炎。遂取脾俞、胃俞、足三里、中脘埋线。3 个月后随访，除偶有嗳气外，余症俱悉。体重增至 55kg，已能参加劳动。1988 年 7 月随访，埋线治疗后胃炎一直未再复发。摘自：陈士杰，韩淑坤. 穴位埋线治疗慢性胃炎和溃疡病 166 例疗效观察［J］. 中医学报，1989，（2）：23-24.

病例 2：某男，23 岁，农民，2005 年 10 月 21 日初诊。自诉胃部疼痛饱胀不适、嗳气、反酸、"烧心"、恶心 8 月余。8 个月前不明原因出现胃部疼痛，伴嗳气反酸、"烧心"、恶心、呕吐，经中西医反复治疗，效果不佳。胃镜检查确诊为胆汁反流性胃炎。刻下见患者精神萎靡，形体消瘦，舌质红，苔黄腻，脉弦细。遂依上法行穴位埋线治疗，埋线治疗 1 次后症状减轻，治疗 3 次后诸症全消，随访 3 个月未见复发。摘自：朱自涛. 穴位埋线治疗胆汁反流性胃炎 43 例［J］. 中国社区医师·医学专业半月刊，2008，10（2）：83.

【按语】

中医学认为，慢性胃炎多为外邪、饮食、情志伤胃，导致脾胃虚弱，胃失和降。选用胃俞、脾俞、中脘为治疗慢性胃炎的主要穴位。胃俞为胃之俞穴，脾俞为脾之俞穴，两者相配可补脾和胃。中脘为胃之募穴，可疏通胃气，与胃俞相配以治胃腑之疾。穴位埋线是集多种方法、多种效应于一体，弥补了传统针灸疗法治疗慢性病针刺时间短、疗效不佳、易复发及就诊次数多等缺点。本病属肝强脾弱，肝胆之气横逆犯胃。上脘属任脉，为足阳明经的交会穴，可和胃降浊，配合梁门可疏通胃脘局部经气；胃俞、中脘是胃的俞募穴，配合胃经的合穴足三里，可疏通胃气，导滞止痛；内关为八脉交会穴，能宽胸解郁，善治胸胃疼痛；胆俞为胆的背俞穴，阳陵泉为胆经合穴，太冲为肝经原穴，肝与胆相表里，可疏肝胆郁气，适用于肝气上逆的胃痛。

急性胃炎经常规治疗都能取得很好的效果，但是一部分病人因各种原因不能得到有效治疗而转成慢性胃炎。慢性胃炎的治疗措施众多，但不管是哪一种治疗措施，都会有一部分病人治疗效果不佳。尤其是浅表性胃炎的病人不重视治疗，加之心身因素，是加重慢性胃炎的主要原因。在治疗上，由于生物医疗模式对心理因素的忽视，致使慢性胃炎迁延难愈。我们在临床上重视生物－心理－社会－环境因素在慢性胃炎中的重要地位，治病先治心。埋线时，在心俞、脾俞、肝俞、胆俞等穴位处辨证应用，取得了较好的临床效果。中医的心、肝、脾、胆，不仅是一个解剖生理上的概念，更是情志因素致病的调节器官。重视中医辨证论治，以整体观念对待疾病的诊断与治疗，应是我们埋线中重视的问题。

【参考文献】

［1］孙瑞华.穴位埋线治疗慢性胃炎 112 例［J］.中原医刊，2004，31（1）：28-29.

［2］陈玉其.针灸治疗胆汁反流性胃炎近况［J］.上海针灸杂志，2003，22（12）：40-42.

二、消化性溃疡

消化性溃疡，主要指发生于胃和十二指肠的慢性溃疡，是临床多发病、常见病。溃疡的形成有各种因素，其中，酸性胃液对黏膜的消化作用是溃疡形成的基本因素，因此得名。酸性胃液接触的部位有食管下段、胃肠吻合术后吻合口、空肠以及具有异位胃黏膜的 Meckel 憩室。绝大多数的溃疡发生于十二指肠和胃，故又称胃及十二指肠溃疡。由于胃溃疡和十二指肠溃疡的病因和临床症状有许多相似之处，医生有时难以区分是胃溃疡还是十二指肠溃疡，因此往往诊断为消化性溃疡，或胃及十二指肠溃疡。如果能明确溃疡在胃或十二指肠，那就可直接诊断为胃溃疡或十二指肠溃疡。

溃疡病属于中医学的"胃脘痛""肝胃气痛""心痛""吞酸"等范畴。民间多称为"心口痛""胃气痛""胃痛""饥饱痨"等。

【临床症状】

上腹节律性疼痛，多呈周期性发作，与进食有关，胃溃疡多在食后半小时至 1 小时内发作；十二指肠溃疡多在食后 2~3 小时发作，饭后或服碱性药物可使疼痛得到缓解。

本病除中、上腹疼痛外，尚可有唾液分泌增多、"烧心"、反胃、反酸、嗳气、恶心、呕吐等其他胃肠道症状，食欲多保持正常，但偶可因食后疼痛发作而惧食，以致体重减轻，全身症状可有失眠等神经官能症的表现，或有缓脉、多汗等植物神经系统不平衡的症状，可并发出血、穿孔、幽门梗阻等。溃疡发作期，中、上腹部可有局限性压痛，程度不重，其压痛部位多与溃疡的位置基本相符。X 线及胃镜检查可确诊。

消化性溃疡疼痛的特点有：

1. 长期性　由于溃疡发生后可自行愈合，但每于愈合后又好复发，故常有上腹疼痛长期反复发作的特点，整个病程平均 6~7 年，有的可长达 20 年，甚至更长时间。

2. 周期性　上腹疼痛呈反复周期性发作，为此种溃疡的特征之一，尤以十二指肠溃疡更为突出，中、上腹疼痛发作可持续几天、几周或更长时间，继以较长时间的缓解，全年都可发作，但以春、秋季节发作者多见。

3. 节律性　溃疡疼痛与饮食之间的关系具有明显的相关性和节律性。在一天中，凌晨 3 点至早餐的一段时间，胃酸分泌最低，故在此时间内很少发生疼痛，十二指肠溃疡的疼痛好在两餐之间发生，持续不减，直至下一餐进食或服制酸药物后缓解。一部分十二指肠溃疡病人，由于夜间胃酸较高，尤其在睡前曾进餐者，可发生半夜疼痛，胃溃疡疼痛的发生较不规则，常在餐后 1 小时内发生，经 1～2 小时后逐渐缓解，直至下一餐进食后再出现上述节律。

4. 疼痛部位 十二指肠溃疡的疼痛多出现于中、上腹部，或在脐上方，或在脐上方偏右处；胃溃疡疼痛的位置也多在中、上腹部，但稍偏高，或在剑突下和剑突下偏左处。疼痛范围约数厘米直径大小，因为空腔内脏的疼痛在体表上的定位一般不十分确切，所以，疼痛的部位也不一定能够准确反映溃疡所在的解剖位置。

5. 疼痛性质 多呈钝痛、灼痛或饥饿样痛，一般较轻而能耐受，持续性剧痛则提示溃疡穿透或穿孔。

6. 影响因素 疼痛常因精神刺激、过度疲劳、饮食不慎、药物影响、气候变化等因素而诱发或加重；可因休息、进食、服制酸药、以手按压疼痛部位、呕吐等方法而减轻或缓解。

【埋线治疗】

主穴：胃俞透脾俞、中脘透上脘、足三里。

操作：用 PGA 或 PGLA 线体对折旋转埋线法，或者胶原蛋白线注线法。胃俞透脾俞、中脘透上脘，埋入 4 号线 3cm；足三里，埋入 4 号线 1.5cm。一般治疗一次即可，如仍需治疗，可在 1 个月以后进行。

【典型病例】

病例 1：患者，男，48 岁，2009 年 9 月 20 日就诊。胃脘疼痛 2 天，进食后疼痛加重，呈刀割样，空腹时疼痛减轻，伴有口苦、反酸。1 个月前患者曾感口苦，胃中反酸，未引起重视，没有治疗。查体：胃脘下剑突处压痛（＋）。X 线钡餐透视可见龛影，龛影突出胃轮廓之外，周围可见辐射状黏膜皱襞。提示：胃溃疡。诊断：胃溃疡。治疗取穴：中脘、双侧胃俞，用羊肠线埋植。1 个月后胃脘疼痛大减，口苦消失，胃中反酸减少。为巩固疗效，再进行第 2 次穴位羊肠线埋植。随访 1 年，胃脘疼痛消失，无反酸症状。摘自：李忠林. 埋线治疗胃溃疡 20 例［J］. 宁夏医科大学学报，2011，33（7）：694-695.

病例 2：李某，男性，36 岁，工人。自诉 5 个月前无明显诱因出现上腹部胀闷疼痛，攻窜两胁，遇情志不遂则加重，喜太息，伴有嘈杂、嗳气，偶有恶心，大便时干时稀，胸闷气短。在当地医院就诊，被诊断为胃溃疡，予以吗叮啉、雷尼替丁等药口服，效果不明显。复查胃镜显示：胃溃疡活动期（A 期）。采用穴位埋线法治疗 1 周后，症状改善明显，继续巩固治疗，2 周后复查，患者症状基本消失。胃镜显示：胃溃疡愈合期（H 期）。摘自：马红学. 穴位埋线治疗消化性溃疡 30 例疗效观察［J］. 山西中医学院学报，2010，11（2）：24-25.

【按语】

胃及十二指肠溃疡属于中医"胃痛"的范畴。中脘为腑会和胃募，脾俞和胃俞分别为脾和胃的背俞穴，六腑病证多取募穴治疗，背俞穴可以治疗与其相应的脏腑病证，俞募配穴效果更好，两穴可以相互诊察病证，作为协助诊断的一种方法，所谓"审募而察俞，察俞而诊募"。上脘为任脉、足阳明、手太阳之会，主治胃脘疼痛。通过埋线持久刺激足三里、中脘透上脘、胃俞透脾俞等穴位来疏通脉络，调节气血运行，增强机体免疫力，促进机体中白细胞的吞噬力，促进机体裂解素的分泌。消化性溃疡与情绪紧张、饮食不节有关，近年来研究发现其与幽门螺杆菌的关系密切。埋线治疗消化性溃疡，背俞穴的透穴进针法，实属经验之法，以从阳治阴；中脘透上脘为胃之募穴，可从阴升阳；足三里为胃经的合穴，以和胃健脾。同时加服痢特灵以消灭幽门螺杆菌，所以病愈得以持久。

【参考资料】

［1］李白龙.消幽益胃汤联合埋线疗法治疗胃溃疡51例疗效观察［J］.亚太传统医药,2012,8(6):58-59.

［2］于冬冬，滕迎春，范家英，等.郄穴为主埋线治疗胃溃疡27例［J］.上海针灸杂志,2013,32：594.

三、胃下垂

站立时，胃的下缘达盆腔，胃小弯弧线最低点降至髂嵴连线以下，称为胃下垂。本病的发生多是由于膈肌悬吊力不足，肝胃、膈胃韧带功能减退而松弛，腹内压下降及腹肌松弛等因素所致。

胃下垂属中医学"胃脘痛""腹胀""嗳气"等范畴。脾胃虚弱、中气下陷、内脏肌肉升举无力为本病的主要原因。

【临床症状】

轻度胃下垂多无症状，中度以上者常出现胃肠动力差、消化不良的症状。

1.腹胀及上腹不适 患者多自述腹部有胀满感、沉重感、压迫感。

2.腹痛 多为持续性隐痛，常于餐后发生，与食量有关。进食量越大，其疼痛时间越长，且疼痛亦较重。同时，疼痛与活动有关，饭后活动往往使疼痛加重。

3.恶心、呕吐 常于饭后活动时发作，进食过多时更易出现。这是因为一次摄入较大量的食物，加重了胃壁韧带之牵引力而致疼痛，随之出现恶心、呕吐。

4.便秘 便秘多为顽固性，其主要原因可能由于同时有横结肠下垂，使结肠肝曲与脾曲呈锐角，导致大便通过缓慢。

5.神经精神症状 由于胃下垂的多种症状长期折磨病人，使其精神负担过重，因而产生失眠、头痛、头昏、迟钝、忧郁等神经精神症状。此外，还可有低血压、心悸以及站立性昏厥等表现。

6.体检 可见瘦长体型，上腹部压痛点因立、卧位变动而不固定，有时用冲击触诊法或患者急速变换体位时，可听到脐下振水声。上腹部易扣到主动脉搏动，常同时伴有肝下垂、肾下垂及结肠下垂的体征。

【埋线治疗】

主穴：关元透气海、胃俞透脾俞、提胃（中脘穴旁开 4 寸）、胃上（下脘穴旁开 3 寸）、中脘透上脘。

操作：用 PGA 或 PGLA 线体对折旋转埋线法，或者胶原蛋白线注线法。胃俞透脾俞、中脘透上脘，均从穴位下方 0.5cm 处斜刺进针，进针至一定深度后，调整针刺斜面向下，平刺透穴，埋入 4 号线 2.5cm；胃上穴，向神阙方向横刺，埋入 4 号线 2.5cm；足三里，直刺，埋入 4 号线 1.5cm。每 2 周治疗 1 次，3 次为 1 个疗程。

【典型病例】

病例：张某，女，30 岁，教师，1970 年 6 月 13 日来诊。胃下垂 3 年，饮食减少，每日仅食三四两，消瘦，乏力，食后脘腹胀满，疼痛加剧，嗳气吞酸，便秘，舌质淡红，苔薄白而腻，脉沉弱。经 X 线钡餐造影，胃小弯弧线低于髂嵴连线 3cm。经上述方法埋线治疗 3 次而获痊愈。随访 3 年未复发。摘自：边文祥.埋线治疗胃下垂 80 例 [J].上海中医药杂志，1984，（7）：11.

【按语】

胃下垂为门诊常见病之一，多为中气下陷，胃肠停饮，肝胃不和所致。本病久之则导致胃膈韧带、肝胃韧带及腹肌松弛，不能使胃固托于原来的位置而下垂。穴位埋线疗法中，埋线针刺入为物理性刺激，埋入肠线作为一种异体蛋白，具有持久的化学刺激功能。提胃、胃上二穴为升胃经验穴，中脘乃胃之募穴，为治疗胃下垂之主穴，合胃之俞穴胃俞、胃之合穴足三里，再配以气海，气海乃元气之根，男子生气之海，共以调理阴阳，培补元气，健脾养胃，升举中气，促进胃韧带功能恢复，改善胃的排空及消化功能。升提穴埋线可升阳固托，益气固本，助阳止泻，补肾健脾，调节内脏，抗衰老，增加机体免疫功能，与其他常用穴合用，临床主要用于治疗内脏下垂、中气下陷性疾病为主。埋线疗效与取穴准确、病人对刺激的敏感性有关，取穴准与刺激感应强，效果则好，反之则差，胃下垂同时夹杂其他疾病者疗效下降。

【参考文献】

［1］方选书.穴位埋线治疗溃疡病及胃下垂 [J].四川中医，1986，（4）：21.

［2］陈森然.穴位埋线加灸治疗胃下垂 22 例疗效观察 [J].上海针灸杂志，1986，（3）：17–18.

［3］黄巍.穴位埋线治疗胃下垂疗效分析 [J].上海针灸杂志，1994，13（5）：200–201.

四、膈肌痉挛

膈肌痉挛，中医称为"呃逆"，是以气逆上冲，喉间呃呃连声，声短而频，令人不能自主为特征的病证。本病可持续发作或偶然发作，有单纯性的呃逆，亦有在其他疾病中出现的呃逆。现代医学认为，它是由于某种刺激引起膈神经过度兴奋，膈肌痉挛所致。中医认为，多因饮食不节，过食生冷或寒凉药物，导致寒结胃中，加上恼怒抑郁，情志失和，以致肝气犯胃引起。也有少数是胃中阴液损伤，或脾胃气败所造成。主要病机是胃气上逆，多由受寒、食滞、恼怒引起，虚证多因脾肾阳虚或胃阴不足所致。

【临床症状】

膈肌痉挛，仅是一个症状，是因膈神经受到刺激而致膈肌不自主的痉挛性收缩。常见于受寒、过食，或继发于消化系统疾病及心脑血管疾病，也见于癔症。呃逆可以在多种疾病中出现，一般分为急性与慢性两类。呃声不断、多而短促、声音响亮的呃逆，很快会自行消失。但也有连续数小时、数周或更长时间迁延难愈的。

【埋线治疗】

取穴：膈俞、膻中、内关、期门、中脘、足三里。

操作：用 PGA 或 PGLA 线体对折旋转埋线法，或者胶原蛋白线注线法。每 2 周治疗 1 次，3 次为 1 个疗程。

【典型病例】

病例：某女，18 岁，2007 年 4 月 2 日就诊。主诉：喉中呃声持续 20 多天。现病史：患者因吃冰棍而出现呃逆，日夜不停，饮食困难，食入即吐，夜不能寐。曾饮热开水，经内服安定、胃复安等药物，效果不佳。患者为病所苦，心胸烦闷，情志不畅。查体：神志清楚，胸腹未见异常。舌苔薄白，脉弦细。诊断：呃逆（肝气犯胃）。治疗：疏肝理气，和胃降逆。按上述方法治疗，先埋线膈俞，然后取中脘、内关、足三里、膻中埋线。二诊时，自诉症状基本消失，又依前法再埋线 1 次后痊愈，观察 10 个月内未复发。摘自：兰州大学第一医院东岗院区门诊病例。

【按语】

内关为手厥阴心包经的络穴，联络上、中、下三焦，又为八脉交会穴之一，可调整三焦平衡和胃肠功能；足三里为足阳明胃经的合穴，又是四总穴之一，是主治脾之腑病、经病、气化病及同胃有关的脏腑器官病变的背俞穴；期门为足厥阴肝经的腧穴、募穴，有疏泄肝胆、调和表里的作用；中脘为任脉穴，胃之募穴，腑之会穴，有调升降、和胃气、理中焦之功；膈俞为八会穴之一，在第 7 胸椎下两旁各 1.5 寸处，内应横膈膜，有宽胸利膈、和胃降逆之功。诸穴合用，可以改善、调整脾胃功能，使脾胃功能协调，具有疏肝和胃、舒膈降逆的作用。膻中为八会穴之一，属气会穴，位于胸部正中，深部临近膈肌，具有调理气机之功，治疗各种因气机不利而致的气逆等证。膈俞与膻中相配，可行气活血，宽胸利膈，从而达到治疗目的。胶原蛋白线作为一种温和有效的非特异性生物化学刺激，通过经络调动机体固有的调节机能，使横逆之气得以镇安，阻塞之气机得以通畅。本法疗效可靠，易于推广。同时应注意在治疗期间，应禁食生冷、辛辣刺激食物，注意情志调节。功能性呃逆一般一次就能治愈，器质性呃逆需多次埋线治疗才能控制。若呃逆见于危重病后期，多显示预后不良。

【参考文献】

［1］贺春. 俞募配穴埋线法治疗慢性胃炎的临床研究［D］. 广州中医药大学硕士学位论文，2005.

五、慢性胆囊炎

慢性胆囊炎系指胆囊慢性炎症性病变，大多为慢性结石性胆囊炎，占85%~95%，少数为非结石性胆囊炎，如伤寒带菌者。本病可由急性胆囊炎反复发作迁延而来，也可慢性起病。临床表现无特异性，常见的是右上腹部或心窝部隐痛，食后饱胀不适，嗳气，进食油腻食物后可有恶心，偶有呕吐。老年人可无临床症状，称无症状性胆囊炎。

现代医学认为，本病的病因主要是细菌感染和胆固醇代谢失常。

1. 感染性胆囊炎　是最常见的一种胆囊炎。胆囊病变较轻者，仅有胆囊壁增厚；重者胆囊壁可以显著肥厚、萎缩，囊腔缩小，以致功能丧失。

2. 梗阻性胆囊炎　当胆囊管阻塞（结石等）时，胆汁潴留，胆色素被吸收，引起胆汁成分改变，刺激胆囊发生炎症。

3. 代谢性胆囊炎　由于胆固醇的代谢发生紊乱，导致胆固醇沉积于胆囊的内壁上，引起慢性炎症。

【临床症状】

可有轻重不一的食后上腹饱胀，上腹或右上腹不适，持续性钝痛，或右肩胛区胀痛，进油腻食物后加重，同时伴有消化不良、嗳气、恶心、反酸等症。若同时有胆结石存在或慢性胆囊炎急性发作，则常有绞痛。胆囊部位可有轻微压痛。

【埋线治疗】

主穴：胆俞透肝俞（右）、阿是穴、膈俞、期门、胆囊穴（右）、足三里、阳陵泉。
操作：用PGA或PGLA线体对折旋转埋线法，或者胶原蛋白线注线法。每2周治疗1次，3次为1个疗程。

【典型病例】

病例1：王某，女，39岁。患慢性胆囊炎20年，曾多次住院治疗，并需长期服用消炎利胆等药物。1988年1月行埋线治疗1次。主穴：胆俞（胆经背俞穴），在10~11

胸椎旁开 1.5 寸。配穴：①日月（胆经募穴），乳头直下第 7 肋间；②胆囊穴，阳陵泉下 1 寸压痛处（治疗胆病的经验穴）。方法：找准主、配穴后常规消毒，盖无菌洞巾，用 0.5 普鲁卡因局部麻醉，用 11 号刀片按上述穴位做纵向切口，长 0.5 ~ 0.8cm，用蚊式钳分离至肌筋膜下，并用钳夹数次，将消毒后的长 0.5cm 肠线 2 ~ 4 根（0 ~ 1 号）放入肌筋膜处，表皮缝合一针，盖消毒纱布，加压包扎，7 天后拆线。术后忌腥、辣食物 20 天，一般治疗 2 ~ 3 次，每次间隔时间为 2 个月。至 1989 年 7 月未见复发。摘自：盖景彬，程康杰.穴位埋线治疗慢性胆囊炎 67 例临床疗效观察［J］.中原医刊，1990，25（3）：63.

病例 2：姜某，女，43 岁，1994 年 2 月 13 日就诊。病史：慢性胆囊炎 3 年。3 天前生气后引起右上腹疼痛加重，恶心呕吐，不思饮食。刻诊：右胁胀痛，沉闷不适。查体：右上腹压痛，可触及增大的胆囊，墨菲征阳性。舌质暗红，苔黄厚，脉沉弦。B 超示：胆囊 8.0cm×3.9cm，囊内模糊。中医辨证：胆胀（胆囊炎），肝气郁滞兼肝胆湿热型。经埋线治疗 1 次，1 个月后症状、体征消失，B 超检查正常，临床治愈。随访 2 年未复发。摘自：宋宏杰，宋洪涛，宋永贵.穴位埋线治疗慢性胆囊炎疗效观察［J］.中国针灸，2000，（9）：533-534.

【按语】

中医认为，胆是清净之府，肝之余气而成胆汁，胆兼备藏、泄两种功能，以通降下行为顺。胆囊炎多因情志忧郁，饮食不节，过食油腻，或蛔虫上扰，使肝络不畅，胆失通利，胃失和降，久病入络成瘀，瘀阻胆腑，胆汁疏泄不利而成。治疗以疏肝利胆、和中降逆、理气化瘀为主。阳陵泉为足少阳胆经的合穴，具有疏肝利胆的作用，能增加胆囊运动和排泄，与手太阳经、手少阳经、足阳明经交会，有和中降逆的作用，能收缩胆总管，解除胆道口括约肌痉挛。膈俞为血之会穴，具有理气化瘀的作用，可促进肝胆血液循环。穴位通过肠线在穴内的持久刺激，产生恒定治疗作用，临床观察结果表明，埋线疗法具有简便易行、见效快、作用持久、治愈率高等特点，具有临床推广价值。

【参考资料】

［1］徐海云.胆囊穴线治疗慢性胆囊炎［J］.中国针灸杂志，2007，27（8）：628.

［2］郑长才.穴位埋线对慢性胆囊炎治疗作用观察［J］.中医药临床杂志，2012，24（8）：741-742.

［3］潘清容，杨廷辉，冷钰玲.穴位埋线治疗慢性胆囊炎 32 例体会［J］.遵义医学院学报，1996，19（2）：145.

［4］孟昭奇.穴位埋线治疗慢性胆囊炎 90 例［J］.中医外治杂志，2001，10（2）：23.

六、胆囊结石

胆囊结石是指发生在胆囊内的结石所引起的疾病，是一种常见病。随着年龄的增长，发病率也逐渐升高，女性明显多于男性。随着生活水平的提高，饮食习惯的改变，卫生条件的改善，我国的胆石症已由以胆管的胆色素结石为主逐渐转变为以胆囊胆固醇结石为主。

胆结石是胆管树内形成的凝结物，是临床最常见的消化系统疾病之一。依据结石发生的部位不同，分为胆囊结石、肝内胆管结石、胆总管结石。从 20 世纪 80 年代初的全国调查结果看，胆囊结石的发生率约为 52.8%，肝内胆管结石为 36.2%，胆总管结石为 11%。依据结石的化学成分不同，结石通常包括胆固醇结石、胆色素结石或二者的混合物（混合型结石）。

【临床症状】

临床症状主要包括发作性腹痛、急性炎症，如果结石进入胆总管后可出现黄疸、胆管炎和胰腺炎等，但大部分患者可无任何症状。

肝胆管结石是指肝内胆管系统产生结石，所以，又称肝内胆管结石。常与肝外胆管结石合并存在，但也有单纯的肝内胆管结石，又称真性肝内结石症。

肝内胆管结石多有黄绿色块状或泥沙样结石的成分，多为胆红素钙。结石中心常可找到蛔虫卵，所以有的医师认为肝内胆管结石系由胆道蛔虫、细菌感染引发胆管阻塞所致。

肝内胆管结石以左叶肝管居多，肝左外叶上、下段肝胆管汇合处的胆管略为膨大，结石多停留在此处，右侧肝胆管结石多见于右后叶胆管内。临床特点多表现为：

1. 患者年龄较胆囊结石患者为轻，部分病人与肝内胆管先天异常有关。患者常自幼年即有腹痛、发冷、发热、黄疸反复发作的病史。

2. 对肝功能有损害，而胆囊功能可能正常。反复发作期可出现多种肝功能异常，间歇期碱性磷酸酶上升。久病不愈可致肝叶分段发生萎缩和肝纤维化。

3. 腹痛、黄疸、发热是主症，但很少发生典型的剧烈绞痛。

4. 并发症多且较严重。较常见的有化脓性肝内胆管炎、肝脓肿、胆道出血等。

5. 胆造影可显示肝内胆管扩张而无肝外胆管扩张，肝管内有小透亮区。

【埋线治疗】

主穴：鸠尾透巨阙、幽门，右日月透期门、腹哀，上脘透中脘、梁门，右肝俞透胆俞、阳陵泉。

操作：用 PGA 或 PGLA 线体对折旋转埋线法，或者胶原蛋白线注线法。用 1 号线，根据病情，鸠尾透巨阙、幽门，采用平刺法，先透巨阙，再透幽门，均进针 1.5～2 寸。日月透期门、腹哀，先平刺透期门，进针约 1.5 寸，再透腹哀，约呈 40°角刺入 1.5 寸。上脘透中脘、梁门，均采用 45°角刺入 1.5～2 寸。从穴位挤出少许血液，敷压针眼。每 2 周治疗 1 次，3 次为 1 个疗程。

【典型病例】

病例 1：张某，女，32 岁，张家口市怀来县人，1991 年 3 月 14 日就诊。主诉：右上腹痛近两年。患者面色萎黄，瘦弱无力，慢性疼痛间歇性发作，每年 3～5 次不等，每次进食后加剧，并向右肩背部放射，肝胆区及剑突下压痛明显，右侧胆区叩击痛明显，血象偏高。B 超显示胆囊内有 0.2～0.5cm 直径大小的多个强光团，确诊为胆结石（沙石型）。遂来就诊，行埋线治疗。取穴：以病人右上腹压痛区穴位为主。第 1 组：鸠尾透巨阙、幽门，上脘透中脘、梁门，右日月透期门、腹哀。第 2 组：肝俞、中脘透下脘、阳陵泉。两组交替应用，10 天埋线 1 次。第 1 次埋线后，当即病人右上腹痛明显减轻，晚上饮食即增加，第 2 天大便中淘出直径 0.2cm 和 0.4cm 的结石各 1 枚。又经 4 次埋线后，再次排出结石多枚，症状及体征消失，饮食良好，血象正常，B 超复查示胆囊中无结石影像。随访 5 年未复发。摘自：李国臣，杨树森，曹义．腹部穴位埋线法治疗胆结石 869 例临床观察［J］．中国针灸，1997，3（11）：681-682.

　　病例 2：李某，女，53 岁。患者 6 个月以来，感觉右上腹部不规则疼痛并向右肩背部放射，胁肋胀痛，腹胀嗳气，纳少厌油，有时呕吐，情绪郁闷，经 B 超诊断为胆囊炎，口服消炎利胆片，症状有所好转，但经常复发。患者因高血压而恐惧手术，遂来治疗。经查：胖体型，血压 24/16kP，呼吸 22 次 / 分，脉搏 88 次 / 分，苔薄，脉弦滑。中医辨证属气滞型，采用上述方法进行第一次埋线治疗。穴位：双胆俞、中脘、期门、日月。8 天后停用一切药物，症状明显减轻，疼痛基本消失，但有时感觉上腹不适。10 天后进行第二次埋线治疗。穴位：上脘、肝俞、双足三里。临床症状及体征完全消失，术后 1 周随访，3 个月以后 B 超复查示胆囊正常。1 年后随访未复发。摘自：韩宗民，刘金池．埋线治疗胆囊炎胆结石 128 例临床观察［J］．针灸临床杂志，1992，6：50.

【按语】

　　日月、期门、巨阙、中脘、阳陵泉等穴埋线，能促进胆囊收缩、胆管括约肌松弛，使胆汁排空加速，促进胃肠蠕动，使胃肠排空加速，消化力增强。肝俞、胆俞等穴均是疏肝利胆、清湿热的要穴，而胆结石是由于湿热蕴结、肝胆郁滞，影响了其正常的疏泄功能，使胆汁郁结、排泄不利而形成胆结石的。利用穴位进行透刺埋线，不仅较针刺增加了刺激量，同时也是一种长期有效的持续性适量刺激，穴位下破坏脂肪组织及粗针透刺，均较毫针刺激量大，羊肠线对穴位的刺激可达 20 天以上。这样就使得肝、胆、胃肠不断得到调节，痉挛缓解，排空速度恢复正常，从而起到了健脾胃、清湿热、利胆排石、消炎止痛的作用。

七、慢性病毒性肝炎

　　慢性病毒性肝炎是由多种肝炎病毒引起的常见传染病，具有传染性强、传播途径复杂、流行面广泛、发病率较高等特点。病毒性肝炎病程持续半年以上者即为慢性病毒性肝炎。导致肝炎慢性化的因素有：感染的病原类型、治疗不当、营养不良、同时患有其他传染病、饮酒、服用对肝有损害的药物、免疫因素等。

【临床症状】

主要表现为乏力、食欲减退、恶心、呕吐、肝肿大及肝功能损害，部分病人可有黄疸和发热。有些患者出现荨麻疹、关节痛或上呼吸道症状。

慢性肝炎分为慢性迁延性肝炎（CPH）和慢性活动性肝炎（CAH）两型，是根据国内大多数医院未广泛开展肝穿刺病理检查的情况下作出的临床分型。

1. 慢性迁延性肝炎　急性肝炎病人迁延不愈，病程超过半年，有乏力、食欲不振、肝区隐痛、腹胀等症状，肝功能轻度异常或反复波动。以上情况可持续数月至数年。

2. 慢性活动性肝炎　症状和体征持续 1 年以上，除有乏力、食欲不振、腹胀、肝区痛等常见症状外，还可出现肝外多脏器损害的症状，如关节炎、肾炎、结肠炎、甲状腺炎、心肌炎、胸膜炎及眼 – 口干燥综合征等。其中，以关节炎和慢性肾炎为多见。肝脾多肿大，常有压痛和质地改变，肝功能持续异常，或有明显波动，部分病人有皮肤黝黑、进行性脾肿大、蜘蛛痣、肝掌等表现。由于慢性活动性肝炎的临床表现与肝脏病理变化的严重程度不一定呈平行关系，有时肝脏病变很显著而临床症状和肝功能改变并不明显，此种情况在丙型肝炎中较为常见，而乙型及丁型肝炎引起的慢性活动性肝炎患者，其临床症状往往较典型和严重。

【埋线治疗】

主穴：肝俞、太冲、承满、脾俞、足三里、鸠尾、三阴交、中脘、胃俞、肝炎穴（内踝上 1~2 寸）、期门（右）、章门（右）。

操作：用 PGA 或 PGLA 线体对折旋转埋线法，或者胶原蛋白线注线法。每 2 周治疗 1 次，3 次为 1 个疗程。

【典型病例】

病例：杨某，男，28 岁，1990 年 9 月 10 日就诊，住院号 903017。病史：乏力、纳呆、尿黄 1 周，身目黄染 4 天入院。诊断：急性病毒性黄疸型肝炎。经护肝、利胆退黄治疗 2 个月后痊愈出院。出院后由于恋爱受挫，经常出现疲乏无力、食少、嗳气、腹胀、时而肝区隐痛、失眠等症状，多次肝功能及 B 超检查未见异常改变，体检未发现阳性体征。门诊以"胃炎"治疗 2 个月，口服吗丁啉、治肝灵等药，症状依旧。依上法埋线 2 次，症状完全消失。随访 2 年未复发。摘自：杨焕彪. 穴位埋线治疗肝炎后综合征 38 例［J］. 中国针灸，1997，（6）：372.

【按语】

慢性肝炎由急性病毒性肝炎衍变而来，与精神体质因素有关。《赤水玄珠》卷十一："脾郁者，中脘微满生涎少食，四肢无力。"与慢性肝炎症状相同。《医方论·越鞠丸》说："凡郁病必先气病。"又云："见肝之病，知肝传脾。"故本病属中医学"郁证"的范畴，其病机为"土壅（虚）木郁"，病位与脾、胃、肝等脏腑有关。治宜健脾疏土，疏肝解郁为主。故取肝之募穴期门疏调肝气，胃之合穴足三里健脾补中，募穴中脘升清降浊，疏调胃肠之腑气。用羊肠线（异体蛋白）埋入期门、足三里、中脘穴内，能长效刺激穴位，起到健脾疏肝、调理气血的作用，从而达到"气血冲和，百病不生"的目的。取足三里、三阴交、右肝俞、阳陵泉、行间，有理肝俞、化湿浊、疏肝胆、清湿热的作用。现代医学研究表明，足三里具有调理脾胃、清化湿滞、扶正补虚、提高机体免疫力的功能，从而促进乙肝表面抗原阴转率的提高。埋线治疗慢性乙型肝炎，明显提高了临床疗效，改善了临床症状，提高了肝功能的复常率，且对 HBeAg 的阴转率有一定的提高，为临床治疗慢性乙型肝炎提供了新的治疗手段。临床证实，穴位埋线治疗慢性肝炎具有简单易行、见效快、疗程短、安全经济等优点。

【参考文献】

［1］王光义，陈睿，杨红.穴位埋线加中药治疗慢性乙型肝炎 35 例［J］.时珍国医国药，2007，18（7）：1752.

八、溃疡性结肠炎

溃疡性结肠炎（又称慢性非特异性溃疡性结肠炎）是一种原因不明的慢性结肠炎，主要发生在结肠黏膜层的炎症性病变，以溃疡糜烂为主，多累及远端结肠、直肠，亦可遍及全部结肠。临床常为慢性持续或反复发作，也可急剧起病而呈暴发性。腹泻为其常见症状，多呈血性黏液便，并有程度不同的腹痛、里急后重。本病可发生于各年龄组，但以 20~40 岁为多见，男女发病率无明显差异。

【临床症状】

1. 腹泻　多为黏液血便、水样便、黏液便、稀便等异常粪便，尤其是血性黏液便几乎成为本病所有活动期病人的必有症状，也常常是轻型病人的唯一表现。轻者每日排便 2~3 次，重者每 1　2 小时排便 1 次。

2. 肠出血　是溃疡性结肠炎最初的主要症状之一，多数情况下血混于液体粪便中，便秘时可附着于粪便外面。

3. 腹痛　轻型和缓解期病例可无此症状，慢性反复发作的病人常有腹痛，尤其是疾病发展超过直肠时更为多见。腹痛多为轻度到中度痉挛性痛，多在左下腹，多数情况下是阵发性、短暂、轻微的腹痛，有腹痛－便意－排便后减轻的规律。直肠受累严重者有里急后重的症状。

4. 食欲不振与恶心呕吐　为中度或严重结肠炎的症状。

5. 腹部体征　轻者除下腹有压痛外，多无其他体征。重型病例可有腹胀、腹部压痛、反跳痛及肌紧张。部分病人于左下腹可扪及腊肠状条索样块物，为结肠增厚或痉挛所致。

6. 全身表现　轻者常不明显，重者可有发热、心率增快、衰弱、消瘦、贫血、失水、电解质平衡失调和营养障碍等表现。

【埋线治疗】

取穴：大肠俞、足三里、天枢、三阴交、止泻（神阙上5分）、上巨虚。

操作：用PGA或PGLA线体对折旋转埋线法，或者胶原蛋白线注线法。每2周治疗1次，3次为1个疗程。

【典型病例】

病例：刘某，女，32岁。腹泻1年，每天大便7~8次，黏液血便，里急后重，左下腹痛。乙状结肠镜检查：黏膜明显充血水肿，距肛门7~16cm处黏膜粗糙，可见溃疡多处，大小不等，表面附有白脓苔，黏膜糜烂，触之易出血。大便培养无病原菌生长。诊为溃疡性结肠炎。埋线7天后，渐觉腹痛减轻，黏液血便减少。半个月后又进行第2次穴位埋线，大便每天2次，偶见黏液血便。1个月后大便基本恢复正常，症状消失，巩固治疗2个月。随访1年未复发。摘自：肖冠峰，周桂荣.穴位埋线治疗溃疡性结肠炎76例［J］.新中医，1999，1：24.

【按语】

溃疡性结肠炎的病因较为复杂，但多数学者认为与变态反应、精神因素和自身免疫因素有关，同时又是一种非特异性炎性疾病，埋线治疗以调节神经、改善自身免疫力为主。

大肠俞、天枢、足三里三穴为胃之下合穴，功能健脾和胃，补益强壮，统治一切胃肠瘦弱虚损之疾。三穴相配，不但功专力宏，还可减轻患者在埋线后出现穴位局部组织损伤造成的无菌性炎症反应和异体蛋白埋植造成的变态反应，埋线初期刺激强而短暂，后期刺激柔和而持久，可达20天或更长时间，使患病部位在较长时间里依靠这种良性刺激而不断得到调整和修复。实验研究也证实，穴位埋线疗法有短期速效和长期续效两种作用方式，一部分经脊髓后角上传至大脑皮层，通过体液调节来调整脏腑功能状态，促进机体新陈代谢，提高免疫力。慢性溃疡性结肠炎在人群中发病率较高，是临床上比较棘手的病种之一，采用中西医药物治疗，虽有疗效但不持久，且易复发，埋线疗法见效快，疗效持久，不易复发，是当前推广有效的治疗方法之一。

【参考文献】

［1］吴焕淦，潘英英.针灸治疗溃疡性结肠炎研究进展［J］.上海针灸杂志，1998，17（5）：44-46.

［2］徐非，潘华，陈杰.特定穴埋线治疗溃疡性结肠炎的临床观察［J］.针灸临床杂志，1998，14（6）：41-42.

［3］曾莉，谷守敏.二黄汤结合穴位埋线治疗溃疡性结肠炎疗效观察［J］.现代中西医结合杂志，2011，20（18）：2248-2249.

［4］杨重兴，张红霞.溃结散配合穴位埋线治疗溃疡性结肠炎100例［J］.中医研究，2011，24（2）：

65-67.

［5］罗高国，郭新侠，杨洋.穴位埋线与灸法治疗溃疡性结肠炎疗效对比［J］.上海针灸杂志，2012，31（11）：822-823.

九、直肠脱垂

直肠脱垂是指肛管、直肠甚至乙状结肠下端向下移位突出于肛门外的一种病理状态。仅黏膜下脱是不完全脱垂，直肠全层下脱为完全脱垂。脱垂部分位于直肠内称内脱垂，脱出肛门外则称外脱垂。直肠脱垂以儿童及老年人多见。直肠脱垂在儿童中是一种自限性疾病，多数在5岁前自愈，故以非手术治疗为主。成人完全性直肠脱垂较严重者，长期脱垂将致阴部神经损伤而产生肛门失禁、溃疡、肛门周围感染、直肠出血、脱出肠段水肿坏死及狭窄，应以手术治疗为主。

本病的诱因为长期腹泻、便秘、前列腺肥大、膀胱结石、慢性咳嗽等导致持续性腹压增加的疾病。在中医学中，本病属于脱肛、脱肛痔、截肠症等范畴。

【临床症状】

1. 脱出 这是肛门直肠脱垂的主要症状，早期排便时直肠黏膜脱出，便后自行复位；随着病情的发展，身体抵抗力逐渐减弱，日久失治，直肠全层或部分乙状结肠突出，甚至咳嗽、负重、行路、下蹲时也会脱出，而且不易复位，需要用手推回或卧床休息后方能复位。

2. 出血 一般无出血症状，偶尔大便干燥时，擦伤黏膜有滴血，粪便带血或手纸拭擦时有血，但出血量较少。

3. 潮湿 部分病人由于肛门括约肌松弛，收缩无力，常有黏液自肛内溢出，以致有潮湿感。或因其脱出后没有及时复位，直肠黏膜充血、水肿或糜烂，黏液刺激肛周皮肤而引起瘙痒。

4. 坠胀 由于黏膜下脱，引起直肠或结肠套叠，压迫肛门部而产生坠胀，有的还感觉股部和腰骶部酸胀。

5. 嵌顿 大便时，肛门直肠脱出后未能及时复位，时间稍长，局部静脉回流受阻，因而发炎肿胀，并导致嵌顿。这时，黏膜由红色逐渐变成暗红色，甚至出现表浅黏膜糜烂坏死，或脱垂肠段因肛门括约肌收缩而绞窄坏死。病人症状亦随之由局部反应发展到全身反应，出现体温上升，食欲减退，小便困难，大便干结，疼痛坠胀加剧，坐卧不安，甚者发生肠梗阻症状。

【埋线治疗】

主穴：承山、大肠俞、长强、百会。

配穴：肾虚型配关元、肾俞；脾虚型配足三里、脾俞。

操作：用PGA或PGLA线体对折旋转埋线法，或者胶原蛋白线注线法。每2周治疗1次，3次为1个疗程。

【典型病例】

病例：郝某，男，50 岁。自幼患痢疾，未能及时就诊，迁延日久不愈而致脱肛，至今已 43 年。数十年来，每次大便时直肠即脱出，长度约 3.5cm，便后不能自行收回，需以手托之方能还纳。每日大便 2 ~ 3 次，便后下坠感十分突出。虽经中西医多方治疗，效果不佳。查：形体消瘦，舌苔薄白，脉象细弱，偶有间歇。诊为脱肛（中气下陷型）。取长强、大肠俞、百会、关元、气海、足三里。长强埋线，针感上抵腰部。埋线治疗 2 次，脱出物回纳 1/2，共治 5 次痊愈。摘自：兰州大学第一医院东岗院区门诊病例。

【按语】

本病病因：小儿脏腑娇嫩，形气未充；又因先天肾气不足，固摄无权而发；又因后天调护失当，感受寒湿，泻痢过度，脾气下陷所致。治疗当以补肾固脱、升阳举陷为法。百会为督脉与三阳经之交会穴，位于巅顶，气属阳，流于督，埋线能使阳气旺盛，有升阳举陷之功；足太阳经别自尻下别入肛门，取足太阳之承山穴清泻肛肠湿热、消肿止痛，故埋线足太阳之承山穴有助于脱出直肠之回复；肛门为大肠之连属部分，埋线大肠俞、长强可增强肛门固摄之力。肾虚者加关元、肾俞，以补益肾气；脾虚者加脾俞、足三里，以益气升清。标本兼治而收全功，实为治疗此顽疾之良法。长强穴系督脉、胃经和胆经之会穴，督脉之别络，位近肛门，局部取穴可增强肛门约束力，埋入药线长期刺激可培补下焦，补益中气，增强肛周肌肉收缩力；承山偏于治疗肛门疾病，可促进直肠括约肌的提升功能，两穴配伍，可取得较好的疗效。

【参考文献】

［1］佘桂爵．肛周埋线配合中草药治疗脱肛［J］．广州医学，1982，3（4）：45.

［2］郭毅，耿学斯．白环俞穴埋线术治疗环状混合痔术后疼痛的临床观察［J］．河南中医药大学学报，2009，29（5）：72-74.

十、便秘

便秘是指排便频率减少，1 周内大便次数少于 2 ~ 3 次，或者 2 ~ 3 天才大便 1 次，粪便量少且干结。但有少数人平素一贯是 2 ~ 3 天才大便 1 次，且大便性状正常，此种情况不应认为是便秘；对同一人而言，如大便由每天 1 次或每 2 天 1 次变为 2 天以上或更长时间才大便 1 次时，应视为便秘。

便秘，从现代医学的角度来看，它不是一种具体的疾病，而是多种疾病的一个症状。便秘在程度上有轻有重，在时间上可以是暂时的，也可以是长久的。由于引起便秘的原因很多，也很复杂，因此，一旦发生便秘，尤其是比较严重的、持续时间较长的便秘，这样的患者应及时检查，查找引起便秘的原因，以免延误原发病的诊治，并能及时、正确、有效地解决便秘的痛苦，切勿滥用泻药。

便秘多见于老年人，可分为结肠便秘和直肠便秘两种。老年人牙齿多不健全，喜吃低渣精细饮食，因而缺少纤维素对肠壁的刺激，使结肠运转粪便的时间延长；加之老年人运动少，肠肌收缩力普遍下降，均易促成结肠便秘。老年人提肛肌和肛门括约肌松弛无力，造成粪便嵌塞在直肠窝内而形成直肠便秘。

便秘也可由肛周疾病（如痔、瘘、结肠癌、直疝等）引起。某些铁、铝、钙制剂也可引起便秘。由于习惯性便秘患者往往长期服用泻剂，也可导致肠功能紊乱。

【临床症状】

多数慢性便秘患者仅表现为排便困难，粪便干结，数天甚至1周才排便一次，排便时可有左腹痉挛性痛与下坠感，部分病人诉口苦、食欲减退、腹胀、下腹不适、排气多或有头晕、头痛、疲乏等神经官能症状，但一般都不严重。急性者则在原有规则的排便习惯下，无特别的原因，于短期内发生便秘，尤其是中老年人，应特别注意直肠和结肠的癌肿。伴有剧烈腹痛、呕吐或便血者，则应考虑急性肠道阻塞引起的便秘。如果因为某些原因而使粪便在大肠内停留时间过久，粪便内所含的水分被过量吸收，粪便变得干燥坚硬，排便时伴有时间延长，难于排出，肛门坠胀、疼痛，或引起腹胀、腹痛、多屁、食欲不振、头晕乏力等症状，正常的排便规律被打乱，排便次数减少，间隔时间延长，严重者排出的大便像羊屎样，呈小球形颗粒状，每周排便次数少于3次，并伴明显的排便困难。

一般体检常可在降结肠或乙状结肠部位触及痉挛的肠管或粪块，但在排便后则消失。肠梗阻者则常有腹胀、腹痛、肠型及肠蠕动波。

【埋线治疗】

主穴：大肠俞、天枢、上巨虚、归来、下巨虚、曲池、支沟。

配穴：热结加合谷；气滞加中脘、行间；久病体弱寒秘者加脾俞、胃俞；气虚加灸神阙。

操作：用PGA或PGLA线体对折旋转埋线法，或者胶原蛋白线注线法。每2周治疗1次，3次为1个疗程。

【典型病例】

病例1：马某，女，45岁，公务员。病史：排便困难10年余，5~7天排便1次，时常需要使用"开塞露"辅助排便。入院后经结肠传输试验及排粪造影检查，诊断为结肠慢传输型便秘。首次埋线治疗后，自诉次日有肠鸣，第3天早晨即有排便，以后约每2天排便1次。后又经两次治疗，平均每1~2天排便1次。随访3个月，症状消失，无复发。摘自：彭辉，刘建平.穴位埋线治疗结肠慢传输型便秘32例［J］.现代中医药，2013，33（1）：54-55.

病例2：王某，女，50岁，1997年4月15日就诊。患习惯性便秘3年，近1个月加重。经检查排除肠道器质性病变。症见大便干结如栗，5天1次，临厕无力努挣，挣则汗出气短，面色㿠白，神疲气怯，舌淡，苔薄白，脉弱。服果导片、番泻叶等，不见好转。据主证辨为脾虚气弱证。取穴：大肠俞、天枢、上巨虚。一次性穴位埋线，另加脾俞、胃俞、神阙，针刺用补法，加灸法，每日 1 次。治疗 3 次后，症状明显减轻。治疗 1 个疗程后，症状消失。随访半年无复发。摘自：李桂琴.穴位埋线配合针刺治疗习惯性便秘30例［J］.中医研究，2003，16（3）：49-50.

【按语】

中医认为，本病多因气血阴津亏虚，气虚则大肠传导无力，血虚津少则不能润泽大肠，肠道干枯则便行艰涩；或因素体阳虚阴寒内生，流于肠胃凝滞固结而致阳气不通，津液不行肠道则难以传输所致。选用合穴足三里、上巨虚、下巨虚，具有疏通腑气、健脾和胃之功。水道、归来、天枢宣通三焦气机，通泻大肠腑气；气海、关元助阳逐寒，温煦下焦以散凝结。埋线治疗便秘，顾本求源，治愈率高，复发率低，费用低廉，弥补了药物对症治疗痊愈率低、剂量依赖性强的不足。便秘的病位主要在大肠，但与脾胃及肾脏的关系甚为密切。其发病原因有：燥热内结，津液不足；情志失和，气机郁滞；劳倦饮食内伤，身体虚弱，阳气不足，阴血亏虚。其病机是大肠失于濡润，传导功能失调。故取大肠募穴天枢与大肠俞，配大肠下合穴上巨虚，以疏通腑气，腑气通则传导功能自可复常；曲池、合谷泻大肠腑气，以泻其热；取腑会中脘通降腑气；肝郁气滞，泻行间以疏肝气；补脾俞、胃俞，扶助中气，脾胃气旺自能生气化血。诸穴配合，使大肠传导功能正常，便秘得以治愈。

【参考文献】

［1］尹平，徐世芬，朱博畅，等.穴位埋线治疗功能性便秘51例［J］.河北中医，2012，34（4）：563-564.

［2］刘志霞，龚旺梅，刘志宏.穴位埋线治疗慢传输型便秘25例［J］.中医研究，2012，25（6）：60-62.

［3］闫海飞，王莉.穴位埋线治疗慢性便秘疗效观察［J］.上海针灸杂志，2012，31（3）：152-153.

十一、痔疮

痔疮是直肠末端黏膜、肛管皮肤下痔静脉丛屈曲和扩张而形成的柔软静脉团，是发生在肛门内外的常见病、多发病。任何年龄均可发病，以 20 ~ 40 岁为多见，大多数病人随年龄的增长而加重。有关痔疮的发病机制目前尚无定论，多数学者认为是"血管性肛管垫"，是正常解剖的一部分，只有合并出血、肛脱垂、疼痛等症状时，才能称为病。

【临床表现】

1. 便血　无痛性、间歇性、便后有鲜红色血是其特点，也是内痔或混合痔早期常见的症状。便血多因粪便擦破黏膜或排便用力过猛，引起血管扩张，导致破裂出血。轻者多为大便或便纸上带血，继而滴血；重者为喷射状出血，便血数日后常可自行停止。这对诊断有重要意义。便秘、粪便干硬、饮酒及食刺激性食物等都是出血的诱因。若长期反复出血，可出现贫血，临床并不少见，应与出血性疾病相鉴别。

2. 痔块脱垂 常是晚期症状，多先有便血，后有脱垂，因晚期痔体增大，逐渐与肌层分离，排粪时被推出肛门外。轻者只在大便时脱垂，便后可自行回复，重者需用手推回，更严重者是稍加腹压即脱出肛外，以致咳嗽、行走等腹压稍增时，痔块就能脱出，回复困难，无法参加劳动。有少数病人诉脱垂是首发症状。

3. 疼痛 单纯性内痔无疼痛，少数有坠胀感，当内痔或混合痔脱出嵌顿而出现水肿、感染、坏死时，则有不同程度的疼痛。

4. 瘙痒 晚期内痔、痔块脱垂及肛管括约肌松弛，常有分泌物流出，由于分泌物刺激，肛门周围往往有瘙痒不适，甚至出现皮肤湿疹，病人极为不适。

5. 其他 如果患有混合痔，则临床表现具有内痔和外痔两种特征，有的单发于右前、右后或左中，有的呈环状，形成环状混合痔。

【埋线治疗】

主穴：会阳、百会、承山、二白、秩边、飞扬、膈俞。每次选用 6~8 穴。

操作：用 PGA 或 PGLA 线体对折旋转埋线法，或者胶原蛋白线注线法。每 2 周治疗 1 次，3 次为 1 个疗程。

【典型病例】

病例：王某，男，38 岁。主诉：每天大便时肛门疼痛，大便带有鲜血，并感觉肛门有东西脱垂出来，有时血呈点滴而下，吃辛辣食物后更加明显。检查：肛门处肿痛，肛门周围皮肤有轻微湿疹。大便后肛门疼痛，大便时有鲜血，肛门指诊可触及痔结节。诊断：混合痔。在患者的上唇系带中部可见一米粒大突起，采用上法割治并配合埋线治疗一次。15 天后症状消失，配合每日大便后用温盐水坐浴 10~15 分钟，早、晚各做提肛动作 50 次。随访 1 年无复发。摘自：宋守江.割治配合穴位埋线治疗痔疮 43 例临床观察［J］.上海针灸杂志，2013，7：24.

【按语】

中医认为，痔疮系湿热下注魄门，蕴结肛门，导致经络阻塞、气血凝滞而成，是一种常见病、多发病。本病多因脏腑本虚，静脉壁薄弱，兼因久坐，负重远行，或长期便秘，或泻痢日久，或临厕久蹲努责，或饮食不节，过食辛辣肥甘之品，导致脏腑功能失调，风燥湿热下迫，气血瘀滞不行，阻于魄门，结而不散，筋脉横解而生成痔疮。内痔主要根据其症状的严重程度分为四度。Ⅰ度：便时带血、滴血，便后出血可自行停止，无痔脱出；肛门镜检查见齿状线上有黏膜隆起，表面色淡红。Ⅱ度：常有便血；排便时有痔脱出，便后可自行还纳；肛门镜检查见齿状线上有黏膜隆起，表面色暗红。Ⅲ

度：可有便血；排便或久站及咳嗽、负重、劳累时有痔脱出，需用手还纳；肛门镜检查见齿状线上有黏膜隆起，表面多有纤维化。Ⅳ度：可有便血；痔持续脱出或还纳后易脱出。外痔主要根据组织的病理特点，分为结缔组织性外痔、血栓性外痔、静脉曲张性外痔和炎性外痔四类。其主要临床表现为肛门部有软组织团块，肛门不适，潮湿瘙痒，异物感，如发生血栓及炎症可有疼痛。混合痔患者，内痔与外痔的症状同时存在，严重时表现为环状痔脱出。穴位埋线治疗中的穴位依据中医经络理论，选用会阳、百会、承山、二白、秩边、飞扬、膈俞等，每次选用 6~8 穴，用 0~2 号线做穴位埋线，穴位左右交替使用，2 周治疗 1 次。会阳属足太阳经，该穴位靠近病变部位，为近部取穴，可疏导肛门瘀滞之气血，预防患部水肿；百会属督脉，位于巅顶，功擅升举下陷之气，增强局部抗外邪的能力，亦是下病上取之意，可以促进伤口愈合；取足太阳经之承山穴消肿、止痛、止血；二白为经外奇穴，是古今治疗痔疮的经验效穴；秩边、飞扬行气止痛；膈俞止血，防出血。

【参考文献】

［1］王勇华.穴位埋线治疗痔疮 120 例［J］.中国针灸，1999，（5）：298.

［2］杨凤.中药熏洗结合穴位埋线治疗痔疮 113 例的疗效观察［J］.中外医学研究，2013，11（12）：122.

［3］舒涛，李国栋，李春花.穴位注药埋线法对痔术后疼痛的疗效及安全性评价［J］.中医杂志，2010，51（4）：335-338.

［4］杨伟，张磊昌，王亮锋.穴位埋线超前镇痛干预混合痔患者术后疼痛的疗效观察［J］.针刺研究，2011，36（4）：292-295.

第四节 泌尿生殖系统疾病

一、慢性肾炎

慢性肾小球肾炎简称慢性肾炎，是由多种不同病因、不同病理类型组成的一组原发性肾小球疾病。临床特点为病程长，发展缓慢，症状可轻可重，多有一个无症状尿检异常期，然后出现不同程度的水肿、蛋白尿、镜下血尿，可伴高血压和（或）氮质血症，以及进行性加重的肾功能损害。

本病属中医"水肿"的范畴。从中医临床辨证来看，多以脾肾阳虚为主。故以健脾补肾、利水消肿为主，通过刺激相应的穴位来增强排泄功能，促进水分、代谢产物和有毒物质的排出，并增强免疫系统的作用。

【临床症状】

主要表现有水肿、高血压、血尿、肾功能不全等。临床常分为三型：

1.普通型 为最常见的一型，以浮肿、血尿、高血压为特征。患者可有无力、疲倦、腰部酸痛、食欲不振等症。水肿时有时无，一般不甚严重。常伴轻度到中度高血压。面部虚黄、苍白、眼底动脉变细、有动静脉交叉压迫现象。尿检可见中度蛋白尿（少于 3.0g/dL），尿沉渣有红细胞和各种管型。肌酐清除率降低；酚红排出减少，尿浓缩功能减退及血肌酐和尿素氮增高，出现氮质血症。可有不同程度的贫血，血沉增快，血浆白蛋白稍低，胆固醇稍高。此型病程缓慢进展，最终可因肾功能衰竭而死亡。

2. 肾病型 为慢性肾炎常见的一型，以全身浮肿、大量蛋白尿为特征。突出表现为大量蛋白尿（无选择性蛋白尿）。每天排出蛋白尿超过 3.5g/dL。高度水肿和血浆白蛋白降低，通常低于 3g/dL，高胆固醇血症则超过 250mg/dL。尿沉渣检查，可有红细胞及各种管型。血压正常或中度持续性增高。肾功能正常或进行性损害，血肌酐和血尿素氮升高，肌酐清除率和酚红排泄均减低。患者可有贫血，血沉明显加快。此型肾炎经适当治疗，病情可以缓解。

3. 高血压型 以急性发作后遗留高血压为主要特征，并伴有腰酸、头昏乏力、食欲不振、贫血、视力障碍等，除上述一般慢性肾炎共有的表现外，突出表现为持续性中等以上程度的高血压，而且对一般降压药物不甚敏感。常引起严重的眼底出血或絮状渗出，甚至视盘水肿，视力下降。并伴有肾脏损害的表现，尿检有不同程度的蛋白尿及尿沉渣明显异常，此型肾功能恶化较快，预后不良。

上述临床分型不是绝对的，各型之间有交叉和相互转变。有的病人兼有类肾病型与高血压型的表现，可为混合型。

【埋线治疗】

主穴：肝俞、脾俞、肺俞、肾俞、志室、飞扬、太溪、阴陵泉；膻中、鸠尾、中脘、肓俞、气海、三阴交、复溜、京骨。

配穴：偏阳虚加大椎、命门、关元；偏阴虚加京门、膈俞；面浮肢肿加人中、阴陵泉、三焦俞、膀胱俞；血压偏高加太冲、足三里；咽痛加合谷、天鼎；胸有压痛加俞府、步廊；肾功能不全加胸 5～7 夹脊。

操作：主穴酌取 3～4 穴，两组穴位轮流选用。配穴据证而取。配用灸法，大椎、命门、关元三穴施以艾灸，每次 5～7 壮。每 2 周治疗 1 次，3 次为 1 个疗程。

【典型病例】

病例 1：梁某，男，43 岁，干部。病案号：33742。5 岁时患过急性肾炎，后经青霉素等抗生素治疗，浮肿消退，但经常腰痛。1980 年 5 月 15 日又因浮肿住院，尿常规化验蛋白（++），颗粒管型（2～4），红细胞（4～6），白细胞阴性。治疗 20 多天，浮肿消退，尿素氮也正常，但尿常规化脸蛋白（++），停用药物，改用本法治疗。第 3 天尿常规：蛋白（±），第 11 天尿蛋白转阴。随访至今，9 年无复发。摘自：芦安，杨建华. 督脉埋线治慢性肾炎蛋白尿［J］. 新中医，1989，30（9）：32.

病例 2：王某，男，18 岁，河南叶县人。2000 年 3 月 13 日患上呼吸道感染，经治疗，12天后上感症状彻底消失。但出现水肿，肉眼血尿，恶心呕吐，乏力，食欲减退，血压较平时偏高。血常规检查：血红蛋白及红细胞数降低。肾功能检查：血中尿素氮轻度增高，尿蛋白常规检查（++），尿沉渣检查见到透明管型及颗粒管型。经过综合分析，最后确诊为急性肾小球肾炎。立即静滴青霉素800U，地塞米松10mg，每日1次，连用1周。并采用平行针埋线法，把处理过的医用羊肠线植入左肺俞、右肾俞、命门、右阴陵泉、左三阴交五个穴位中，局部消毒后，创可贴贴敷。植入后13天，水肿消退，血压恢复正常，肉眼血尿及全身症状消失。28天后尿蛋白、管型消失。每月植入1次，两侧穴位交替使用。共埋线4次，于2000年9月23日全面检查，血清补体、肾病理改变恢复正常，氮质血症纠正，完全治愈。2004年3月18日随访，患者自述身体健康。
摘自：孔祥秋，王丽.平行针穴位埋线治疗急性肾炎100例［J］.中国乡村医药杂志，2008，15（4）：44.

【按语】

中医认为，本病多在人体御邪能力不足时，外感邪毒，伤及肺、脾、肾三脏，致使肺失宣降，上不能宣散水精，下不能通调水道。脾失健运，水湿内停，气不升清。肾失开合，气化不利，精关不固。加之三焦水道失畅，膀胱气化无权，水湿毒邪泛溢于内，水谷精微大量丢失而见临床诸症。肺俞穴能够提高机体细胞的免疫功能；肾俞对肾脏功能有调整作用，可使泌尿功能明显增强，尿蛋白减少，血压下降，水肿减轻或消失；命门穴对免疫功能有促进作用，可增强机体抗病能力，有增强红细胞免疫功能的作用；阴陵泉有调整膀胱张力的作用，松弛者可使张力增加，扩张者可使之紧张；三阴交治疗下焦疾病效果显著，可使肾血流量明显增多，尿量增多，输尿管运动加强，利尿作用发生在30～60分钟，且能维持2小时以上，并能明显提高机体的免疫功能。

肾的一个功能是主水液代谢，故肾俞配脾俞、阴陵泉、关元、水分等穴对肾炎所致的水肿有利水消肿作用。三阴交为足三阴经的交会穴，主运化水湿，肾主水，肝主宗筋，与肾皆归下焦，与人体水液代谢有密切的关系，故治泌尿系统疾病。凡尿多、尿少、尿潴留、尿失禁、夜多小便、遗尿、尿意频数、血尿、小便刺痛、小便淋沥，配中极、关元，有满意的疗效。所以，埋线可使肾炎的临床症状得到改善，最终彻底恢复正常，达到完全治愈的目的。本法疗效可靠，操作简单，患者易于接受，适于临床应用。

【参考文献】

［1］黄小瑾，陈波，谢红，等.穴位埋线对系膜增生性肾小球肾炎大鼠TNF-α及病理组织的改变［J］.中华中医药杂志（原中国医药学报）.2009，增刊：35-37.

［2］陈林泓.中西医结合综合治疗难治性肾病综合征31例［J］.山东中医杂志，2010，29（10）：696-698.

二、泌尿系结石

泌尿系结石简称尿石，是指在泌尿系统内因尿液浓缩沉淀形成颗粒或成块样聚集物，包括肾结石、输尿管结石、膀胱结石和尿道结石。本病为临床常见病，好发于青壮年，近年来发病率有上升趋势。

泌尿系结石是最常见的泌尿外科疾病之一，男性多于女性，约5：1。形成机制未完全阐明，有多种学说，复发率高。对多数结石尚无十分理想的预防方法。尿石症发病有地区性，在我国多见于长江以南，北方相对少见。近30年来，我国上尿路（肾、输尿管）结石发病率显著提高，下尿路（膀胱）结石日趋少见。膀胱结石中，原发性结石明显少于继发性结石。近10年来，尿路结石的治疗方法有了迅速发展，90%左右的尿路结石可不再采用传统的开放手术治疗。

【临床症状】

泌尿系结石是肾、输尿管、膀胱、尿道结石的总称。以突然发生的剧烈腰痛并牵引少腹，尿频、尿急、尿痛、尿色混浊，甚至尿中有血或砂石为主要临床表现。

泌尿系结石是泌尿系的常见病。结石可见于肾、膀胱、输尿管和尿道的任何部位。但以肾与输尿管结石为常见。临床表现因结石所在部位不同而有异。肾与输尿管结石的典型表现为肾绞痛与血尿，在结石引起绞痛发作以前，病人没有任何感觉，由于某种诱因，如剧烈运动、劳动、长途乘车等，突然出现一侧腰部剧烈的绞痛，并向下腹及会阴部放射，伴有腹胀、恶心、呕吐及程度不同的血尿；膀胱结石主要表现是排尿困难和排尿疼痛。

腹部X线平片可见结石阴影，或B超检查可见结石光团。泌尿系结石可引起尿路损伤、梗阻，并发感染，致使肾功能受损。中医文献称石淋、砂淋、血淋（尿血明显者）、腰痛、尿血等。

【埋线治疗】

主穴：膀胱俞、肾俞、足三里、志室、阳陵泉、京门、太冲、承山。

操作：用PGA或PGLA线体对折旋转埋线法，或者胶原蛋白线注线法。每2周治疗1次，3次为1个疗程。

【典型病例】

病例：李某，女，40岁。自述曾有肾结石史3年，每次发作时疼痛难忍，服止痛药或注射止痛药物尚可勉强止痛。但此次发病疼痛剧烈，服药后疼痛不减，遂考虑埋线治疗。查体后，在患者的腰部左侧膀胱经第一侧线发现一明显的结节，触压后疼痛明显，即在压痛点。膀胱俞、肾俞埋线治疗，3天后患者感觉疼痛减轻，20天后疼痛基本消除。摘自：马立昌，单顺，张金霞.微创穴位埋线实用技术［M］.北京：中国医药科技出版社，2011：145-146.

【按语】

本病属中医淋证中"石淋"的范畴，肾虚湿热下注型，治则为补肾清热利湿，着重用提插泻法施针。本方取肾俞，为肾之背俞穴，京门为肾之募穴，俞募配合，以强腰补肾，化气行水，疏泄经气。三阴交为肝、脾、肾三经交会穴，是治疗少腹及泌尿系统疾患之要穴，运用泻法以加强调气机、化湿热、通水道之功效。埋线 1 次后排石成功，在临床中实属罕见。本病以膀胱病变为主，取膀胱俞以疏利膀胱气机，取肾俞益肾水而清其源。两穴埋线，既能起到针刺的作用，又能保持刺激，持续起效，而且数周才施术一次，较为简便，两法并用，收效较好。有学者研究发现，肾俞穴针刺后尿量增加的同时，尿中去甲肾上腺素和前列腺素 E 的排量也增加，针刺能加强患者的排尿功能，增加了尿路平滑肌的舒缩运动，从而起到排石作用，疗效满意。

【参考文献】

［1］王宗江，李福臻．埋线疗法治疗输尿管结石 32 例［J］．中国民间疗法，2001，9（2）：27.

［2］张春．石韦散配合穴位埋线治疗泌尿系结石 76 例［J］．山西中医，2000，16（4）：20.

三、遗尿症

遗尿症俗称尿床，通常指小儿在熟睡时不自主地排尿。一般至 4 岁时仅 20% 的小儿有遗尿，10 岁时 5% 的小儿有遗尿，少数患者遗尿症状持续到成年期。没有明显的尿路或神经系统器质性病变者，称为原发性遗尿，占 70% ~ 80%。继发于下尿路梗阻（如尿道瓣膜）、膀胱炎、神经源性膀胱（神经病变引起的排尿功能障碍）等疾患者，称为继发性遗尿，患儿除夜间尿床外，日间常有尿频、尿急或排尿困难、尿流细等症状。

原发性遗尿的主要病因可有下列几种：

1. 大脑皮层发育延迟 不能抑制脊髓排尿中枢，在睡眠后逼尿肌出现无抑制性收缩，将尿液排出。

2. 睡眠过深 未能在入睡后膀胱膨胀时立即醒来。

3. 心理因素 如患儿心理上认为得不到父母的喜爱，失去照顾。患儿脾气常较古怪、怕羞、孤独、胆小、不合群。

4. 遗传因素 患儿的父母或兄弟姐妹中有较高的遗尿症发病率。

【临床症状】

夜间睡后不自觉的排尿，醒后方知，轻者数日 1 次，重者每夜遗尿数次。病程长者，可延续到十几岁，可见于少数成年人。日久常出现面色苍白，精神萎靡，智力减退，并常有精神紧张、白天尿频等。

【埋线治疗】

主穴：关元、中极、三阴交、内关；肾俞、膀胱俞、足三里等。

操作：用 PGA 或 PGLA 线体对折旋转埋线法，或者胶原蛋白线注线法。每 2 周治疗 1 次，3 次为 1 个疗程。

【典型病例】

病例1：某男，11岁，尿床5年余，每夜尿1~3次。夜晚睡觉沉迷，呼叫难醒，强拉下床仍迷糊不清，常抓身挠头，东站西走，不知所措，尿脬小，夜尿多，晚上渴而不敢喝水，学习紧张、喝水多了、身体不舒服、阴天下雨时更容易尿床。多方服中药治疗，疗效不好，听别人介绍而来就诊。查体可见患儿清瘦，神志清，家族无遗传病史。做穴位埋线治疗，1个疗程后，上述症状消失，夜晚能自行排尿。随访1年无复发。摘自：张俊峰.穴位埋线治疗儿童遗尿86例［J］.光明中医，2009，24（2）：335-336.

病例2：某男，8岁，2005年5月24日初诊。有遗尿病史1年，时发时止，经检查已排除其他器质性疾病，发育正常，曾多次在省市级医院治疗，予中、西药口服，效果不佳，遂来就诊。追问病史，患者遗出之尿，尿量不多，但尿味腥臊，尿色较黄，平时性情急躁，或夜间梦语，唇红，苔黄，脉数有力。证属肝经湿热型小儿遗尿。治宜泻肝清热。按上述方法穴位埋线，每2周操作1次，共治疗2次，中药取龙胆草3g，黄芩、栀子、木通、当归、柴胡各6g，车前子（包煎）、生地、泽泻各10g，甘草3g。1天1剂，水煎分2次服，7天为1个疗程，共服14剂后，患儿未再遗尿。又埋线治疗3次后痊愈，随访半年未见复发。摘自：井辉明，孙秀萍.穴位埋线配合龙胆泻肝汤治疗肝经湿热型小儿遗尿66例［J］.陕西中医，2011，32（1）：78-79.

【按语】

遗尿是一种症状，除少数儿童因有隐性脊柱裂、脊髓栓系综合征等疾病外，绝大多数遗尿症儿童没有明显的器质性疾病，是由于先天肾气不足和大脑神经功能失调或大脑发育不全所致。这类患儿夜间睡眠很深，不易唤醒，唤醒之后，往往还是迷迷糊糊、半醒不醒，因此夜间唤醒排尿，在较长的一段时间内相对比较困难。其原因在于睡眠过深，不能接受来自膀胱的尿意而觉醒发生反射性排尿，遂成遗尿。《针灸甲乙经》说："虚则遗溺。"遗尿症的患儿体质一般多虚，中医经络理论认为，督脉入脑，总督一身之阳气，而脑为"真气之所聚"，神即气也，就人体的生命活动而言，脑主真气而藏元神，并通过命门与肾结合形成肾间动气而激发心、肝、脾、肺之气，主导正常的生命活动，这就是现代中医学关于生命中枢的脑 – 肾学说。埋线水沟穴，可调督脉之阳气而醒脑神、开清窍，脑之神气激发肾间动气，而使机体生命活动恢复。现代医学研究表明，埋线水沟穴可改善脑及内脏血流量，兴奋中枢神经系统，改善心功能。内关主心病，心主神明，故有醒神之功。关元、中极主治下元虚损、遗尿不禁，关元为任脉要穴，能温补肾阳、培补元气、固脱止遗；中极为膀胱的募穴，系任脉在脐下的部位，能充益肾气、固涩止遗、调补膀胱功能。三阴交为脾、肝、肾经的交会穴，脾主运化水谷，肝主疏泻，肾主水，故三阴交能调补脾肾、运化水湿，主治脾肾虚损之遗尿。肾俞是肾的背俞穴，主藏精，为先天之本，能温肾祛寒、调节水代谢、健脑益智。膀胱俞为膀胱的背俞穴，膀胱与肾相表里，能补肾生髓止遗。诸穴合用，共奏醒脑开窍止遗、充益肾气、调补脾肾、固涩小便、开窍醒神、振奋膀胱之功。《类证记载》云："膀胱仅藏溺，注出溺者，三焦之气化耳。"本病经久不愈而致肾虚膀胱不固，使心、脾、肺功能失调，影响膀胱约束小便的功能，故刺之以壮强。三阴交为足三阴经之交会而属脾经，刺之补脾、肾，以强壮膀胱的神经功能，促使机体功能平衡而得到恢复。

【参考文献】

［1］程少云.穴位埋线治疗遗尿40例［J］.中国针灸，1994，2：22.

［2］周德民，黄兴旗.穴位埋线治疗成人遗尿18例［J］.中国针灸，1996，2：24.

四、尿失禁

尿失禁，是由于膀胱括约肌损伤或神经功能障碍而丧失排尿自控能力，使尿液不自主地流出。可发于任何季节，但以秋、冬季节表现严重。尿失禁是任何年龄及性别人士都可能患的疾病，但以老人和女性为多。

尿失禁可由精神因素、神经系统疾病、分娩、外伤等引起，大多是因膀胱、尿道功能失调所致，如张力性尿失禁、紧迫性尿失禁、溢出性尿失禁等。其中，又以张力性尿失禁居多，因患者骨盆底部肌肉对尿道的控制能力下降，尿道括约肌的力量变得薄弱，抵挡不住膀胱积尿后增高的压力的冲击，使尿液不经意地流出，尤其在笑、哭、咳嗽、打喷嚏、站立、行走时易发生，安静或平卧时稍见缓解。故这种尿失禁又称压力性尿失禁。

【临床症状】

尿失禁的临床症状可分为充溢性尿失禁、无阻力性尿失禁、反射性尿失禁、急迫性尿失禁及压力性尿失禁五类。充溢性尿失禁是由于下尿路有较严重的机械性（如前列腺增生）或功能性梗阻而引起尿潴留，当膀胱内压上升到一定程度并超过尿道阻力时，尿液不断地自尿道中滴出。这类患者的膀胱呈膨胀状态。无阻力性尿失禁是由于尿道阻力完全丧失，膀胱内不能储存尿液，患者在站立时尿液全部由尿道流出。反射性尿失禁是由完全的上运动神经元病变引起，排尿依靠脊髓反射，患者不自主地间歇排尿（间歇性尿失禁），排尿没有感觉。急迫性尿失禁可由部分上运动神经元病变或急性膀胱炎等强烈的局部刺激引起，患者有十分严重的尿频、尿急症状，由于强烈的逼尿肌无抑制性收缩而发生尿失禁。压力性尿失禁是当腹压增加时（如咳嗽、打喷嚏、上楼梯或跑步时）即有尿液自尿道流出。引起这类尿失禁的病因很复杂，需要做详细检查。

【埋线治疗】

主穴：中极、关元、气海、阴陵泉、肾俞、膀胱俞、三阴交、中膂俞。

操作：用PGA或PGLA线体对折旋转埋线法，或者胶原蛋白线注线法。每2周治疗1次，3次为1个疗程。

【典型病例】

病例1：王某，女，50岁，农民，2001年5月20日初诊。主诉：咳嗽、大笑、弯腰干活时不自主溢尿1年。生育史：孕3产3流产0，3胎皆顺产。会阴B超检查：膀胱角至耻骨弓的距离4cm，膀胱颈的活动度为25°。刻诊：面色晦暗，精神萎靡，畏寒，纳呆，大便溏薄，舌淡胖，边有齿印，苔白，脉沉细无力。辨证为脾肾阳虚之尿失禁。取足三里、肾俞、关元透中极、三阴交等穴埋线治疗，2周治疗1次。治疗4次后间隔20天再埋线4次，同时配合功能锻炼，临床痊愈。B超检查：膀胱角至耻骨弓的距离2cm，膀胱颈活动度18°，随访1年未复发。摘自：张采真，吕艳青.穴位埋线配合功能锻炼治疗压力性尿失禁临床观察［J］.中国针灸，2004，24（7）：457-458.

病例2：时某，女，49岁，小便失禁5年。小便频数，稍有尿意便来不及如厕，平时咳嗽、喷嚏、体力劳动过重或精神紧张时，小便自行流出，经常尿湿衣裤，病人为此感到非常苦恼，服用无数中西药无效。查尿常规（－），B超示：膀胱无肿瘤、结石。以往无外伤史、埋线史。诊断为尿失禁，中医辨证为脾肾亏虚型。治拟健脾益肾，通利小便，调理膀胱气机。埋线取穴：中极、关元、气海、阴陵泉、三阴交。每次治疗间隔15～20日。连续治疗3次，临床痊愈。随访2年未复发。摘自：马立昌，单顺，张金霞.微创穴位埋线实用技术［M］.北京：中国医药科技出版社，2011：148-149.

【按语】

中医理论认为，肾为先天之本，司二便。本病例属于脾肾亏虚，命门火衰，不能温煦膀胱，致膀胱气化无权，使贮存和控制憋尿功能失常。埋植羊肠线能对穴位产生柔和而持久的刺激，起到通经络、和气血、平阴阳的作用。本疗法所用诸穴中，中极是膀胱的募穴，是膀胱之气结聚的地方，能调节膀胱功能，善治膀胱约束无权之尿失禁及遗尿症，又能通利膀胱水道而促进膀胱的排空功能；关元是任脉与足三阴的交会穴，通于足少阴肾经，能补益肾气，固摄膀胱，协调中极，加强膀胱的贮尿功能；阴陵泉是足太阴脾经的合穴，能益脾气以运化水湿，协助中极通利膀胱水道的功能；肾俞与膀胱俞、中膂俞均属背俞穴，能调节肾与膀胱的功能，补益肾气，固摄膀胱；气海为蓄气之海；太溪调补肾气而有固涩功能；秩边为膀胱经的要穴。诸穴配伍，能疏通膀胱经气，使膀胱气化有权，开阖有度而获效。

【参考文献】

［1］赖满英.埋线疗法治疗长年尿失禁案［J］.上海针灸杂志，2004，23（10）：45.

［2］王朝辉，李晨，王朝驹.中药加穴位埋线治疗轻度女性压力性尿失禁50例［J］.新疆中医药，2009，27（6）：16-17.

［3］叶小缅，高诗倩，宫敬，等.电针与穴位埋线治疗压力性尿失禁疗效的比较研究［J］.中国医学工程，2013，21（2）：72-73.

五、前列腺炎

前列腺炎是泌尿男性生殖系统的常见病。1978 年 Drach 提出前列腺炎综合征的概念，将前列腺炎分为四类：①急性细菌性前列腺炎；②慢性细菌性前列腺炎；③慢性非细菌性前列腺炎；④前列腺痛。

【临床症状】

1. 急性细菌性前列腺炎　发病突然，出现寒战和高热，尿频、尿急、尿痛。可发生排尿困难或急性尿潴留。临床上往往伴发急性膀胱炎。前列腺肿胀、压痛，局部温度升高，表面光滑，形成脓肿则有饱满或波动感。

2. 慢性细菌性前列腺炎　尿频、尿急、尿痛，排尿时尿道不适或灼热。排尿后和便后常有白色分泌物自尿道口流出。有时可有血精、会阴部疼痛、性功能障碍、精神神经症状。前列腺呈饱满、增大、质软、轻度压痛。病程长者，前列腺缩小、变硬，表面不完整，有小硬结。

3. 慢性非细菌性前列腺炎及前列腺痛　临床表现类似慢性细菌性前列腺炎，但没有反复尿路感染病史。主要有尿路刺激、排尿困难症状，特别是慢性盆腔疼痛综合征的表现。某些患者的前列腺液中可培养出支原体、衣原体。

【埋线治疗】

主穴：中极、关元、水道、归来。

配穴：血瘀明显，配秩边、肝俞、太冲；气虚明显，配气海、足三里、肾俞、脾俞、胃俞；湿热较重，配阴陵泉、膀胱俞；伴有神经衰弱，配三阴交、内关、心俞；伴便秘，配天枢、上巨虚。

操作：用 PGA 或 PGLA 线体对折旋转埋线法，或者胶原蛋白线注线法，0~1 号线，每次取 3~4 穴。每 2 周治疗 1 次，3 次为 1 个疗程。

【典型病例】

病例 1：王某，男，29 岁，工人，1997 年 1 月 20 日就诊。主诉：尿急、尿频 3 个月，会阴坠痛 15 天。2 个月前经当地县医院诊为前列腺痛，给予酚苄明口服治疗，2 周后尿急、尿频症状明显减轻。因服药后头晕，于 1 个月前停服。半个月前无明显诱因出现尿急、尿频加重，伴会阴部坠痛，经当地县医院复诊后，又继服酚苄明 1 周无效而来诊。既往无尿路感染史。查体：尿道口无红肿及分泌物。肛诊：前列腺两侧对称，中央沟浅深适中，被膜光滑，无压痛，两侧肛提肌压痛明显。尿常规、前列腺液常规均正常。3 日后，前列腺液细菌培养结果阴性，复查前列腺液常规仍正常。诊为前列腺痛。给予长强穴注射埋线治疗 1 次。1 周后复诊，会阴坠痛消失，尿急、尿频减轻。继治 4 次后症状消失。随访 3 个月未复发。摘自：*张培永 . 长强穴注射埋线治疗前列腺痛 60 例疗效观察［J］. 中国针灸，1999，3：155.*

病例2：谢某，45岁，农民，2008年3月2日来诊。主诉：尿急、尿频、尿痛、夜尿多、下腹坠胀疼痛1年余。前列腺液细菌培养阳性。镜检：白细胞计数18个/HP，卵磷脂小体（＋）。B超检查：前列腺轻度肿大，膀胱内有少量残余尿。诊断：慢性前列腺炎合并前列腺轻度增生。曾用中、西药物治疗，症状无明显改善。经穴位埋线治疗3个疗程后，诸症消失，前列腺液细菌培养阴性。镜检：白细胞1~2个/HP，卵磷脂小体（+++）。B超检查：前列腺正常，临床治愈。后多次随访，均未复发。摘自：贾天鹏.穴位埋线治疗慢性前列腺炎68例临床观察［J］.甘肃中医，2011，24（5）：48-49.

【按语】

前列腺炎是中青年至老年男性的一种常见病、多发病。属于中医学"淋浊"的范畴。多由肾元亏损，脾虚气陷，不能固摄精微所致。一般急性期多为湿热、瘀滞，以邪实为主；病久至慢性期则累及脾胃，以正虚为主。关元为小肠的募穴，小肠为受盛之官，有泌别清浊的功能，故关元配骶2、阴陵泉，能治小便不利、遗尿、癃闭等泌尿系统疾病。脐以下属下焦，《难经》说，脐下肾间动气者，人之生命，十二经之根本也，故名曰"原"。"关元"是有关原气的意思，关元有培补元气、回阳固脱的作用，故关元又是全身强壮穴位。中极为膀胱的募穴，以治疗泌尿道疾病为主，临床上对于小便不利、淋证、遗尿、癃闭等，可选配阴陵泉、三阳交、膀胱俞、肾俞等穴交替使用，有很好的疗效。大椎穴区阳性反应点是八字对应点，临床实践证明，前列腺炎时这个区域的皮肤颜色改变，埋线放血这个区域可以明显改变临床症状，值得研究应用。埋线疗法按中医辨证论治原则取穴配方，发挥针刺、经穴、线的综合作用，激发和调动机体固有的内在潜能，使气血调和，阴阳平衡，邪去正复。总之，埋线治疗慢性前列腺炎，简单、安全、价廉，易被患者接受。

【参考文献】

［1］郭应禄，李宏军.前列腺炎［M］.第2版.北京：人民军医出版社，2007：62.
［2］黄鼎坚.穴位埋线疗法［M］.南宁：广西科学技术出版社，2000：1-4.

六、阳痿

阳痿是指男性在性生活时，阴茎不能勃起或勃起不坚或坚而不久，不能完成正常的性生活，或阴茎根本无法插入阴道进行性交。阳痿又称"阳事不举"等，是最常见的男子性功能障碍性疾病。偶尔1~2次性交失败，不能认为就是患了阳痿，只有在性交失败率超过25%时才能诊断为阳痿。国内有关调查表明，在成年男性中，约有10%的人发生阳痿。阳痿的发生率随年龄的增长而上升。男性在50岁以后，不少人会患阳痿；到了65~70岁时，阳痿的发生率达到高峰。但也因人而异，并非绝对。

阳痿多数属功能性，少数属器质性。其常见的原因有以下几个方面：

1.精神神经因素 如幼年时期性心理受到创伤，或新婚缺乏性知识，有紧张和焦虑的心理，或夫妻感情不和，家庭关系不融洽；或不良习惯，如自慰用力过度，因此而使阴茎的敏感度降低，精神紧张，思想负担过重等；脑力或体力过度，或不良精神刺激，如过度抑郁、悲伤、恐惧等，或恣情纵欲，性生活过度等，均可引起大脑皮层功能紊乱而出现阳痿。

2. 神经系统病变 下丘脑－垂体肿瘤或其他部位肿瘤，大脑局部性损害，如局限性癫痫、脑炎、脑出血压迫等，脊髓损伤，脊髓肿瘤，慢性酒精中毒，多发性硬化症，盆腔埋线损伤周围自主神经等，均可发生阳痿。

3. 内分泌病变 如糖尿病，垂体功能不全，睾丸损伤或功能低下，甲状腺功能减退或亢进，肾上腺功能不足等，均可导致阳痿。

4. 泌尿生殖器官病变 如前列腺炎、前列腺增生、附睾炎、精索静脉曲张等，常可导致阳痿。部分中老年患者由于前列腺炎和前列腺增生而引起阳痿。

5. 药物影响 临床上很多药物对性功能有抑制作用，如利血平、胍乙啶、地高辛、安定、速尿、胃复安等，均可引起阳痿。

【临床症状】

1. 阴茎不能完全勃起或勃起不坚，以致于不能圆满进行正常的性生活。

2. 年轻人由于与性伙伴情感交流不充分或性行为习惯不统一，出现焦虑和烦躁，并伴有阳痿。

3. 偶有发生阳痿，在下一次性生活时完全正常，可能是一时紧张或劳累所致，不属于病态。

4. 阳痿虽然频繁发生，但于清晨或自慰时阴茎可以勃起并可维持一段时间，多是由心理因素引起。

5. 阳痿持续存在并不断进展，多为器质性病变所引起。

【埋线治疗】

主穴：星状神经节、足三里、关元、三阴交、太溪、肾俞、中极、阳陵泉、命门、长强、气海、百会、曲骨透阴根穴（耻骨联合与阴茎根部之间，约为曲骨下 2.5cm）、太冲透涌泉。

操作：①星状神经节埋线（参见附录一：手卡指压式星状神经节埋线术）。②其余穴位用 PGA 或 PGLA 线体对折旋转埋线法，或者胶原蛋白线注线法。每 2 周治疗 1 次，3 次为 1 个疗程。

【典型病例】

病例 1：张某，男，38 岁，1997 年 4 月 26 日初诊。既往有手淫史，但婚后性生活正常，4 年前因工作压力大，同房次数减少，感觉性欲减退，并偶有阳痿现象，之后逐渐加重，近两年同房从未成功。伴腰酸乏力，头晕，情绪不稳定，或抑郁，或烦躁不安，晨起口苦明显，舌淡苔白，脉弦细。诊断：阳痿。治宜培肾固本，疏调肝气。用本法治疗 3 次后，阴茎偶能勃起，但举而无力，自觉精神状态好转，信心倍增。治疗 2 个疗程后，阳痿已愈。1年后信访，疗效巩固。摘自：秦文栋.穴位注射埋线治疗阳痿68例［J］.山东中医杂志，2002，21（2）：94.

病例2：某男，41岁，2003年10月就诊。病史：该患者在4个月前到南方进行项目考核，在一朋友处（为饭店老板）住4天，在这4天里除了早餐正常吃外，中午直至半夜一直都在饮酒叙旧，每天醉意朦胧，回来后即阳事不举，痿而无用，并伴有浑身无力，精神萎靡，腰酸痛，阴囊潮湿、有异味，小便黄赤，大便秘结，舌苔黄，脉濡数。该患者体形肥胖，心、肺无异常，无外伤史。拟诊为湿热下注型阳痿。用穴位埋线法治疗，取穴肾俞、中极、阴陵泉、三阴交、长强，同时灸肾俞、三阴交，每10分钟便按上述方法操作治疗。1个月后，该患者自诉埋线1周后阴茎即能勃起并顺利性交，但时间较短。又行第2次埋线，2个月后患者来电话告之完全恢复正常。摘自：彭淑华，孟宪梅.穴位埋线加灸法治疗阳痿38例临床观察［J］.针灸临床杂志，2004，20（5）：35.

【按语】

中医认为，阴茎勃起功能是充盛的肾气在肝的疏泄作用下直达外窍的结果，阴茎内通于精室，为肾之窍，又为足厥阴肝经的络属，故肾之精气亏虚或（和）气血不利、肝失疏泄是阳痿的主要病理机制。治疗当以培肾固本、疏调肝气为主。太冲为足厥阴肝经的输穴、原穴，涌泉为足少阴肾经的井穴。太冲透涌泉，能利用羊肠线的长效刺激，充分发挥透穴法平衡阴阳、协调脏腑的功能，增强太冲、涌泉疏调肝气、培肾固本的作用。太溪为足少阴肾经之输穴、原穴，有较强的培元益肾健腰之功。二穴同用，可使肾气充盛，肝气疏调有度。曲骨是任脉与足厥阴肝经的交会穴，阴根穴位于耻骨联合下缘约2.5cm处之阴茎根部，是阴茎背神经分布的部位，此处既为任脉所经部位，又是肝经左右经脉环绕阴器的交会点，故利用曲骨透阴根穴以疏调任脉经气，加强总任阴经之作用，加强疏调肝、肾、脾经之力。中极、关元、气海可补肾培元，益气固精。命门、百会可温肾壮阳，升阳固脱。三阴交是贯通肝、脾、肾三经之要穴，可调理三阴之虚实，补益三阴，清泻湿热。诸穴合用，阴阳相配，刚柔相济，相得益彰，恢复作强之官的功能。又因精血同源、气血同根，故利用羊肠线的长效刺激，使曲骨透阴根穴能有效调整阴茎气血的充盈度。如是，数穴同用，充盛之肾气在肝的疏泄下随欲而达阴茎，使勃起恢复正常。

从现代医学角度分析，阳痿的病因主要分为心理性和器质性两大类，但绝大多数器质性阳痿患者伴有不同程度的心理性因素，心理性和器质性因素常互为因果。故在积极治疗器质性病变的同时，也应积极进行心理治疗。在治疗过程中，除嘱病人进行坐浴及提肛锻炼，加强阴部肌肉的力量，改善阴部血液供应，提高神经敏感度外，还嘱病人在施行阴茎刺激法时，可依据条件调整心情，设置适当情景，由夫妇双方协同合作，也可进行意境想象，再加上对病人适当进行性生理与性心理方面的知识宣传，综合效果令人满意。多数患者反映，此法可明显解除其紧张或忧郁的情绪，加深夫妻之间的感情沟通，阳痿向愈之速可明显加快。

【参考文献】

[1]陈立煌，黄束枢，江杰士.中西医结合治疗阳痿41例分析［J］.遵义医学院学报，1992，15（3）：52-54.

[2]孙沫，张奇.穴位埋线疗法配合穴位药物注射治疗阴茎勃起障碍104例疗效观察［J］.黑龙江医药科学，2002，25（1）：9.

[3]彭淑华，孟宪梅.穴位埋线加灸法治疗阳痿38例临床观察［J］.针灸临床杂志，2004，20（5）：35.

[4]刘金竹，杨冠军.任督二脉为主穴位埋线治疗功能性阳痿42例［J］.上海中医杂志，2010，29（4）：242.

七、早泄

早泄是最常见的射精功能障碍，发病率占成年男子的1/3以上。早泄的定义尚有争议，通常以男性的射精潜伏期或女性在性交中达到性高潮的频度来评价，如以男性在性交时失去控制射精的能力，则阴茎插入阴道之前或刚插入即射精为标准；或以女性在性交中达到性高潮的频度少于50%为标准来定义早泄，但这些都未被普遍接受。因为男性的射精潜伏期受年龄、禁欲时间长短、身体状况、情绪心理等因素影响，女性性高潮的发生频度亦受身体状态、情感变化、周围环境等因素影响。另外，射精潜伏期时间的长短也有个体差异，一般认为，健康男性在阴茎插入阴道2~6分钟发生射精，即为正常。

【临床症状】

早泄的诊断主要依据患者对病史的陈述，详细的病史询问是诊断和治疗早泄的根本。早泄的诊断是靠完整的病史来得出的，任何有射精过快的患者都应该详细询问其病史。

从病史上可以将早泄简单地分为原发性早泄和继发性早泄两种。原发性早泄是指患者从有性经验开始一直存在早泄的问题；而继发性早泄则是指患者之前曾有过成功的性经验，一般说来，继发性早泄较容易找到原因并加以治疗，并且有较佳的预后。

医生询问患者病史时应注意哪些要点呢？询问内容应包括早泄发生的频率及病程时间长短，早泄发生时性刺激的强弱，容易发生早泄的特定外在环境，甚至是特定的性伴侣，以及早泄对于性行为的影响等，这些都是病史询问的重点。另外，患者的一般健康状况也是需要询问的内容，了解有无其他容易引发或造成早泄的疾病。例如，冠心病患者可能因为害怕过度性刺激会造成心肌梗死发作而有早泄的情形，这种早泄问题往往在心肌梗死治疗后会自然痊愈。在询问病史时，还要了解患者平时性生活中的一些情况，包括前戏、自慰性交、性伴侣之间的关系及互动、患者的人际关系、工作情形等，要分别加以询问评估。对于原发性早泄患者，要特别询问患者的家族史及成长史，幼年期的成长背景以及曾经遭受的精神创伤往往会影响成年后的性生活。对于继发性早泄患者，则要特别注意鉴别所患的疾病是早泄还是勃起功能障碍，当然，也有不少病人既有早泄又有勃起功能障碍。

体格检查和实验室检查在诊断早泄上不如病史询问重要，早泄患者在行体格检查和实验室检查时，检查结果通常都是正常的，尽管如此，简单的外生殖器检查还是很有必要的。如果病人除了早泄表现外，同时还有勃起功能障碍的表现，则应按照器质性勃起功能障碍进行必要的辅助检查，如性激素检查、神经肌电图检查及阴茎血管检查等，以便找到勃起功能障碍的确切病因，以便有针对性地进行治疗。很多早泄和勃起功能障碍共存的患者，一旦勃起功能障碍得到有效治疗，病人维持勃起的信心和能力就会增强，早泄的问题也会随之解决。

中医认为，脏虚不固是早泄的主要病机，邪扰精关是基本特点，故治疗以补虚固涩、祛邪固精为基本原则。

【埋线治疗】

主穴：星状神经节、早泄穴（也叫系带穴，位于冠状沟 0.5cm 皮下和包皮系带中点）、肾俞、关元、中极、三阴交、肝俞、胆俞、心俞、膀胱俞、三焦俞、太冲、涌泉、长强、太溪。

操作：①星状神经节埋线（参见附录一：手卡指压式星状神经节埋线术）。②早泄穴常规消毒，将包皮向后推，充分暴露包皮内板，将系带展开，但不能将系带绷得过紧，以免线过于靠近尿道口。用 PGA 或 PGLA 线体对折旋转埋线法，将针从距离系带根部 1～1.5cm 处进针，在系带的皮下潜行，潜行长度 1～2cm，旋转出针，再次充分拉紧系带，使线埋入系带内。理论上埋于阴茎深筋膜（Buck 筋膜）和白膜间最好。但因实际操作易造成血肿，往往埋于阴茎浅筋膜（Colles 筋膜）中。③其余穴位用 PGA 或 PGLA 线体对折旋转埋线法，或者胶原蛋白线注线法，每次埋线 3～5 穴，穴位交替使用。每 2 周治疗 1 次，3 次为 1 个疗程。

【典型病例】

病例 1：徐某，男性，28 岁，1996 年 12 月 28 日初诊。患者诉早泄 3 年，阴茎勃起良好，约 80% 的性交次数中，阴茎未插入阴道即射精，偶能进入阴道亦不足 15 秒即射精。夫妇婚后同居 3 年未育，配偶 1 年前妇科检查正常。既往有手淫史，无其他重要病史。查体：无包茎及龟头包皮炎，前列腺液及精液化验正常。诊断：早泄。予注射埋线治疗，第 1 疗程后性交时阴茎能插入阴道，但不足 1 分钟射精，第 2 疗程后每次性交时间均能达到 2 分钟以上。4 个月后患者配偶怀孕。摘自：张培永，秦文栋. 穴位注射埋线治疗早泄 72 例［J］. 中国民间疗法，2000，8（3）：8.

病例 2：王某，24 岁，婚前性生活过于放纵，婚后性能力下降，以致半年前出现早泄，每次不足 1 分钟或数秒钟即泄出，但勃起功能无异常。就诊时症见精神萎靡，腰膝酸软，舌质暗红，脉弦细。诊为早泄。用埋线方法治疗 1 个疗程后，患者诉其房事能进行 5 分钟之久，续用本法治疗 2 个疗程后，诉其房事达 10 分钟以上。又巩固治疗 1 个疗程，半年后随访未见复发。摘自：谈建新，李楠．穴位埋线治疗早泄60例［J］．光明中医，2011，26（4）：764-765.

【按语】

早泄是男科疾病中常见的疾病。发病率占成年男性的35%～50%。尽管早泄的定义尚有争论，但通常以男性的射精潜伏期或女性在性交中到达性高潮的频度来评价。男性在性交时失去控制射精的能力，阴茎插入阴道之前或刚插入即射精可定义为早泄；女性在性交时到达性高潮的频度少于50%，也可定义为早泄。多数学者认为，男女双方中某一方对射精潜伏期过短而不能获得满意的性生活，或男性不能达到足够长度的射精潜伏期而不能获得满意的性生活，均可定义为早泄。以往早泄的治疗方法多采用性感集中训练法，因需要配偶长时间配合，并且疗效不确切，很难坚持完成治疗周期；口服抗抑郁药物治疗早泄，有效率一般在50%左右，因副作用频繁发生，故在临床使用中一定要分清利弊关系合理选用；局部表皮涂药，由于药量很难控制，药量少效果不理想，药量多会引起局部麻醉效应过强，常导致性快感障碍或者阴茎勃起功能障碍；阴茎海绵体药物注射疗法可以治疗早泄，虽然早泄依然存在，但射精后阴茎勃起可以维持一定时间，对提高配偶的性生活满意度有所帮助，因有诱发阴茎异常勃起的危险性，应予慎用；阴茎假体植入，对勃起功能障碍治疗效果较好，对早泄有一定的疗效，但手术价格昂贵。埋线是利用埋植于穴位或神经敏感区的羊肠线代替针灸针，对穴位局部发挥持续微弱而温和的良性兴奋性刺激作用，使机体内环境经过调整而趋向正常。

肾俞为背俞穴，为肾气输注之处，是治疗泌尿生殖系统病证的主穴之一。有关研究显示，针刺对肾脏功能有调整作用，针刺肾炎患者的肾俞、气海穴，可使泌尿功能明显增强。临床上常与关元、中极相配伍以治疗阳痿、早泄。关元为任脉之腧穴，为足三阴、任脉的交会穴。穴居丹田，为"元气"所藏之处，具有补益元气的功效，可用于治疗生殖系统疾患，如遗精、阳痿、早泄等病证。现代研究显示，该穴对垂体性腺系统有促进作用。三阴交为足太阴脾经之腧穴，为足三阴交会之处，具有益肝肾、健脾胃、调经带的功效，可以治疗泌尿生殖系统疾患。

任、督二脉起于胞中，胞在男子为精室。精来源于肾，其储藏排泄也由肾主管。长强为足少阴肾经与督脉的交会穴，又为督脉之别，络任脉，刺之能通任督，调肾气。"经脉所过，主治所及"，因此，精室受扰或精关不固所致的早泄可取长强穴治疗。太溪为肾的原气经过和留止的部位，针刺太溪穴能调补肾经原气，加强肾气对精室的固摄作用，是治疗早泄的要穴。长强与太溪合用，局部取穴与远道取穴相结合，能充分发挥经络腧穴平衡阴阳、扶正祛邪的作用，使邪除精固，则早泄可愈。

早泄多由肝之疏泄失常而约束无力，或肾失封藏之职而固摄无权所致。本病的病位在下焦，涉及肝、肾、心三脏，正如朱丹溪所谓："主闭藏者肾也，司疏泄者肝也，二脏皆有相火，而其系上皆属于心。"因此，治疗应注重调理下焦及肝、肾、心三脏。肝俞、肾俞、心俞、胆俞为背俞穴，调理相应脏腑精气；膀胱俞、三焦俞调理下焦精气；中极、关元为任脉穴，任脉起于下焦，系于精室膀胱，具有培补元气、调理下焦气机的作用。诸穴合用，共奏培元固精封藏、调理精关开阖的作用。

同时，男子泄精的生理功能是在肝的疏泄与肾的封藏相互制约、相互协调下完成的，阴茎作为性交器官，内通于精室，为肾之窍，并为足厥阴肝经的络属，性交的过程就是足厥阴肝经通过阴茎接受性刺激，使肝气的疏泄功能不断增强，直至突破肾气封藏的制约而发生射精的过程。早泄是由于肝气过易疏泄，肾气虚，封藏无力，或阴茎对性刺激过于敏感等因素所致。故治宜平肝固肾，降低阴茎的敏感度。太冲为足厥阴肝经的输穴、原穴，涌泉为足少阴肾经的井穴。太冲透涌泉，一针两穴透刺埋线，能利用羊肠线的长效刺激，充分发挥透穴法平衡阴阳、协调脏腑的功能，增强太冲、涌泉平肝潜阳、益气固肾的作用，使肝气疏泄有节，肾气封藏有力。

阴茎以系带部位的末梢神经最为丰富，是性器官中对性刺激最敏感的部位，由于阴茎内通于精室，为肾之窍，又为肝经络属，故刺激阴茎的系带穴亦有调理肝肾、固摄精室的作用。早泄穴与太冲透涌泉配伍，局部与循经远端取穴相结合，能切中早泄的病机，标本兼治，故疗效显著。射精活动实际上是一个大脑高级中枢和脊髓低级中枢共同参与的反射过程，而早泄的本质就是两级调控中枢的不协调所致。采用早泄穴埋线正是基于以上原理，干扰了其传入神经的电信号，不但延长了低级中枢的传入时间，而且干扰了高级中枢的感觉信号，从而提高了性阈值，延长了射精潜伏期。

现代医学认为，早泄是因性交时紧张、恐惧、焦虑等因素，诱发大脑皮层、丘脑下部高级中枢和脊髓中枢的兴奋性增高，引起射精中枢兴奋性增高、射精阈值过低，以致稍有刺激即达射精阈值而引起射精。而埋线所取的腰骶部穴，恰好在射精中枢局部或附近，可以直接作用于射精中枢，降低射精中枢的兴奋性，提高射精阈值。从现代医学角度分析，穴位埋线后，在其逐渐吸收的过程中，能持续刺激穴位的感受器，形成一种持久的非特异性的刺激冲动，经传入神经至大脑，能削弱乃至解除射精中枢的过度兴奋，加强大脑皮层的内抑制过程，配合反复刺激阴茎，使之勃起－消退－勃起，能较快地提高射精的阈值，重新建立一种射精阈值较高的生理反射，有助于患者在实际性生活中获得一定的控制能力，从而达到治愈早泄的目的。

【参考文献】

［1］罗建华，张西芝.神阙穴埋线治疗慢性前列腺炎早泄 38 例［J］.实用中医内科杂志，1998，12（4）：15.

［2］李清.穴位埋线治疗早泄 11 例［J］.时珍国医国药，2003，14（6）：285.

［3］杜杰.穴位埋线配合中药外用治疗早泄 63 例［J］.江苏中医药，2007，39（9）：77.

［4］赵星卫.穴位埋线治疗早泄的疗效观察［J］.中国性科学，2008，17（2）：29-30.

［5］刘继红.男科手术学［M］.北京：北京科学技术出版社，2006.

［6］姚文亮，陈胜辉.早泄的中医药治疗进展［J］.中国性科学，2007，16（5）：30-32.

［7］周幸来，周举.男科疑难顽症特色疗法［M］.北京：金盾出版社，2006.

［8］张惠敏，李鸣，余良.阴茎系带埋入羊肠线治疗早泄的疗效观察［J］.西北国防医学杂志，2011，32（2）：150.

第五节　运动系统疾病

一、颈椎病

颈椎病又称颈椎综合征，是颈椎骨关节炎、增生性颈椎炎、颈神经根综合征、颈椎间盘脱出症的总称，是一种以退行性病理改变为基础的疾患，主要由于颈椎长期劳损，骨质增生，或椎间盘脱出，韧带增厚，致使颈椎脊髓、神经根或椎动脉受压，出现一系列功能障碍的临床综合征。表现为颈椎间盘退变本身及其继发性的一系列病理改变，如椎节失稳或松动、髓核突出或脱出、骨刺形成、韧带肥厚和继发的椎管狭窄等，刺激或压迫了邻近的神经根、脊髓、椎动脉及颈部交感神经等组织，并引起各种症状和体征。

【临床症状】

颈椎病的临床症状较为复杂，主要有颈背疼痛、上肢无力、手指发麻、下肢乏力、行走困难、头晕、恶心、呕吐，甚至视物模糊、心动过速及吞咽困难等。颈椎病的临床症状和病变部位、组织受累程度与个体差异有一定的关系。

1. 颈型　即局部型，由颈椎间盘退行性改变引起颈椎局部或反射性地引起枕颈肩部疼痛，颈部活动受限。

2. 神经根型　颈椎间盘退行性改变的刺激，压迫脊神经根，引起感觉、运动功能障碍者，又分为急性、慢性两种。

3. 脊髓型　颈椎间盘退行性改变造成脊髓受压和缺血，引起脊髓传导功能障碍者，又分为中央型和周围型两种。中央型的发病是以上肢开始，向下肢发展；周围型的发病是以下肢开始，向上肢发展。此两型又可分为轻、中、重三度。

4. 椎动脉型　由于颈椎关节退行性改变的刺激，压迫椎动脉，造成椎基底动脉供血不全者。

5. 交感神经型　颈椎间盘退行性改变的刺激，压迫颈部交感神经纤维，引起一系列反射性症状者。

6. 其他型　指食管压迫型等。

【埋线治疗】

主穴：颈夹脊 2 ~ 7、风池、天柱、大椎。

配穴：神经根型加肩井、胛缝（位置：肩胛骨内缘压痛点）、曲池、合谷、后溪、养老；椎动脉型加百会、四神聪、太阳、头维、三阴交、太溪、行间；交感型加百会、四神聪、心俞、肝俞、胆俞、太冲；脊髓型加足三里、太阳、外关、委中、阳陵泉、环跳、胛缝。头顶痛配风池；偏头痛配翳明后 5 分压痛处，一般在乳突下 1cm，胸锁乳突肌的后缘压痛明显处；麻木则根据神经节段适当选肩井、肩髃、外关、合谷、后溪；眩晕配晕听区、四渎；高血压配血压点、曲池；耳鸣、听力减退配翳风、听会、风市、阳陵泉下2寸；肢体发凉、发热配颈部相应夹脊穴。

操作：用PGA或PGLA线体对折旋转埋线法，或者胶原蛋白线注线法。夹脊穴，向脊椎方向呈75°角刺入或旁开夹脊穴呈45°角刺入，至针尖有抵触感即退针5分。大椎穴，快速进针，缓慢送针至1.5寸深，进针时针尖略朝上，使病人有酸麻感循督脉下行并达到肩臂。风池穴，向鼻尖方向进针1.5寸左右，使针感向头颈部放射。天柱穴，略向脊椎斜刺，针感向颈部放散为宜。胛缝穴，进针3~5分，有局部酸胀为宜。养老穴，取穴时手掌朝胸前，针尖向内关方向刺入。其他穴位常规操作。穴位可分为两组，每2周治疗1次，3次为1个疗程。

【典型病例】

病例1：刘某，女，48岁，教师，1990年3月16日来诊。主诉：颈肩痛11年，加重半年。伴左手指麻木无力，有时发凉，握力差，经多方治疗效果不明显。查：前屈后仰旋转活动受限，左侧颈4、5、6压痛明显并向手指端放射，压颈试验（+），臂丛神经牵拉试验左侧（+），肱二、肱三头肌左侧反射明显减弱。X线颈椎照片提示：颈部生理曲度变直，颈4、5、6椎体后缘骨质增生。诊断为颈椎病（神经根型）。经进行穴位埋线5次后，疼痛完全消失，已恢复原来的工作。随访至今，未再复发。摘自：李献茂，李海祥.穴位埋线治疗颈椎病124例疗效观察〔J〕.中国针灸，1994，增刊：69-70.

病例2：钟某，男，45岁，干部，1992年5月初诊。1年前感觉颈部经常酸疼，右手指麻木，活动颈时伴摩擦音。近1个月症状加重，颈部僵硬疼痛，活动受限，坐卧不安。X线摄片提示颈椎生理弯曲消失，$C_{5~6}$椎体前后缘均有程度不同的骨质增生，$C_{5~6}$椎间隙变窄。临床检查：压颈、臂丛牵拉试验阳性。用上述穴位埋线治疗1次后，诸症尽去，随访至今未复发。摘自：哈治国.穴位埋线为主治疗颈椎病60例〔J〕.针灸临床杂志，1997，13（11）：34-35.

【按语】

中医认为，颈椎病的实质是中年之人天癸渐竭，肝肾精血亏虚，筋骨失其濡养，筋不能束骨，骨不能张筋，关节不利，以致颈项强直，屈伸不利，影响颈部经络气血的运行，出现各种临床症状。颈部筋骨劳伤及风寒湿邪入侵等因素，可进一步影响肝肾精血亏虚这一内因和经络气血瘀阻这一病机环节，加速颈椎病的发生和发展。或督脉空虚，阳气不足，卫外不固，风寒湿邪乘虚而入，侵犯足太阳膀胱经，瘀滞风府，致足太阳经舒畅不利，营卫不和；或因跌打损伤，致经络受损，瘀血内停；或因积劳成疾，肝肾亏损，督阳不运，凝血成痹，引起颈椎病。现代医学认为，颈椎病的发病机制及病理过程是年龄变化和劳损引起的颈段脊柱（椎间盘、椎骨、韧带）的退行性改变。颈椎间盘的退变及其相关组织的继发性改变，颈部的神经、血管在横切面受到挤压或刺激，或受到轴向的牵拉，使之缺血、缺氧甚至细胞变性，导致神经、血管功能障碍，进而引起症状和体征。颈椎病在治疗上以非手术治疗为主，其中临床总体评价针灸治疗本病的疗效是肯定的，目前针灸的治疗有效率较高。尤其值得重视的是，针灸与西药相比，显示出有较好的持续疗效，而且不良反应少，这与针灸临床实际是相符合的。穴位埋线疗法，根据针灸学理论，通过针具和药线在穴位内产生刺激经络、平衡阴阳、调和气血、调整脏腑的作用，达到治疗疾病的目的。《灵枢·终始》曰："久病者，邪气入深，刺此病者，深内而久留之。"穴位埋线疗法就是在此理论指导下产生的一种新兴的穴位刺激疗法。使用羊肠线或其他可吸收线体对穴位进行植入，是在针灸经络理论的指导下，经过多种因素持久、柔和地刺激穴位，达到疏通经络气血以治疗疾病的一种方法。穴位埋线后，肠线在体内软化、分解、液化和吸收时，对穴位产生的生理、物理及化学刺激长达20天或更长时间，从而对穴位产生一种缓慢、柔和、持久、良性的"长效针感效应"，长期发挥疏通经络的作用，达到"深纳而久留之，以治顽疾"的效果。它是集多种方法（针刺、放血、埋针、穴位注射）、多种效应于一体的复合性疗法，可同时发挥多种刺激作用；在延长了对穴位刺激时间的同时，能改善局部肌肉血管神经的营养状态，有利于疲劳、变性的肌肉恢复。颈项为头颅活动之枢机，《灵枢·杂病》曰："项痛不可俯仰，刺足太阳；不可以顾，刺手太阳也。"针刺夹脊穴可以益气助阳，使足太阳经的阳气得以充实，缓解诸症。颈椎病的病变组织在骨，并与患处经脉受损有关。《灵枢·本脏》中说："经脉者，所以行气血，营阴阳，濡筋骨，利关节者也。"《灵枢·经筋》对痹证的治疗提出"以痛为腧"，强调了局部取穴的重要性。孙思邈的《备急千金要方·用针略例第五》在《黄帝内经》的基础上，首次提出了阿是穴："有阿是之法，言人有病痛，即令捏其上，若理当其处，不问孔穴，即得便快成痛处，即云阿是，刺灸皆验，故曰阿是穴也。"詹德琦等用温针治疗神经根型颈椎病130例，穴取颈夹脊4～7椎病侧的压痛点为主穴，总有效率为97%；王萍等取颈3～7夹脊穴为主穴，针灸治疗颈椎病，总有效率为94%；任占敏等取颈2～7夹脊穴，根据X线检查，以病位为腧，辨证取穴，总有效率为95.3%。

在临床操作中，我们经常在阿是穴穿刺，阿是穴多对应"阳性点""筋结""条索"等，针灸的针感在此处比较强烈，治疗效果也好，穴位埋线更是如此。但是，笔者观察到，穴位埋线时，必须穿透"筋结"或"条索"等，否则会在埋线处形成新的"筋结"或"条索"，反而加重病情。神经根型颈椎病的根性痛、根性肌障碍等一系列症状是由颈椎椎间盘组织退行性改变及继发病理改变对脊神经根刺激与压迫所产生的，在病变颈椎棘突下旁开0.5～1.5寸取阿是穴，既参照局部取穴原则，又结合了现代医学知识和科研成果。取穴时要参考现代神经解剖知识，"以痛为腧"，从解剖组织学的理论上考虑，颈部阿是穴应该是治疗本病的理想穴位。在局部解剖上，颈椎棘突下旁开0.5～1.5寸的深部是项后筋膜在棘突的附着部等，每穴都有相应椎骨下方发出的神经后支及其伴行的动静脉丛分布，属阿是穴，针刺之可使针气直达病所，提高疗效，刺穴直达椎骨，有消炎和镇痛的作用。操作时，用一手拇指和食指固定拟进针穴位，另一只手持针，针体垂直于皮肤快速刺入穴位，缓慢前进到达骨面，做到心中有数，然后退针少许，再前进到达骨面，反复切割，当针下有松动感后，退针至合适深度，埋线。对于有明显的"筋结"或"条索"部位，要进行充分的松解，通过松解病变周围的软组织，改善和解除局部组织的粘连、挛缩、疤痕、堵塞等病理变化，解除对神经、血管的刺激和压迫，消除肌紧张、肌痉挛，改善局部代谢，促进炎性致痛物质的消除，达到解痉止痛的目的，埋线时尽量错开"筋结"或"条索"。牵引疗法是治疗本病的有效方法之一，颈椎牵引能限制颈椎活动，解除肌肉痉挛，纠正椎后关节的错位，增大椎间隙及椎间孔，改变颈椎负荷力线，使滑脱椎体复位，颈椎恢复正常的生理曲度，以缓解对神经根的压迫，消除肿胀，分解粘连，改善血液循环，以便解除肌肉和血管痉挛，增强局部的血液供应，促使颈部恢复其正常的功能，与埋线疗法结合，能提高疗效。穴位埋线疗法是几千年中医针灸经验和30多年埋线疗法经验的精华融汇而成的一门新型学科，其适应证非常广泛，尤其是对于中西药物久治不愈的许多慢性病和疑难病症，往往获得意想不到的神奇疗效。

【参考文献】

[1] 唐淑琴. 穴位埋线治疗颈椎病 [J]. 山东中医杂志, 1995, 14 (8): 358.

[2] 徐三文. 穴位埋线治疗颈椎病 150 例临床研究 [J]. 中医外治杂志, 1996, (3): 8-9.

[3] 徐三文, 汪厚根, 李芝兰, 等. 穴位埋线治疗颈椎病的临床研究 [J]. 中国针灸, 1998, (5): 267-270.

[4] 欧广升, 李金香. 挑刺埋线治疗颈椎病 98 例临床观察 [J]. 湖南中医药导报, 2000, 6 (4): 24-25.

[5] 李滋平. 穴位埋线治疗椎动脉型颈椎病 76 例 [J]. 新中医, 2000, 4: 24.

[6] 叶立汉, 陆洁英, 胡亚明. 穴位皮下埋线治疗颈椎病的临床研究 [J]. 广州中医药大学学报, 2005, 22 (4): 279-281.

[7] 杨才德, 王玉明, 薛有平, 等. 平刀针埋线法治疗神经根型颈椎病疗效观察 [J]. 中医临床研究, 2012, 4 (21): 42-43.

二、肩周炎

肩周炎又称肩关节周围炎，俗称"凝肩""五十肩"，以肩部逐渐产生疼痛，夜间为甚，逐渐加重，肩关节活动功能受限且日益加重，达到某种程度后逐渐缓解，直至最后完全复原为主要表现的肩关节囊及其周围韧带、肌腱和滑囊的慢性特异性炎症。肩周炎是以肩关节疼痛和活动不便为主要症状的常见病证。本病的好发年龄在 50 岁左右，女性发病率略高于男性，多见于体力劳动者。如得不到有效的治疗，有可能严重影响肩关节的功能活动。肩关节可有广泛压痛，并向颈部及肘部放射，还可出现不同程度的三角肌萎缩。

肩周炎起病缓慢，病人往往记不清确切的发病时间，有的是在劳累受凉或轻微外伤后感到肩部隐痛或酸痛，有的则无任何明显诱因，只是在做某一动作（如梳头、穿衣、脱衣、系腰带）时出现疼痛或疼痛加重，按压局部可使疼痛减轻。有时疼痛可向肘、手、肩胛部放射。正常状态时呈自卫状态以保护患肢，遇过度劳累可引起剧烈的锐痛。夜间疼痛常可加重，常因变换体位和姿势而从睡梦中痛醒，患者为了减轻疼痛往往不敢取患侧卧位，少数疼痛严重者甚至彻夜难眠，严重影响病人的生活质量，给病人的身心造成不同程度的伤害。肩周炎的病程较长，可达数月至数年。这无疑会给患者带来很多痛苦和不便，但一般均不致引起严重后果。但有时少数病人可发展至关节完全强直，导致丧失部分生活和工作能力。因此，患了肩周炎以后，不论病情轻重，都不能掉以轻心，应当及时检查并在医生的正确指导下积极进行有效的治疗。

【临床症状】

1. 肩部疼痛 起初肩部呈阵发性疼痛，多数为慢性发作，以后疼痛逐渐加剧，或钝痛，或刀割样痛，且呈持续性，气候变化或劳累后疼痛加重，疼痛可向颈项及上肢（特别是肘部）扩散，当肩部偶然受到碰撞或牵拉时，常可引起撕裂样剧痛。肩痛昼轻夜重，此为本病的一大特点。若因受寒而致痛者，则对气候变化特别敏感。

2. 肩关节活动受限 肩关节向各方向活动均可受限，以外展、上举、内旋、外旋更为明显。随着病情的进展，由于长期失用引起关节囊及肩周软组织的粘连，肌力逐渐下降，加上喙肱韧带固定于缩短的内旋位等因素，使肩关节各方向的主动和被动活动均受限，特别是梳头、穿衣、洗脸、叉腰等动作均难以完成，严重时肘关节功能也可受影响，屈肘时手不能摸到同侧肩部，尤其在手臂后伸时不能完成屈肘动作。

3. 怕冷 患者肩怕冷，不少患者终年用棉垫包肩，即使在暑天，肩部也不敢吹风。

4. 压痛 多数患者在肩关节周围可触到明显的压痛点，压痛点多在肱二头肌长头肌腱沟处、肩峰下滑囊、喙突、冈上肌附着点等处。

5. 肌肉痉挛与萎缩 三角肌、冈上肌等肩周围肌肉早期可出现痉挛，晚期可发生失用性肌萎缩，出现肩峰突起、上举不便、后伸不能等典型症状，此时疼痛症状反而减轻。

【埋线治疗】

主穴：肩前、肩髃、肩贞、曲池、肩井、条口透承山。

操作：用 PGA 或 PGLA 线体对折旋转埋线法，或者胶原蛋白线注线法。一般针刺入条口透承山并得到针感时，嘱患者活动肩关节，待疼痛有所缓解时，把线体放到穴位内。

【典型病例】

病例 1：丁某，男，61 岁，公务员，2010 年 11 月 20 日来诊。述 4 年前出现左肩部酸、沉、痛，后逐渐加重。经过其他方法治疗，症状有所缓解，但因劳累、受寒等因素时轻时重，反复发作。2 天前因冒雨提重物致肩周炎急性发作加重，现患者肩部呈撕裂样痛，尤以夜间为重。疼痛向颈部、肩胛、上臂三角肌及前臂背侧放散，不能做提物及梳头动作，并且穿衣困难。患肩活动范围明显受限，特别是外展、上举时症状加重。局部检查：左肩部三角肌萎缩，尤以后外缘为重，肩部肌肉僵硬，呈条索状结节，以左肩前内侧缘为重，一触即痛。左肩关节功能障碍，上举 120°，抬肩 60°，后伸 25°，左手不能辅助进食及梳头。X线检查无特殊发现。诊断：迁延性肩关节周围炎。治疗：予埋线火针法治疗。治疗后第2天即嘱患者开始功能锻炼。共治1个月后，疼痛消失，功能恢复正常。随访两年未复发。摘自：于小利，周韶生，景丹丹，等.埋线火针治疗迁延性肩周炎临床疗效观察［J］.中国民族民间医药，2013，3：103-104.

病例2：周某，男，53岁，工人。主诉：左肩疼痛3月余。患者3个月前无明显原因出现左肩部疼痛，怕凉，尤以劳累、受凉后明显，且夜间疼痛加剧。继而肩关节活动受限，上举不能过头，左臂平举60°左右，内旋20°，外展约160°，后伸100°，经厂医院针灸、内服中药、理疗、局部封闭等疗效不佳。1993年11月8日来诊，诊断为肩痹（肩关节周围炎）。给予埋线2次，服肩凝汤10剂，外敷松解散1个疗程，诸症消失，患肢活动自如，随访1年未见复发。摘自：牛庆强，王宝生.肩三针埋线综合治疗肩周炎［J］.山西中医，1995，6：36.

【按语】

肩周炎为无菌性炎症，随着年龄的增长，常发生退行性改变而发病，故中医有"五十肩"之说。本病属中医学"肩痹"的范畴。中医学认为，肩周炎多因气血不足，年老体弱或肩部疲劳，感受风寒，邪气滞留肩胛筋骨之间，阻塞经络，使气血运行受阻所致。正如《灵枢·经筋》云："手阳明之筋，其病当所过者，支痛及转筋，肩不举，颈不可左右视。小肠手太阳之脉，起于小指之端，循于外侧上腕，出踝中，直上循臂骨上廉，出时解，绕肩胛。"背为阳明之府，阳明亏虚，不能荣筋骨、利关节，即肩垂背屈。阳明为十二经之长，臂痛亦责之阳明。

治宜舒筋活络，调和营卫。根据"局部病变近取之"的治疗原则，选取肩前、肩髃、肩后以活血通络、消肿止痛。条口透承山，此穴位于胫前肌、趾长伸肌之间，内有胫前动静脉、腓肠肌外侧皮神经分布，深层为胫深神经。通过埋线，可能转移了大脑皮层疼痛的兴奋灶，或直接刺激传导神经，造成神经中的痛觉神经纤维的传导发生障碍。胶原蛋白线含有异体蛋白，埋植后可以对局部组织引起一种轻微的无菌性炎症反应，有利于改善局部组织和神经的营养。线在人体组织内要经过相当长一段时间才能逐渐吸收，埋植在神经干附近，能刺激并持续发挥其疏通经络、改善病变部位血液循环、促进新陈代谢的作用，达到扶正祛邪病愈的目的。穴位埋线不仅可对机体产生长久的刺激，延长针刺的效应，增强诸穴的治疗功效，而且作为一种异体蛋白埋入机体后，逐渐被机体软化吸收，起组织疗法的作用，能更好地调节机体内环境的相对平衡，提高机体的免疫能力和抗病能力，促进病区的修复，还能提高机体的应激能力，促进病灶部位血管床增加，血流量增大，血管通透性和血液循环均得到改善，从而加快肩关节周围炎症的吸收，减少渗出、粘连。

为了更好地加强和巩固治疗效果，在治疗期间和后期的康复过程中，应注意保暖，加强弯腰晃肩、爬墙、体后拉手、外旋、双手颈后交叉、甩手等功能锻炼。

【参考文献】

[1] 温木生. 穿刺针行埋线和小针刀术治疗肩周炎的探讨 [J]. 河南中医药学刊, 1998, 13 (1): 36-37.

[2] 陈荷光. 埋线治疗肩周炎 78 例 [J]. 浙江中医杂志, 2006, 41 (6): 341.

[3] 陈月珍, 吴文珠. 穴位埋线治疗肩周炎的护理 [J]. 中国中医急症, 2008, 17 (6): 878-879.

[4] 官红霞, 高映辉. 仿浮针式埋线法治疗肩周炎临床观察 [J]. 湖北中医杂志, 2010, 32 (9): 64-65.

三、颈肩肌筋膜炎

颈肩肌筋膜炎，又称颈肩肌纤维织炎或肌肉风湿症，一般是指筋膜、肌肉、肌腱和韧带等软组织的无菌性炎症，因致病因子侵犯颈、肩、背部的纤维组织而引起广泛的颈、肩、背部肌肉疼痛及痉挛等的一组临床症状。

筋膜炎有很多类型，比如颈肩肌筋膜炎、嗜酸性筋膜炎、结节性筋膜炎等。颈肩肌筋膜炎（此症牵扯病区极广），发病原因有劳累，还可能与外伤或感染有关。该病的病变处伴有疼痛、麻木或感觉异常（或有肿块）。人体生理学证明，颈椎是脊柱中活动范围最大，也是最为灵活的部位。为了能在活动时保持精确平衡，颈部肌筋膜层次众多，深浅重叠。人低头俯身时，颈肩肌筋膜就会受到牵拉，时间一长容易发生退变，造成纤维弹性降低，以致肌肉活动时不能协调地同步伸缩，甚至不能回缩。于是，颈椎活动时，肌肉与筋膜不断发生摩擦牵扯，最终引起无菌性炎症。在其他诱发因素的作用下，这种炎症会加重，造成局部水肿，甚至粘连而引起疼痛。

【临床症状】

颈肩背部广泛疼痛、酸胀，沉重感、麻木感，僵硬，活动受限，可向后头部及上臂放射。疼痛呈持续性，可因感染、疲劳、受凉、受潮等诱因而加重。查体见颈部肌紧张，压痛点常在棘突及棘突旁斜方肌、菱形肌等，压痛局限，不沿神经走行放散。该病发病缓慢，病程较长。X 线检查多为阴性结果。

发于颈肩，起病可缓可急。风寒湿邪、急慢性肌肉损伤为常见诱因。酸胀痹痛，遇寒加重，得温则舒，反复发作。查体：局部肌肉紧张，患处有明显压痛，可触及疼痛结节或条索状物。实验室检查：除少数患者血沉加快外，多数化验及 X 线片无特殊异常。

【埋线治疗】

主穴：阿是穴、天宗、肩外俞、肩中俞、天柱、风门、曲垣、风池。

操作：用 PGA 或 PGLA 线体对折旋转埋线法，或者胶原蛋白线注线法。以透穴为主，取阿是穴，顺着肌肉走行方向透刺，待有较强的酸胀感时，施以上下左右的摇摆剥离，以解除局部的粘连和挛缩、硬结，然后将线埋入穴内。每 2 周治疗 1 次，3 次为 1 个疗程。

【典型病例】

病例 1：杨某，女，27 岁，2009 年 6 月 11 日初诊。患者诉近两年来，常感颈肩部酸胀、疼痛、重着，遇寒则症状加重，得温痛减。服用解热镇痛药，症状可缓解，但常反复发作。舌质淡红，苔薄白，脉弦细。查体：局部肌肉板滞，肩胛内上角及肩胛间区可触及条索状物。颈椎 X 线片提示：C_3 轻度骨质增生。经埋线治疗 3 次后，颈肩酸胀疼痛感明显减轻，肩胛内上角及肩胛间区条索状物明显变小，局部板滞感消失。继续治疗 2 次后，症状完全消失，随访半年无复发。摘自：李瑾 . 痛点埋线治疗颈肩肌筋膜炎 25 例疗效观察 ［J］. 云南中医中药杂志，2012，33（5）：45.

病例 2：姜某，女，32 岁，农民。自诉后背疼痛 4 年余。每因劳累过度，阴雨天、受凉而发作。感觉后背沉重，如压巨石，疼痛难忍，严重影响日常生活。经多方治疗无效，故来就诊。检查：肩背斜方肌处两侧各有 3cm×2.3cm×1.5cm 的条索状结节，并有明显压痛。埋线治疗后，疼痛立即消失。随访 1 年余无复发。摘自：阜勐 . 以足部反射区埋线为主治疗 18 例肩背部肌筋膜炎的疗效观察 ［J］. 双足与保健，2001，1：20.

【按语】

颈肩肌筋膜炎是颈肩部肌肉及其深浅筋膜等结缔组织的炎症，常累及斜方肌、肩胛提肌、胸锁乳突肌等。由于本病的病理特点为肌束短缩、痉挛、僵硬，甚至粘连、纤维化、瘢痕，其症状表现与中医病机中的经脉阻滞、气血运行不畅吻合，且与手足太阳经、少阳经密切相关，尤其是手足太阳经，因此，选穴时以手足太阳经穴为主，辅以手足少阳经穴。

颈肩肌筋膜炎属中医"痹证"的范畴，多因正气不足，感受风寒湿邪，颈肩部阳经经气受阻且壅遏不舒而致。正气不足，腠理空疏，风寒湿邪乘虚而入，或气血不能荣筋，经筋损伤，影响气血运行，而致此证。阿是穴，位于疼痛肌肉内的痛性硬结及痛性肌束，触压时诱发整个肌肉疼痛，即是敏感的压痛点。颈肩肌筋膜炎多因外感风寒湿邪又兼劳倦过度，使气血凝滞瘀阻，经脉气血流行不畅所致，不通则痛。颈肩肌筋膜炎形成的痛点是由于长期疲劳、感受风寒或外伤后失治，残留了粘连或瘢痕等因素，肌肉或肌腱长期处于紧张状态而出现营养障碍，造成一系列的疲劳性损伤和缺血问题，使纤维样组织增多、收缩，挤压局部的毛细血管和末梢神经而出现疼痛。埋线透刺法是一针作用于两穴或多穴，采用不同的针刺方向、角度和深度进行治疗的一种刺法，这种刺法能够加强表里经及邻近经脉的沟通，促进经络气血运行。同时，羊肠线对穴位产生持久的刺激，以透穴为主埋线，旨在温经散寒、活血化瘀、舒筋通络、解痉止痛，以达疏其气血、令其条达而治疗疾病的目的。以透穴为主埋线治疗颈肩肌筋膜炎，具有不需麻醉、痛苦少、无毒副作用、见效快、简便易行等显著特点，是治疗该病的新途径。将线埋入人体内，具有相对持久的穴位刺激作用，以达到疏通经络、调节脏腑阴阳、扶正祛邪的目的。另一方面，羊肠线入穴后能提高机体的应激能力，促进局部病灶血管床增加，血管新生，血液流量增加，血管通透性和血液循环得到改善，从而加快炎症的吸收，减少渗出和粘连。

【参考文献】

［1］唐红梅，王素娥，李炜．快速埋线治疗颈肩肌筋膜炎［J］．中国临床康复，2003，7（11）：1732.

［2］李虹．痛点埋线治疗颈肩肌筋膜炎60例临床观察［J］．长春中医药大学学报，2009，25（6）：887.

四、腰椎间盘突出症

腰椎间盘突出症，是临床上较为常见的腰部疾患之一，是骨伤科的常见病、多发病。主要是因为腰椎间盘各部分（髓核、纤维环及软骨板），尤其是髓核，有不同程度的退行性改变后，在外界因素的作用下，椎间盘的纤维环破裂，髓核组织从破裂之处突出（或脱出）于后方或椎管内，导致相邻的组织（如脊神经根、脊髓等）遭受刺激或压迫，从而产生腰部疼痛、一侧下肢或双下肢麻木疼痛等一系列临床症状。

腰椎间盘突出症是西医的诊断，中医没有此病名，而是把该症统归于"腰痛""腰腿痛"这一范畴内。对于腰腿痛，中医学早有记载，认识也很深刻。

【临床症状】

腰椎间盘突出症患者的主要症状是下腰痛和坐骨神经痛，发病前常有腰部扭伤史、腰部劳累史或腰部受寒史。此腰腿痛因行走、站立、久坐等活动后加重，卧床休息后可暂时缓解，一侧或双侧下肢痛，沿坐骨神经分布的放射痛，沿臀部到大腿后面或外侧及小腿外后侧至足背或足底放射，个别患者的疼痛可始于小腿或外踝。半数病人可因咳嗽、打喷嚏或腹部用力而致下肢疼痛加重。对于高位的腰椎间盘突出症患者，其症状多表现为下腹部腹股沟区或大腿前内侧疼痛。中央型椎间盘巨大突出患者，可发生大小便异常或失禁、马鞍区麻木，严重者可出现足下垂。有一部分腰椎间盘突出的患者，因其腰部交感神经受刺激而表现为下肢发凉，有的还可出现单侧或双侧下肢水肿。

1. 腰痛 95%以上的腰椎间盘突（脱）出症患者有此症状，包括椎体型者在内。发病机制主要是由于变性髓核进入椎体内或后纵韧带处，对邻近组织（主要为神经根及窦－椎神经）造成机械性刺激与压迫，或是由于髓核内糖蛋白、β－蛋白溢出和组胺（H物质）释放而使相邻近的脊神经根或窦－椎神经等遭受刺激，引起化学性和（或）机械性神经根炎之故。临床上以持续性腰背部钝痛为多见，平卧位减轻，站立位则加剧，在一般情况下可以忍受，并容许腰部适度活动及慢步行走，主要是机械压迫所致。持续时间少则2周，长者可达数月，甚至数年之久。另一类疼痛为腰部痉挛样剧痛，不仅发病急骤，且多难以忍受，非卧床休息不可。此主要是由于缺血性神经根炎所致，即髓核突然突出并压迫神经根，致使根部血管同时受压而呈现缺血、瘀血、乏氧及水肿等一系列改变，并可持续数天至数周（椎管狭窄者亦可出现此症，但持续时间甚短，仅数分钟）。卧木板床、封闭疗法及各种脱水剂可起到早日缓解之效。

2. 下肢放射痛 80%以上的病例出现此症，其中后型者可达95%以上。其发病机制与前者相同，主要是由于对脊神经根造成机械性和（或）化学性刺激之故。此外，通过患节的窦－椎神经，亦可出现反射性坐骨神经痛（或称为"假性坐骨神经痛"）。轻者表现为由腰部至大腿及小腿后侧的放射性刺痛或麻木感，直达足底部，一般可以忍受。重者则表现为由腰至足部的电击样剧痛，且多伴有麻木感。疼痛轻者虽仍可步行，但步态不稳，呈跛行，腰部多取前倾状或以手扶腰，以缓解对坐骨神经的张应力。重者则卧床休息，并喜采取屈髋、屈膝、侧卧位。凡增加腹压的因素均使放射痛加剧。由于屈颈可通过对硬膜囊的牵拉而使对脊神经的刺激加重（即屈颈试验），因此患者头颈多取仰伸位。放射痛的肢体多为一侧性，仅极少数中央型或中央旁型髓核突出者表现为双下肢症状。

3. 肢体麻木 多与前者伴发，单纯表现为麻木而无疼痛者仅占5%左右。此主要是脊神经根内的本体感觉和触觉纤维受刺激之故。其病变范围与部位取决于受累神经根序列数。

4. 肢体冷感 有少数病例（5%～10%）自觉肢体发冷、发凉，主要是由于椎管内的交感神经纤维受刺激之故。临床上常可发现手术后当天患者主诉肢体发热的病例，与此为同一发病机制。

5. 间歇性跛行 其产生机制及临床表现与腰椎椎管狭窄者相似。主要原因是：在髓核突出的情况下，可出现继发性腰椎椎管狭窄症的病理学和生理学基础；对于伴有先天性发育性椎管矢状径狭小者，脱出的髓核更加重了椎管的狭窄程度，以致易诱发此症状。

6. 肌肉麻痹 因腰椎间盘突（脱）出症造成瘫痪者十分罕见，多因根性受损，致使所支配肌肉出现程度不同的麻痹。轻者肌力减弱，重者该肌失去功能。临床上以腰5脊神经所支配的胫前肌、腓骨长短肌、趾长伸肌及长伸肌等受累而引起的足下垂症为多见，其次为股四头肌（腰3～4脊神经支配）和腓肠肌（骶1脊神经支配）等。

7. 马尾神经症状 主要见于后中央型及中央旁型的髓核突（脱）出症者，临床上较少见。其主要表现为会阴部麻木、刺痛，排便及排尿障碍，阳痿，以及双下肢坐骨神经受累症状。严重者可出现大小便失控及双下肢不完全性瘫痪等症状。

8. 下腹部痛或大腿前侧痛 高位腰椎间盘突出症者，当腰2、3、4神经根受累时，则出现神经根支配区的下腹部腹股沟区或大腿前内侧疼痛。另外，尚有部分低位腰椎间盘突出症患者也可出现腹股沟区或大腿前内侧疼痛。腰3～4椎间盘突出者，有1/3的人有腹股沟区或大腿前内侧疼痛，其与腰4～5、腰5～骶1间隙椎间盘突出者的出现率基本相等。此种疼痛多为牵涉痛。

9. 患肢皮温较低 与肢体冷感相似，亦因患肢疼痛，反射性地引起交感神经性血管收缩。或是由于激惹了椎旁的交感神经纤维，引发坐骨神经痛和小腿及足趾皮温降低，尤以足趾为著。此种皮温减低的现象，骶1神经根受压者较腰5神经根受压者更为明显。反之，髓核摘除术后，肢体即出现发热感。

10. 其他 视受压脊神经根的部位与受压程度、邻近组织的受累范围及其他因素不同，尚可能出现某些少见的症状，如肢体多汗、肿胀、骶尾部痛及膝部放射痛等多种症状。

【埋线治疗】

主穴：腰夹脊（椎间盘突出的节段）、阿是穴、肾俞、大肠俞、委中、承山、阳陵泉、悬钟、丘墟。

配穴：①寒湿腰痛（腰部冷痛重着，转侧不利，逐渐加重，每遇阴雨天或腰部感寒后加剧，痛处喜温，得热则减，苔白腻而润，脉沉紧或沉迟），配腰阳关及双侧阴陵泉。②湿热腰痛（腰髋弛痛，牵掣拘急，痛处伴有热感，每于夏季或腰部着热后痛剧，遇冷痛减，口渴不欲饮，尿色黄赤，或午后身热，微汗出，舌红，苔黄腻，脉濡数或弦数），配三阴交、曲池，均为双侧。③瘀血腰痛（痛处固定，或胀痛不适，或痛如锥刺，日轻夜重，或持续不解，活动不利，甚则不能转侧，痛处拒按，面晦唇暗，舌质隐青或有瘀斑，脉多弦涩或细数，病程迁延，常有外伤、劳损史），配血海、三阴交，均为双侧。④肾虚腰痛（腰痛以酸软为主，喜按喜揉，腿膝无力，遇劳则甚，卧则减轻，常反复发作，偏阳虚者则少腹拘急，面色㿠白，手足不温，少气乏力，脉沉细，偏阴虚者则心烦失眠，口燥咽干，面色潮红，手足心热，舌红少苔，脉弦细数），配命门及双侧太溪、涌泉。⑤下肢足太阳膀胱经放射痛，取殷门、承山；下肢足少阳胆经放射痛，取环跳、风市、阳陵泉、悬钟；混合型，取环跳、承山、阳陵泉、悬钟。⑥臀部痛甚者，加环跳、承扶；大腿部痛甚者，加风市、殷门；踝部痛甚者，加昆仑、太溪。

操作：用 PGA 或 PGLA 线体对折旋转埋线法，或者胶原蛋白线注线法。每次取 8～10 个穴位，每 2 周治疗 1 次，3 次为 1 个疗程。

【典型病例】

病例 1：王某，男，42 岁，2010 年 1 月 16 日初诊。自诉间断性腰腿痛发作 5 年余，症状时轻时重。近半年疼痛加剧，腰骶部及左下肢外侧疼痛，活动时疼痛加剧，行走时呈间歇性跛行。经腰椎 CT 检查，确诊为"$L_{4～5}$、$L_5～S_1$ 椎间盘突出症"。现症：腰骶部刺痛，痛有定处，仰俯及下蹲时活动不利，痛处拒按，左下肢外侧疼痛并呈放射性，伴麻木感，舌质暗红，有瘀点，苔薄白，脉涩弦。查体：左下肢直腿抬高试验阳性。患者既往有腰部外伤史。诊断：腰椎间盘突出症（气滞血瘀）。治法：行气活血，舒筋通络。取穴：肾俞、腰阳关、阿是穴、委中、膈俞、环跳、风市。埋线治疗 1 次后，患者自述诸症明显好转，腰腿痛减轻，但腰部前屈后伸尚不利。共治疗 3 次，患者症状消失，活动正常。随访 1 年，未见复发，唯繁重劳动后，腰腿部仍感不适，但休息后能自行缓解。摘自：朱俊岭．穴位埋线治疗腰椎间盘突出症 81 例［J］．陕西中医，2012，33（4）：475-476.

病例 2：患者，男，56 岁，2001 年 3 月 26 日就诊。患者痛苦面容，由家人搀扶走进门诊，上床翻身均由家人协助。主诉：20 天前因抬米袋用力过猛，腰部突然剧痛，放射至左腿。既往史：2 年前因运动不慎而损伤腰部，牵拉左臀及左腿痛。当时经某医院诊断为腰椎间盘突出症，经多方治疗能维持工作。现病史：患者腰痛牵扯左臀至后腿及小腿外侧，足背疼痛麻木，活动受限，逐渐加重半月余。查体：腰部无明显凸起及侧弯，$L_{4~5}$、$L_5 \sim S_1$ 压痛明显。左侧相应腰椎棘突旁压痛明显，并有传电感至足。压颈试验阳性，直腿抬高和足背屈试验阳性。CT 扫描报告：$L_{4~5}$ 骨质增生，$L_{4~5}$、$L_5 \sim S_1$ 椎间盘突出，脂肪间隙消失，硬膜囊及相应神经根受压。经常规治疗，症状未减，遂给予埋线治疗。自 $L_2 \sim S_1$ 椎间隙旁取膀胱经诸穴及督脉的命门、腰阳关穴，并取双侧秩边及环跳穴，上述诸穴均埋线。经 1 次治疗，症状明显减轻，治疗 3 次后症状基本消失。为巩固疗效，共治疗 5 次，临床痊愈。随访至今未复发。摘自：柏树祥. 穴位埋线治疗腰椎间盘突出症疗效观察 [J]. 中国民间疗法，2012，20（5）：12-13.

【按语】

腰椎间盘突出症属中医学"腰痛""腰腿痛"的范畴。中医认为，不通则痛。《内经》中对此病早有记载，认为气血、经络、脏腑功能的失调与腰痛的发生密切相关，如"经脉者，所以行气血而营阴阳，濡筋骨，利关节者也"，"腰痛皆由气血瘀滞不通所致"。

本病的病位和症状主要表现在腰部、下肢足少阳胆经和足太阳膀胱经循行位，故与督脉、足少阳胆经和足太阳膀胱经关系密切。夹脊最早始见于《内经》，刺夹脊这种治疗方法应用于临床，始于华佗。夹脊穴的定位至今尚无统一的标准。运用较多、公认度较高的夹脊穴定位："在背腰部，当第 1 胸椎至第 5 腰椎棘突下两侧，后正中线上旁开 0.5 寸。"一侧 17 穴，左、右共 34 穴。《素问·骨空论》曰："督脉者，起于少腹……与太阳起于目内眦……入络脑，还出别下项，循肩膊内，夹脊，抵腰中。"从夹脊穴与经络的联系可以看出，夹脊穴位处督脉和足太阳膀胱经经气覆盖之处，和背俞穴一样，作为脏腑之气输注出入之处，内应于脏腑，反注于背部。埋线刺激腰部夹脊穴，能够贯通、调节督脉与膀胱经经气，达到固肾壮腰、舒筋活络之功，"荣则不痛"，"通则不痛"。有研究认为，埋线腰夹脊穴，既可改善竖脊肌和横突棘肌的血液循环，又可通过刺激脊神经前支、后支、交感神经等，影响神经递质的释放，进而改善微循环，促进炎性物质的吸收。

穴位埋线疗法是根据中医经络理论，从针灸疗法发展而来的一种独特的针灸疗法，是将特定的线埋于人体穴位内，实际上是一种复合的治疗方式，对病程较长、治疗比较棘手的疾病，能起到穴位封闭、放血疗法、埋线后的长效针法的作用，加之线体在穴位上的刺激作用，增强了穴位本身的功能，达到强壮穴位的目的，从整体上增加了机体的防御功能，使顽疾得到逐步好转。经临床观察，腰椎间盘突出症的病位主要在足少阳胆经和足太阳膀胱经的循行区域，累及足太阳经及足少阳经的功能，气血瘀滞，经气不畅而致病。故临床取此二经的穴位为主，以分经论治。足太阳膀胱经及足少阳胆经之穴，可补益肝肾，调和气血，疏通经络，化瘀止痛，可达"通则不痛"之效。取承山、殷门、阳陵泉以及阿是穴，可使针感向下肢传导，疏通太阳、少阳经气。筋会阳陵泉专治经筋之病，主治下肢麻木、屈伸小利；承山解痉止痛而治疗腰腿疼痛；髓会悬钟能壮骨生髓而治疗痹证难行；阿是穴属于局部取穴，具有疏通局部气血、缓解经筋痉挛的功能；取夹脊穴可调节督脉和足太阳膀胱经的经气，使经络气血得以宣通。以上诸穴是治疗腰椎间盘突出症的最佳信息输入点和顽固性疼痛点处。朱汉章说："一些顽固性疼痛点处，有一个疼痛激发中心，这个激发中心是该种疼痛的根源，将这个激发中心破坏，疼痛就会消失。"张占伟等认为，穴位埋线作为一种穴位刺激疗法，以神经学说为依据，综合了穴位封闭、针刺、组织损伤修复作用及留针和组织疗法等多种治疗效应，不仅可对机体产生长久刺激，延长针刺效应，增加穴位功效，还可形成一种持久而柔和的非特异性刺激冲动。且羊肠线作为一种异体蛋白埋入机体后，逐渐被机体软化吸收，能更好地调节机体内环境的相对平衡，提高机体的免疫能力和抗病能力，促进病变区域的修复，还能提高机体的应激能力，增加病灶部位血流量，使血管通透性和血液循环均得到改善，从而使腰椎间盘突出症的疼痛逐渐缓解，达到临床治愈，取得良好的疗效。

【参考文献】

［1］谢惠云，张家维.穴位埋线治疗腰椎间盘突出症临床观察［J］.新中医，2012，44（8）：122-123.

［2］李少敏，周瑾，谢继萍.腰肌增强训练结合穴位埋线治疗腰椎间盘突出下腰疼痛近期疗效观察［J］.宁夏医学杂志，2012，34（6）：525-526.

［3］张志强，何希俊，白伟杰，等.穴位埋线治疗腰椎间盘突出症的临床研究［J］.中国医学工程，2013，21（8）：95-96.

［4］刘翠翠.经络段埋线治疗气血瘀滞型腰椎间盘突出症的疗效探讨［D］.山东中医药大学硕士学位论文，2003：1-51.

［5］李生棣，王玉明，刘成堂，等.电针、穴注、埋线"华佗夹脊"穴治疗腰椎间盘突出症疗效观察［J］.中国针灸，2000，（9）：541-542.

［6］郑祖刚，赵和庆，诸方受.穴位注射加埋线治疗腰椎间盘突出症术后复发21例［J］.中医正骨，2000，12（12）：24.

五、腰椎骨质增生

骨质增生与关节软骨的退行性病变有关，腰椎的骨质增生是中年以后，随着年龄的增加，机体各组织细胞的生理功能也逐渐衰退老化，退化的椎间盘逐渐失去水分，椎间隙变窄，纤维环松弛并向周边膨出，椎体不稳，纤维环在椎体边缘外发生撕裂，导致髓核突出，将后纵韧带的骨膜顶起，其下面产生新骨，形成骨刺或骨质增生。也有人认为，椎间盘退变萎缩后，椎体向前倾斜，椎体前缘在中线为前纵韧带所阻，两侧骨膜掀起，骨膜下形成新骨。另外，局部的受压也是引起骨质增生的主要因素，腰椎椎体边缘受压较重，故此处骨质增生的发生也较常见。腰椎骨质增生发病缓慢，早期症状轻微，不易引起重视，仅表现为腰腿酸痛，时轻时重，尤以久坐、劳累后或晨起时疼痛明显，适当活动或休息后减轻。当椎间盘退变后，椎体变形，相邻椎体间松弛不稳，活动时自觉腰部僵硬，疼痛无力。退变后形成的骨赘刺激，可使腰部僵硬感更加明显，休息时重，稍活动后减轻，过劳则加剧。一旦增生使脊神经受压，可引起腰部的放射痛，也可出现腰腿痛及下肢麻木。若椎体的后缘增生而致椎管狭窄，压迫马尾神经，则出现马尾神经受压综合征，临床有间歇性跛行症状。椎体前缘增生及侧方增生时，可压迫和刺激附近的血管及植物神经而产生功能障碍。

【临床症状】

腰椎骨质增生是一种慢性、进展性关节病变，以腰3、腰4最为常见。如压迫坐骨神经，可引起坐骨神经炎，出现患肢剧烈麻痛、灼痛、抽痛、窜痛并向整个下肢放射。

腰椎骨质增生的好发部位，以腰3、腰4最为常见。

1.腰椎骨质增生的早期症状为腰腿酸痛，程度较轻。腰椎骨质增生发病缓慢，早期症状较为轻微，不易引起患者的重视，仅表现为腰腿酸痛，时轻时重，尤以久坐、劳累后或晨起时疼痛明显，适当活动或休息后减轻。

2.随着腰椎骨质增生的严重，会出现椎间盘退变，椎体变形，相邻椎体间松弛不稳，活动时感觉腰部僵硬，疼痛无力。退变后形成的骨赘刺激，可使腰部僵硬感更加明显，休息时加重，稍事活动后减轻，过劳则加剧。

3.腰椎骨质增生严重时，增生物刺激或压迫脊神经，可引起腰部的放射痛，也可出现腰腿痛及下肢麻木。椎体前缘增生及侧方增生时，可压迫和刺激附近的血管及植物神经而产生功能障碍。

4.临床上常出现腰椎及腰部软组织酸痛、胀痛与疲乏感，甚至弯腰受限。如邻近的神经根受压，可引起相应的症状，出现局部疼痛、发僵、后根神经痛、麻木等。

【埋线治疗】

主穴：三焦俞、气海俞、关元俞、肾俞、大肠俞、阳陵泉、腰夹脊、腰部阿是穴。

配穴：肝俞、脾俞、太冲、内庭、足临泣。坐骨神经痛加秩边，伴臀上皮神经痛取居髎，臀中皮神经痛取环跳，臀下皮神经痛取承扶，尾椎痛在八髎上找敏感点。

操作：用PGA或PGLA线体对折旋转埋线法，或者胶原蛋白线注线法。每2周治疗1次，3次为1个疗程。

【典型病例】

病例：王某，女，38岁，陕西长安人，2003年4月20日就诊。主诉：间歇性腰痛，伴双下肢后外侧疼痛无力9年，近日疼痛加重，伴双下肢痿软无力、发凉、行走困难。曾在几家医院行针刺、封闭、理疗、贴膏药及针刀松解等治疗均无效。某医院医生建议手术治疗，因畏惧手术，经亲友介绍来诊。X线片：$L_1 \sim L_5$ 均有唇样骨质增生。CT检查报告：L_1 椎间盘向后方突出，硬膜囊受压。查体：$L_1 \sim L_5$ 棘旁双侧均有明显压痛，腰椎脊柱后突，直腿抬高试验左侧50°，右侧65°。以三步定位诊断及检查报告，诊断为：骨质增生症；腰椎间盘突出症；椎管狭窄症。用上法针刺20次，配合埋线2次后，疼痛消失，双下肢有力，行走自如，直腿抬高试验阴性。为巩固疗效，再针刺 1 个疗程并配合埋线，随访 2 年无复发。摘自：杨东方，连海丹，邹艳妹 . 针刺配合埋线治疗腰椎综合征 500 例［J］. 研究与报道，2005，9：94.

【按语】

腰椎骨质增生症又称腰椎退行性变、骨刺等，是引起腰腿痛的常见病证。顽固性腰腿痛的腰椎 X 线片以腰椎肥大多见，而骨刺的形成多与反复损伤及钙化有关。腰是人体在工作和生活中最大的受力部位，易因急慢性劳累、闪挫、跌撞等而致损伤，若不能进行及时有效的诊治，会使腰痛反复发作，缠绵难愈。中医学认为，腰为肾之府，当肾气旺盛时，腰府功能正常。而 45 岁以上的中老年人，肾气逐渐亏虚，又因急慢性损伤、风寒湿邪侵袭，致肾气亏虚，气血衰少，痹阻经络，气血瘀滞，经脉不通，筋骨肌肉组织失于气血的温煦和濡养而致骨质增生。同时，骨质增生及邻近组织因长期受压刺激，出现血液循环障碍，组织处于慢性缺血缺氧状态，导致局部充血、渗出、水肿及无菌性炎症，临床表现为反复腰痛、乏力及活动受限等。

腰椎骨质增生症归属中医"骨痹"的范畴，一般认为本病是由于年老肾精亏虚，骨髓不充，或寒湿、瘀血阻滞腰部脉络所致，使局部的肌肉和韧带紧张痉挛，使内外平衡失调，脊椎生物力学发生改变，从而引起骨质增生，腰椎小关节旋转移位，导致椎间盘突出等疼痛症状。其病位在腰椎督脉及足太阳膀胱经。根据"经脉所过，主治所及"的治疗原则，重点疏通督脉、膀胱经、肾经之气血。

穴位埋线疗法是集多种方法（针刺、放血、埋针、穴位注射）于一体的复合性治疗，其机理为多种刺激同时发挥作用。胶原蛋白线作为一种异体蛋白埋入穴位后，可提高营养代谢和机体应激、抗炎的能力，以达到治疗目的。线在组织中被分解、吸收时，对穴位起到缓慢良性的"长效针感"效应，延长了对经穴的有效刺激时间，确能取得明显的疗效。

根据腧穴近治作用的理论，取肾俞、气海，益气补肾，壮腰固本；大肠俞、阿是穴，舒筋通络，行气活血。三焦俞、肾俞、气海俞、大肠俞、关元俞具有行气活血、培元补肾的作用，加肝俞、脾俞，可补肝肾、健脾益气。肝主筋，脾主肌肉，肾主骨，肝、脾、肾功能改善，使韧带、肌肉、骨骼强健，改变了腰椎局部的不平衡状态，促使内外平衡一致，达标本同治之功。

羊肠线作为异体蛋白埋入穴位后，能提高肌体的营养代谢，提高机体应激能力，促进病灶部位血管床增加，血流量增大，血管通透性和血液循环得到改善，有利于促进局部的新陈代谢，提高组织对增生刺激的耐受性，从而使腰痛患者的症状减轻甚至消失，达到良好的治疗效果。

【参考文献】

［1］刘丕成 . 穴位埋线治疗腰椎骨质增生 50 例疗效小结［J］. 上海针灸杂志，1983，3：31-32.

［2］杨培智 . 穴位埋线治疗腰椎骨关节病［J］. 现代康复，2001，5（2）：123.

[3] 车爱红,高映辉.埋线疗法治疗腰椎骨质增生症疗效观察 [J].湖北中医杂志,2010,32(3):70-71.

六、风湿性关节炎

风湿性关节炎是一种常见的急性或慢性结缔组织炎症,可反复发作并累及心脏。临床以关节和肌肉游走性酸楚、重着、疼痛为特征,是风湿热的主要表现之一,多以急性发热及关节疼痛起病。

典型表现是轻度或中度发热,游走性关节炎,受累关节多为膝、踝、肩、肘、腕等大关节,常由一个关节转移至另一个关节,病变局部呈现红、肿、灼热、剧痛,部分病人也有几个关节同时发病。不典型的病人仅有关节疼痛而无其他炎症表现,急性炎症一般于2~4周消退,不留后遗症,但常反复发作。若风湿活动影响心脏,则可发生心肌炎,甚至遗留心脏瓣膜病变。

风湿性关节炎的病因尚未完全明了。根据症状、流行病学及免疫学的资料分析,认为其与人体溶血性链球菌感染密切相关,目前注意到病毒感染与本病也有一定的关系。

本病属中医"痹证"的范畴。中医学认为,居处潮湿、触冒风雨等是产生痹证的外来条件;素体虚弱、气血不足、腠理不密是产生痹证的内在因素。风寒热湿之邪乘虚入侵,留滞经络肌肉关节,气血闭阻不通,从而产生肢节酸麻疼痛、屈伸不利诸症。若以热盛或湿热蕴蒸为主,则见关节红、肿、热、痛;若寒湿偏盛,则关节冷痛,遇寒痛增;若久病不愈,还可出现气血不足、肝肾亏损或病邪深入内脏等变化。

【临床症状】

1.疼痛 关节疼痛是风湿病最常见的症状,全身关节都有可能发生疼痛,但是肢体和躯干部位的疼痛可能引起内脏和神经系统的病变。

2.肌肉疼痛 肌肉也会出现疼痛症状,而且还可能出现肌无力、肌酶升高、肌源性损害等,如系统性红斑狼疮、混合性结缔组织病、皮肌炎等。

3.不规律性发热 风湿出现之前会出现不规则的发热现象,不会出现寒战现象,用抗生素治疗无效,同时还会出现血沉加快,如系统性红斑狼疮、急性嗜中性发热性皮病、成人斯帝尔病、脂膜炎等,均可以发热为首发症状。

4.皮肤黏膜症状 皮肌炎、干燥综合征、白塞病、脂膜炎等,会出现皮疹、口腔溃疡、皮肤溃疡、网状青紫、眼部症状等。

5.雷诺征 指端遇冷或情绪变化时会发白,然后转变成紫色,最后转变成红色,并伴有麻木、疼痛和严重的皮肤溃疡,可见于类风湿性关节炎、系统性红斑狼疮、混合性结缔组织病。

6.自身抗体血液指标异常 抗ENA抗体、抗ds-DNA抗体、抗血小板抗体、抗核抗体、抗心磷脂抗体、类风湿因子等指标异常。

【埋线治疗】

主穴：膈俞、血海、关元、肾俞、商丘、足三里。

配穴：肩关节痛，肩前三角肌；肘关节痛，曲池、尺泽、手三里；腕关节痛，阳池、外关、合谷；髋关节痛，秩边、环跳、殷门；膝关节痛，阳陵泉、犊鼻、伏兔、足三里；踝关节痛，丘墟、昆仑、解溪、太溪、承山。可加用艾灸。

操作：用 PGA 或 PGLA 线体对折旋转埋线法，或者胶原蛋白线注线法。每 2 周治疗 1 次，3 次为 1 个疗程。

【典型病例】

病例：曾某，女，57 岁。主诉：双指、膝关节、踝关节肿痛 3 年余。经多家医院确诊为风湿性关节炎，采用中药、西药、针灸治疗，效果不佳。现觉症状加重，行走困难，伴头晕，怕冷，腰膝酸软，舌淡红，苔白腻，脉沉细。X 线摄片示：病变关节骨质疏松，关节间隙轻度狭窄，骨性关节面模糊。血沉 103mm/h。诊断为风湿性关节炎。中医诊断为痹证，属肝肾亏虚，寒湿瘀阻经络。埋线膈俞、血海、关元、肾俞、商丘、足三里。治疗 1 个月，症状全部消失，行走自如，血沉 10mm/h，恢复正常工作。1 年后随访，未见复发。摘自：马立昌，单顺，张金霞.微创穴位埋线实用技术［M］.北京：中国医药科技出版社，2011.

【按语】

风湿性关节炎是临床常见的疑难病症之一，属中医"痹证"的范畴。《内经》云："风、寒、湿三气杂至，合而为痹。"中医认为，本病主要因素体虚弱，卫阳不固，感受风寒湿邪，流注经络关节，气血运行不畅，终致筋脉关节肿胀、疼痛、畸形、屈伸不利。选取膈俞、血海治行痹，活血养血，血行风自灭；选关元、肾俞治痛痹，益火之原，振奋阳气而祛寒邪；选商丘、足三里治行痹，健运脾胃而化湿。分部取穴，选取病变部位的穴位，疏通经络气血的阻滞，使营卫调和，风寒湿邪无所依附而痹痛逐解。在上述穴位中埋线，羊肠线在穴位上通过较持久的刺激，调节机体的相对平衡。经羊肠线植入经穴后体内的生化测定显示，经穴周围组织的合成代谢增高，分解代谢降低，从而增强了穴位及周围组织的营养和代谢。

【参考文献】

［1］孙文善.微创埋线治疗关节炎［N］.农村医药报，2008，22：1.

［2］李平.穴位埋线治疗增殖增生脊柱炎 62 例［J］.上海针灸杂志，2004，23（6）：28.

［3］王光义，钟小蓓，贺志光.穴位埋线加艾灸对佐剂型关节炎大鼠 P 物质含量的影响及其对细胞因子的免疫调控作用［J］.针灸临床杂志，2005，21（7）：51-52.

［4］林志苇，黎健，高丽萍，等.肾俞穴位埋线对原发性骨质疏松症骨密度影响的研究［J］.中国骨质疏松杂志，2006，12（4）：381-383.

[5] 侯岩珂, 王春祯, 李勇, 等. 化痰消瘀穴位埋线结合关节镜下关节腔清理术治疗早中期膝骨关节炎 [J]. 中医正骨, 2010, 22 (10): 6-8.

七、骨性关节炎

骨关节炎又称骨退变性关节炎、增生性关节炎、肥大性关节炎等, 是以软骨细胞丧失、关节周围骨质增生为特点的关节病, 临床可分为原发性骨关节病和继发性骨关节病。原发性骨关节病是指不明原因的骨关节病。继发性者与创伤、代谢、内分泌紊乱及长期服用激素有关。

【临床症状】

1. 疼痛 早期症状为在主动屈伸膝关节时出现髌下摩擦, 尤其在晨起或久坐以后, 或称为始动痛, 具有较明显的"痛 - 轻 - 重"的规律, 负重痛, 即加重了膝关节负荷而引起的疼痛, 主动活动痛于被动活动。

2. 肿胀 既可由关节积液所致, 也可由软组织变性增生, 如滑膜肥厚、脂肪垫增大等, 甚至是骨质增生、骨赘引起, 较多见的是上述两种或三种原因并存。

3. 畸形 以膝内翻畸形最为常见, 这与股骨内髁圆而凸起, 胫骨内侧平台又较凹陷, 而且骨质相对疏松又兼内侧半月板较薄弱有关。畸形使膝关节负荷更加不均匀, 越发加重畸形。

4. 关节僵硬 患者可以出现晨起关节僵硬及黏着感, 活动后可缓解。本病晨僵时间较短, 一般数分钟至十几分钟。这是一种弹性僵硬, 与摩擦和粘连不同, 可以随膝关节活动而改善。但关节僵硬解除后, 再进一步活动时, 通常疼痛又会加剧。

5. 功能障碍 膝关节是下肢运动的中枢, 其功能在于活动和负重。由骨性关节炎引起的功能障碍可分为两类, 即运动节律及运动能力的改变。运动节律异常即关节活动协调性改变, 如打软, 或滑落感, 或跪倒感, 或错动感, 以及交锁、弹响或摩擦音等。运动能力减弱, 包括关节僵硬、不稳, 活动范围减少, 以及生活和工作能力下降等。

膝关节骨关节炎属于中医"骨痹""筋痹""骨搏""厉节风"等范畴。《黄帝内经》对骨痹的阐述是中医文献史上对骨痹的最早的认识。《素问·长刺节论》曰:"病在骨, 骨重不可举, 骨髓酸痛, 寒气至, 名曰骨痹。"明确指出本病属于"痹证"。《黄帝内经》中《灵枢·百病始生》曰:"风雨寒热不得虚邪, 不能独害人。"《素问·痹论》曰:"风、寒、湿三气杂至, 合而为痹。"起居失调或劳累之后汗出当风、涉水冒寒、久卧湿地等, 使气血为风寒湿邪闭阻所引起。又曰:"所谓痹者, 各以其时, 重感于风寒湿之气也。""其风气胜者为行痹, 寒气胜者为痛痹, 湿气胜者为着痹也。""以冬遇此者为骨痹。"宋代《济生方》曰:"风、寒、湿三气杂至, 合而为痹, 皆因体虚, 腠理空疏, 受风寒湿气而痹也。"说明本在肝肾亏虚, 标在风寒湿阻, 属本虚标实之证。认为肾主骨, 肝主筋, 肝肾不足、精血亏虚而致无以濡养骨骼是本病发生的内因, 而风、寒、湿等外邪入侵则是外因。

本病的病机特点为本虚标实, 以肝肾亏虚为本, 以痰浊瘀血痹阻经脉为标。《中藏经》中记载："骨痹，乃嗜欲不节，伤于肾也。"指出因为纵情于声色，房劳过甚，不加节制而损伤了肾气，导致骨痹的发生。肾为先天之本，主骨生髓，肝主筋，筋附骨，肾主精，肝主血，精血同源，肝肾同源。中年以后，肝肾渐衰，肾虚不能主骨，肝虚无以养筋，临床上多表现为邪实正虚间杂。

【埋线治疗】

主穴：大杼（骨会）、膈俞（血会）、膻中（气会）、阳陵泉（筋会）。

配穴：血海、梁丘、膝眼、阿是穴。

操作：用 PGA 或 PGLA 线体对折旋转埋线法，或者胶原蛋白线注线法。每 2 周治疗 1 次，3 次为 1 个疗程。

【典型病例】

病例：王某，女，60 岁。主诉：双膝乏力、疼痛、下蹲受限 8 年，加重 6 个月。查：双膝内外膝眼处压痛，左膝屈曲 80°，外旋 10°，右膝屈曲 100°，外旋 15°，下蹲明显受限。X 线片显示：双膝髌骨软化，脂肪垫钙化，胫骨平台及髁间脊骨质增生明显，膝关节周围韧带钙化，关节面软骨磨损，部分脱落，间隙变窄、不等宽、关节变形，以左膝为甚。诊断：骨性关节炎。埋线犊鼻、外膝眼、阴陵泉。1 个月后复诊，双膝关节疼痛明显减轻，下蹲功能明显改善，继续埋线鹤顶、阳陵泉、委中。治疗两个月后复查，双膝乏力、疼痛已消失，下蹲恢复正常。查：双膝内外膝眼无压痛，左膝屈曲 140°，外旋 20°，左膝屈曲 145°，外旋 20°。X 线显示：双膝髌骨密度、关节面正常，脂肪垫恢复正常，胫骨平台及髁间脊骨质增生明显消失，膝关节周围韧带密度正常，关节软骨修复明显，关节间隙变宽，关节力线恢复正常，已达到临床好转标准。又在梁丘、内膝眼、阿是穴埋线治疗，巩固疗效。摘自：马立昌，单顺，张金霞. 微创穴位埋线实用技术［M］. 北京：中国医药科技出版社，2011.

【按语】

膝骨关节炎是一种严重危害病人生活质量和社会生产力的慢性退行性骨关节疾病。我国 60 岁以上者，膝骨关节炎的发病率高达 49%。临床表现主要有关节僵硬、关节肿胀疼痛、关节功能障碍等。该病的发病机制较复杂，治疗方法较多，但能起效的方案并不多见，原因在于该病的作用机制复杂，患病与年龄、性别、体重、城乡差别及工作姿势等因素有关，尽管膝骨关节炎的相关病因仍不甚清晰，然而多数学者一致认为膝关节软骨的长期磨损同关节软骨的退化有密不可分的关系。关节软骨细胞受到损伤，相关的酶类大量释放，在外力的直接或间接作用下，导致半月板、关节软骨等结构和组织受损，出现韧带损伤或关节周围骨折。

一般认为，虚、邪、瘀是膝骨关节炎的中医基本病理环节。正虚是发病的内在因素，筋骨作痛与肝肾损伤有关，用补肾法治疗取得了很好的效果；外邪是发病的诱因，风寒之邪客于肌肤，与气血相搏，导致气血运行缓慢，渐成瘀血痹阻经络而为病；瘀血是关节病发病的重要病理环节。虚、邪、瘀的病理变化都会累及膝部筋骨，表现出膝部的筋骨痿痹、肢节挛缩等病理变化及相应的临床病证。总之，肝肾亏虚、筋骨失养是膝骨关节炎发病的病理基础，劳损外伤、感受外邪是发病的诱因，虚、邪、瘀是膝骨关节炎的中医基本病理环节，筋骨痿痹是最终的病理改变。

主穴是八会穴为主进行埋线，八会穴在《内经》中无记载，首见于《难经·四十五难》，原文曰："《经》言八会者，何也？然：腑会太仓，脏会季胁，筋会阳陵泉，髓会绝骨，血会膈俞，骨会大杼，脉会太渊，气会三焦外一筋，直两乳内也。"自此，这一组特定穴位开始受到医家们的重视，后世扩展治疗许多疾病，成为临床常用的选穴方法。会，有聚会的意思。八会穴是脏、腑、气、血、筋、脉、骨、髓之精气聚会的地方。它与其所属的八种脏器组织的生理功能有着密切的关系，并与经穴中的某些特定穴有重复。膻中为气之会穴，《灵枢·海论》说："膻中者，为气之海。"《灵枢·邪客》说："宗气积于胸中，出于喉咙，以贯心脉而行呼吸焉。"故膻中为气之会穴；因其为宗气之所聚，为心包之募穴。膈俞在第 7 胸椎下，旁开 1.5 寸处，其上为心俞，下为肝俞。心主血脉，肝藏血，故称膈俞为血之会穴，主化生气血。阳陵泉为胆之合穴，位于膝旁，在膝下腓骨头前，肝与胆相表里，而肝主筋，"膝者筋之府"，故称筋会。大杼当脊柱大椎之旁（椎骨又称杼骨），属足太阳膀胱经，是背俞之首，膀胱与肾相表里，肾主骨，髓自脑注脊，下贯尾骶，渗诸骨节，张世贤说："诸骨自此擎架，往下支生，故骨会于大杼。"在临床上，由于八会穴在生理上与脏、腑、气、血、筋、脉、骨、髓的特殊关系，故而在治疗上有其特殊的效果。膻中治疗一切气病。膈俞治疗各种血病，亦可治疗皮肤病。大杼治疗骨病。阳陵泉治疗各种筋病。经筋附着于骨骼关节，具有连络百骸而维系周身，约束骨骼而主司关节运动，固护体表而抵御外邪，连络器官而固定内脏的功能。"膝为筋之府"，膝关节周围的韧带、肌肉的痉挛或代偿性肥厚，会影响经筋"束骨而利关节"的作用，阳陵泉可以治疗各种筋病。

内外膝眼、血海及梁丘是临床常用的局部取穴。血海为脾经穴，位于髌骨内上方。梁丘为胃经的郄穴，位于髌骨外上方。胃属阳、脾属阴，脾为脏、胃为腑，此二穴一内一外，互相呼应，阴阳相济，脏腑协调，共奏行气活血、消肿止痛之功。《针灸甲乙经》云："若血闭不通，逆气胀，血海主之。"中医认为，膝关节退行性骨关节炎与机体气血不足、感受风寒湿邪而致邪阻经络、气血运行不畅有关。因此，选用血海穴可以健脾祛湿而通络，化生气血，从而达到治疗目的。周颖芳等对血海治疗脑栓塞伴血瘀证表现者进行研究，证实血液流变学和凝血现象及甲皱循环多项指标都有改善，血流的高凝聚状态和毛细血管形态及血流状态都有不同程度的影响。宋京英认为血海为足太阴脾经脉气所发，脾主统血，温五脏，为气血归聚之海。梁丘为足阳明胃经的郄穴，位于大腿前面，当髂前上棘与髌底外侧端连线上，髌底上 2 寸。梁丘同样出自《针灸甲乙经》，主治"膝不能屈伸，不可以行"。足阳明胃经多气多血，梁丘是胃经经气深聚之处，因此可以治疗局部及脾胃两脏腑的痛证。钟伟泉采用内外膝眼不同刺法对退行性膝关节炎疗效差异进行观察，结果显示：治疗组治愈率和总有效率分别为 43.80％和 93.70％，对照组治愈率和总有效率分别为 25％和 81.2％，两组间差异有显著性意义（$P < 0.05$）。结

论：长针深刺治疗组疗效优于常规针刺对照组。内外膝眼为下肢部奇穴，膝关节之髌骨下两侧有凹陷，形如眼窝，故称膝眼，其穴在内侧者名内膝眼，其穴在外侧者名外膝眼。《太平圣惠方》说："治膝冷，疼痛不已。"《胜玉歌》说："两膝无端肿如斗，膝眼三里艾当施。"张广立等用靳三针为主治疗膝骨关节炎 34 例疗效观察，取梁丘、血海、膝眼（双侧），总有效率为 97.06%。内外膝眼位于膝盖，针刺直达膝关节囊，可活血化瘀。中医学认为，痹证多为体虚，腠理空疏，复感外邪而发病，治当疏风散寒、除湿通络、补气益血为法，令膝关节止痛消肿。而脾胃为后天之本，气血生化之源，故取足太阴之血海穴，足阳明胃经之郄穴梁丘。

阿是穴就是天应穴，即痛点、阳性点，此为病灶所在之处。在以往的研究中，认为针刺阿是穴可导引经气，和其血脉，正中病所，使阴阳平衡，筋肉得养。膝骨关节炎是一种慢性骨关节病，以膝关节僵硬、疼痛及活动受限等为特征，主要病理改变在于关节滑膜退行性病变以及关节软骨的破坏所致的骨质增生。在膝周经穴给予传统针刺、拔罐、温针灸等治疗，能够取得满意的效果。基础研究表明，骨性关节炎的发生发展过程中，白细胞介素 -1β（IL-1β）和肿瘤坏死因子 -α（TNF-α）扮演着重要作用，是炎症发生及进展的始动因子和调节因素，同关节软骨破坏关系密切。刘氏采用温针灸治疗骨性关节炎的机制则是建立在基础研究之上，以逆转关节液及血清中 IL-1β 和 TNF-α 的异常升高，调节炎症细胞因子在机体内的含量，进而降低炎症的发生率，并通过调节基质金属蛋白酶，使软骨基质破坏及退变等得到抑制，阻止骨关节炎的进展。

对于膝关节局部的取穴，穴位埋线的针具除了具有"针"的作用以外，还有穿刺和切割松解的作用，这种作用与小针刀具有异曲同工之妙。例如，陈氏治疗退行性膝关节炎 125 例患者，采用小针刀配合透刺法治疗 80 例作为观察组，与对照组比较，有显著性差异。马楚南对 80 名膝关节骨性关节炎患者进行针刀治疗，分析探讨针刀治疗膝关节骨性关节炎的疗效，总有效率为 98%。因为针刀在膝关节骨性关节炎的治疗上具有针灸和手术切开的双重作用，可以松解粘连、瘢痕，调节力学平衡，通经活络，改善局部血供，所以可以很快缓解膝关节的疼痛和活动受限的症状。小针刀治疗膝骨关节炎具有针及刀之双重功效，应用针刀对膝关节周围粘连组织、瘢痕及挛缩部位给予精准松解，可促使膝关节周围力平衡的恢复，进而使膝关节的生理功能由紊乱再次恢复至动态平衡状态，促进症状改善，在某种程度上起到膝关节功能恢复的作用。张海江选择膝骨关节炎者 60 例，通过在膝关节周围痛点给予阻滞麻醉后，应用针刀纵行剥离法对关节周围组织进行局部松解，最后通过视觉类比测试法和关节活动功能评分法对治疗效果进行评价，结果显示 59 例膝关节疼痛症状显著改善，未出现不良反应。小针刀疗法可发挥刀的功能，分离软组织之间、软组织与骨骼之间的粘连，解除膝周软组织的紧张状态，从而去除力学不平衡的原因，对已形成的软骨刺加以切削、磨平。顾氏采用针刀松解术治疗类风湿性关节炎引起膝关节病变 30 例，对照组口服扶他林 25mg（tid），两组差异均具有统计学意义（$P < 0.01$）。

穴位埋线是针灸疗法的发展和延伸，针刺机理同样在穴位埋线疗法中得到体现。目前关于膝骨关节炎的病因与治疗仍处于探索中，现代医学对于膝骨关节炎的认识虽然越来越深入，治疗药物和治疗方法越来越多样，但缺乏大样本的证据性药物。新开发的药物虽疗效显著，但药物经济学的不适用及药物潜在的毒副作用仍然制约了其在我国的大范围推广使用。中医埋线治疗膝骨关节炎有一定的优势，具有疗效可靠、作用全面、副作用小、价格便宜等独特的优势。特别是以八会穴为主埋线治疗的方案，着重对人体的整体调节，且对机体有多层次、多环节、多靶点的作用，以控制疾病的发展，提高患者的生存质量，值得临床应用和推广。

【参考文献】

［1］张乃峥，施全胜，张雪哲.膝骨关节炎的流行病学调查［J］.中华内科杂志，1995，2：84-86.

［2］周颖芳，李万瑶.血海穴的效用［J］.蜜蜂杂志，2003：27.

［3］钟伟泉，老锦雄，李树成，等.内外膝眼穴不同刺法对退行性膝关节炎疗效差异的观察［J］.光明中医，2011，26（1）：108-109.

［4］费梅.温针灸治疗膝关节退行性骨关节炎42例［J］.针灸临床杂志，2005，21（4）：40.

［5］武永利，张跃全，刘荣清.温针灸治疗膝关节骨性关节炎60例疗效观察［J］.新中医，2006，38（1）：66-67.

［6］张广立，周晶，文宁.靳三针为主治疗膝骨性关节炎34例疗效观察［J］.中国中医药科技，2007，14（4）：260.

八、骨质疏松症

骨质疏松症是一种以低骨量和骨组织微结构破坏为特征，导致骨质脆性增加和易于骨折的全身性骨代谢性疾病。本病常见于老年人，但各年龄时期均可发病。骨质疏松症可分为原发性和继发性两类。原发性骨质疏松症系指不伴引起本病的其他疾患；继发性骨质疏松症则是由于各种全身性或内分泌代谢性疾病引起的骨组织量减少。此外，按发生部位亦可分为局限性和泛发性两类。

【临床症状】

1. 疼痛 此为原发性骨质疏松症最常见的症状，以腰背痛多见，占疼痛患者中的70%～80%。疼痛沿脊柱向两侧扩散，仰卧或坐位时疼痛减轻，直立时后伸或久立、久坐时疼痛加剧，日间疼痛轻，夜间和清晨醒来时加重，弯腰、肌肉运动、咳嗽、大便用力时加重。一般骨量丢失12%以上时即可出现骨痛。老年骨质疏松症时，椎体骨小梁萎缩，数量减少，椎体压缩变形，脊柱前屈，腰肌为了纠正脊柱前屈而加倍收缩，肌肉疲劳甚至痉挛，产生疼痛。新近胸腰椎压缩性骨折，亦可产生急性疼痛，相应部位的脊柱棘突可有强烈压痛及叩击痛，一般2～3周后可逐渐减轻，部分患者可出现慢性腰痛。若压迫相应的脊神经可产生四肢放射痛、双下肢感觉运动障碍、肋间神经痛、胸骨后疼痛（类似心绞痛），也可出现上腹痛（类似急腹症）。若压迫脊髓、马尾，还会影响膀胱、直肠功能。

2. 身长缩短、驼背 多在疼痛后出现。脊椎椎体前部几乎多由松质骨组成，而且此部位是身体的支柱，负重量大，尤其第11、12胸椎及第3腰椎，负荷量更大，容易压缩变形，使脊椎前倾，背曲加剧，形成驼背。随着年龄的增长，骨质疏松加重，驼背曲度加大，致使膝关节挛拘显著。

3. 骨折 这是退行性骨质疏松症最常见和最严重的并发症，它不仅增加病人的痛苦，加重经济负担，并严重限制患者的活动，甚至缩短寿命。据统计，老年人骨折的发生率为6.3%～24.4%，尤以高龄（80岁以上）女性老人为甚。骨质疏松症所致骨折在老年前期以桡骨远端骨折（Colles骨折）多见，老年期以后以腰椎和股骨上端骨折多见。

4. 呼吸功能下降 胸、腰椎压缩性骨折，脊椎后弯，胸廓畸形，可使肺活量和最大换气量显著减少，肺上叶前区小叶型肺气肿的发生率可高达40%。老年人多数有不同程度的肺气肿，肺功能随着年龄的增加而下降，若再加上骨质疏松症所致的胸廓畸形，患者往往可出现胸闷、气短、呼吸困难等症状。

【埋线治疗】

主穴：肾俞、命门、关元、委中、太溪、脾俞、腰阳关、阳陵泉、足三里、悬钟。

操作：用PGA或PGLA线体对折旋转埋线法，或者胶原蛋白线注线法。每2周治疗1次，3次为1个疗程。配上艾灸能提高疗效。

【典型病例】

病例：陈某，女，68岁，退休教师，2008年10月就诊。主诉：全身乏力、腰背疼痛反复发作3年，复发加重半个月。查体：胸椎中下段后凸畸形，右侧棘旁肌肉压痛、条索状，L_1、L_2棘突压叩痛，L_3、L_4、L_5棘旁肌肉压痛。胸腰X线片示：胸椎中下段后凸畸形，L_2压缩性骨折，骨质疏松。查：血钙2mmol/L，尿钙1273mmol/24h。诊断：骨质疏松症。经穴位埋线治疗3个疗程，腰背痛消失，复查血钙、尿钙正常。随访1年未复发，生活如常。摘自：赵军.应用八会穴埋线治疗骨质疏松症疗效观察［J］.中国医疗前沿，2010，5（17）：45.

【按语】

原发性骨质疏松症的发生与老年性退化、性激素缺乏等关系密切。人体骨矿含量随着年龄变化的规律和中医学所记载的肾中精气盛衰的变化规律有着惊人的一致性，随着年龄的增长，肾虚证的发生率逐渐升高，而人体骨骼中骨矿含量却逐渐减少，因此肾的盛衰与骨矿含量密切相关。在穴位疗法治疗骨质疏松症方面，国内学者多按照传统的中医理论辨证施治，也多从肾、脾着手，以补肾健脾、温阳通脉为治疗原则，从肾论治为本，健脾生精为纲，祛瘀生新为要。从临床所选用的经脉、穴位来看，涉及膀胱经、肾经、脾经、胃经、胆经、督脉等经脉，但最常用的经脉是膀胱经、胃经、督脉。所选穴位以肾经、脾经及表里经穴应用为多，肾俞、脾俞、足三里使用频率最高。以缓解疼痛为主的治疗，多以疼痛好发部位局部取穴，配合循经取穴。根据周德祥等的总结分析，发现治疗时共用了 38 个不同腧穴，其中频次在 10 次以上的常用穴位有肾俞、命门、关元、委中、太溪、脾俞、腰阳关、阳陵泉、足三里、悬钟等。

骨质疏松症属于中医"肾虚腰痛""肾虚骨痿"之范畴，中医学认为骨的生长与"肾气虚""脾胃虚弱"密切相关。选用肾俞、气海俞补肾壮骨，脾俞、胃俞健脾和胃。肾虚、脾虚是骨质疏松症发生的重要原因，关键是肾虚，病位主要在肾。骨质疏松症为慢性疾病，病程较长，日久生瘀，故取足三里、太溪、三阴交养血活血、祛瘀生新。悬钟为髓会，可补肾生髓，髓满则骨健。骨质疏松症的确切发病机理至今仍未明确阐明，但性激素水平的下降是其主要原因，钙、磷等各种营养物质的吸收障碍是其发病的重要原因。现代研究表明，中医肾虚证的实质为下丘脑－垂体－性腺（肾上腺）轴功能低下。中医认为，防治骨质疏松症应多从补肾入手，从经络腧穴与脏腑关系的角度出发，探讨肾俞穴位埋线治疗对绝经后骨质疏松症的临床有效性及可行性。肾俞穴位埋线治疗原发性骨质疏松症的机制，可能与杨廉等温针灸肾俞穴具有明显的调节性激素作用有关；可能与肾俞埋线对穴位的刺激，发挥补肾健脾功能，增强了骨质疏松症患者肠道、肾脏等脏器对微量元素、营养物质的摄取、代谢和吸收有关；也可能通过改善原发性骨质疏松症患者关节、肌肉、韧带功能，增强患者的活动能力有关；可能与针灸调控骨代谢生化物质、甲状旁腺激素、肾上腺激素等有关；可能与穴位埋线明显缓解骨质疏松症患者的疼痛症状，并能提高骨质疏松症患者腰髋部的骨密度值，促使人体中 5- 羟色胺、儿茶酚胺等神经介质得以调控有关。采用埋线方法治疗骨质疏松症，经临床观察该治疗有明显的疗效，且无明显毒副作用，与目前临床防治本病的其他方法比较，在克服和解决医疗费用昂贵、减少药物毒副作用和缩短针灸治疗时间等方面具有明显优势，是临床治疗本病的有效可行的方法之一。

【参考文献】

[1] 林志苇，潘文谦.肾俞穴位埋线治疗原发性骨质疏松症 5 年骨折率调查 [J].中国针灸，2010，30（4）：282-284.

[2] 中国老年学学会骨质疏松委员会骨质疏松诊断标准学科组.中国人原发性骨质疏松症建议诊断标准（第二稿）[J].中国骨质疏松杂志，2000，6（1）：1-3.

[3] 林志苇，黎健，高丽萍，等.肾俞穴位埋线对原发性骨质疏松症骨密度影响的研究 [J].中国骨质疏松杂志，2006，12（4）：381-383.

[4] 刘忠厚.骨矿与临床 [M].北京：中国科学技术出版社，2006.

[5] 杨廉，刘媛媛，路墩，等.温针灸"肾俞"穴对老年雌性大鼠性激素的影响 [J].中国针灸，2001，21（3）：172-173.

九、梨状肌综合征

梨状肌综合征是指由于梨状肌损伤而压迫坐骨神经所引起的一侧臀腿疼痛为主的病证。梨状肌是臀部的深部肌肉，从骶椎前面开始，穿出坐骨大孔，而将其分成梨状肌上孔与下孔，止于股骨大转子。梨状肌的作用主要是协同其他肌肉完成大的外旋动作。坐骨神经走行恰好经梨状肌下孔穿出骨盆到臀部。可见，梨状肌和坐骨神经的解剖关系非常密切，梨状肌若受损伤或梨状肌与坐骨神经解剖发生变异，就可能使坐骨神经受到挤压而发生各种症状。

梨状肌损伤是导致梨状肌综合征的主要原因，大部分患者都有外伤史，如闪、扭、跨越、站立、肩扛重物下蹲、负重行走及受凉等。某些动作（如下肢外展、外旋或蹲位变直位时）使梨状肌拉长、牵拉而损伤梨状肌。梨状肌损伤后，局部充血水肿或痉挛，反复损伤而致梨状肌肥厚，可直接压迫坐骨神经而出现梨状肌综合征。其次，梨状肌与坐骨神经的解剖关系发生变异，也可导致坐骨神经受压迫或刺激而产生梨状肌综合征。此外，部分妇科疾患（如盆腔卵巢或附件炎症）以及骶髂关节发生炎症时也有可能波及梨状肌，影响通过梨状肌下孔的坐骨神经而发生相应的症状。因此，对于此病的女性患者还需了解有无妇科炎症疾患。

【临床症状】

疼痛是梨状肌综合征的主要表现。疼痛以臀部为主，并可向下肢放射，严重时不能行走或行走一段距离后疼痛剧烈，需休息片刻后才能继续行走。患者可感觉疼痛位置较深，放射时主要向同侧下肢的后面或后外侧，有的还会伴有小腿外侧麻木、会阴部不适等。疼痛严重的臀部呈现"刀割样"或"灼烧样"的疼痛，双腿屈曲困难，双膝跪卧，夜间睡眠困难。大小便、咳嗽、打喷嚏等因素能增加腹压而使患侧肢体的窜痛感加重。

1. 坐骨神经受损症状 主要表现为干性受累的特征，即沿坐骨神经的放射痛及其所支配区的运动（股后、小腿前后以及足部诸肌群）、感觉（小腿外侧、足底和足前部）和反射（跟腱反射和跖反射）障碍等。病程较长者，可出现小腿肌萎缩甚至足下垂等症状。

2. 压痛点 以坐骨神经盆腔出口部体表投影位置压痛最剧（环跳处），且沿神经干走行向下放射。此外，尚可发现约半数病例于胫点或腓点处有压痛现象。梨状肌症候群的压痛点略高于前者 1~2cm。

3. 下肢旋转试验 肢体内旋使梨状肌、上孖肌、闭孔内肌和下孖肌等处于紧张状态，以致加重出口处狭窄，可诱发坐骨神经症状。除沿坐骨神经走行的放射痛外，还有小腿外侧达足底部的麻木感。但单纯梨状肌症候群者，则为外旋时诱发症状，此主要由于当挛缩、瘢痕化的梨状肌收缩及下肢外旋时，促使出口处狭窄之故。

4. 直腿抬高试验 一般均为阳性，其疼痛程度介于根性痛和丛性痛之间，此试验并非特异性的。

【埋线治疗】

主穴：阿是穴（梨状肌体表投影线上）、承扶。

配穴：小肠俞、殷门、风市、阳陵泉。腰部疼痛加肾俞透大肠俞。

操作：用 PGA 或 PGLA 线体对折旋转埋线法，或者胶原蛋白线注线法。患者侧卧屈膝位，患侧在上，医者用右手大拇指均匀用力地寻找压痛点，阿是穴确定位置后，持针快速入皮，缓慢进针，进针深度以贯通梨状肌筋膜为度，有异感时退针少许，将线埋入。每次治疗，以痛点处穿刺有松动感为度。每2周治疗1次，3次为1个疗程。

【典型病例】

病例：万某，男，53岁。患者2年前不慎扭伤髋部，左侧臀部呈刀割样疼痛，并向股后、小腿外侧放射，诊断为梨状肌综合征，经封闭后疼痛减轻，但反复发作。就诊前2天因受凉致疼痛复发，并渐加重，患侧臀部呈持续性刀割样剧痛，用拇指可触及梨状肌呈局限性束状隆起，压痛明显，患侧腘窝、小腿外侧、外踝部压痛亦较明显。阿是穴、承扶埋线治疗，15天后痊愈，随访2年无复发。摘自：马立昌，单顺，张金霞.微创穴位埋线实用技术［M］.北京：中国医药科技出版社，2011.

【按语】

中医认为，本病常因局部受损，气滞血瘀，脉络受阻，复感风寒湿邪而致经络瘀阻，不通则痛。故治疗以化瘀生新、舒筋通络为主。根据"经脉所过，主治所及"的原则刺激诸穴，能达到疏通气血经络的目的。穴位埋线不仅可对机体产生长久的刺激，延长针刺的效应，增加穴位功效，加快局部炎症的吸收，减少渗出、粘连，而且线作为一种异体蛋白埋入人体后，可使肌肉合成代谢增高，分解代谢降低，肌蛋白、糖类合成增高，乳酸、肌酸分解代谢降低，从而提高机体的营养代谢，能更好地调节机体内环境的相对平衡，提高机体的免疫能力和抗病能力，促进病灶的修复。取阿是穴埋线，无论是在病因治疗还是缓解疼痛方面，疗效都是确切的，若定位准确，往往能使疼痛迅速减轻或停止，配合其他有效配穴，症状改善更迅速。由于本病易复发，且病程较长，不易治愈，所以选择埋线疗法，不但延长了治疗时间，更可提高疗效。埋线是以线代针埋入穴位，慢慢软化、分解、液化、吸收，对穴位产生一种柔和持久的刺激。

【参考文献】

［1］徐三文.穴位埋线治梨状肌综合征58例［J］.国医论坛，1997，12（2）：36.

［2］孙轶博，韦建芳，曲宝瑞.穴位注射加植线治疗梨状肌综合征所致下肢痛［J］.中国临床康复，2003，29：4027.

第六节　神经精神系统疾病

一、面神经麻痹

面神经麻痹是指茎乳孔内非化脓性炎症所引起的周围性面神经麻痹，又称为Bell麻痹。18世纪以后有了本病病理生理的记录，以后则由于神经电生理学的进步，认为引起面神经麻痹的病因有外伤、肿瘤、血管病、压迫、炎症（梅毒、中耳炎）、神经炎。

面神经最常见的疾病即是 Bell 麻痹，男女发病相等，并可发生在任何年龄和一年中的任何季节。其主要的病理变化是面神经管内面神经及神经鞘的水肿，由于面神经管的容积有限，使面神经受到压迫而造成功能的阻滞，特别是茎乳孔内的部分，这种轴突的变化可能是造成恢复不良的重要原因。本病属于中医学"中络""痹证""面痛"等范畴。

【临床症状】

本病急性发病前，多有受凉史，特别是狭窄缝隙的冷风是本病的常见诱因。首发症状为病侧耳后、乳突区域疼痛，程度轻，多能忍受，持续几日。病后 1～2 日内即出现病变侧的面部表情肌麻痹，逐渐加重，甚至全瘫。多数病人在清晨洗漱时发现一侧面肌动作不灵，口角漏水，当表情肌瘫痪明显时，额纹消失，睑裂变化，病侧鼻唇沟变浅而平，病侧口角低垂。令病人做表情动作时，患侧不能抬额、皱眉，眼睑闭合无力或闭合不全，被称为兔眼。由于眼睑闭合无力，常使睫毛外露，称为睫毛征阳性。闭目时眼球转向上外方，露出角膜下方的孔膜，由于眼睑闭合不全并发暴露性角膜炎，不能做鼓腮、噘嘴动作，示齿时口角㖞向健侧，口形的外观左右不对称，呈火箭状。鼓腮时患侧漏气，进食时患侧口角漏水。食物常滞留于齿颊之间，由于下睑松弛、外翻而使泪点外转，泪液不能正常引流而外溢。

【埋线治疗】

取穴：牵正透颊车、四白透颧髎、翳风、太阳、地仓、合谷、下关透止痉、阳白透头光明、曲池；四白、阳白透太阳、颊车透地仓、承浆透地仓、地仓透迎香、足三里。

操作：用 PGA 或 PGLA 线体对折旋转埋线法，或者胶原蛋白线注线法。每 2 周治疗 1 次，3 次为 1 个疗程。

【典型病例】

病例 1：某男，60 岁，许昌县人，1993 年 4 月 6 日就诊。患面神经麻痹半年，经药物、针灸治疗后症状减轻，但仍遗留左侧眼睑闭合不全，两侧额纹不对称，左侧鼻唇沟变浅，口角斜向健侧，患者不能鼓气，经太阳透下关、地仓透颊车、攒竹透鱼腰埋线治疗后，1 个月后复诊，口眼㖞斜症状消失，面部恢复正常。摘自：药玲．穴位埋线治疗周围性面神经麻痹 50 例［J］．实用中西医结合杂志，1997，10（14）：1405.

病例 2：吕某，男，27 岁，服役军人，1989 年 10 月来诊。患者素日体质较弱，汗出，消瘦，晨起突然口眼㖞斜，口㖞向左侧，右眼闭合不能，右侧鼻唇沟变浅，口角流涎，言语欠清，在某医院局部针刺治疗半个月，未见明显好转，四处求医未愈，直至 3 个月以后才来诊，诊断为面神经麻痹，予以埋线治疗，临床痊愈。摘自：巨建芳，杨存珍．穴位埋线治疗慢性面神经麻痹 60 例［J］．2000，16（3）：38.

【按语】

面神经麻痹急性期，治疗重点在于麻痹部位取穴，配合远端取穴，采用埋线配以按摩面部穴位治疗，大部分病人可恢复正常。面部是手足三阳经脉，特别是阳明经脉散布结聚之处，循行在面部的要穴，如阳白、颊车、颧骨、地仓等。现代研究认为，颊车是治风要穴，可以改善面部血液循环，深刺激颊车穴，可引起针感传导直达病所的效应，通过神经的调节作用，使病变受累的韧带、肌肉等组织结构以及神经血管相邻近组织产生良性反应，调节和改善内环境，使之趋于平衡。手足三阳经络循行面部的穴位有阳白、颧骨、地仓、颊车、太阳、四白、风池、下关等，这些穴位均位于面神经颅外段各分支的重要解剖位置，可广泛刺激面神经颅外段分布区，可疏通三阳经，祛风散热，调理阴阳气血，通经活络，使周围血管扩张，改善微循环，增加血流量，促进神经组织代谢，提高神经兴奋性，增强肌纤维收缩，从而有利于病损面神经功能的迅速恢复。

透穴埋线疗法治疗面瘫为武威针灸名家周汶老中医创用。该法将羊肠线植于两穴之间的肌层内，可奏一次治疗、长时间高强度刺激之功，减少长期针刺对患者生活和工作的影响，且痛苦小，费用低，无副作用，是值得推广的一种治疗方法。

面瘫是由于面神经炎症而使神经功能丧失作用，引起面肌弛缓性瘫痪，亦称周围性面神经麻痹，病因在患侧，故多采取患侧面部透穴埋线法，以刺激神经而提高兴奋性，加强局部通经活络作用，以提高肌张力，消除面部炎性水肿，解除压迫，恢复神经的功能。

【参考文献】

[1] 李志名，冯玉文，叶成鸽，等. 中西医结合针灸为主治疗周围性面神经麻痹 600 例总结 [J]. 北京医学，1980，2（4）：197-199.

[2] 陈新，潘碧轩. 埋线治疗面神经麻痹 100 例疗效观察 [J]. 内蒙古中药，1990，（2）：18.

[3] 徐玉英，房奎. 埋线治疗面神经麻痹 [J]. 河北中西医结合杂志，1997，6（6）：1021.

[4] 伏瑞修. 穴位埋线治疗顽固性面瘫 57 例 [J]. 上海针灸杂志，1994，13（4）：163.

二、面肌痉挛

面肌痉挛（HFS），又称面肌抽搐，为一种半侧面部不自主抽搐的病证。抽搐呈阵发性且不规则，程度不等，可因疲倦、精神紧张及自主运动等而加重。起病多从眼轮匝肌开始，然后涉及整个面部。本病多在中年后发生，常见于女性。本病病因不明，现代医学对此尚缺乏特效的治法。目前一般采用对症治疗，但效果均欠理想。中医治疗一般建议采用综合疗法。

【临床症状】

面肌痉挛，即面部一侧抽搐（个别人出现双侧痉挛），精神越紧张，激动痉挛越严重。痉挛多从一侧下眼睑开始，以后逐渐扩散至面部，甚至颈部肌肉，痉挛初期为间歇性，逐渐频繁，特别是在情绪紧张、疲劳等情况时面肌抽搐明显。抽搐严重时可引起面部疼痛，影响视觉、言语和睡眠，症状可有数天至数月的发作间期。在体格检查方面，除可见一侧面部肌肉阵发性不自主抽动外，无其他异常发现。由于面肌痉挛的初期症状为眼睑跳动，一般不会引起人们的重视，经过一段时间病灶形成，发展成为面肌痉挛，连动到嘴角，严重者连带颈部。面肌痉挛可以分为两种，一种是原发性面肌痉挛，另一种是面瘫后遗症产生的面肌痉挛。两种类型可以从症状表现上区分出来。原发性的面肌痉挛，在静止状态下也可发生，痉挛数分钟后缓解，不受控制；面瘫后遗症产生的面肌痉挛，只在做眨眼、抬眉等动作时产生。

【埋线治疗】

取穴：翳风、下关透止痉2、太阳透止痉4、后溪；四白透止痉1、大迎透止痉3、足三里、外关。

注：止痉1在睛明和四白的连线与承泣向鼻方向水平线的交点上；止痉2在下关和听会连线的中点；止痉3在地仓与大迎连线的中点；止痉4在丝竹空与太阳连线的中点。

操作：用PGA或PGLA线体对折旋转埋线法，或者胶原蛋白线注线法。两组穴位交替使用，每2周治疗1次，3次为1个疗程。

【典型病例】

病例：孙某，男，58岁。两年前出现左侧面肌抽动，始发于下颌部，有先兆，初期抽搐较轻，持续仅几秒，以后逐渐延长，可达数分钟或更长时间，而间歇时间逐渐缩短，抽搐逐渐频繁加重。严重时同侧眼不能睁开，口角向同侧㖞斜，无法说话，常因疲倦、精神紧张而加剧。一次抽搐短则数秒，长至十余分钟，间歇期长短不定，病人感到心烦意乱，无法工作或学习，入眠后抽搐停止。曾应用针灸、中药及肉毒素注射效果欠佳，采用埋线治疗，取穴翳风、下关透止痉2、太阳透止痉4、后溪。15天后复诊，面肌抽搐停止，只剩眼下睑有局部跳动，又在四白透止痉1、大迎透止痉3、足三里、外关处埋线治疗1次，半个月后复诊，面肌痉挛停止。又取一组穴位埋线1次，至今无复发。摘自：马立昌，单顺，张金霞.微创穴位埋线实用技术［M］.北京：中国医药科技出版社，2011.

【按语】

现代医学认为，原发性面肌痉挛症乃神经兴奋性增高所致，在临床上面肌痉挛是一种较顽固的疾病。面神经发自脑桥，过内耳门，行走于面神经管中，经茎乳孔出颅，分布于面部表情肌。翳风穴深部为面神经干从茎乳孔穿出处，止痉2恰在面神经的分支处，其他面部穴位也都在面神经分布区域内，采用本组穴治疗面肌痉挛症，起始时埋线针较粗，羊肠线号较大，刺激较强，属泻法。羊肠线埋入穴位内，缓慢吸收，具有持久柔和的长效针感，主穴采取面神经干和面神经分支处施术，起到了直接抑制面神经兴奋的作用，有效阻滞病理性冲动的传导，可使面肌痉挛症状较快缓解和消除。加用其他穴位调和气血，以使疗效巩固持久。

本病治疗的关键是活血通络，舒经止痉。本疗法取穴均为局部取穴，互相透刺，可疏通局部气血，使经脉气血通畅，筋肉协调，共奏疏调气血、舒经止痉之功。肠线埋入穴位，一方面作为一种机械刺激，具有持久柔和的长效针感效应，弥补了针刺时间短、次数多的缺点；另一方面，肠线作为一种异体蛋白，其在体内软化、分解、吸收的过程中，对人体产生一种化学刺激，可促进局部血管扩张，改善局部血流状态，加强面神经的营养，调节面神经的功能，抑制面肌的痉挛状态。

【参考文献】

［1］贺储兴.中西医结合治疗面肌痉挛 28 例报告［J］.华西口腔医学杂志，1991，（2）：104.

［2］方建富.穴位透刺加羊肠线埋植治疗习惯性面肌抽动症体会［J］.甘肃中医，2000，（2）：45.

［3］黄先学，秦传江.透穴埋线治疗面肌痉挛 128 例［J］.北京中医药大学学报，2003，10（4）：36-37.

［4］来明.穴位埋线治疗面肌痉挛 35 例［J］.中国民间疗法，2010，18（11）：15.

三、三叉神经痛

三叉神经痛，是在面部三叉神经分布区内反复发作的、短暂的、剧烈的、闪电样疼痛的病症，又称为痛性抽搐。本病多发生于 40 岁以上年龄组，随年龄的增长，发病率增加，女性多于男性。大多为单侧性，少数为双侧性，单侧发病的病人中，以右侧发病较多，且多见于第三支和（或）第二支受累。

【临床症状】

1.疼痛呈短暂、重复性剧痛爆发。患者常描述疼痛为闪电样、电灼样、针刺样、刀割样或撕裂样疼痛，并用一个特征样动作（像一握紧的拳头突然打开）来表现疼痛的发生和扩展。

2.疼痛呈局限性。①多为一侧性，且右侧多见。疼痛多由某一支开始，可逐渐扩散到两支或三支受累。单支疼痛以第三支最多见，第二支次之，第一支最少见。两支同时疼痛的，以第二、第三支同时发生者最多见。同时影响三支者甚少见。②少数两侧面部疼痛者多为一侧先发，或一侧疼痛较重，经治疗疼痛消失后，对侧随之加重。

3.疼痛常有"扳机点"，即在痛侧三叉神经分布区内某一处，如嘴唇、口角、鼻翼、颊部、牙齿、牙龈、舌前等部位特别敏感，稍加触动就会引发疼痛，这些敏感区称为"扳机点"。

4.疼痛发作常无预兆，骤然发作。

5.可在无明显诱因的情况下发生，但也经常被非疼痛性触觉所激发，如咀嚼、呵欠、说话（第三支）、洗脸、刷牙、触摸（第二支）、梳头（第一支），甚至微风迎面而激发疼痛。所以，很多病人因此而不敢洗脸、刷牙、吃东西，导致口腔、面部卫生状态极差，全身营养不良，局部皮肤粗糙，甚至局部肌肉萎缩。有的患者因怕触发疼痛而保持某一个姿势不动。

6.疼痛呈短暂性。每次发作持续数秒或 1~2 分钟，骤然停止。发作间歇期一如常人，但随着疾病的持续，发作间歇期会逐渐缩短，发作日益频繁。

【埋线治疗】

主穴：下关。

配穴：第一支选攒竹透鱼腰、阳白透鱼腰；第二支选迎香透四白、迎香透颧髎；第三支选大迎透夹承浆、颊车透大迎。每次均选主穴，加一配穴。

操作：用 PGA 或 PGLA 线体对折旋转埋线法，或者胶原蛋白线注线法。埋线眶上孔、眶下孔、后上齿槽孔及颏孔，直接刺激三叉神经周围支，待出现同侧分支的分布区疼痛及麻胀反应时，即可获得迅速的镇痛效果。对初诊患者采用卧位，手法宜轻，以免引起晕针。每 2 周治疗 1 次，3 次为 1 个疗程。

【典型病例】

病例 1：张某，男，46 岁，在 202 地质队工作，1992 年 12 月 10 日来诊。自述右侧面部阵发性剧痛已数年，经某医院检查，诊断为"右侧三叉神经痛（第二、三支）"，曾行中西药、针灸、理疗等多种治疗未效，痛从右耳前向鼻旁、右颊放射，初时仅数天一次发作，渐则每天十多次发作，每次疼痛数秒到十多秒钟，呈针刺样灼痛，扳机点在右颊近迎香穴处，常因洗脸、刷牙、饮食冷热物或情绪激动而诱发，症状日见加剧而就诊。检查：患者面无华色，痛苦病容，手不停地搓擦右面颊部，舌淡红，苔白腻，脉弦滑，五官查无异常。证属风痰阻络之面痛。治宜祛风化痰，通络止痛。下关、迎香透四白穴内埋线。经 1 次埋线后，右面颊灼痛显著减轻，发作亦减少，共做 3 次埋线，疼痛基本消失，观察 3 个月未见复发。摘自：郭志伟.穴位埋线治疗三叉神经痛 30 例小结［J］.针灸临床杂志，1994，10（6）：41.

病例 2：朱某，女，52 岁，干部，1996 年 12 月 6 日初诊。述右侧面部呈阵发性锐痛，犹如刀割，难以忍受。每日 10～20 次，每次数秒或数分钟，夜间疼痛而影响睡眠。在当地医院按三叉神经痛治疗，先后用利多卡因封闭 5 次，用无水酒精封闭 3 次，口服卡马西平等药物，疼痛缓解 1 年，后又复发，且逐年加重，遂来就诊。检查：病人痛苦面容，右侧面部第一支神经分布区域为阵发性疼痛，伴有肌肉抽动，尤其在右侧太阳穴处扳机点明显，每逢轻微触动即引起疼痛发作。舌质暗淡，苔黄，脉弦滑。西医诊断：三叉神经痛（右侧第一支）。中医诊断：面痛。埋线治疗 2 次后，疼痛开始减轻，4 次后疼痛明显减轻，仅洗脸、吃饭时偶有小痛。治疗 7 次后疼痛完全消失。愈后又连续治疗 6 次，以巩固疗效。2 年后随访，疼痛未复发。摘自：王立学.针刺结合穴位埋线治疗三叉神经痛 60 例疗效观察［J］.针灸临床杂志，1998，14（8）：18.

【按语】

三叉神经痛属中医"面痛"的范畴，在"经脉所过，主治所及"的辨治规律指导下，选下关（胃经与胆经交会穴）、迎香（胃经与大肠经交会穴）、四白、大迎等穴。根据解剖所见，下关穴深部有三叉神经的分支通过，眶上孔、眶下孔等相当于鱼腰、四白和夹承浆穴深处，选用它们可直接刺激受累的三叉神经分支，有可能激活体内存在的某种镇痛机制，或有助于消除慢性炎症对神经根的压迫，或通过改善三叉神经分支的血运，调整神经髓鞘的代谢、营养紊乱而起镇痛作用。《灵枢·经脉》说："阳明之脉，是病则为齿痛。"《圣济总录》说："阳明之脉，风冷乘之而痛……"可见，对于该病阳明中风冷痛的认识早已明确。所取腧穴，合谷、四白、下关、颊车、地仓均属阳明经穴，且远近相配，顾及手足，疏风散寒，亦合方略，故能奏效。据有关实验报道，羊肠线埋在穴内，做体内生化测定，肌肉合成代谢升高，分解代谢降低，肌蛋白、糖类合成增高，乳酸、肌酸分解降低，从而提高了肌肉的营养和代谢，同时对松弛的肌肉产生牵制作用，促进神经的功能恢复，且肠线在吸收过程中，不断地对穴位进行刺激，起到了留针的作用，故收效优于单纯针刺。每20天做一次埋线，能延长镇痛效果。穴位埋线治疗本病，一般3次为1个疗程，如仍未获显效者，也暂不宜继续在这些穴上埋线，以免肠线对穴内周围组织因刺激持续而反应迟钝。若经过两个月休息后，再行前法，又能产生良好的止痛效果。

【参考文献】

［1］薛鑫涛.关于三叉神经痛病因与手术治疗的探讨［J］.新疆医学院学报，1982，13（4）：204.

［2］朱克能.三叉神经痛埋线疗法的疗效观察［J］.中西医结合杂志，1985，6（4）：163.

［3］丘克群，汪昌宁.砷化稼（GaAs）半导体激光与肠线埋藏联合治疗三叉神经痛的临床疗效观察［J］.中国激光医学杂志，1994，3（2）：113.

［4］解贞祥.穴位埋线治疗三叉神经痛的临床观察［J］.中国中西医结合耳鼻咽喉科杂志，1994，2（2）：87.

四、神经性头痛

神经性头痛是由血管收缩功能障碍和某些体液物质代谢紊所引起的一种发作性疾病。包括紧张性头痛、功能性头痛及血管神经性头痛，源于头部肌肉紧张收缩，头部呈紧束或压迫样，有沉重感，常为跳扯痛，吸烟、饮酒过度时会加剧，多因生活不规律、烟酒无度、睡眠不足引起。

【临床症状】

神经性头痛主要是指紧张性头痛、功能性头痛及血管神经性头痛，多由精神紧张、生气引起，主要症状为持续性的头部闷痛、压迫感、沉重感，有的病人自诉为头部有"紧箍"感。大部分病人为两侧头痛，多为两颞侧、后枕部及头顶部或全头部痛。头痛性质为钝痛、胀痛、压迫感、麻木感和束带样紧箍感。病人可以整天头痛，头痛的时间要多于不痛的时间。激动、生气、失眠、焦虑或忧郁等因素常使头痛加剧。还有一部分病人，不仅具有肌紧张性头痛的特点，而且还有血管性头痛的临床表现，主诉双颞侧搏动性头痛。这种既有紧张性头痛又有血管性头痛的临床表现，称为混合型头痛。病人多伴有头晕、烦躁易怒、焦虑不安、心慌、气短、恐惧、耳鸣、失眠多梦、腰酸背痛、颈部僵硬等症状，部分病人在颈枕两侧或两颞侧有明显的压痛点。

【埋线治疗】

主穴：三阳络、合谷。

配穴：①一侧头痛，伴心烦郁怒，加同侧太冲；伴胸闷、恶心，加同侧丰隆；伴心悸、失眠，配同侧足三里。②全头痛，伴心烦郁怒，加双侧太冲；伴胸闷、恶心，加双侧丰隆；伴心悸、失眠，加双侧足三里。③面色晦暗，加阿是穴。

操作：用 PGA 或 PGLA 线体对折旋转埋线法，或者胶原蛋白线注线法。两组穴位交替使用，每 2 周治疗 1 次，3 次为 1 个疗程。

【典型病例】

病例：王某，女，32 岁，2006 年 12 月 24 日初诊。主诉：两颞部剧烈疼痛 8 个月，反复发作，近 3 个月以来疼痛剧烈，且不能入睡。每遇精神高度紧张或疲劳则诱发加重，发作时伴有头晕，严重时不能站立，4～5 小时疼痛稍缓解，在院外进行物理检查，皆无器质性病变，服用天麻类镇痛药物，疼痛无明显改善，诊断为神经性头痛，取三阳络、合谷配太冲、足三里埋线，治疗 1 次疼痛缓解，并嘱其加强体育锻炼，减轻思想压力，埋线 1 个疗程痊愈。摘自：贾建新，司马丽.穴位植线治疗神经性头痛45例[J].河南中医，2008，28（4）：58-59.

【按语】

西医认为，神经性头痛是由血管收缩功能障碍和某些体液物质代谢紊乱所引起的一种发作性疾病。常因情绪紧张或风寒刺激，使调节血管运动的神经功能失调，反射性地引起头部某些小动脉痉挛或扩张而产生头痛。中医认为，多因风邪侵袭、肝阳上亢、瘀血阻滞、气血不能上荣头部所致，按头痛部位，应属少阳头痛。三阳络属手少阳三焦经穴，也是手三阳经络脉相交会之处，因此可疏通少阳经气，调和气血，补虚泻实，平衡阴阳，经气通则不痛；合谷为手阳明大肠经原穴，手阳明大肠经属大肠、络肺，故泻合谷，可降肺气，疏风固表，合谷素有"头面合谷收"的美称；太冲属足厥阴肝经穴，刺太冲可泻肝火；丰隆为足阳明胃经的络穴，刺激该穴可疏表里两经的气血阻滞，使疼痛更易消除；阿是穴为疼痛所在部位的痛点，刺激该穴可直接疏通气穴，达到止痛效果；足三里为足阳明胃经的合穴，刺激该穴有调节人体脏腑之功效，刺激主穴直接发挥作用，附以配穴使疗效更为明显。羊肠线为异体蛋白，在体内可软化、分解、液化、吸收，对穴位产生生理、物理及生理化学刺激达 3～4 个月之久，其刺激感维持时间是任何留针及埋针法不能比拟的，从而弥补了针刺时间短、易复发及诊疗次数多等缺点。异体蛋白可激发免疫功能，使人体产生致敏淋巴细胞，发挥免疫调节作用，调节脏腑功能。

【参考文献】

［1］曹瑾.穴位埋线治疗神经性头痛［J］.江苏中医药，1980，6：3-4.

［2］朱金宏.针刺治疗血管神经性头痛52例［J］.针灸临床杂志，1998，14（8）：19.

［3］贾建新，司马丽．穴位植线治疗神经性头痛45例［J］．河南中医，2008，28（4）：58-59.

五、偏头痛

偏头痛是反复发作的一种搏动性头痛。发作前常有闪光、视物模糊、肢体麻木等先兆，约数分钟至1小时左右出现一侧头部一跳一跳的疼痛，并逐渐加剧，直到出现恶心、呕吐后，感觉才会有所好转，在安静、黑暗环境内或睡眠后头痛缓解。在头痛发生前或发作时可伴有神经、精神功能障碍。同时，它是一种可逐步恶化的疾病，发病频率通常越来越高。研究显示，偏头痛患者比平常人更容易发生大脑局部损伤，进而引发中风。其偏头痛的次数越多，大脑受损伤的区域会越大。

长期反复发作的头痛史，间歇期一切正常，体检正常，偏头痛家族史诊断并不困难。动静脉畸形也可伴发偏头痛，应做头颅CT扫描或脑血管造影明确诊断。复杂型偏头痛常由器质性疾病引起，应做神经影像学检查。枕叶或颞叶肿瘤初期亦可出现视野缺损或其他视觉症状，但随着病情的进展最终可出现颅内压增高症状。老年人颞枕部头痛需除外颞动脉炎，颞浅动脉或枕动脉增粗如绳索状，搏动明显减弱或消失，动脉活检可见特征的多核巨细胞浸润。

【临床症状】

1. 不伴先兆的偏头痛　也称普通偏头痛，是最常见的类型，约占偏头痛的80%。相对于有先兆的偏头痛，缺乏典型先兆，常为双侧颞部及眶周疼痛，可为搏动性，头痛反复发作，伴呕吐。头痛持续时间较长，可达数日，疼痛持续时伴颈肌收缩，可使症状复杂化。发作时常有头皮触痛，呕吐偶可使头痛终止。本型偏头痛常与月经有明显的关系。与有先兆偏头痛相比，无先兆偏头痛具有更高的发作频率，可严重影响患者的工作和生活，常需要频繁应用止痛药治疗。

2. 伴有先兆的偏头痛　也称典型偏头痛，占偏头痛的15%～18%，多有家族史。典型病例发病过程分为三期：

（1）先兆期　发作前出现短暂的先兆，如视觉先兆（闪光、闪烁的锯齿形线条、暗点、黑蒙和偏盲等），还可有视物变形和物体颜色改变等。其次为躯体感觉先兆，如一侧肢体或面部麻木、感觉异常等；运动先兆如轻偏瘫和失语等，但相对少见。先兆可持续数分钟至1小时。

（2）头痛期　在先兆同时或随后出现一侧颞部或眶后搏动性头痛。约2/3的患者为单侧，1/3为双侧或两侧交替。也可表现为全头痛、单侧或双侧额部头痛及不常见的枕部头痛等。头痛常从额部、颞部及眶后部开始，向半侧或全头部扩散。典型的有颞浅动脉明显搏动感，常伴有恶心、呕吐、畏光或畏声、易激惹、气味恐怖及疲劳感等。患者喜欢静卧于暗室，睡眠后减轻。头痛持续2～10小时，少数可达1～2天，儿童持续2～8小时。每周、每月或数月均可发作，发作次数不等。发作间歇期多无症状。

（3）头痛后期　头痛消退后患者常表现为疲劳、倦怠、无力和食欲差等，1～2日好转。

【埋线治疗】

主穴：颈夹脊 4、三阳络、太阳、风池、百会、阿是穴。

操作：用 PGA 或 PGLA 线体对折旋转埋线法，或者胶原蛋白线注线法。每 2 周治疗 1 次，3 次为 1 个疗程。

【典型病例】

病例 1：廖某，女，21 岁，学生，1997 年 6 月 24 日就诊。既往有 3 年偏头痛病史。近日因复习准备期终考试，过度紧张后又复发偏头痛，以左侧头部发作性搏动性疼痛为主，每日发作多次，发作时伴烦躁、嗜睡、情绪紧张等症。痛剧则恶心欲呕，不能集中精神。拟诊为偏头痛。选用耳穴额、脑和神门穴，以揿针埋入后胶布固定，并持续按压 10 分钟后，病人即觉偏头痛明显缓解，半小时后疼痛基本消失。嘱其自行按压穴位，每日最少 5 次，每次最少 5 分钟。埋针 2 天后，病人发作次数明显减少，偶有轻微偏头痛发作，继续治疗 7 次后，未再发作，追踪 3 个月未复发。摘自：陈兴华，江钢辉. 耳穴埋针治疗偏头痛疗效观察［J］. 中国针灸，2000，（7）：411-412.

病例 2：甘某，女，43 岁，2003 年 10 月初诊。主诉：右侧头部反复发作性剧烈疼痛 9 年，近半年来因工作劳累而发作频繁。发作时右侧头部剧烈胀跳痛，伴视物昏花、恶心、面色苍白，一般持续 3～5 小时，经睡眠或口服西药可控制。半个月前因加夜班而头痛复发，表现同前，服药无效。查体：一般情况正常，神经系统查体无异常，颅脑 CT 正常。右侧太阳、风池穴处压痛明显。给予风池、太阳、百会埋线治疗 1 次，头痛消失，随访 3 年无复发。摘自：田丽琼，殷耀兰. 穴位埋线治疗偏头痛 42 例临床观察［J］. 中医药导报，2006，12（1）：53.

【按语】

本病属中医"头痛"的范畴，按头痛部位属少阳头痛，主要病机是肝阳上亢，瘀血阻滞，气血不能上荣头部所致，常因情绪紧张、劳累或风寒刺激而诱发。颈夹脊 3～4 神经根支配鼻部，偏头痛时颈夹脊局部有硬结粘连是导致偏头痛久治不愈的主要原因。埋线颈夹脊时配合松解、放血，可以使局部血液循环恢复正常，解除神经根受压状态，所以可以从根本上解决偏头痛的症状问题。埋线风池、太阳、百会，可直达病所，起到息风清脑、通经活络、调和气血的作用，使局部瘀积之经气得以疏通，达到通则不痛的目的。三阳络属足少阳经穴，属寻经取穴，是常用的经验穴，单氏发现三阳络治疗偏头痛有奇效。偏头痛是因脑血管舒缩功能障碍和某些体液物质代谢紊乱所引起的一种发作性疾病，针刺风池等穴时，对血管舒张与收缩有双向调节作用，使痉挛的血管扩张，使过度扩张的血管收缩，并改善脑组织的血流供应和微循环，从而使头痛得到缓解。埋线对人体腧穴产生的生物化学刺激可长达 20 天或更长时间，从而弥补了针刺作用时间短、患者就诊次数多的不足。所以，穴位埋线是治疗偏头痛的一种疗效显著、安全方便的理想方法。

【参考文献】

[1] 肖宛平，毕世庆，陈三定，等. 埋线治疗血管神经性头痛 [J]. 针灸临床杂志，1999，15（7）：43-44.

[2] 王大巍，马俊英. 埋线治疗头痛临床观察 [J]. 医药论坛杂志，2003，24（21）：40.

[3] 王素娥，钟广伟，李炜，等. 快速埋线对偏头痛大鼠模型脑干组织 G 蛋白含量的影响 [J]. 中国临床康复，2004，8（25）：5317-5319.

[4] 崔小娜. 穴位埋线治疗偏头痛疗效观察 [J]. 实用中医药杂志，2007，23（7）：457.

[5] 燕军，蒋素英，孟江，等. 穴位埋线配合放血疗法治疗偏头痛疗效观察 [J]. 中国中医药信息杂志，2010，17（8）：61-62.

[6] 金城钟，郎伯旭. 远道刺配合穴位埋线治疗偏头痛疗效观察 [J]. 上海针灸杂志，2011，30（6）：385-386.

六、失眠

失眠是指无法入睡或无法保持睡眠状态，导致睡眠不足，又称入睡和维持睡眠障碍，为各种原因引起的入睡困难、睡眠深度或频度过短、早醒及睡眠时间不足或质量差等，是一种常见病。失眠往往会给患者带来极大的痛苦和心理负担，又会因为滥用失眠药物而损伤身体。

【临床症状】

1. 入睡困难。
2. 不能熟睡，睡眠时间减少。
3. 早醒，醒后无法再入睡。
4. 频频从噩梦中惊醒，自感整夜都在做噩梦。
5. 睡过之后精力没有恢复。
6. 发病时间可长可短，短者数天可好转，长者持续数日难以恢复。
7. 容易被惊醒，有的对声音敏感，有的对灯光敏感。
8. 很多失眠的人喜欢胡思乱想。
9. 长时间的失眠会导致神经衰弱和抑郁症，而神经衰弱患者的病证又会加重失眠。

失眠会引起人的疲劳感、不安、全身不适、无精打采、反应迟缓、头痛、注意力不能集中，它的最大影响是精神方面的，严重一点会导致精神分裂和抑郁症、焦虑症、植物神经功能紊乱等功能性疾病，以及各个系统疾病，如心血管系统、消化系统等。

【埋线治疗】

主穴：星状神经节、安眠穴（风池和翳风连线的中点）。

配穴：百会、神庭、四神聪。心脾两虚型，心俞、脾俞、三阴交；肝火上扰型，行间、神门；阴虚火旺型，大陵、太溪；心肾不交型，神门、三阴交、心俞、肾俞、太溪；脾胃不和型，神门、三阴交、胃俞、足三里；肝阳上扰型，神门、三阴交、肝俞、太冲；心胆虚怯型，神门、三阴交、心俞、胆俞、行间、阳陵泉；痰热内扰型，丰隆、内庭。

操作：①星状神经节埋线（参见附录一：手卡指压式星状神经节埋线术）。②用PGA或PGLA线体对折旋转埋线法，或者胶原蛋白线注线法。每2周治疗1次，3次为1个疗程。

【典型病例】

病例1：张某，女，54岁，2011年6月5日就诊。主诉：失眠4年。患者于4年前绝经后出现心烦不寐，入睡困难，服舒乐安定等药无效，服用中药调理，效果不佳，特来求诊。患者兼见头晕，腰膝酸软，潮热盗汗，五心烦热，舌红少苔，脉细数。证属心肾不交。取穴：心俞、肾俞、太溪、神门、三阴交、安眠。予以穴位埋线治疗1个疗程，症状完全消失，随访半年未见复发。摘自：张凤喜.微创穴位埋线治疗失眠疗效观察［J］.湖北中医杂志，2012，34（9）：72.

病例2：患者，女，48岁。主诉：失眠伴头晕7个月。患者7个月前出现失眠，夜间睡眠不足3小时，月经周期紊乱，时有头晕，阵发性面部红热，盗汗，焦虑，心悸，烦躁等，舌质偏红，苔薄，脉细数。心电图检查正常。检查血压130/75mmHg，心率85次/分钟。辨证为心肾不交，阴虚火旺。埋线治疗取心俞、神门、足三里、三阴交、肾俞、太溪，均取双侧。每周治疗1次，经治疗3次后，症状逐渐好转。又经治疗5次后，头晕、失眠症状消失。摘自：孙文善.PGLA微创埋线治疗失眠［J］.上海针灸杂志，2010，29（11）：746.

【按语】

失眠属于中医学"不寐"的范畴，其病因病机十分复杂。《景岳全书》曰："……总属真阴精血不足，阴阳不交而神有不安其室耳。"心藏神，主神明，故失眠的病位主要在心，但足太阴脾经注心中，足少阴肾经络心中，肝藏魂，主疏泄，与精神活动有密切的关系，所以失眠与心、肝、脾、肾等脏腑有密切的关系。其病机属阳盛阴衰，阴阳失交，阳不入阴。在治疗上当补虚泻实，调整阴阳，养心安神。本症治疗重在辨证精当，选穴准确。

百会、神庭、四神聪穴，均位于督脉的循行路线上，四神聪左右两穴紧靠膀胱经，督脉和膀胱经均入脑，对调动足太阳经、督脉之气血上荣脑髓，使阳神得以潜藏入阴具有重要意义。安眠穴是经外奇穴，为治疗失眠的经验穴。心俞、肝俞、脾俞、肾俞分别是心、肝、脾、肾的背俞穴。《素问·长刺节论》说："迫藏刺背，背俞也。"背俞穴是脏腑之气输注之所，因此背俞穴可治疗五脏病。《灵枢·终始》曰："久病者，邪气入深，刺此病者，深内而久留之。"神门为心经原穴，调理心经经气，宁心安神；三阴交乃三条阴经的交会穴，协调脾肾气机。再根据辨证选取所属经脉的原穴或背俞穴，随证配穴。心脾两虚者配心俞、脾俞，补养心脾；心肾不交者配心俞、肾俞，补益心肾，使水火相济；脾胃不和者配胃俞、足三里，和胃安中；肝阳上扰者配肝俞、太冲，以泻肝潜阳；心胆虚怯者配心俞、胆俞，以益胆安神；肝火上扰者取行间、神门，以平肝阳而制怒，宁心安神；阴虚火旺者取大陵、太溪，具有滋肾阴、降心火之功。

一般来说，PGLA 微创埋线治疗 1～3 次，患者即可感觉到睡眠改善。除了脏腑功能失调外，尚有许多生活和工作环境等客观因素影响患者的睡眠。在治疗本症的同时，还需关注患者的精神因素，劝其解除烦恼，消除思想顾虑，避免情绪激动，适当参加一些健身活动，增强体质，注意精神治疗和生活调摄，往往能提高疗效。

【参考文献】

［1］杨廷辉，赵开祝.埋线治疗顽固性失眠症 70 例［J］.时珍国医国药，2003，14（6）：361-362.

［2］郑利星.穴位埋注法治疗失眠疗效观察［J］.现代中西医结合杂志，2006，15（2）：211-212.

［3］李滋平，闫晓燕，朱祥英.穴位埋线治疗失眠症的临床研究［J］.辽宁中医杂志，2010，37（10）：2020-2022.

［4］石月杰，李恒骏，张海峰.头穴埋线治疗失眠症疗效观察［J］.上海针灸杂志，2011，30（11）：738-740.

［5］蒙珊，吕计宝，徐岑，等.穴位埋线及枕骨全息推拿疗法治疗失眠症 35 例［J］.辽宁中医杂志，2011，38（11）：2245-2246.

［6］郭爱松，李爱红，冯兰芳，等.穴位埋线结合药物治疗老年性失眠的疗效［J］.中国老年学杂志，2011，31：4568-4570.

［7］辜锐鑫，焦杨，徐丹丹.俞募配穴埋线治疗失眠症临床观察［J］.上海针灸杂志，2011，30（2）：101-103.

［8］蒙珊，吕计宝，韦日铺，等.俞原配穴埋线治疗失眠症 50 例临床观察［J］.江苏中医药，2011，43（8）：68-69.

［9］李滋平，周钦，梁兆晖，等.针刺结合穴位埋线治疗失眠疗效分析［J］.新中医，2011，43（11）：84-86.

［10］陈菲，张选国，陈伟铭，等.安眠贴穴位贴敷配合穴位埋线治疗亚健康失眠症状患者 30 例［J］.陕西中医，2012，33（9）：1172.

［11］姚红芳，张海峰，陈小丽.头穴线疗法治疗失眠症 33 例疗效观察［J］.针刺研究，2012，37（5）：394-397.

［12］刘志娟.穴位埋线治疗心脾两虚型失眠症的临床研究［D］.广州中医药大学硕士学位论文，2012：1-35.

七、神经衰弱

神经衰弱，是以精神和躯体功能衰弱症状为主，精神易兴奋，脑力易疲劳，常伴情绪紧张、烦恼以及紧张性头痛和睡眠障碍等心理生理症状为特征的一类神经症性障碍。这些症状不是继发于躯体疾病和脑器质性病变，也不是其他任何精神障碍的一部分，但患者病前可存在持久的情绪紧张和精神压力。由于神经衰弱的症状缺乏特异性，几乎都可见于其他神经症，如焦虑症、抑郁性神经症、疑病症、躯体化障碍等，使本病的诊断更加困难。

由于某些长期存在的精神因素引起脑功能活动过度紧张，从而产生了精神活动能力的减弱。其主要临床特点是易于兴奋又易于疲劳，常伴有各种躯体不适感和睡眠障碍，不少患者病前具有某种易感素质或不良个性。

【临床症状】

原来神经衰弱是指"中枢神经系统的一种过分易衰弱和过分易兴奋状态，伴有继发症状"（Muller《神经衰弱手册》，1893），现在基本上也同意这种观点。Kind 认为，神经衰弱的主要症状是各方面能力下降和对各种刺激的反应增强。心理水平上易疲乏，睡眠障碍，注意力不集中，记忆力减弱，带恐怖性质的焦虑。对声、光或躯体各部分有病态的易感性，如心脏虚弱及各种性功能障碍。1985 年，在我国神经症座谈会上确定的神经衰弱定义指出，本症患者精神容易兴奋和脑力容易疲乏，常伴有情绪烦恼和一些心理生理症状。有学者认为，神经衰弱者的疲乏是有选择性的，即对有兴趣的情绪体验不易疲乏，而对无兴趣或潜意识中有抵触情绪者则容易疲乏，这是其特点。主要临床表现大致可归纳为以下几类：

1. 衰弱症状　这是本病常有的基本症状。患者经常感到精力不足，萎靡不振，不能用脑，或脑力迟钝，肢体无力，困倦嗜睡；特别是工作稍久，即感注意力不能集中，思考困难，工作效率显著减退，即使充分休息也不足以恢复其疲劳感。很多患者诉说做事丢三落四，说话常常说错，记不起刚经历过的事。

2. 兴奋症状　患者在阅读书报或收看电视等活动时精神容易兴奋，不由自主地回忆和联想增多；患者对指向性思维感到吃力，而缺乏指向的思维却很活跃，控制不住，这种现象在入睡前尤其明显，使患者深感苦恼。有的患者还对声光敏感。

3. 情绪症状　主要表现为容易烦恼和容易激惹。烦恼的内容往往涉及现实生活中的各种矛盾，感到困难重重，无法解决。另一方面则自制力减弱，遇事容易激动；或烦躁易怒，对家人发脾气，事后又感到后悔；或易于伤感、落泪。约 1/4 的患者有焦虑情绪，对所患疾病产生疑虑、担心和紧张不安。例如，患者可因心悸、脉快而怀疑自己患了心脏病；或因腹胀、厌食而担心患了胃癌；或因治疗效果不佳而认为自己患的是不治之症。这种疑病心理，可加重患者的焦虑和紧张情绪，形成恶性循环。另有约 40% 的患者在病程中出现短暂的、轻度抑郁心境，以 Hamilton 抑郁量表评分，常在 10 分以下，可有自责，但一般都没有自杀意念或企图。有的患者存在怨恨情绪，把疾病的起因归咎于他人。

4. 紧张性疼痛　常由紧张情绪引起，以紧张性头痛最为常见。患者感到头重、头胀、头部紧压感，或颈项僵硬；有的则述腰酸背痛或四肢肌肉疼痛。

5. 睡眠障碍　最常见的是入睡困难，辗转难眠，以致心情烦躁，更难入睡。其次是多梦，易惊醒，或感到睡眠很浅，似乎整夜都未曾入睡。还有一些患者感到睡醒后疲乏不解，仍然困倦；或感到白天嗜睡，上床睡觉又觉脑子兴奋，难以成眠，表现为睡眠节律的紊乱。有的患者虽已酣然入睡，鼾声大作，但醒后坚决否认已经睡了，缺乏真实的睡眠感。这类患者为失眠而担心、苦恼，往往超过了睡眠障碍本身带来的痛苦，反映了患者对睡眠的焦虑心境。

6. 其他心理生理障碍 较常见的症状有：头昏、眼花、耳鸣、心悸、心慌、气短、胸闷、腹胀、消化不良、尿频、多汗、阳痿、早泄或月经紊乱等。这类症状虽缺乏特异性，也常见于焦虑障碍、抑郁症或躯体化障碍，但可成为本病患者求治的主诉，使神经衰弱的基本症状掩盖起来。

【埋线治疗】

主穴：星状神经节、人中、合谷、太冲、足三里、内关、神门、心俞、三阴交、肾俞、安眠。

配穴：失眠加风池，头痛加太阳，记忆力减退加百会、四神聪。

操作：①星状神经节埋线（参见附录一：手卡指压式星状神经节埋线术）。②用PGA或PGLA线体对折旋转埋线法，或者胶原蛋白线注线法。2周治疗1次，3次为1个疗程。

【典型病例】

病例：杨某，女，39岁。患者十多年前因婚姻问题导致心烦失眠、头痛、恶心、呕吐、不思饮食、四肢无力、精神疲惫，诊断为神经衰弱，服用中西药物收效甚微，症状时好时差，心情好时感觉好些，遇到不顺心的事情则加剧。经用埋线治疗配合心理治疗，加上抗忧郁药治疗，当天病人睡眠好转，7天后头痛、恶心、呕吐消失，饮食增多，14天后情绪好转，愿意活动了，1个月后心理状态明显好转，精神症状消失。埋线治疗8次后，神经衰弱痊愈。摘自：马立昌，单顺，张金霞.微创穴位埋线实用技术［M］.北京：中国医药科技出版社，2011.

【按语】

神经衰弱是一种多发病、常见病，起病缓慢，病程较长，主诉症状多，反复较大，治疗时应辨别症状所涉及的经络脏腑，按脏腑经络选穴。临床以心、肾、脾、胃、肝、胆等背俞穴为主，取穴不宜过多，刺激不可太强，如久病体弱、病程长者，治疗次数可能多些，故应做好病人的解释工作。

本病的起因由精神因素引起，并与病人的个体素质有关。在治疗的同时，应详细了解发病原因，帮助病人分析病因，认识疾病的本质，解除病人的不良情绪，增强战胜疾病的信心。患者也应注意消除烦恼、忧思、惊恐、焦虑不安的情绪，积极配合治疗，多能取得较好的疗效。

八、抑郁症

抑郁症又称抑郁障碍，以显著而持久的心境低落为主要临床特征，是心境障碍的主要类型。临床可见心境低落与其处境不相称，情绪的消沉可以从闷闷不乐到悲痛欲绝，自卑抑郁，甚至悲观厌世，可有自杀企图或行为；甚至发生木僵；部分病例有明显的焦虑和运动性激越；严重者可出现幻觉、妄想等精神病性症状。每次发作持续至少 2 周以上，长者甚或数年，多数病例有反复发作的倾向，每次发作大多数可以缓解，部分可有残留症状或转为慢性。

迄今，抑郁症的病因并不清楚，但可以肯定的是，生物、心理与社会环境诸多方面的因素参与了抑郁症的发病过程。生物学因素主要涉及遗传、神经生化、神经内分泌、神经再生等方面；与抑郁症关系密切的心理学易患素质是病前性格特征，如抑郁气质。成年期遭遇应激性的生活事件，是导致出现具有临床意义的抑郁发作的重要触发条件。然而，以上这些因素并不是单独起作用的，目前强调遗传与环境或应激因素之间的交互作用，以及这种交互作用的出现时点在抑郁症发生过程中具有重要的影响。

【临床症状】

抑郁症可以表现为单次或反复多次的抑郁发作，以下是抑郁发作的主要表现：

1. 心境低落　主要表现为显著而持久的情感低落，抑郁悲观。轻者闷闷不乐、无愉快感、兴趣减退，重者痛不欲生、悲观绝望、度日如年、生不如死。典型患者的抑郁心境有晨重夜轻的节律变化。在心境低落的基础上，患者会出现自我评价降低，产生无用感、无望感、无助感和无价值感，常伴有自责自罪，严重者出现罪恶妄想和疑病妄想，部分患者可出现幻觉。

2. 思维迟缓　患者思维联想速度缓慢，反应迟钝，思路闭塞，自觉"脑子好像是生了锈的机器"，"脑子像涂了一层糨糊一样"。临床上可见主动言语减少，语速明显减慢，声音低沉，对答困难，严重者交流无法顺利进行。

3. 意志活动减退　患者意志活动呈显著持久的抑制。临床表现为行为缓慢，生活被动、疏懒，不想做事，不愿和周围人接触交往，常独坐一旁，或整日卧床，闭门独居，疏远亲友，回避社交。严重时连吃、喝等生理需要和个人卫生都不顾，蓬头垢面，不修边幅，甚至发展为不语、不动、不食，称为"抑郁性木僵"。经过仔细的精神检查，患者仍流露痛苦抑郁情绪。伴有焦虑的患者，可有坐立不安、手指抓握、搓手顿足或踱来踱去等症状。严重的患者常伴有消极自杀的观念或行为。消极悲观的思想及自责自罪、缺乏自信心等情绪可萌发绝望的念头，认为"结束自己的生命是一种解脱"，"自己活在世上是多余的人"，并会使自杀企图发展成自杀行为。这是抑郁症最危险的症状，应提高警惕。

4. 认知功能损害　研究认为，抑郁症患者存在认知功能损害。主要表现为近事记忆力下降，注意力障碍，反应时间延长，警觉性增高，抽象思维能力差，学习困难，语言流畅性差，空间知觉、眼手协调及思维灵活性等能力减退。认知功能损害导致患者社会功能障碍，而且影响患者的远期预后。

5. 躯体症状　主要有睡眠障碍、乏力、食欲减退、体重下降、便秘、身体任何部位的疼痛、性欲减退、阳痿、闭经等。躯体不适的体诉可涉及各脏器，如恶心、呕吐、心慌、胸闷、出汗等。自主神经功能失调的症状也较常见。病前躯体疾病的主诉通常加重。睡眠障碍主要表现为早醒，一般比平时早醒2～3小时，醒后不能再入睡，这对抑郁发作具有特征性意义。有的表现为入睡困难，睡眠不深；少数患者表现为睡眠过多。体重减轻与食欲减退不一定成比例，少数患者可出现食欲增强、体重增加。

【埋线治疗】

主穴：星状神经节、百会、内关、大椎、三阴交、肝俞、心俞、肺俞、厥阴俞。

配穴：肝气郁结和气郁化火者加阳陵泉、合谷、太冲；痰热内扰者加中脘、丰隆；心脾两虚者加心俞、脾俞、足三里；心胆气虚者加心俞、胆俞；阴虚火旺者加太溪、太冲。

操作：①星状神经节埋线（参见附录一：手卡指压式星状神经节埋线术）。②用PGA或PGLA线体对折旋转埋线法，或者胶原蛋白线注线法。2周治疗1次，3次为1个疗程。

【典型病例】

病例：辛某，女，35岁。患者3年来情绪低落，不愿出门，不愿见人，胡思乱想，总想些不好的事情，觉得活着不如死去好，自己罪大恶极，饮食需家人催促，早醒。经用抗抑郁药治疗有所好转，但三环类抗抑郁药的口干口苦、视物模糊等副作用使病人感到十分痛苦，不配合用药，新型抗抑郁药价位较高，经济负担不起，故病情时轻时重，失去生活自理能力。采用督脉贯通法和任脉贯通法交替应用，每半个月治疗1次，病人很快感觉情绪有所改善，1个月后抑郁症状消失。摘自：马立昌，单顺，张金霞.微创穴位埋线实用技术［M］.北京：中国医药科技出版社，2011.

【按语】

抑郁症多属中医学神志病的范畴，与中医的"郁证""百合病""脏躁""癫证""失眠""善忘"等有密切的联系，主要表现为心情抑郁、情绪不宁、胁肋胀痛或易怒善哭以及咽中如有异物梗阻、失眠等各种复杂症状。《内经》云："愁忧者，气闭塞而不行。"《素问·阴阳应象大论》曰："肝在志为怒，怒伤肝，悲胜怒；心在志为喜，喜伤心，恐胜喜；脾在志为思，思伤脾，怒胜思；肺在志为忧，忧伤肺，喜胜忧；肾在志为恐，恐伤肾，思胜恐。"以上把五志归属于五脏，提出了情志过极导致的内脏损伤，其中思、忧、恐为导致抑郁症的主要病因，为后来抑郁症从脾、从肺、从肾论治提供了理论基础。《医经溯回集·五郁论》云："凡病之起也多由于郁。郁者，滞而不通之意。"明确指出郁滞不通为郁证之因。《丹溪心法·六郁》中指出："气血冲和，万病不生，一有怫郁，诸病生焉，故人身诸病，多生于郁。"《金匮要略》云："百合病者，百脉一宗，悉致其病。意欲食复不能食，常默默，欲卧不能卧，欲行不能行……如有神者。"主要为心肺阴血不足而影响神明。《金匮要略》曰："妇人脏躁，喜悲伤欲哭，像如神灵所作，数欠伸。"本证多由于情志不舒，肝郁化火，伤津耗液，心脾两虚所致。

取穴以心俞、肝俞为主，辨证加用厥阴俞、脾俞、肾俞。背俞穴，是脏腑之气输注于腰背部的腧穴，位于腰背部足太阳膀胱经的第一条侧线上，而足太阳膀胱经通过经脉循行与心、脑等脏腑直接发生联系，通过经别的离入出合，接纳、转输各经之经气，通过经脉、经别的会合，交会穴的通达，与五脏六腑相通，五脏六腑之气皆输注于足太阳膀胱经。从背俞穴的位置看，背俞穴与其相应脏腑的位置相邻近，且与该脏腑在体表的投影相接近，穴位的主治作用之一是近治作用，即所有的穴位均能主治所在部位局部和邻近组织器官的疾病，所以说背俞穴主治相应脏腑组织疾病是不难理解的。正如《素问·长刺节论》云："迫脏刺背，背俞也。"正是背俞穴治疗相应脏腑疾病的明证。同时，抑郁症属中医神志病的范畴，与郁证关系密切，而郁证与五脏的关系密切。心主神明，肝主疏泄，藏血生精；脾主运化，化生气血，以养心、肝，肾藏精生髓；且心主喜，肝主怒，脾主思，肺主悲，肾主恐，即五脏主五志；情志不遂则可影响五脏功能而引起抑郁障碍。背俞穴为五脏之气输注于背腰部的穴位，可通调脏腑经气，调节气血，从而达到阴平阳秘的目的，所以取心俞、肝俞、脾俞、厥阴俞、肾俞，可健脾养心，疏肝解郁，安神定志。

目前药物治疗抑郁障碍的主要药物是 5-羟色胺重摄取抑制剂，其作用机理是抑制神经元对 5-羟色胺的重摄取，提高其在突触间隙的浓度，从而改善患者的症状。背俞穴治疗抑郁障碍有效，推测背俞穴埋线治疗本病的作用机制可能是通过"降低 5-羟色胺的代谢，抑制神经元对脑内 5-羟色胺重摄取，从而相对增加 5-羟色胺含量，提高 5-羟色胺能神经活性，降低促肾上腺皮质激素和皮质醇，协调去甲肾上腺素与 5-羟色胺之间的关系"来实现的。若要证实这一推测，尚需进一步的研究探讨。

【参考文献】

［1］马俊.针刺与埋线干预对抑郁大鼠中枢单胺类神经递质的影响［J］.中国针灸, 2007, 24（5）: 384.

［2］庄礼兴, 徐世芬.穴位埋线治疗抑郁性神经症 47 例临床观察［J］.广州中医药大学学报, 2009, 26（1）: 38.

［3］李善华.背俞穴埋线对围绝经期抑郁焦虑妇女 HAMD 评分和血清性激素的影响［J］.中华中医药学刊, 2013, 31（6）: 1322.

［4］李洪双.背俞穴埋线治疗抑郁症的疗效评价及对生存质量的影响［D］.广州中医药大学硕士学位论文, 2010: 1-68.

［5］沙正平.埋线治疗中风后抑郁症的疗效观察［D］.广州中医药大学硕士学位论文, 2010: 1-40.

［6］苏亚妹.五脏俞埋线结合帕罗西汀治疗抑郁症的疗效观察［D］.贵阳中医学院硕士学位论文, 2010: 1-40.

九、癫痫

癫痫俗称"羊角风"，是一种多发性常见的发作性神志异常性疾病。遗传易患性为内因，脑损伤后血脑屏障破坏而启动免疫反应是外因，是中枢神经系统短暂功能失常的一种临床综合征。

癫痫是一种疾病和综合征，以脑部神经元反复突然过度放电所致的间歇性中枢神经系统功能失调为特征。是一种起源于大脑，并反复发作的运动感觉、自主神经、意识和精神状态等不同程度的障碍。这个定义概括了癫痫证状的复杂性，更概括了癫痫的两个基本特征，即反复性和发作性。所谓反复性，是指有第一次发作后，间隔一段时间后，肯定会有第二次、第三次以至多次发作。即使是最常见的抽搐，如果只发生一次，也就不具备反复性，是不能诊断为癫痫的。所谓发作性，是指症状突然出现，也突然中止。有的患者正在行走中或吃饭时突然倒地抽搐，过一段时间后又恢复正常。还有一些患有腹型癫痫的儿童在玩得正高兴时突然剧烈腹痛，啼哭不止或倒地不起，几分钟或几十分钟后完全消失又继续玩耍。不论癫痫的症状多么复杂，都必须具备这两个特征，这也是诊断癫痫的重要依据。

【临床症状】

临床上常将癫痫分为全身性发作及部分性发作两大类，每类均有若干型癫痫。

1. 全身性发作

（1）强直－阵挛性生发作（大发作）　最为常见。特点为意识丧失及全身抽搐。

①先兆期：患者感眩晕、腹部脏器上撞感或幻觉（火光、难闻的气味、难听的声音）。先兆期多具有固定不变的特点。

②痉挛期：继先兆期之后，意识突然丧失，全身肌肉强直痉挛，瞳孔散大及对光反射消失，自动呼吸暂停，口唇发紫，还可有唇颊黏膜咬伤、尖叫、尿失禁、跌倒和外伤。接着全身肌肉呈节律性抽动，出汗，口腔分泌物增多，持续 1 分钟左右，阵挛停止。

③恢复期：在阵挛刚停止时，患者仍呈昏迷状态，然后逐渐清醒。有的患者发作后头痛、疲乏而入睡。所有的患者在清醒后对发作过程均不能回忆。

（2）强直－阵挛发作连续状态　即大发作连续状态，持续发作约 30 分钟以上，或一系列发作间歇期意识无改善者可诊断为本病。病情危重，病死率 10%～15%。主要由于改用或停用抗癫痫药不当所致。

（3）失神发作（小发作）　临床上以典型失神发作较多见，表现为精神活动突然中止，患者呆立凝视，正在进行的活动突然停止，或继续进行发作前的简单活动。一般持续 5～15 秒，发作突然停止，对发作过程完全不能回忆。

2. 部分性发作

（1）单纯部分性发作

①部分性运动性发作：痉挛仅限于某一局部，常见的有手指、口角或足部，发作一

般仅数秒钟。有的发作范围逐渐扩大和伴有意识障碍的部分运动性发作，有的痉挛从某一局部开始，随后扩展到同侧肢体，并出现意识障碍。

②部分性感觉性发作：如嗅觉性发作、听觉性发作、眩晕性发作等。

③精神性发作：如记忆障碍、情感障碍等。

④植物神经性发作（或称内脏性发作）：常见的表现有腹型发作，多见于儿童，以腹痛、恶心、呕吐等症状为主；头痛发作，儿童及成人均可发病，头胀痛，炸裂痛，可伴有恶心、呕吐、出汗及面色苍白；心血管性发作，可为一过性心律失常，或出现晕厥等。

（2）复杂部分性发作（或称精神运动性发作） 患者除有不同程度的意识障碍外，还可伴有咀嚼、吸吮、吞咽及搓手等自动症，还可见自言自语、搬动物品、狂奔等。如果伴有幻视、幻听，患者还可发生自伤、伤人、毁物等。

3. 婴儿痉挛症 多在1岁内发病，持续至4~5岁，发作自行停止或转为其他类型的癫痫发作。多数婴儿痉挛的发作表现为突然短暂的颈、躯干和下肢扭曲抽动。有的婴儿表现为点头痉挛。发作时患儿双眼凝视，随之哭闹。发作频繁，每日由数次至数十次。智力发育迟滞。

脑电图、脑电地形图、脑CT对癫痫的诊断有重要价值。

【埋线治疗】

主穴：星状神经节、长强、心俞、足三里、鸠尾、照海、脾俞、膈俞、命门。

配穴：督脉通贯（哑门透脑户、身柱透大椎、身柱透至阳、悬枢透筋缩、悬枢透腰阳关、骶2透腰奇、骶2透长强、中脘透鸠尾）。

操作：①星状神经节埋线（参见附录一：手卡指压式星状神经节埋线术）。②用PGA或PGLA线体对折旋转埋线法，或者胶原蛋白线注线法。每2周治疗1次，3次为1个疗程。

【典型病例】

病例1：沈某，男，53岁，农民。1995年8月14日因癫痫复发来诊。家属代诉患者每日发作4~5次，发作时突然仆倒，口吐白沫，牙关紧闭，四肢强直性抽搐，尿裤，发作时间2~3分钟，曾在本县医院服抗癫痫药物无明显疗效。辨证属痰气郁结型，治宜化痰开窍为主。采用埋线治疗。取穴：内关、丰隆、腰奇。7日治疗1次，5次为1个疗程。患者第1次治疗后，发作次数明显减少，每日发作2~3次。第2次治疗后，发作基本控制。并嘱患者逐渐减药，第3次治疗后痊愈，治疗5次以巩固疗效。随访至今未见复发。摘自：岳丹.穴位埋线治疗癫痫45例［J］.中医外治杂志，1996，（4）：22.

病例2：刘某，男，17岁，学生，1994年1月20日初诊。主诉：发作性痫性抽搐5年，近3个月加重。患者从12岁开始无明显诱因第1次发作后，平均每年发作2~3次，发作后能参加正常学习，5年来未给予任何治疗。近3个月由于学习紧张，每月发作 2～3 次。脑地形图检查提示：大脑顶叶、双侧颞叶棘慢综合波。做头颅 CT 未见异常，排除脑囊虫、脑占位性病变。诊断为特发性癫痫，强直 – 阵挛发作。取穴：百会、前顶癫痫区。埋线方法同前文所述。治疗 1 次后仅发作 1 次，第 2 次治疗后未再发作。共治疗 5 次，治疗期间未服用中西药物。3 个月后随访无发作。摘自：聂卉，丁福荣，程卫平，等.头穴埋线治疗癫痫 50 例临床观察 [J].中国针灸，1996，（1）：21–22.

【按语】

癫痫属中医 "痫证" 的范畴，中医学对痫证的治疗积累了丰富的临床经验。中医认为，癫痫之发病有先天、后天之分。先天：母体受惊，惊气之邪影响胎儿。《素问·奇病论》云："人生而有病癫疾者……病名为胎病，此得之在母腹中时，其母有所大惊，气上而不下，精气并居，故令子发为癫疾也。" 后天：经络壅塞，痰气蒙蔽心窍，脏气虚损。元代朱丹溪的《丹溪心法》曰："痫证有五……无非痰涎壅塞，迷闭孔窍，发则头旋颠倒，手足抽搐，口眼相引，胸背强直，叫号吐沫，食顷乃苏。" 此乃痰涎壅塞，蒙蔽心窍。明代楼英的《医学纲目》说："癫痫……邪气逆上则头中气乱，头中气乱则脉道闭塞，孔窍不通，故不闻声，目不识人，而昏眩无知，仆倒于地也。" 此乃经络壅塞。明代张三锡的《医学准绳六要》则指出癫病的另一病机是："肾间动气，乃生气之原，肾伤志不足，故神躁扰，火逆上，攻动其痰而厥也，或经脉引入外邪，内伤深入，伤其生气之原，邪正混乱，无枢不发，卫气固留于阴而不行，不行则阴气蓄满，郁极乃发，发责命门之相火自下逆上，填塞其窍。唯近出其如羊鸣者一二声而已。" 这是从肾气受伤，肾精不足以致痰火上扰这个角度来讲的。中医认为，人的精神活动与心、脑、肾密切相关。"头者精明之府"，"肾主骨生髓"，"脑为元神之府"，"心者五脏六腑大主，精神之所舍也"，说明心、脑共司人的精神活动，而精神活动又必须依赖心血旺盛和肾精的充盈为基础，肾虚则脑海不足，脑失所养，遂致志乱神迷。因此，治疗癫痫时必须注意这三个病机重点。此外，中医还认为，癫痫与情志、饮食、劳累及其他病证的诱发有关。情志刺激，惊恐郁怒，气机不畅，郁而生痰，化火生风，劳累伤肾，肾虚则肝失濡养，体弱用强；饮食不节，脾虚失健，水谷精微凝聚成痰，痰涎内结，以致水升风动，痰气上逆，蒙蔽清窍而突然发作。对此，癫痫的治则当为：疏通经络，开窍化痰，安心益肾，镇惊健脑。从经络的循行、病理、生理及相应的特殊有效的治疗穴位来讲，任督二脉、足太阳膀胱经和足阳明胃经此四条经脉与癫痫的关系十分密切。《素问·骨空论》曰："督脉者，起于少腹……其络循阴器……别绕臀至少阴……少阴上股内后廉，贯脊属肾。与太阳起于目内眦，上额交巅上，入络脑。"《灵枢·经脉》曰："督脉之别，名曰长强，挟膂上项，散头上……实则脊强，虚则头重……取之所别也。" 由于 "督脉者，起于下极之俞，并与脊里，上至风府入于脑"，督脉还是人体诸阳经之总汇，"总督诸阳"，为 "阳脉之海"，它循行于脊里，连接肾脏，入络于脑，与脑、脊髓、肾有密切的联系，总统一身之阳气，络一身之阴气，一旦督脉的经气阻滞，则可发生脊背强直、癫痫发作。故《灵枢·癫狂》明确指出："治癫疾者，常与之居，察其所当取之处，灸穷骨二十壮。穷骨者，骶骨也。"所以，如果督脉之气失调而引发癫痫，通过刺激督脉之络穴长强，则可调节其阴阳平衡。从现代神经解剖学来看，督脉穴分布于脑干、脊髓沿线，离中枢神经系统较近，故刺激信息可能较容易传入中枢而影响中枢神经系统的活动，因此其针效也较好。

　　任脉穴位也是治疗癫痫的重要穴位。《灵枢·五音五味》载："冲脉、任脉皆起于胞中，上循脊里，为经络之海。"《灵枢·经脉》也指出："任脉之别，名曰尾翳，下鸠尾，散于腹。实则腹皮痛，虚则瘙痒，取之所别也。"任脉与督脉相连，"总任诸阴"，为"阴脉之海"。任脉所主之病证与癫痫的感觉性发作和自主神经发作的症状颇为相似，可以通过任脉之络穴鸠尾来治疗，故《玉龙赋》曰："鸠尾针癫病已发，慎其妄施。"《席弘赋》载："鸠尾能治五般痫，若下涌泉人不死。"关于足太阳膀胱经，《灵枢·经脉》载："膀胱足太阳之脉，起于目内眦。上颡，交巅。其直者：从巅入络脑。"《灵枢·经别》载："足太阳之正……别入于肛，属于膀胱，散之肾，循膂，当心入散。"说明足太阳经紧密连接心、肾、脑，而心位于肾与脑之间，上下之沟通，该经之病理、生理与此三脏相关。《灵枢·经脉》曰："足太阳之脉……是主筋所生病者：痔、疟、狂、癫疾。"《素问·厥论》曰："太阳厥逆：僵仆……"《灵枢·终始》曰："太阳之脉，其终也，戴眼，反折，瘈疭……"因此，取足太阳经之心俞穴，可以调节心脑和心肾之间的关系，从而调节足太阳经之经气，达到治疗癫痫的目的，故《百症赋》指出："风痫常发，神道须还心俞宁。"《针灸大成·心邪癫狂门》亦云："癫痫当于心俞灸百壮。"此外，足阳明胃经在癫痫的发病中亦不可等闲视之，《灵枢·经别》曰："足阳明之正……属胃，散之脾，上通于心。"《素问·厥论》曰："阳明之厥，则癫疾欲走呼，腹满，不得卧而赤而热，妄见而妄言。"该经连接胃、脾、心三脏，与精神活动有关，取胃经之下合穴足三里，可以健脾胃、化食滞、消积痰。同时，足三里为强壮要穴，可以通过补后天之本而培养先天之本，起到治病求本的作用。

　　癫痫是神经系统的常见病，常在儿童和青少年时期起病，大部分病例治疗起来比较困难，反复发作甚或迁延终生。长期发作可使患者脑部出现器质性损伤，在智能和人格方面受到损害，甚或精神失常，严重影响其劳动力和身心健康，在某些情况下发病或呈持续状态，可造成死亡，危害甚大。20世纪80年代以来，癫痫病学已经发展成一个专门学科，在基础和临床研究方面进展迅速，日新月异。尤其对病因和发病机制的研究在分子生物学水平上不断深入，有了更全面的了解，发现了一些新现象，提出了不少新见解，从而推动了癫痫临床学的发展和提高了本病的诊断和治疗水平。但是，目前临床对癫痫的治疗仍以药物控制为主，患者需要长期以至终生服药以控制发作，现代抗癫痫药物有限的疗效及使人望而生畏的副作用令癫痫患者进退维谷。当前，对本病的防治越来越引起医学界的重视，人们一直在致力于寻找疗效高、稳定持久、无毒副作用的治疗方法，穴位埋线疗法为人们带来了新的希望。

【参考文献】

　　[1]彭尧书.穴位埋线治疗儿童原发性癫痫的临床和实验研究[D].广州中医药大学硕士学位论

文，2001：1-51.

　　[2]陈国蓉.穴位埋线对癫病持续状态后海马神经元凋亡及相关基因表达的影响[D].广州中医药大学硕士学位论文，2005：1-68.

　　[3]王毅.穴位埋线治疗癫痫[J].陕西中医（双月刊），1980，1（3）：23-24.

　　[4]吴志英.韩筱玉.督脉穴埋线和口服抗癫痫药治疗难治性癫痫42例疗效分析[J].实用中西医结合杂志，1992，5（8）：462-463.

　　[5]陈克炳，赵明芬.小宽针针刺埋线并口服中药治疗癫病268例[J].人民军医，1994，4（13）：45.

十、躁狂症

　　躁狂症是躁狂抑郁症的一种发作形式。以情感高涨、思维奔逸以及言语动作增多为典型症状。躁狂抑郁性精神病的发病可能与精神刺激因素有关，但只能看作诱发因素。

【临床症状】

　　躁狂状态的主要临床症状是心境高涨、思维奔逸和精神运动性兴奋。

　　1.心境高涨　洋洋自得，喜形于色的神态，好像人间从无烦恼事。心境高涨往往生动、鲜明，与内心体验和周围环境相协调，具有感染力。病人常自称是"乐天派""高兴极了""生活充满阳光，绚丽多彩"。情绪反应可能不稳定、易激惹，可因细小琐事或意见遭驳斥，要求未满足而暴跳如雷，可出现破坏或攻击行为，有些病人躁狂期也可出现短暂心情不佳。

　　2.思维奔逸　联想过程明显加快，概念接踵而至，说话声大量多，滔滔不绝。因注意力分散，话题常随境转移，可出现观念飘忽，音联意联现象。病人常有"脑子开了窍""变聪明了""舌头跟思想赛跑"的体验。

　　3.自我评价过高　在心境高涨的背景下，自我感觉良好。感到身体从未如此健康，精力从未如此充沛。才思敏捷，一日十行。往往过高评价自己的才智、地位，自命不凡，可出现夸大观念。

　　4.精神运动性兴奋　躁狂病人兴趣广，喜热闹，交往多，主动与人亲近，与不相识的人也一见如故。与人逗乐，爱管闲事，打抱不平。凡事缺乏深思熟虑，兴之所至狂购乱买，每月工资几天一扫而光，病人虽终日多说、多动，甚至声嘶力竭，却毫无倦意，精力显得异常旺盛。

　　5.其他　食欲、性欲一般是增强的，睡眠需求减少。

【埋线治疗】

　　取穴：①星状神经节＋督脉通贯法：哑门透脑户、身柱透大椎、身柱透至阳、悬枢透筋缩、悬枢透腰阳关、骶2透腰奇、骶2透长强、中脘透鸠尾、内关。②星状神经节＋膀胱经通贯法：心俞透肺俞、脾俞透肝俞、神堂透魄户、意舍透魂门、意舍透志室。

　　操作：①星状神经节埋线（参见附录一：手卡指压式星状神经节埋线术）。②用

PGA 或 PGLA 线体对折旋转埋线法，或者胶原蛋白线注线法。2 周治疗 1 次，3 次为 1 个疗程。

【典型病例】

病例：蒋某，男，24 岁，农民。因与人吵架，交替出现情绪高涨和低落，频繁发作近半年，1985 年 7 月县医院诊为"躁狂抑郁症"。症见精神亢奋，狂躁暴吼，力大过人，脉强劲有力。以"双相循环型错乱性躁狂状态"收诊。采用穴位埋线治疗与针刺治疗，经 3 个月施治，患者自觉症状完全消除，继续施治 3 个月加以巩固，随访 6 年无复发。摘自：谌拥军．穴位埋线为主治疗情感性精神障碍 30 例［J］．中国针灸，1997，4：200.

【按语】

督脉贯通是指在背部正中线上取穴，沿皮下针刺以治疗疾病的一种疗法，因其主要针刺部位在督脉，而督脉起于胞中，循脊背上项入脑，是阳经之海，其络脉左右别走于足太阳经，通过背俞穴的转输，与五脏六腑相联系。以督脉经穴为刺激点，激发督脉经气，能振奋元阳，加强卫外调节功能，从而达到治疗疾病的目的。督脉贯通埋线对穴位的刺激量大且刺激时间长，从而达到通经活血、调整阴阳平衡的作用。督脉并于脊里而上入于脑，统督诸阳。中医虽无"神经"的名词记载，但对于神经的活动，都包括在经络功能内容之内。督脉的循行分布及功能与脑、脊髓的关系极为密切。督脉与膀胱经相通，膀胱经的背俞穴作用是节段分布，亦与神经有密切的关系，故督脉很多穴位均能治疗神经精神方面的疾病。中医认为，躁狂症属阳盛，督脉统领一身之阳气，故督脉通贯能调理阳气亢盛而达到阴阳平衡，使精神兴奋趋于平静。

从现代医学的角度看，督脉所处的解剖位置相当于脑脊神经中枢系统，具有特异性调神功能。羊肠线作为一种异体蛋白，在人体内经过逐渐液化吸收，对腧穴产生一种持久的非特异性刺激冲动，在大脑皮层中产生一种强烈而持久的良性兴奋性，使相应病灶的脑神经元放电被削弱乃至解除，大脑的血液循环也得到改善，因此最适合于躁狂症发作频繁者。本法取穴少，操作简单，能迅速控制躁狂症的发作，停止埋线后仍有抗躁狂作用。经临床观察，躁狂症一般埋治 1 ~ 2 次，即可减少或控制发作，轻症 2 ~ 4 次、重症 3 ~ 8 次即可治愈。适于临床推广运用。

临床报道督脉的很多穴位都可用于治疗癫痫、精神病，如长强、腰奇、脊中、筋缩、身柱、陶道、大椎、哑门、脑户、强间、后顶等。据报道，督脉穴位针刺或埋线，可治疗神经系统病症，如头痛、眩晕、失眠、脑瘫、癔症性失语。

膀胱经是全身脏腑经气灌注于此的主要经脉，五脏六腑的病变都会反映到膀胱经，通贯膀胱经可调节五脏六腑的功能，使脏与脏、腑与腑、脏与腑的功能协调，阴平阳秘，精神乃治，故膀胱经在治疗抑郁症、躁狂症及各种躯体形式障碍方面都有积极的治疗意义。

【参考文献】

[1] 马立昌，单顺，张金霞.微创穴位埋线实用技术 [M].北京：中国医药科技出版社，2011.

[2] 马俊.针刺与埋线干预对抑郁大鼠中枢单胺类神经递质的影响 [J].中国针灸，2007，24（5）：384.

[3] 庄礼兴，徐世芬.穴位埋线治疗抑郁性神经症47例临床观察 [J].广州中医药大学学报，2009，26（1）：38.

十一、精神分裂症

精神分裂症，是以基本个性改变，思维、情感、行为的分裂，精神活动与环境的不协调为主要特征的一类最常见的精神病。精神分裂症是精神病中最常见的一组精神病，美国六个区的调查资料显示，其年发病率为0.43‰~0.69‰，15岁以上为0.30‰~1.20‰，我国部分地区为0.09‰。根据国际精神分裂症试点调查（IPSS）资料显示，18个国家的20个中心，历时20多年调查3000多人，一般人群中精神分裂症的年发病率在0.2‰~0.6‰之间，平均0.3‰。

到目前为止本病的病因未明，好发于青壮年，多发于16~40岁之间，无器质性改变，为一种功能性精神病，本病患者一般无意识和智能方面的障碍，但发作时不仅影响本人的劳动能力，且对家庭和社会也有影响，应引起各界人士的关注。精神分裂症的患病率男女相等，男性一般常在17~30岁开始起病，女性在20~40岁开始起病，此时，正是病人构筑其生活道路的起始时期，因此，精神分裂症严重损害了劳动力，并对其个人发展及家庭乃至社会产生深远的不良影响。

精神分裂症对任何健康保健体系而言是一种广泛性的疾病。这是一种慢性病，多起病于青壮年时期，病程呈反复发作及迁延趋势，给患者及家人造成巨大的精神痛苦。他们过早地停止学业，丧失原有工作，或导致家庭破裂，对其一生影响巨大。另外，昂贵的精神分裂症治疗花费，对个人和国家都造成了巨大的经济负担。

【临床症状】

1.临床表现 精神分裂症的临床症状复杂多样，可涉及感知觉、思维、情感、意志行为及认知功能等方面，个体之间症状差异很大，即使同一患者在不同阶段或病期也可能表现出不同的症状。

（1）感知觉障碍 精神分裂症可出现多种感知觉障碍，最突出的感知觉障碍是幻觉，包括幻听、幻视、幻嗅、幻味及幻触等，而幻听最为常见。

（2）思维障碍 思维障碍是精神分裂症的核心症状，主要包括思维形式障碍和思维内容障碍。思维形式障碍是以思维联想过程障碍为主要表现的，包括思维联想活动过程（量、速度及形式）、思维联想连贯性及逻辑性等方面的障碍。妄想是最常见、最重要的思维内容障碍。最常出现的妄想有被害妄想、关系妄想、影响妄想、嫉妒妄想、夸大妄想、非血统妄想等。据估计，高达80%的精神分裂症患者存在被害妄想，被害妄想可以表现为不同程度的不安全感，如被监视、被排斥、担心被投药或被谋杀等，在妄想影响下患者会做出防御或攻击性行为。此外，被动体验在部分患者身上也较为突出，对患者的思维、情感及行为产生影响。

（3）情感障碍　情感淡漠及情感反应不协调是精神分裂症患者最常见的情感症状。此外，不协调性兴奋、易激惹、抑郁及焦虑等情感症状也较常见。

（4）意志和行为障碍　多数患者的意志减退甚至缺乏，表现为活动减少，离群独处，行为被动，缺乏应有的积极性和主动性，对工作和学习兴趣减退，不关心前途，对将来没有明确打算，某些患者可能有一些计划和打算，但很少执行。

（5）认知功能障碍　在精神分裂症患者中，认知缺陷的发生率高，约85%的患者出现认知功能障碍，如信息处理和选择性注意、工作记忆、短时记忆和学习、执行功能等认知缺陷。认知缺陷症状与其他精神病性症状之间存在一定的相关性，如思维形式障碍明显患者的认知缺陷症状更明显，阴性症状明显患者的认知缺陷症状更明显，认知缺陷可能与某些阳性症状的产生有关等。认知缺陷可能发生于精神病性症状明朗化之前（如前驱期），或者随着精神病性症状的出现而急剧下降，或者是随着病程延长而逐步衰退，初步认为慢性精神分裂症患者比首发精神分裂患者的认知缺陷更明显。

2. 临床分型

（1）偏执型　这是精神分裂症中最常见的一种类型，以幻觉、妄想为主要临床表现。

（2）青春型　在青少年时期发病，以显著的思维、情感及行为障碍为主要表现，典型的表现是思维散漫、思维破裂，情感、行为反应幼稚，可能伴有片段的幻觉、妄想；部分患者可以表现为本能活动亢进，如食欲、性欲增强等。该型患者首发年龄低，起病急，社会功能受损明显，一般预后不佳。

（3）紧张型　以紧张综合征为主要表现，患者可以表现为紧张性木僵、蜡样屈曲、刻板言行，以及不协调性精神运动性兴奋、冲动行为。一般该型患者起病较急，部分患者缓解迅速。

（4）单纯型　该型主要在青春期发病，主要表现为阴性症状，如孤僻退缩、情感平淡或淡漠等。该型治疗效果欠佳，患者社会功能衰退明显，预后差。

（5）未分化型　该型具有上述某种类型的部分特点，或是具有上述各型的一些特点，但是难以归入上述任何一型。

（6）残留型　该型是精神分裂症急性期之后的阶段，主要表现为性格的改变或社会功能的衰退。

【埋线治疗】

主穴：督脉通贯法（哑门透脑户、身柱透大椎、身柱透至阳、悬枢透筋缩、悬枢透腰阳关、骶2透腰奇、骶2透长强、中脘透鸠尾、内关、星状神经节）。

配穴：联想障碍，头维、太阳；幻听，翳风、听宫；幻视，风池、太阳；妄想，百会、头维；情绪低落，百会、印堂。

操作：①星状神经节埋线（参见附录一：手卡指压式星状神经节埋线术）。②用PGA或PGLA线体对折旋转埋线法，或者胶原蛋白线注线法。2周治疗1次，3次为1个疗程。

【典型病例】

病例1：张某，女，56岁，技术员。于1971年11月29日入院，1972年8月31日出院，发病两年，因吵架致病。开始好激惹、失眠、自语、发呆、话少且内容零乱、生活不知自理。入院前犯病7个月，表现为胡言乱语、呆坐、待人冷淡、无何主动要求、不知脏净、不知羞耻。入院后蓬头垢面，与周围环境无何联系，无自省力，计算力、分析力减退，情感淡漠，思维破裂，行为幼稚，智能低下。诊断为慢性精神分裂症。住院期间曾用冬眠灵600mg/d及奋乃静90mg/d治疗均无效。后改用奋乃静36mg/d合并穴位埋线治疗12次。第6次时有所好转，第8次时生活主动，对周围环境联系较主动，能进行交谈，主动做个人卫生和环境卫生。第12次后自省力出现，表情自然，情绪稳定，生活能自理，接触主动，夜眠佳，基本痊愈出院。出院后1个月，患者家属来信，病人回家后坚持服低量药物，一直很稳定，能料理生活，也能照顾孩子。摘自：郭世杰.运用穴位剥离埋线治疗精神分裂症［J］.天津中医药，1975，（4）：187.

病例2：叶某，女，26岁，住院号68780。精神失常2年，诊断为精神分裂症。主要表现有失眠、情感淡漠、思维散漫、幻听严重，服氯氮平500mg/d，治疗6周，幻听仍然存在。经听宫穴埋线治疗1次后，幻听消失，观察6个月无复发。摘自：王坚，叶银珍，范光煊，等.听宫穴埋线治疗精神分裂症顽固性幻听216例［J］.中国针灸，1997，12（3）：123.

【按语】

督脉位于脊柱的内部，上达项后进入颅内，上行巅顶。临床报道督脉的很多穴位可用于治疗癫痫、精神病，如长强、腰奇、脊中、筋缩、身柱、陶道、大椎、哑门、脑户、强间、后顶等。据报道，督脉穴位针刺或埋线，一部分冲动经传入神经到相应节段的脊髓后角后下传机体组织病变部位而起调节作用；另一部分冲动经脊髓后角上传大脑皮层，使大脑皮层应激后分泌5-羟色胺、去甲肾上腺素、儿茶酚胺、内啡呔等多种神经介质，来调节中枢对病理刺激传入兴奋的干扰、抑制和替代，再通过神经-体液的调节来调整脏腑功能状态，促进机体代谢，提高其免疫能力，使疾病达到愈合的目的。

马氏在单氏督脉通贯法的基础上，对精神分裂症125例进行了临床应用，并根据临床上患者不同症状、不同表现和不同类型，辨证应用以上三法，取得了意想不到的效果。阳性症状为主者，以督脉通贯法为主；阴性症状为主者，配以任脉通贯法；躯体形式障碍者，以膀胱经通贯法为主。一次好转120例，两次好转4例，无效1例。患者埋完线后，立刻感觉头脑清亮，身体舒服，认知功能障碍在1周内得到显著改变，淡漠退缩症状得到改善，病人好像换了一个人一样。

谌拥军以大椎、心俞、肝俞、肺俞、内关、三阴交为主穴进行埋线，1个月治疗1

次，两组交替，同时行针刺法，并予以对症药物口服，治疗情感性精神障碍30例，痊愈25例，仅1例无效，总有效率96.6%。孙化海用埋线法治疗精神分裂症50例，阴证取哑门、膻中；气郁痰结加肝俞、丰隆；血瘀加膈俞、血海；肾虚加肾俞；阳证取大椎、中脘；痰火盛加丰隆；阴虚火旺加三阴交。每次取3~4个穴位，15~20日治疗1次，3次为1个疗程，一般做1~2个疗程。对照组50例，均用抗精神病药物。结果：两组分别痊愈35例、26例；有效率分别为88%、70%。本组疗效及平均显效时间均优于对照组（P<0.05）。王坚等在听宫穴隔7天埋线1次，治疗精神分裂症顽固性幻听，显效率47.2%，有效率32.9%，且有效（显效+有效）的病例5~6个月后无幻听症状反复现象。

【参考文献】

［1］谌拥军.穴位埋线为主治疗情感性精神障碍30例［J］.中国针灸，1997，4：200.

［2］马立昌，单顺，张金霞.微创穴位埋线实用技术［M］.北京：中国医药科技出版社，2011.

［3］戴磊.电针加穴位埋线治疗精神分裂症172例临床观察［J］.新医学，1977，（4）：252.

［4］王坚，叶银珍，范光煊，等.听宫穴埋线治疗精神分裂症顽固性幻听216例［J］.中国针灸，1997，12（3）：123.

十二、帕金森病

帕金森病又称震颤麻痹，是中老年人最常见的中枢神经系统变性疾病。美国APDA称，年龄小于40岁便开始患病者为年轻的帕金森病患者。震颤是指头及四肢颤动、振摇，麻痹是指肢体某一部分或全部肢体不能自主运动。其得名是因为一个名为帕金森的英国医生首先描述了这些症状，包括运动障碍、震颤和肌肉僵直。一般在50~65岁开始发病，发病率随年龄的增长而逐渐增加，60岁发病率约为1‰，70岁发病率达3‰~5‰，我国目前大概有170多万人患有这种疾病。目前资料显示，帕金森病发病人群中，男性稍高于女性。迄今为止对本病的治疗均为对症治疗，尚无根治方法可以使变性的神经细胞恢复。

【临床症状】

帕金森病起病缓慢，是逐渐发展的，也就是说并不是一下子就发展到非常严重的程度，是一种缓慢的、进展性的发展过程。最突出的有如下三大症状：

1.运动障碍 可以概括为：运动不能，即进行随意运动时启动困难；运动减少，即自发、自动运动减少，运动幅度减少；运动徐缓，即随意运动执行缓慢，患者运动迟缓，随意动作减少，尤其是开始活动时表现动作困难吃力、缓慢。做重复动作时，幅度和速度均逐渐减弱。有的患者书写时，字越写越小，称为"小写症"；有的患者会出现语言困难，声音变小，音域变窄，吞咽困难，进食饮水时可出现呛咳；有的患者起身时全身不动，持续数秒至数十分钟，叫做"冻结发作"。

2.震颤 表现为缓慢节律性震颤，往往是从一侧手指开始，波及整个上肢、下肢、下颌、口唇和头部。典型的震颤表现为静止性震颤，就是指病人在静止的状况下，出现不自主的颤抖。主要累及上肢，两手像搓丸子那样颤动着，有时下肢也有震颤。个别患者可累及下颌、唇、舌和颈部等。每秒钟 4~6 次震颤，幅度不定，精神紧张时会加剧。不少患者还伴有 5~8 次/秒的体位性震颤。部分患者没有震颤，尤其是发病年龄在 70 岁以上者。

3. 强直 就是肌肉僵直，致使四肢、颈部、面部的肌肉发硬，肢体活动时有费力、沉重和无力感，可出现面部表情僵硬和眨眼动作减少，造成"面具脸"，身体向前弯曲，走路、转颈和转身动作特别缓慢、困难。行走时上肢协同摆动动作消失，步幅缩短，结合屈曲体态，可使患者以碎步、前冲动作行走，称为"慌张步态"。随着病情的发展，穿衣、洗脸、刷牙等日常生活活动都会出现困难。另外，有的患者还可出现植物神经功能紊乱，如油脂脸、多汗、垂涎、大小便困难和直立性低血压，也可出现忧郁和痴呆的症状。

【埋线治疗】

主穴：肝俞、脾俞、肾俞、百会、四神聪、头针舞蹈震颤控制区、风池、风府、足三里、阳陵泉、绝骨、外关、太冲、太溪。

操作：用 PGA 或 PGLA 线体对折旋转埋线法，或者胶原蛋白线注线法。2 周治疗1 次，3 次为 1 个疗程。每次 5~10 穴，根据患者的临床表现随症加减。

【典型病例】

病例：刘某，女，56 岁，河南平顶山市某单位职工。患上、下肢颤抖 4 年，初起时感觉右手颤抖，精细动作（如吃饭、穿针等）困难，逐渐发展到下肢及头部，情绪紧张时加重，生活不能自理。检查时患肢强直，步态慌张，诊断为帕金森病。治疗第一次埋线督脉通贯、足三里。第二次复诊时，症状明显减轻，震颤改善明显，患肢强硬改善不明显。第二次、第三次如法埋线治疗后，两个月后电话随访时，症状基本控制，生活已能自理。摘自：马立昌，单顺，张金霞.微创穴位埋线实用技术［M］.北京：中国医药科技出版社，2011.

【按语】

该病属中医学"颤证""肝风"的范畴，中医治疗以滋养肾阴、平肝息风为主。中医认为，"肾主骨生髓"，肾的精气阴血不足，则上不能充于脑，滋养脑髓，下不能滋养筋骨肌肉。根据"肝肾同源"的理论，肝的阴血赖于肾的阴血，如果肾的精气阴血虚衰，则容易引起肝阳偏亢和肝风扰动，出现肢体震颤、肌肉强直、关节僵硬等症，导致震颤麻痹。

随着人口老龄化，帕金森病的发病率呈逐年上升的趋势，全世界每年发病约 500 万人次。现代医学认为，帕金森病的主要病理改变是黑质变性，黑质纹状体多巴胺分泌减少。引起黑质变性的原因至今不明，衰老、工农业毒素、遗传是比较肯定的发病因素，氧自由基堆积在黑质纹状体中发生脂质过氧化损伤，也是导致黑质纹状体受损而变性的重要原因。帕金森病属于中医"颤震""颤振""振掉"的范畴，大多发于中老年人。肝肾亏虚，髓海不足是其发病本源。本病的病位在脑，与脑髓有关，以肾为根，脾为本，肝为标。关键在于年迈肝肾亏虚，髓海不足，气虚痰结，血瘀动风而致。故填精补髓以息风止痉，健脾益气以化瘀散结为其大法。头体针治疗中，头针舞蹈震颤控制区主治舞蹈病、震颤麻痹、震颤麻痹综合征，选之消颤通络；百会、四神聪居于巅顶之上，开窍通络止颤，又补下元虚损，疏泻肝风；风池、风府为治风要穴，为督脉与阳维脉的交会穴，可清泻内风；足三里健脾益气，扶正培元；阳陵泉为筋会，主治筋病，舒筋活络，能解全身之颤动；绝骨为髓会，益精填髓，补肾壮骨，平肝息风；外关可息风活络除颤；太冲、太溪为肝经、肾经之原穴，可育阴潜阳，息风止痉。诸穴合用，共奏滋补肝肾、填精益髓、化痰息风、开窍止颤之功。现代研究认为，帕金森病患者的全脑血流量都有下降，针刺可以增加脑血流量，从而改善脑部的血液循环，头穴对脑血流的作用迅速而持久，这可否防止或缓慢多巴胺能神经元变性，尚待进一步的研究证实。穴位埋线是集多种方法（如针刺、放血、埋针、穴位注射）、多种效应于一体的复合性治疗方法。不少专家认为，肠线作为一种异体蛋白，埋入穴位后，能提高机体营养代谢和免疫能力，促进病灶部位血管床增加，血流量增大，血管通透性和血液循环得到改善。同时，穴位埋线后可使大脑皮层建立新的兴奋灶，从而对病灶产生良性诱导，缓解病灶放电，达到治愈病灶的目的。埋线所选穴位肝俞、脾俞、肾俞为肝、脾、肾经的背俞穴，肝藏血，脾统血，脑为髓之海，髓生于肾，取之有很好的滋补肝肾、填精益髓、健脾益气的功效。滋补肝肾填精益髓法治疗帕金森病，经治疗前后 Webster 积分证实有较好的疗效，且与常规西药对照组相比无明显差异，可作为帕金森病的有效辅助治疗手段，能减少西药的用量，减轻西药的不良反应，但能否替代西药及远期疗效尚待进一步观察。

【参考文献】

［1］李种泰，杨文波.滋补肝肾填精益髓法治疗帕金森病临床观察［J］.时珍国医国药，2006，17（2）：258.

［2］李种泰，杨文波.综合疗法为主治疗帕金森病 30 例疗效观察［J］.新中医，2005，37（10）：52.

［3］孙斌.帕金森病诊治 120 问［M］.北京：金盾出版社，1996：71.

［4］王佩珍.帕金森病血抗氧化系统的变化及临床意义［J］.中华神经科杂志，1997，30（3）：158.

［5］隆呈祥.中医老年颤证诊断和疗效评定标准［J］.北京中医药大学学报，1992，15（4）：39.

十三、小儿脑瘫

小儿脑性瘫痪，简称小儿脑瘫，与脑瘫基本同义。是指由于不同原因引起的非进行性中枢性运动功能障碍，可伴有智力低下、惊厥、听觉与视觉障碍及学习困难等，是多种原因引起脑损伤而致的后遗症。本病属中医儿科的"五软""五迟""胎弱""胎怯"

等范畴。

脑瘫，顾名思义，就是因为脑部患病遗留的瘫痪，而畸形只是肌肉瘫痪后的表现。

【临床症状】

脑瘫的发展分为三个阶段。开始1~6个月为第一阶段，患儿常表现为肌肉无力，抬头困难，坐不住，手指及大腿等各关节都过度背屈，当然也站不稳。半年到两年为第二阶段，患儿肌肉张力不稳定，关节活动开始有阻力，有时像折刀感。最后阶段表现为各种形式的痉挛。如果患儿在脑瘫早期就明确诊断，应该尽早开始运动训练，因痉挛和畸形尚未发生，此时必须让患儿一直保持关节的充分活动，活动范围要达到正常的极限。同时，两岁以内的孩子脑细胞分化尚未完全，有很大的可塑性。此时加强运动训练，是预防恶化、恢复功能的有利时机。即使已经发生痉挛，也要坚持在患儿睡眠后为其进行充分活动，避免发生挛缩畸形。脑瘫确实是难治之病，应早诊断、早治疗、早训练。严重广泛的脑瘫应及时治疗，总会有所改进。

【埋线治疗】

主穴：大椎、陶道、身柱、神道、至阳、筋缩、中枢、悬枢、命门、伏兔、足三里、阳陵泉、阴陵泉、血海、三阴交、解溪、臂臑、手五里、手三里、外关。

操作：用PGA或PGLA线体对折旋转埋线法，或者胶原蛋白线注线法。2周治疗1次，3次为1个疗程。每次5~10穴，根据患者的临床表现随症加减。

【典型病例】

病例：张某，男，两岁半，早产儿，出生时体重2.2kg。自幼即发现患儿动作不协调，不会说话，在某医院确诊为脑瘫，来诊时仍不会坐，手不能持物，四肢痉挛，肌束发硬。按上述穴位第一次埋线后，可以坐；第二次埋线后，拉住双手可以站立；第三次埋线后，拉住双手可以挪步，自行可以站立；第四次埋线后，自行可以迈步。4个月后开始做第二个疗程时，已经会叫爸爸妈妈了，能缓慢自己行走。经第二个疗程治疗后，肢体肌张力已经正常，运动比较自如。摘自：马立昌，单顺，张金霞.微创穴位埋线实用技术［M］.北京：中国医药科技出版社，2011.

【按语】

脑性瘫痪是一种非进行性的不可逆的病变，其表现的运动障碍和姿势异常如不经治疗，往往会呈加重倾向。中医学认为，本病的根源是元神之府受损，先天禀赋不足，后天元气亏损脑虚，髓海不聪，五脏六腑失调，精血失于濡养经脉而出现痿软拘挛失语之症。本病属于中医痿证、痉证、失语、瘫痪的范畴。脑瘫所见之痿、痉、失语，其证源于脑府。选穴以督脉为首，以五脏六腑为辅。督脉之气通于元神之府，络属于脑，其功能调节阴阳，为十二经之纲领及动力，肾气肾水之通路，主生肾气，交通心肾，充养髓海，益脑，常通此脉，补益元气而百脉皆通。

脑瘫是胎儿期及婴儿期较为常见的一种中枢神经系统病残、伤残综合征。患儿由于大脑在尚未成熟的阶段受到损害或损伤，使中枢神经系统的某些功能产生了障碍。早期治疗可以促使损伤的大脑在不断成熟和分化过程中，功能得到较为有效的代偿。因此，脑瘫儿童若早期治疗，效果较为理想。穴位埋线疗法，是将羊肠线植入穴位，利用羊肠线对穴位的持续刺激作用以治疗疾病的一种方法。取穴以督脉及手足阳明经的穴位为主，因督脉有统督全身阳经的作用，为阳脉之海，并入属于脑，故可治脑髓之病。《内经》有"治痿独取阳明"的取穴原则。根据这个原则，选取肢体阳经诸穴以濡其筋脉，选颈项背俞诸穴以滋其精髓，达到通调经脉之目的。

选取大椎穴，此穴在督脉之上，为手足阳经交会之处，刺此穴，既能激发元神，又能调节四肢经络阳气；命门穴寓于肾，为诸神精之所舍，原气之所系，为十二经之根，刺此穴，使肾气得充，精髓得以上达，填养髓海；神道、至阳穴具有益其心志的作用；脾胃为后天之本，筋为刚，肉为墙，取手三里、足三里、血海、伏兔补益后天之本而滋养先天；阳陵泉以舒其筋，承山以健其肌，外关以通调三焦，使血气升降得宜，脏腑筋脉趋于和调，减轻其动作障碍。采用穴位埋线治疗，穴位中的长效针感，长期发挥疏通经络的作用，使经气流通的脏腑阴阳得到调节，从而达到调养后天以补先天之不足的目的，进而阻止运动障碍和姿势异常加重的倾向，促进各种功能的康复。同时，由于脑性瘫痪的康复需要较长的时间，而穴位埋线每 15～30 天才治疗一次，故而可以避免每日需较长时间针刺的痛苦，使家属能为患儿坚持长期的治疗，所以穴位埋线不失为一种较为实用的治疗方法。

王瑞恒取身柱、神道、灵台、筋缩穴，白天发作加申脉；晚上发作加照海；痰盛加丰隆；体虚加足三里。植入羊肠线，1 周后可在原穴位的上、下部位再次植线，小儿可改用毫针透刺法。余惠华取大椎、陶道、身柱、神道、至阳、筋缩、中枢、悬枢、命门、伏兔、足三里、阳陵泉、阴陵泉、血海、三阴交、解溪、臂臑、手五里、手三里、外关治疗小儿脑性瘫痪 100 例，每次选 2～6 个穴位，用 9 号羊肠线常规穴位埋线，20～30 日治疗 1 次，共治 10 次，结果显效 6 例，好转 20 例，无效 24 例，总有效率 76%。

痉挛型脑瘫主要表现为肢体的异常痉挛，而长期的异常姿势及模式又会加重痉挛，形成恶性循环。痉挛型脑瘫的生物力学特点是：在一定阻力下，增加活动速度或在一定速度下增加阻力时张力增高，肢体活动时，由于牵张反射异常而使拮抗肌的激活增加。研究表明，痉挛型脑瘫痉挛的阳性特征是速度依赖性的肌张力增高并伴腱反射亢进，其阴性表现有肌无力、选择性运动控制能力丧失、感觉障碍和肌肉力量不平衡等。脑性瘫痪的肢体痉挛可能是支配拮抗肌群的脑组织的损伤比支配痉挛肌群的脑组织相对为重。治疗的主要理论基础为交互抑制原理，即如果引起某一肌的伸展（伸肌兴奋），则与其相拮抗的肌（屈肌）松弛。原因是 Iα 类传入纤维的传入冲动还可以通过纤维的侧支与中间神经元连接，与其他协同肌、拮抗肌运动神经元形成联系以兴奋协同肌、抑制拮抗肌，表现为交互抑制。穴位埋线可长时间及较大刺激地作用于穴位，线对局部肌肉有持续的兴奋作用，从而使穴位发挥更大的调节作用。在线软化、分解、吸收的过程中会对穴位产生柔和而持久的刺激。连续刺激可疏通经络、调整气血、平衡阴阳，从而增强免疫功能，达到消除疾病的目的。

【参考文献】

[1] 余惠华. 穴位埋线治疗小儿脑性瘫痪100例 [J]. 中国针灸，1999，（7）：428.

[2] 浙江中医药大学. 中医学在脑瘫治疗上的应用前景 [J]. 浙江中医药大学学报，2003，27（4）：26-28.

[3] 王海龙，程建喜. 综合方法治疗痉挛型脑瘫临床研究 [J]. 实用中医药杂志，2011，24（5）：67.

第七节　妇科疾病

一、乳腺增生

乳腺增生是妇女常见的乳腺疾病。本病又名小叶增生、乳腺结构不良症、纤维囊性病等。以往曾称为慢性囊性乳腺炎，实际上本病无炎症性改变，因而不宜使用此名。本病的特点是乳腺组成成分的增生，在结构、数量及组织形态上表现出异常，故称为囊性增生病或乳腺结构不良症。

中医认为，情志不畅，肝气不得正常疏泄而气滞血瘀，冲任不调者，常有月经紊乱，面部色斑。现代医学认为，婚育、膳食、人生存的外环境和遗传因素是乳腺发病的主要原因。

【临床症状】

乳房疼痛和肿块为本病主要的临床表现。

1. 乳房疼痛　常为胀痛或刺痛，可累及一侧或两侧乳房，以一侧偏重多见，疼痛严重者不可触碰，甚至影响日常生活及工作。疼痛以乳房肿块处为主，亦可向患侧腋窝、胸胁或肩背部放射；有些则表现为乳头疼痛或痒，乳房疼痛常于月经前数天出现或加重，行经后疼痛明显减轻或消失；疼痛亦可随情绪变化而波动。这种与月经周期及情绪变化有关的疼痛是乳腺增生病临床表现的主要特点。

2. 乳房肿块　肿块可发于单侧或双侧乳房内，单个或多个，好发于乳房外上象限，亦可见于其他象限，肿块形状有片块状、结节状、条索状、颗粒状等，其中以片块状为多见，肿块边界不明显，质地中等或稍硬韧，活动好，与周围组织无粘连，常有触痛，肿块大小不一，小者如粟粒般大，大者可逾3～4cm。乳房肿块也有随月经周期而变化的特点，月经前肿块增大变硬，月经来潮后肿块缩小变软。

3. 乳头溢液　少数患者可出现乳头溢液，为自发溢液，草黄色或棕色浆液性溢液。

4. 月经失调　本病患者可兼见月经前后不定期，量少或色淡，可伴痛经。

5. 情志改变　患者常感情志不畅或心烦易怒，每遇生气、精神紧张或劳累后加重。

【埋线治疗】

主穴：星状神经节、屋翳、期门、天宗、足三里、膻中、肩井、肝俞、丰隆。

操作：①星状神经节埋线（参见附录一：手卡指压式星状神经节埋线术）。②其余穴位用 PGA 或 PGLA 线体对折旋转埋线法，或者胶原蛋白线注线法。每 2 周治疗 1 次，3 次为 1 个疗程。

【典型病例】

病例：安某，34 岁，生 1 胎，未哺乳。2005 年 9 月 5 日以双乳胀痛并发现包块，加重 1 个月就诊。伴有胸闷、烦躁易怒、胃脘不适、呃逆等症。体检：双侧乳房对称，无乳头凹陷，乳头无分泌物。双侧乳房外上、外下、内上象限扪及大片质硬片状包块，压痛明显，活动，边界不清，双腋下未扪及淋巴结。舌质淡红，苔薄白，脉弦。乳腺 X 线片示：双乳增生。辨证：肝郁气滞痰凝证。治疗：双侧肝俞、中脘、单侧阳陵泉、三阴交、足三里、丰隆穴位埋线；配合口服乳康片，3 片 / 次，1 天 3 次，连服 20 天，月经期停用。1 个月后复诊，乳房胀痛明显改善，包块变软，范围缩小，胃脘不适、呃逆症状消失，再次穴位埋线，去中脘，加膻中，口服乳康片。2 个月后就诊，胸闷、烦躁易怒改善，自感心情愉快，继续如上治疗。3 个月后乳房肿块及疼痛消失，临床治愈。摘自：刘颖.穴位埋线配合乳康片治疗乳腺增生病50例［J］.中医外治杂志，2006，15（5）：36-37.

【按语】

乳腺增生病是女性最常见的乳房疾病，属中医"乳癖"的范畴，以乳房疼痛及肿块为主要临床表现。其发病率占乳腺疾病的首位，本病在我国的发病率有逐年上升的趋势，年龄也越来越低龄化。由于对乳腺增生发生的机理和病因尚无确切了解，目前治疗上基本为对症治疗。近年来，随着针灸临床及机理研究的不断深入，针灸疗法在治疗乳腺增生病方面逐渐发挥重要的作用。穴位埋线也作为一门新兴的针灸方法广泛应用于临床。埋线治疗乳腺增生能够疏理肝气，调和脾胃，行气散结，活血祛瘀，促使增生状态的乳腺组织恢复正常，疼痛、肿块消失，改善情绪异常、月经异常等兼症，且与针刺的方法比较，治疗时间短，治疗次数少，减少治疗时疼痛的感觉，维持有效时间长，可反复运用。

乳癖的发生与冲任、肝经有着密切的关系，宋代《圣济总录》曰："冲任二脉，上为乳汁，下为月水。"冲任的通盛是妇人经、孕、产、乳之本。而肝藏血，主疏泄，能调节冲任血海之盈亏，故若体内外因素侵犯机体，导致冲任失调，肝气郁滞，阻碍气机，生成痰、瘀等有形之邪，不通则痛，上至乳房而发为乳癖。在月经周期中，冲任血海有先盈后亏的生理变化。经前气血聚于冲任，经脉瘀滞，故乳痛加重，乳块变大；经后血海空虚，乳痛稍减。乳房属胃，乳头属肝，冲脉所司在肝而又隶于足阳明胃经，故冲脉与乳房、乳头相关，而肝郁气滞、情志内伤在乳癖的发病过程中有重要影响。总的说来，本病主要的病机是冲任失调，肝气郁滞，本虚标实。肝肾不足、冲任失调为本，气滞、痰凝、血瘀为标。在中医学脏腑经络理论的指导下，根据对乳腺增生病因病机的认识，结合局部取穴和远道取穴的原则，选取屋翳、期门、天宗、足三里、膻中、肩井、肝俞、丰隆。疏理肝气，调和脾胃，通调气血是治疗本病的关键。屋翳，足阳明胃经穴，位于乳房局部，可解乳络之壅滞；气会膻中可疏理全身气机，亦为局部取穴；足三里为足阳明胃经的下合穴，《灵枢·邪气脏腑病形》说："合治内腑。"配伍足三里，则更有助中焦健运，胃气顺降，可使脾胃积纳运健，化源不竭，生机不息，加上胃经经过乳房，女子乳房属胃，故此穴可治疗乳疾；丰隆，位于足阳明胃经，且为胃经络穴，为化痰之要穴，可化痰散结；期门为肝之募穴，太冲为肝之原穴，两者均有疏肝理气之功；肝俞为肝之背俞穴，与脏腑关系极为密切，如滑伯仁的《难经本义》曰："阴阳经络，气相交贯，脏腑腹背，气相通应。"说明脏腑之气与背俞穴是相互贯通的，背俞穴可反映脏腑的疾病，又可调节脏腑功能而治疗脏腑病，肝俞有疏理肝气之效，气行则血行，血行则络通；天宗、肩井，均为针灸治疗乳疾的经验穴位，对乳房肿块具有消肿散结、调和阴阳的功效。

【参考文献】

［1］刘绍亮，冀法欣，刘国光.穴位埋线治疗乳腺小叶增生120例［J］.中国针灸，1999，4：216.

［2］沈林芳.PGLA微创埋线治疗乳腺增生134例［J］.上海中医杂志，2011，30（10）：720.

［3］陈荷光，周蕾.穴位埋线对乳腺增生病雌二醇和孕酮的影响［J］.浙江中医杂志，2011，46（6）：406-406.

［4］赵虹，蔡李芬，楼丽华.穴位埋线治疗肝郁气滞型乳腺增生病43例［G］.浙江中医药大学学报，2011，9（5）：763-764.

［5］徐忠，杨燊.清肝解郁汤埋线治疗乳腺增生50例［J］.中国中医现代远程教育，2013，11（10）：20-21.

二、慢性盆腔炎

慢性盆腔炎，常因急性盆腔炎未能彻底治疗，或患者体质较差，病程迁延所致，但亦可无急性炎症病史。病情较顽固，当机体抵抗力较差时，可有急性发作。常见的致病体有链球菌、葡萄球菌、大肠杆菌、厌氧菌、淋球菌、支原体、衣原体等。

盆腔炎是妇科常见病，是女性盆腔生殖器官炎症的简称，包括子宫炎、盆腔腹膜炎、盆腔结缔组织炎和输卵管卵巢炎。

【临床症状】

急性盆腔炎的症状特点是：起病急，病情重，可出现下腹疼痛、发热、寒战、头痛、食欲不振。检查时发现病人呈急性病容，体温高，心率快，下腹部有肌紧张、压痛及反跳痛。盆腔检查：阴道有大量的脓性分泌物，穹隆有明显触痛，子宫及双附件有压痛、反跳痛，或一侧附件增厚。慢性盆腔炎的症状特点是：起病慢，病程长，全身症状多不明显，可有低热，易感疲乏，伴下腹坠痛等。检查时发现，子宫常呈后位，活动受限，或粘连固定。

1. 全身症状多不明显，有时可有低热，易感疲乏。病程时间较长者，部分患者可有神经衰弱症状，如精神不振、周身不适、失眠等。当患者抵抗力差时，易有急性或亚急性发作。

2. 慢性炎症形成的瘢痕粘连以及盆腔充血，可引起下腹部坠胀、疼痛及腰骶部酸痛。常在劳累、性交后及月经前后加剧。

3. 由于盆腔瘀血，患者可有月经增多；卵巢功能损害时可有月经失调；输卵管粘连阻塞时可致不孕。

4. 体征：子宫常呈后位，活动受限或粘连固定。若为输卵管炎，则在子宫一侧或两侧触到增粗的输卵管，呈索条状，并有轻度压痛。若为输卵管积水或输卵管卵巢囊肿，则在盆腔一侧或两侧摸到囊性肿物，活动多受限。若为盆腔结缔组织炎时，子宫一侧或两侧有片状增厚、压痛，宫骶韧带增粗、变硬、有压痛。

【埋线治疗】

主穴：大肠俞、子宫、足三里、水道、关元、三阴交、归来、中极、阴陵泉。

操作：用 PGA 或 PGLA 线体对折旋转埋线法，或者胶原蛋白线注线法。每 2 周治疗 1 次，3 次为 1 个疗程。

【典型病例】

病例 1：胡某，28 岁，部队家属。双侧附件炎，婚后 3 年不孕，第 4、5 年自然流产各 1 次。经中极穴埋线治疗 1 次，3 个月后受孕，足月分娩一女婴。摘自：空军广州医院妇产科.中极穴埋线治疗盆腔炎 114 例疗效观察［J］，广东医学，1975，10：26-27.

病例 2：郭某，32 岁，部队家属。双侧附件炎，婚后 10 年不孕。行中极穴埋线治疗，半年后受孕，因胎位不正，足月剖腹产一男婴。摘自：空军广州医院妇产科.中极穴埋线治疗盆腔炎 114 例疗效观察［J］，广东医学，1975，10：26-27.

【按语】

慢性盆腔炎是指女性内生殖器及其周围结缔组织、盆腔腹膜的慢性炎症。穴位埋线取足太阳经的大肠俞，足阳明经的归来、水道、足三里。阳明经为多气多血之经，取之可补益气血，提高免疫功能，扶正祛邪。关元是任脉穴，为人身元气之泉，且是与督脉交合之穴，为营气流通的枢纽；中极属任脉穴，是足三阴经之会穴，主胞宫，故刺之能通胞络之瘀，清除肿块；配合水道、归来，更能助其消散之力；三阴交既能调整肝、脾、肾三阴之经气，又有助于行气血、通经脉，以利瘀阻的消除。羊肠线具有温和持久的刺激经络的作用，进一步提高人体的应激能力，激发机体的免疫功能，使其活动趋于平衡，迅速调整人体的内在环境，改变全身或局部的病理状态，使慢性病得以康复。

【参考文献】

[1] 金君梅，贾美君.穴位埋线治疗盆腔炎 75 例疗效观察 [J]，中国中医药科技，2011，18（1）：61.

[2] 王秋朝，陈煌民，贾美君，等.穴位埋线治疗不同证型慢性盆腔炎疗效观察 [J]，中国针灸，2012，32（12）：1081-1083.

三、痛经

痛经，系指经期前后或行经期间，出现下腹部痉挛性疼痛，并有全身不适，严重影响日常生活者，分原发性和继发性两种。经过详细妇科临床检查未能发现盆腔器官有明显异常者，称原发性痛经，也称功能性痛经。继发性痛经则指生殖器官有明显病变者，如子宫内膜异位症、盆腔炎、肿瘤等。

引起痛经的因素很多，常见的有以下几种：①子宫颈管狭窄：主要是月经外流受阻，引起痛经；②子宫发育不良：子宫发育不佳容易合并血液供应异常，造成子宫缺血、缺氧而引起痛经；③子宫位置异常：若妇女子宫位置极度后屈或前屈，可影响经血通畅而致痛经；④精神、神经因素：部分妇女对疼痛过分敏感；⑤遗传因素：女儿发生痛经与母亲痛经有一定的关系；⑥内分泌因素：月经期腹痛与黄体期孕酮升高有关；⑦子宫内膜以及经血中前列腺素含量升高，前列腺素 E2 作用于子宫肌纤维，使之收缩而引起痛经，痛经患者子宫内膜组织中前列腺素含量较正常妇女明显升高；⑧子宫的过度收缩：虽然痛经患者子宫收缩压力与正常妇女基本相同，但子宫收缩持续时间较长，且往往不易完全放松，故发生因子宫过度收缩所致的痛经。

【临床症状】

1. 原发性痛经在青春期多见，常在初潮后 1～2 年内发病。

2. 疼痛多自月经来潮后开始，最早出现在经前 12 小时，以行经第 1 日疼痛最剧烈，持续 2～3 日后缓解。疼痛常呈痉挛性，位于下腹部耻骨上，可放射至腰骶部和大腿内侧。

3. 可伴有恶心、呕吐、腹泻、头晕、乏力等症状，严重时面色发白、出冷汗。

4. 妇科检查无异常发现。

【埋线治疗】

主穴：星状神经节、次髎、关元、子宫穴（中极旁开 3 寸）。

操作：①星状神经节埋线（参见附录一：手卡指压式星状神经节埋线术）。②其余穴位用 PGA 或 PGLA 线体对折旋转埋线法，或者胶原蛋白线注线法。每 2 周治疗 1 次，3 次为 1 个疗程。

【典型病例】

病例1：患者，女，25岁。患者12岁月经初潮时因恣食生冷后出现行经小腹疼痛，经量少，色紫暗。伴面色苍白，汗出肢冷，舌苔薄白，脉弦细。治宜温阳散寒，行气活血。治疗选用肾俞、中极、关元、三阴交、足三里、膈俞、血海。每次选用3~5穴，每周1次，连续治疗2个疗程，经量增加，行经痛止。后巩固治疗改为每月1次，3个月后停止治疗。随访1年未复发。摘自：孙文善.PGLA微创埋线治疗痛经［J］.上海针灸杂志，2011，30（4）：279.

病例2：患者，女，40岁，农民，2007年11月16日就诊。主诉：经期腹痛12年。病史：12年前因经期心情不舒而始发，伴月经量少，兼有暗紫血块，烦躁易怒，经至或经期第2~3天腹痛剧烈，以右少腹及右骶髂痛为主。曾在多家医院妇科就诊，均诊为痛经，给予止痛药，服药痛减，停药痛如故。经人介绍来诊。采用穴位埋线（按气滞血瘀型）治疗1次后，当月经期腹痛未作，连治1个疗程痊愈，随访1年未复发。摘自：任淑芳.穴位埋线治疗痛经80例［J］.中国针灸，2009，29（5）：374.

【按语】

痛经是指月经前后或行经期出现的下腹疼痛、腰酸、下腹坠胀或其他不适，且影响工作和生活的症状，可分为原发性和继发性两种。原发性痛经是指月经期在生殖器官无器质性病变存在时发生的下腹疼痛、坠胀及其他不适，亦称为"功能性痛经"。常见于月经初潮后6~12个月内，排卵周期初建立时。如果月经初潮就已经有排卵，就可能在月经初潮时发生经期下腹痉挛性疼痛，可放射至腰骶部、外阴、肛门、大腿内侧，部分患者伴有恶心、呕吐、头晕、乏力、水肿，甚至虚脱。而继发性痛经经常发生在月经初潮后两年，多由于生殖器官的病变而引起，如子宫内膜异位症、子宫腺肌病、子宫内膜息肉、盆腔感染、盆腔粘连、盆腔充血，有一些妇女放置宫内节育器后，也可能引起痛经。原发性痛经是青春期常见的疾患之一，其发病率文献报道差别颇大，为37%~90%，其中重度痛经约占18%，影响了青少年的生活、学习和活动。根据相关文献统计，月经初潮后第一年内发生原发性痛经的占75%，第二年内发生率为13%，第三年内发生率为8%，第四年内仅为4%。本文针对原发性痛经进行论述。

关元穴的"关"有闭藏的涵义，"元"指元真之气。穴属任脉，为手太阳小肠经的募穴，是任脉与足太阴、足少阴、足厥阴三阴经的交会穴，其位于下腹部前正中线上，居脐中下3寸，正当丹田处，局部有腹壁浅动、静脉的分支及腹壁下动、静脉分支和下腹动脉及下腹神经分布。本穴为人身闭藏精气之处，该处为人之根源——男子以藏精，女子主月事，是生养子息、合和阴阳的门户，所以《医经精义》指出，"元阴元阳交关之所"。其为任脉之穴，又是任脉与足三阴经的交会穴，能起到益气、固胞、调任之功。根据疾病的病情、证型，适当加配外周有关穴位，畅通子宫气血，增强子宫功能，活血化瘀，祛除瘀阻，通调阴阳，对治疗妇科各种疾病均可获得良效。有研究将HRP注入子宫，发现其传入节段分布于胸9到尾1。DalSgaadr等人将HRP注入子宫卵巢内，发现标记细胞出现于胸 11 到腰 4 节段脊神经节内。而周氏等人的研究发现，标记细胞出现于腰 1 到腰 6 节段的脊神经节内。这可能是子宫与关元联系的神经基础，也可以解释关元穴可治疗子宫相关疾病的原因。次髎穴位于第 2 骶后孔中，是足太阳膀胱经的经穴，足太阳膀胱经夹脊抵于腰，膀胱与肾相表里，肾主藏精，与人的生殖关系密切。而且该穴位于腰骶部，相应于生殖器胞宫所在部位，为治疗妇科疾病的要穴，因而针刺次髎穴可起到行气导滞、运行气血、舒达冲任和通畅胞脉的作用。次髎穴的镇痛临床研究指出，其可有效镇痛，对腰痛的镇痛作用更为明显。次髎穴深部为盆腔神经丛，可影响调节盆腔脏器的功能，解除子宫平滑肌的痉挛；也可使脑内啡肽含量增高，促进局部组织释放内阿片肽，与阿片受体结合，起到镇痛作用；还可使脊髓发生节段性抑制（以前认为是突触后抑制，近来认为突触前抑制可能也是针刺镇痛的重要机理之一），从而影响痛觉信号进一步向上传递，达到止痛的目的。子宫穴，位于前正中线，脐中下 4 寸，旁开 3 寸处，为经外奇穴。本穴为女子蓄血之处，针刺子宫穴，能活血化瘀、调经止痛。从现代解剖学的角度来看，子宫穴位于下腹部，又为子宫在体表的投影，为治疗妇科疾病的特效穴。关元穴、子宫穴，在解剖学上的位置均位于下腹部，穴位下方有腹壁膜、腹壁浅动静脉、脐周静脉网，可直接影响痛经的病灶。次髎穴位于下背部，在解剖学中"次髎"对应第 2 骶后孔处，其浅层是臀中皮神经，深层为第 2 骶神经和骶外侧动静脉的后支，均可起到调节内分泌及止痛的效果。

【参考文献】

［1］潘娜娜，胡静，李菊莲．穴位埋线治疗单纯性肥胖并发痛经 21 例［J］．中医临床研究，2013，5（6）：44-45.

［2］林丽萍．耳针治疗原发性痛经的临床研究［D］．广州中医药大学硕士学位论文，2011：1-34.

［3］陈淑贤．穴位埋线十七椎治疗原发性痛经的临床疗效研究［D］．广州中医药大学硕士学位论文，2010：1-44.

［4］刘秀燕．穴位埋线治疗寒凝血瘀型原发性痛经疗效观察［D］．广州中医药大学硕士学位论文，2011：1-30.

［5］单醒瑜．穴位埋线治疗气滞血瘀型原发性痛经临床研究［D］．广州中医药大学硕士学位论文，2010：1-40.

［6］王嵌平．穴位埋线治疗原发性痛经的临床研究［D］．广州中医药大学硕士学位论文，2008：1-34.

四、闭经

闭经是从未有过月经或月经周期建立后又停止的现象。年过 18 岁尚未来经者称原发性闭经，月经已来潮又停止 6 个月或 3 个周期者称继发性闭经。闭经的原因有功能性及器质性两种，下丘脑 - 垂体 - 卵巢轴的功能失调所致的闭经为功能性闭经；器质性因素有生殖器官发育不全、肿瘤、创伤、慢性消耗性疾病（如结核）等。按解剖部位不同，分为子宫性闭经、卵巢性闭经、脑垂体及下丘脑性闭经。

闭经的原因十分复杂，若按"辨证求因"的原则，可分为虚实两端。虚者多因先天不足，或后天损伤，以致肝肾不足，或气血虚弱，导致血虚精少，血海空虚，无余血可下，但也有阴虚血燥而致闭经者。实者多因邪气阻隔，如气滞血瘀、痰湿阻滞等因素，导致脉道不通，阻碍经血下行。

【临床症状】

1. 肝肾不足　先天不足，精气未充，肝血虚少，冲任失于充养，无经血可下；或因多产、堕胎、房劳过度及久病伤肾，脾肾精亏耗，肝血亦亏，精血匮乏，泉源枯竭，胞宫无血可下而形成闭经。

2. 气血虚弱　素体脾虚，或忧思劳倦，损伤心脾，营血不足；或大病久病，失血过多，哺乳过长，耗伤阴血等，以致冲任血虚，胞宫不能满溢而经闭。

3. 阴虚血燥　因阴虚而生热，虚多实少，多由素体阴虚，或久病失血伤阴，或过食辛热灼伤津血，或久病伤精耗阴，血海枯竭而致经闭。

4. 气滞血瘀　七情内伤，肝气郁结，血行不畅，瘀阻冲任，经水阻隔不行，故致经闭。

5. 寒气凝滞　经产之时，调摄不利，感受风冷寒邪；或内伤生冷，胞宫失温，血为寒凝运行不畅而致经闭不行。

6. 痰湿阻滞　肥胖之人，多痰多湿，痰湿壅阻经络；或脾运失职，聚湿生痰，脂膏痰湿阻滞冲任，胞脉闭阻而经水不行。

7. 热灼冲任　因热盛而阴伤，实多虚少。多由素体阳盛内热，或过食辛热动火之品，或感受邪热，热邪煎熬阴血，以致阴血亏虚，瘀热阻脉而成经闭。

8. 肾气不足　月经之潮汛必赖肾之阳气鼓动。肾气先天不足，或遇后天损伤，肾气鼓动无能，故经闭不行。本型常是年轻少女闭经的主要原因，其病机之关键在于肾气未盛，精气未裕，经血无以化生而为病。故在病因病机中单独强调，要与各年龄段妇女易患之肝肾不足型闭经相区别。

【埋线治疗】

主穴：中极、三阴交、血海、关元、次髎、归来、十七椎、公孙、肾俞。

配穴：冲、任、督三脉不足，气血亏虚，脉络失养，配神门、肝俞、志室；邪侵冲任，气血瘀阻，脉络失宣，配中脘、脾俞。

操作：用 PGA 或 PGLA 线体对折旋转埋线法，或者胶原蛋白线注线法。每 2 周治疗 1 次，3 次为 1 个疗程。

【典型病例】

病例：陈某，女，40 岁。育有一女，已经 16 岁，5 年前打算再孕，此前有一次人流史，每次经量偏少、不规律，经诊断为闭经引起的不孕不育症。采用穴位埋线治疗，第一次埋线取关元、次髎、血海三个穴位，两日后月经来潮。第二次埋线在经期后 20

天进行，取肾俞、足三里、三阴交三穴埋线，月经按期来潮。随后一个半月检查发现怀孕，10 个月后顺利产下一女婴，婴儿身体健康。摘自：顾鸿，王琦，顾波.穴位埋线治疗妇科病的临床体会［J］.内蒙古中医药，2013，6：33-34.

【按语】

闭经的病因很复杂，埋线疗法对功能失调性闭经疗效比较满意，而对器质性病变所致的闭经，应同时治疗原发性疾病。治疗本病应先辨虚实，虚以补益气血，滋养肝肾，使冲任二脉充盛流畅；实以理通气络、气机通调为主。临床上以虚证性闭经为多见，故治以补益为主，治疗的同时应避免过劳和寒冷刺激。对子宫发育不全者，3 个月以后可再治疗一个疗程。

五、经前期综合征

经前期综合征（PMS）是指在经前反复发生的涉及躯体和精神（情感、行为）两方面的症候群，并且影响了妇女的日常生活和工作。值得强调的是，90% 有周期性月经的妇女经前有生理改变，但只有明显影响了妇女日常生活安宁时才称为经前期综合征。美国精神病协会对经前期综合征的严重类型称为经前焦虑症（PMDD）。

医学上虽然对经前期综合征的记载已有 2000 多年的历史，但至今对其病因的研究和治疗结果尚未达到一致，反映了该病证并非单一项生理功能失调所致。

【临床症状】

1. 症状与月经的关系　典型的经前期综合征症状常在经前 7～10 天开始，逐渐加重，至月经前最后 2～3 天最为严重，经潮开始后 4 天内症状消失。另有一种不常见的情况，即月经周期中存在两个不相连接的严重症状期，即在排卵前后，然后经历一段无症状期，于月经前一周再出现症状，为 PMS 的特殊类型。

2. 症状特点与分组　经前期综合征涉及 150 种症状，可分为精神和躯体两大类，每一类又可有一种以上的亚组，严重程度不一。

（1）精神症状　①焦虑：精神紧张，情绪波动，易怒，急躁，失去耐心，微细琐事就可引起感情冲动乃至争吵、哭闹，不能自制。②抑郁：没精打采，抑郁不乐，情绪淡漠，爱孤居独处，不愿与人交往和参加社会活动，失眠，注意力不集中，健忘，判断力减弱，害怕失控，有时精神错乱，偏执妄想，产生自杀念头。

（2）躯体症状

1）水潴留：常见症状是手足与眼睑水肿，有的感乳房胀痛及腹部胀满，少数患者体重增加。

2）疼痛：可有头痛、乳房胀痛、盆腔痛、肠痉挛等全身各处疼痛症状。①经前头痛：此为较常见的主诉，多为双侧性，亦可单侧头痛；疼痛部位不固定，一般位于颞部或枕部。头痛症状于经前数天即出现，伴有恶心甚至呕吐，呈持续性或时发时愈，可能与间歇性颅内水肿有关；易与月经期偏头痛混淆，后者往往为单侧，在发作前几分钟或几小时出现头晕、恶心等前驱症状，发作时多伴有眼花（视野内出现闪光暗点）等视力障碍和恶心、呕吐。可根据头痛部位及伴随症状鉴别。②乳房胀痛：经前感乳房饱满、肿胀及疼痛。以乳房外侧边缘及乳头部位为重；严重者疼痛可放至腋窝及肩部，可影响睡眠。扪诊时乳头敏感、触痛，有弥漫的坚实增厚感，但无局限性肿块感觉，经后症状完全消失。③盆腔痛：经前发生盆腔坠胀和腰骶部疼痛，持续至月经来潮后缓解，与前列腺素作用及盆腔组织水肿充血有关。但应与盆腔子宫内膜异位症等器质性病变引起的痛经相鉴别。④肠痉挛痛：偶有肠痉挛性疼痛，可伴有恶心呕吐，临近经期可出现腹泻。

3）低血糖症状：疲乏，食欲增加，喜甜食。头痛也可能与低血糖有关。

大多数妇女经前期综合征有多种症状。严重的经前期综合征均有精神症状，其中焦虑症状居多，占70%～100%。60%的经前期综合征患者有乳房胀痛或体重增加的主诉；45%～50%的患者有低血糖症状；约35%的患者有抑郁症状，该组患者因有自杀意识，故对生命有潜在威胁。

【埋线治疗】

主穴：星状神经节、肝俞、心俞、脾俞、肾俞。

配穴：三阴交、会阴、膀胱俞、足三里、关元、内关、太冲、神庭、膻中、期门。

操作：①星状神经节埋线（参见附录一：手卡指压式星状神经节埋线术）。②其余穴位用PGA或PGLA线体对折旋转埋线法，或者胶原蛋白线注线法。每次取3～5穴，交替使用。每2周治疗1次，3次为1个疗程。

【典型病例】

病例：杨某，女。主诉：经前乳房胀痛，烦躁10年。现病史：患者月经来潮前8天出现乳房胀痛，烦躁易怒，头昏，直至经净后上述症状消失，且经期伴腰酸痛。平素经量少，色暗黑，有血块，白带量中、色白、无味，饮食可，睡眠好，二便和。体瘦，神倦，面黄，舌淡，苔黄，脉弦。B超示子宫附件无异常。妇科检查无异常。诊断：经前期综合征（肝郁血热型）。主穴：星状神经节、肝俞、心俞、脾俞、肾俞。配穴：三阴交、会阴、膀胱俞、足三里、关元、内关、太冲、神庭、膻中、期门。每次取3～5穴，交替使用。每2周治疗1次，3次为1个疗程。治疗3次后，诸症好转，又治疗1个疗程痊愈。摘自：兰州大学第一医院东岗院区中西医结合科门诊病历。

【按语】

经前期综合征是一种妇科常见的疾病，是指在月经前周期性发生的影响妇女日常生活和工作、涉及躯体精神及行为的症候群，主要包括乳房胀痛、急躁易怒、倦怠嗜睡、抑郁忧虑、纳少便溏、精神异常、头晕头痛、四肢浮肿、心悸失眠、腰酸腹胀、身痛或关节痛，偶见发热恶寒、喉痛声嘶、口疮、面部痤疮、荨麻疹或皮肤瘙痒等。近几年来，经前期综合征的发病率有上升趋势，据资料统计，其发病率在欧美等发达国家为育龄妇女的 30% ~ 95%，在国内为育龄妇女的 41% ~ 57%，发病率之高是妇科其他病证所未有的，并且经前期综合征已经超出了妇科疾病的范畴，其病因涉及精神心理、内分泌、代谢等多个方面，对妇女的身心健康及日常生活和工作造成了严重的影响。

经前期综合征症状主要发生在黄体晚期，一般在月经前 3 ~ 14 天开始，经前 2 ~ 3 天症状最严重，随月经来潮，症状便迅速消失。但特殊情况下可延续至月经开始后的 3 ~ 4 天才完全消失。精神症状中的易怒激动、抑郁欲哭，躯体症状中的乳房胀痛、腹胀、头痛、水肿或体重增加及食欲改变，是 PMS 的主要症状，可视为其主症。

经前期综合征属于中医学"经行前后诸症"的范畴。医家大多从肝、脾、肾、气、血等方面进行辨证论治，主要分为肝郁气滞、脾肾阳虚、肝肾阴虚、心脾两虚、心肾不交五型。据流行病学调查，临床上以肝郁气滞型最为常见。心俞为心气输注之处，心主藏神，故取心俞可益心安神，宽胸利膈。肝俞为肝气输注之处，可疏肝解郁，与肾俞合用可补养肝肾，调理冲任。脾俞、胃俞为脾气、胃气输注之处，两穴合用可健脾补胃，以调气血生化之源，与肾俞相配温补脾肾。太冲为肝经原穴，有疏肝解郁、行气和血、镇静安神的作用。三阴交为足三阴经之交会穴，针刺三阴交既能调气行血，补养冲任，使肝、脾、肾三脏气血调和，经络之气运行通畅，又有镇静安神的作用。内关为手厥阴心包经之络穴，沟通三焦，功擅理气降逆、宽胸利膈，又为八脉交会穴，通于阴维脉，"阴维为病苦心痛"，取之可畅达三焦气机，和胃降逆止痛。神庭属督脉穴，又位于脑海前庭，既可安神定志，又能补肾益髓。膻中属任脉穴，八会穴之气会，调理气机的作用显著。配肝之募穴期门，以加强疏肝理气、行气止痛的功用。诸穴合用，益其源，调其流，使气血充盈，脏腑功能恢复，阴阳得以平衡，失调的"心脑－肾气－天癸－冲任－胞宫"轴趋向平衡或达到正常平衡状态。背俞穴为脏腑之气输注于背腰部的腧穴，正是脏腑经气汇聚之处，每一经络均与某一脏腑有密切的关系，在病理上，脏腑的疾病可以反映于背俞穴（反应病证），所以治疗上针刺背俞穴可达到治疗脏腑病证的目的。应用背俞穴可以旺盛机体之正气和脏腑经络气血之阴阳，疏通经络气血的运行，即"通则不痛"。有资料报道，肝俞、脾俞、胃俞等背部穴位相当于该脏器在海氏带上的最高过敏带，也有人对十二脏腑的俞募穴进行解剖学观察，结果发现，交感干、交脊联系点的体表投影线与膀胱经背部内侧线的总重合率为 80%，与该线上的腧穴相重合率为 66%，说明背俞穴与交感干及交脊联系点的关系非常密切。美国的 Radala 在 1976 年也认为，背俞穴的位置与该脏器在体表皮肤上的投影相接近。以上学者都从形态学上对其进行了研究，认为背俞穴对内脏的调整功能是以神经节段性支配为基础的。当机体发生病变时，内脏或阴经的病邪常可由阴而入于阳分的腧穴——"阴病行阳"，在腧穴出现压痛、敏感结节等阳性反应。随着穴位实质与脏腑相关研究的进展，目前针灸理论结合西医学知识，辨病和辨证相结合，脏腑疾病直接选用背俞穴进行治疗的情况更为广泛，临床应用取得了较好的疗效。

【参考文献】

[1] 刘向阳，韩宁. 穴位埋线治疗经前期综合征疗效观察 [J]. 中国针灸，2006，26（4）：265-

266.

［2］耿良喜.皮内植线疗法治疗经前期综合征肝气逆证的随机对照研究［J］.四川中医，2007，25（12）：111-114.

［3］董林波，滕圣林.丹栀逍遥散配合穴位埋线治疗经前期综合征疗效观察［J］.中国中医药科技，2011，18（5）：437-438.

［4］江政达.穴位埋线治疗经前期综合征的临床研究［D］.广州中医药大学硕士学位论文，2010：1-60.

［5］张瑞树.针药结合治疗经前期综合征的临床研究［D］.广州中医药大学硕士学位论文，2011：1-35.

六、月经过少

月经过少，指行经时出血点滴，量少而不畅，一两天即净，故又叫"月经涩少"或"经行不爽"。月经过少的病因病理有虚有实，虚者多因素体虚弱，大病、久病、失血或饮食劳倦伤脾，或房劳伤肾，而使血海亏虚，经量减少；实者多由瘀血内停，或痰湿壅滞，经脉阻滞，血行不畅，经血减少。

卵巢储备是指卵巢皮质区卵泡的生长及发育形成可受精的卵母细胞的能力。卵巢储备功能是指卵巢内存留卵泡的数量和质量，反映女性的生育潜能。卵巢产生卵子的能力减弱，卵泡细胞质量下降，导致女性生育能力下降及性激素的缺乏，称为卵巢储备功能低下。卵巢储备功能下降进一步可发展为卵巢功能衰竭。因此，及时治疗卵巢储备功能低下，可提高女性的生育潜能及恢复性激素水平，提高女性不孕症的治疗率，特别是对提高辅助生殖技术（ART）的成功率，预防、延缓甚至逆转卵巢早衰的发生有重要意义。

卵巢储备功能低下主要表现为40岁以前出现月经稀发，经量减少，渐至闭经，以及生育功能下降，与月经过少基本一致，故合并论述，可互相参考论治。

【临床症状】

月经周期基本正常，经量明显减少，甚或点滴即净，或经期缩短不足两天，经量亦少者，称为"月经过少"。亦称"经水涩少""经量过少""经行微少"。

月经过少，在金元以前的医著中归属"月经不调"的范畴。《素问》首提其病机为寒凝，为后世医家所遵循。汉代张仲景的《金匮要略》称为"经水不利"；隋代巢元方的《诸病源候论》列"月水不利候"；自金代刘完素对于"月经过少"始有单独论述。经历代医家的不断研讨和论述，对本病的认识渐趋完善。在病位上突出了脾肾、胞脏、冲任，病机中强调了寒凝、热灼、血虚、血瘀、痰湿，治疗上以"虚则补之、涩则通之"为大法，相应有补血养血、清热凉血、温经活血、祛痰活血等不同治法。通过诊疗实践，积累了不少有效的治疗方法，为今天研究和治疗月经过少提供了范例。

【埋线治疗】

主穴：气海、子宫、次髎、肝俞、三阴交、关元、星状神经节。

配穴：肾虚型加肾俞，血虚型加膈俞，血寒型加关元俞，气滞血瘀型加气海俞，痰湿阻滞型加脾俞。

操作：①星状神经节埋线（参见附录一：手卡指压式星状神经节埋线术）。②用 PGA 或 PGLA 线体对折旋转埋线法，或者胶原蛋白线注线法。分别于月经周期的第 7 天和第 20 天给予治疗，每个月经周期治疗 2 次，连续治疗 2 个月经周期，共穴位埋线 4 次。

【典型病例】

病例：患者，女，35 岁，职员，2007 年 5 月 16 日就诊。主诉：人工流产术后月经量明显减少 2 年。现月经量较人工流产术前明显减少，经期 1~2 天，舌淡，苔薄白，脉细弱。诊断：月经过少（证属血虚）。取气海、关元、子宫、次髎、膈俞，用穴位埋线治疗。治疗 2 次后即见月经量较前明显增多，继续治疗 2 次后月经量恢复至人工流产术前的正常水平，经期 5 天，遂停止治疗。连续随访 3 个月经周期，月经量均维持正常水平。摘自：金慧芳，金亚蓓. 穴位埋线治疗月经过少 [J]. 中国针灸，2008，28（12）：891-893.

【按语】

月经量明显减少，或行经时间不足 3 天，甚至点滴即净者，称为月经过少，又称经水涩少。一般月经量少于 30mL 为月经过少。本病虽然月经量过少，或经期过短，但周期一般正常。月经过少是非常多见的一种月经病，可见于女性的整个生育期，年龄跨度大，如果不积极治疗，常可导致闭经、不孕，严重影响了患病女性以及家庭的正常生活。

中医虽无卵巢储备功能低下之病名，但根据症状，认为本病属月经过少、闭经、血枯、月经先闭、经水早断等范畴。《素问·上古天真论》谓："女子七岁，肾气盛，齿更发长；二七而天癸至，任脉通，太冲脉盛，月事以时下。""七七任脉虚，太冲脉衰少，天癸竭，地道不通，故形坏而无子也。"40 岁以前的育龄期妇女，经、孕、产、乳均以血为用，"妇人主血，而肝为血海，此脉不衰，则生生之机，犹可望也"（《洄溪脉学·冲阳太溪二脉论》）。肾藏精，为先天之本，脾主运化，脾统血，肝藏血，可见，卵巢储备功能低下与肾、肝、脾三脏及任脉关系密切，而主要责之于肾。肾主生殖，肾中精气的盛衰主宰着生殖功能的成熟和衰退，即对卵巢排卵和卵子运行起到调控作用。卵巢储备功能低下表现为卵巢内卵泡数量减少，或卵巢内虽有正常数目的始基卵泡和未成熟卵泡，但其功能被破坏，在发育成熟和排卵方面功能下降。

中医认为，月经过少主要由精亏血少，冲任气血不足，或寒凝瘀阻，冲任气血不畅，血海不足而致，与冲任关系密切。选取任脉及膀胱经、脾经穴为主。脾主运化，为后天之本，故取脾俞、三阴交健脾以调生化之源；肾为先天之本，肾气旺则精血自充，故取肾俞、关元以补肾气；肝藏血，脾统血，故取肝俞、脾俞以调血；奇穴子宫穴可温补下元真气。诸穴合用，共奏补肾健脾疏肝、调理冲任之功。气海、关元为任脉穴，是调理冲任之要穴，次髎是治疗月经病之经验要穴，子宫穴是子宫、输卵管和卵巢在体表的投影范围，刺激子宫穴是直接针对女性生殖器的调理手法，肝、脾、肾之背俞穴加三阴交，配合任脉之关元穴，可补肾养血，疏肝健脾，调整肾气－天癸－冲任－胞宫生殖轴，使其恢复自然的平衡，此法可降低 FSH 水平，明显改善卵巢储备功能，促进月经周期恢复，使内分泌激素恢复正常。诸穴搭配，共奏调理月经之功效，加之辨证配穴，可达到治病求本之效果。在上述穴位埋入生物蛋白线，穴位得到长效刺激，作用持久，疗效巩固，对月经过少这一慢性疾病非常合适。已有研究认为，针刺对女性生殖内分泌具有一定的调节作用，周建华还发现针灸可以恢复下丘脑－垂体－卵巢轴的正常功能，改善月经过少症状。现代医学认为，正常月经的建立和维持有赖于下丘脑－垂体－卵巢轴的神经内分泌调节以及靶器官子宫内膜对性激素的周期性反应，其中任何一个环节发生障碍都会出现月经失调，甚至导致闭经。因此，笔者推测，改善下丘脑－垂体－卵巢轴的神经内分泌调节可能是穴位埋线治疗月经过少的重要途径之一。但是，为何穴位埋线起效快、近期疗效好，这一问题尚需深入探讨，而且穴位埋线调节内分泌功能的具体途径是什么、穴位埋线治疗月经过少除调节内分泌功能外还有无其他作用途径等问题都不清楚，也有待于进一步的研究。

【参考文献】

［1］来玉芹. 中药联合埋线治疗卵巢储备功能低下 20 例［J］. 河北中医，2010，32（9）：1326-1327.

［2］金慧芳. 穴位埋线治疗月经过少的疗效及与年龄的关系［J］. 中国中医药科技，2011，18（2）：161.

［3］来玉芹，韦立红，郭钦源，等. 中药联合埋线治疗卵巢储备功能低下 52 例临床研究［J］. 四川中医，2013，31（2）：103-105.

［4］来玉芹，韦立红，郭钦源，等. 中药配合埋线治疗卵巢储备功能低下 80 例观察［J］. 实用中医药杂志，2013，29（4）：250-252.

七、月经过多

月经过多，是指连续数个月经周期中经期出血量多，但月经间隔时间及出血时间皆规则，无经间出血、性交后出血或经血的突然增加。临床上以出血时间与基础体温（BBT）曲线对照，将有排卵型功能失调性子宫出血分为月经量多与经间出血两类，本文讨论的系有排卵型功能失调性子宫出血中的一类，宫内节育器致月经过多等情况亦可互参。

月经不调的常见原因有：神经内分泌功能失调引起，主要是下丘脑－垂体－卵巢轴的功能不稳定或是有缺陷；卵巢问题引起，育龄期女性月经不调一般多是因为卵巢黄体功能不好，常表现为月经出血量多；器质性病变或药物等引起，包括生殖器官局部的炎症、肿瘤、发育异常、营养不良、颅内疾患、内分泌功能失调（如甲状腺或肾上腺皮质功能异常、糖尿病、席汉病等）、肝脏疾患、血液疾患等。

【临床症状】

有排卵型功能失调性子宫出血中，月经量多的患者每个月经周期失血量多于80mL。每位患者主观判断出血量的标准有很大的差异。有报道称，在主诉月经量多的患者中，仅40%经客观测量失血量多于80mL。此类患者的月经虽有紊乱，但常有规律可循。

【埋线治疗】

主穴：肝俞、血海、中极、脾俞、三阴交、关元、肾俞、气海、星状神经节。

配穴：气血亏虚者配足三里、脾俞、胃俞、归来；血热者配血海、中极；瘀血者配地机、血海；肾阴虚者配太溪、肾俞；肾阳虚者配命门、肾俞。

操作：①星状神经节埋线（参见附录一：手卡指压式星状神经节埋线术）。②其余穴位用 PGA 或 PGLA 线体对折旋转埋线法，或者胶原蛋白线注线法。每次取 3~5 穴，交替使用。每 2 周治疗 1 次，3 次为 1 个疗程。

【典型病例】

病例：陈某，女，26 岁，已婚。主诉：月经量多色淡，持续 10 余天不止。伴有倦怠、头晕、肢软、懒言，曾在其他医疗机构诊治，未见好转，遂来就诊。现症：面色苍白，精神欠佳，舌质淡，苔白，脉细。妇科 B 超示：子宫附件无异常。诊断为月经过多，属心脾两虚型。治法：补脾益气。取穴：星状神经节、足三里、中极、脾俞、肾俞、气海、关元、三阴交（双）、隐白（双）。每次埋线取 3~5 穴，交替使用。每 2 周治疗 1 次，3 次为 1 个疗程。1 个疗程后，月经持续时间为 7 天左右，每次经量减少，但仍然色淡。又治疗 1 个疗程，经色转为鲜红，再巩固 1 个疗程后，基本恢复如常。摘自：兰州大学第一医院东岗院区中西医结合科门诊病历。

【按语】

月经过多，又称"经水过多"。本病多由气虚统摄无权，或血热妄行散滋，使冲任不固，血随经泄所致。现代医学认为，无排卵性月经过多的临床表现多为功能性子宫出血，是指由性腺内分泌失调引起的子宫内膜异常出血。有资料报道，近年来不孕妇女中因内分泌失调致卵巢功能障碍者占 53.32%。

治当调理冲任，止血为先。关元为小肠的募穴，为足三阴、任脉之会，有强壮身体的作用，为保健要穴，能补肾培元，调补冲任，善治妇科诸疾。三阴交，系足太阴、厥阴、少阴之会，善治足三阴经诸候，该穴具有调补肝、脾、肾的功能，以及健脾养阴益气、调理冲任之功，如《备急千金要方》曰："女子漏下赤白及血，灸足太阴（即三阴交）五十壮。"三阴交在妇产科疾病中应用广泛，主要在于它能调补足三阴的协调和平衡，为补肝肾、健脾之要穴。三阴交可交通肝、脾、肾三经之气，使肝气得疏，脾土得健，肾气得充而冲任自调，经脉乃匀矣。《针灸聚英》《针灸大成》均谓其治妇人漏血不止、血崩晕不省人事、经脉闭塞不通及妇人久不成孕。隐白穴，系足太阴经所出，为井穴，善治妇科出血之疾，具有健脾益气统血，止崩漏之功。《神经应》曰："隐白，妇人月事过时不止，刺之立愈。"实为妇科病中止血之要穴。肝俞、脾俞、肾俞，可疏肝活血，益气摄血，调补肾之阴阳。血海、三阴交为脾经本穴，前者理血调经，后者益气养血。中极、关元、气海三穴均为任脉穴，且前二者为任脉及足三阴经之会穴，能补肾培元，益气和血。以上各主穴交替使用，共奏调理冲任、止血调经之效。配穴中，太冲、行间分别为肝经的原穴和荥穴，可疏肝理气，平肝理血，故血瘀甚者用之；太溪为肾经原穴，滋肾之阴而凉肝之血；曲池系手阳明经合穴，清热凉血，故血热者取之；足三里扶正培元，益气养血调经，故气虚者选之。实践证明，穴位埋线能调理冲任，益肝健脾并活血止血，治疗月经过多疗效可靠。

【参考文献】

［1］孔令嘉，郝亚华.丹参注射液合穴位埋线治疗功血［J］.长春中医药大学学报，1995，（4）：39.

［2］王英，张桂英，王瑞荣.补肾止血汤加埋线治疗青春期无排卵型功血57例［J］.吉林中医药，1998，1：6.

［3］黄红缨，高桂华.穴位埋线治疗宫内放置节育环后月经失调46例［J］.中国针灸，2008，28（8）：554.

［4］李卫川，马瑞君，赵瑞芳，等.穴位埋线结合中药辨证治疗宫内节育器致月经过多130例疗效观察［J］.河北中医，2010，32（2）：171-173.

八、月经后期

月经周期延后7日以上，甚至3~5个月一行，称为月经后期。

【临床症状】

月经后期又称经水后期、经行后期或经迟，是月经失调的一种。如在初潮后一两年或更年期，经期时有延后，并无其他证候者，是生理现象，不属本病。

月经后期的病因有：内分泌功能失调，如多囊卵巢综合征、卵巢功能早衰也会导致月经推迟，应及时进行检查，一旦发现异常，尽快进行治疗，不然会出现问题；慢性病，如一些常见的慢性肝炎、肺结核、肿瘤、甲状腺功能减退等慢性疾病，常常因营养缺乏而致月经延后；手术创伤，如宫腔手术、人流手术等引起宫颈粘连而致经血瘀留，从而使月经延后；精神原因，如精神过度紧张，悲愤、忧伤、气恼、失恋、兴奋等异常情绪，往往会导致月经推迟，这种情况往往会伴有乳房胀痛、心烦意乱、郁闷不舒，一般不需要治疗，但有时月经一直推迟，则需要辨证调理；过度减肥而使体内脂肪含量过低，导致内分泌失调，许多女性为了控制体重，服用一些减肥药物或者过度节食，从而导致月经推迟，这种情况如果时间短暂可以自然恢复正常的月经周期，但对于时间较长者，往往需要进行药物调理才可恢复正常的月经周期。

中医辨证常分为血虚、血寒、虚寒、气滞等型。

【埋线治疗】

主穴：星状神经节、气海、三阴交、归来、血海。

配穴：实寒证，配子宫；虚寒证，配命门、腰阳关；肾虚证，配肾俞、太溪；气滞证，配天枢、太冲；痰湿证，配丰隆、阴陵泉；血虚证，配足三里；血瘀证，配膈俞。

操作：①星状神经节埋线（参见附录一：手卡指压式星状神经节埋线术）。②其余穴位用 PGA 或 PGLA 线体对折旋转埋线法，或者胶原蛋白线注线法。每次取 3 ~ 5 穴，交替使用。每 2 周治疗 1 次，3 次为 1 个疗程。

【典型病例】

病例：卢某，女，职员，27 岁，2011 年 7 月 6 日就诊。主诉：月经后期、量少 5 年余，加重 1 年。现病史：患者 5 年前无明显诱因出现月经后期、量少，30 ~ 40 天一行，每次经行 3 ~ 4 天，用卫生巾约 5 片。经色淡红，质稀，有少量血块，伴轻微腹痛。近 1 年来，月经 40 ~ 50 天一行，每次经行 3 ~ 4 天，用卫生巾约 4 片。曾服中药治疗，效果不明显。现症：月经后期、量少，月经 40 ~ 50 天一行，每次经行 3 ~ 4 天，用卫生巾约 4 片。经色淡红，质稀而黏，夹有少量血块，伴少腹部轻微疼痛，自觉小腹寒凉。平素时感胸闷、恶心、肢体倦怠。月经史：15 岁初潮，月经 30 ~ 50 天，经期 3 ~ 4 天，末次月经时间为 2011 年 7 月 1 日。查体：患者为青年女性，神志清，精神可，发育营养良好，形体肥胖，身高 162cm，体重 77kg，腰围 93cm。面色无华，两颊部有痤疮，唇周须毛。痤疮评分 2 分，多毛评分 4 分。舌胖大，边有齿痕，脉沉。妇科彩超示：子宫前位，子宫三径 9.7cm×6.2cm×5.2cm，反射均质回声均匀，内膜厚度约 1.8cm。右侧卵巢 3.4cm×2.1cm，左侧卵巢 3.8cm×3.0cm，双侧卵巢周边探及数个小囊泡区。诊断：月经后期（脾虚痰湿）。2011 年 8 月 25 日月经干净后开始埋线治疗。取穴：中脘、天枢、大横、带脉、气海、关元、水道、子宫、足三里、阴陵泉、丰隆、三阴交、太溪。除中脘、气海、关元外，均双侧取穴。避开月经期，每周治疗 1 次，连续治疗 3 个月。结果：治疗 3 个月后，患者月经周期恢复正常，30 ~ 34 天一行，经期 4 ~ 5 天，用卫生巾 5 ~ 7 片，经色淡红，血块、小腹凉、痛感缓解。摘自：康春静.穴位埋线对肥胖型多囊卵巢综合征患者性激素水平、胰岛素抵抗的影响［D］.山东中医药大学硕士学位论文，2012.

【按语】

现代医学认为，月经后期的病理机制是由于机体内外因素影响了在大脑皮层神经递质控制下的下丘脑 - 垂体 - 卵巢 - 子宫生殖轴的某一环节的调节功能，以致卵巢功能失调，性激素分泌功能紊乱，促卵泡生成激素（FSH）相对不足，致使卵泡发育迟缓，卵泡期延长，不能届时成熟而排卵延后，从而影响子宫内膜的周期性变化而致月经延后。月经周期延长的主要因素之一是卵泡发育迟缓。卵泡发育直接受下丘脑–垂体–卵巢轴的调控。

月经的规律建立在正常的卵泡发育和排卵以及正常的黄体功能，这个过程中 FSH 的变化和 LH 峰的出现尤为重要，但 FSH 及 LH 又受下丘脑及卵巢所调控，故有效地调节脑及卵巢的功能，才是治疗这类疾病的关键所在。这也是中医针灸所发挥调控并达到调经效果的关键。目前这方面的研究相当多，从血清激素、神经递质到免疫细胞分子层面及凋亡基因等多方面、多环节的调控，反映出影响整个月经周期的复杂性。

穴位埋线的操作过程包括了穴位封闭疗法、针刺疗法、刺血疗法、组织疗法、割治疗法，同时也包含了埋针效应及后作用效应，实际上是一种融多种疗法、多种效应于一体的复合性治疗方法，埋线对穴位的刺激是长期持久的，对人体的调节处于一个长效调节的状态，因而加强了治疗效果。

气海为任脉穴，为气之原穴，位于腹部正中线上，脐下 1.5 寸处，乃强壮要穴，《针灸大成》称其为男子生气之海。在临床上治疗"气"病时，尤重于气海一穴，因气海又名丹田或丹灶，为气之海，生发元气，蒸动气化，以助运化之机，能通任脉，温补下元，又可益气固本，可治月经失调、痛经等妇科疾病，具有调补下焦气机、补肾气、益元气、温下焦、和营血、理经带、纳肾气的作用。取气海穴行补法针刺治疗，使肾气得补，则临床疗效明显。主治真气不足，脏气虚惫，四肢无力，四肢厥冷，便秘，脱肛，水肿，失眠，妇人崩漏，带下，经闭，月经不调，产后出血，病气，遗尿，遗精，阳痿等。三阴交为足太阴脾经穴，出自《针灸甲乙经》，别名承命、太阴、下之三里，在小腿内侧，当足踝尖上 3 寸，胫骨内侧缘后方。足太阴脾经脉气所发，为肝、脾、肾三阴经的交会穴，主治肝、脾、肾三经之病证。肝、脾、肾均与人体体液及血液的生成与代谢有密切的关系。女子以肝为先天，肝主疏泄，主藏血，脾主统血，肾主藏精，精血同源，故三阴交为精血之穴，历代医家在治疗妇科病证时均重视三阴交。《医宗金鉴》云，三阴交主治"月经不调，久不成孕，难产，赤白带下，淋漓"，突显三阴交是治疗妇科病的重要穴位。《备急千金要方》曰："治白崩方，灸小腹横纹，当脐孔直下百壮。"灸法具有补脾胃、利水湿、疏下焦、理肝肾、理精宫、通气滞、调血室、通经络的作用，主治消化不良、脘腹胀满、小便不利、遗尿、遗精、阳痿、月经不调、痛经等。三阴交的针灸效应类同当归四物汤的作用。归来为足阳明胃经的腧穴，在下腹部，当脐中下 4 寸，距前正中线 2 寸。它具有行气疏肝、调经止带的作用，主治腹痛、疝气、月经不调、白带、阴挺。在生理结构上，子宫及其附件在归来穴之后与直肠之间，主治女性生殖器疾病。配大敦治疝气；配三阴交、中极治月经不调。血海为足太阴脾经穴，在大腿内侧，髌底内侧端上 2 寸，当股四头肌内侧头的隆起处，屈膝取穴。此为血郄穴，具有调血清血、宣通下焦的作用，主治月经不调、经闭、暴崩、漏下恶血、两腿内侧生疮痒痛或红肿有脓、气逆腹胀、阴疮、五淋。《针灸甲乙经》曰："妇人漏下，若血闭不通，逆气胀，血海主之。"《医学入门》曰："此穴极治妇人血崩，血闭不通。"对育龄妇女的基础体温有良好的调节作用，对下丘脑－垂体－卵巢性腺轴有增强自身调节的作用，有助于成熟卵子的排出。针刺腧穴疗效高的内分泌作用机制是针刺相关腧穴可对下丘脑－垂体－卵巢轴产生良性调整，调节生殖内分泌激素水平，使其趋向平衡或达到正常平衡状态，从而达到治病之目的。针刺对患者体内性激素有双向调节作用，通过兴奋下丘脑－垂体系统而使性腺激素分泌增加，使 LH/FSH 比值恢复正常，从而激发卵泡破裂而排卵。

穴位埋线是近年来比较新的治疗方式，在此之前无论是中药还是针灸对月经后期的疗效早已被证实，并累积了相当多的研究报告，两者皆具有调节下丘脑－垂体－性腺轴的功能，改善月经周期及伴随症状。而穴位埋线除了具备针灸的疗效外，还可延长作用时间，目前被广泛运用于许多疾病的治疗，包括妇科疾病，且取得非常好的疗效。

【参考文献】

［1］黄卫强，岳进．穴位埋线配合艾灸治疗月经后期 45 例疗效分析［J］．社区医学杂志，2010，8（10）：63-64.

［2］邹小凤，何洪洲，冯淑兰．穴位埋线治疗肝气郁滞型月经后期 60 例［J］．针灸临床杂志，2012，28（9）：33-35.

［3］刘建良．穴位埋线治疗月经后期的临床疗效观察［D］．广州中医药大学博士学位论文，2012：1-54.

九、多囊卵巢综合征

多囊卵巢综合征（PCOS）是以稀发排卵或无排卵、高雄激素或胰岛素抵抗、多囊卵巢为特征的内分泌紊乱的症候群。病症包括月经稀发或闭经、慢性无排卵、不孕、多毛及痤疮等。因持续无排卵，严重情况下会使子宫内膜过度增生，增加患子宫内膜癌的风险。

中医认为，本病主要是因肾虚、痰湿、气滞血瘀、肝经湿热等导致的肾－天癸－冲任－胞宫轴功能失调，致使月经停闭、不孕等。

【临床症状】

1. 月经异常 月经稀少、闭经，少数可表现为功能性子宫出血。多发生在青春期，为初潮后不规则月经。

2. 多毛 较常见，发生率可达 69%。由于雄性激素升高，可见上唇、下颌、胸、背、小腹正中部、大腿上部两侧及肛周的毫毛增粗、增多，但多毛的程度与雄激素水平不成比例。同时可伴痤疮、面部皮脂分泌过多、声音低粗、阴蒂肥大、出现喉结等男性化征象。

3. 不孕 由于长期不排卵，患者多合并不孕症，有时可有偶发性排卵或流产，发生率可达 74%。

4. 肥胖 体重超过 20% 以上，体重指数 ≥ 25 者占 30%～60%。肥胖多集中于上半身，腰／臀比例＞ 0.85。多自青春期开始，随年龄增长而逐渐加重。

5.黑棘皮症　阴唇、颈背部、腋下、乳房下和腹股沟等处皮肤褶皱部位出现灰褐色色素沉着，呈对称性，皮肤增厚，质地柔软。

6.卵巢增大　少数病人可通过一般妇科检查触及增大、质地坚韧的卵巢，大多需 B 超检查确定。

7.雌激素作用　因无排卵，无法产生孕激素，如长期多量雌激素刺激子宫内膜可出现内膜增生过快及非典型性增生，甚至癌变等。

【埋线治疗】

取穴：星状神经节、中脘、天枢、大横、带脉、气海、关元、水道、子宫、足三里、阴陵泉、丰隆、太溪。

操作：①星状神经节埋线（参见附录一：手卡指压式星状神经节埋线术）。②其余穴位用 PGA 或 PGLA 线体对折旋转埋线法，或者胶原蛋白线注线法。每次取 3～5 穴，交替使用。15 天埋线 1 次，3 次为 1 个疗程，休息 10 天后再进行第 2 个疗程的治疗。

【典型病例】

病例：卢某，女，职员，27 岁。主诉：月经后期、量少 5 年余，加重 1 年。查体：患者面色无华，两颊部有痤疮，唇周须毛。痤疮评分 2 分，多毛评分 4 分。舌胖大，边有齿痕，脉沉。妇科彩超示：子宫前位，子宫三径 9.7cm×6.2cm×5.2cm，反射均质回声均匀，内膜厚度约 1.8cm。右侧卵巢 3.4cm×2.1cm，左侧卵巢 3.8cm×3.0cm，双侧卵巢周边探及数个小囊泡区。诊断：多囊卵巢综合征。取中脘、天枢、大横、带脉、气海、关元、水道、子宫、足三里、阴陵泉、丰隆、三阴交、太溪埋线治疗，除中脘、气海、关元外，均双侧取穴。避开月经期，每周治疗 1 次。连续治疗 3 个月后，月经周期恢复正常。摘自：康春静.穴位埋线对肥胖型多囊卵巢综合征患者性激素水平、胰岛素抵抗的影响［D］.山东中医药大学硕士学位论文，2012.

【按语】

历代中医文献中并无"多囊卵巢综合征"这一病名的记载，根据临床表现，一般认为其相当于"月经后期""闭经""不孕""漏""癥瘕"等范畴。朱丹溪指出："若是肥盛妇人，禀受甚浓，恣于酒食之人，经水不调，不能成胎，谓之躯脂满溢，闭塞子宫。"此描述与肥胖型多囊卵巢综合征月经不调或不孕患者的临床症状相似。中医认为，本病多因脾肾阳虚、痰湿阻滞、肾阴不足、气滞血瘀所致，涉及肝、脾、肾等脏腑，其临床多表现为虚实夹杂。本病脏腑功能多虚为本，气血痰湿凝滞为标。大量中医研究资料显示，PCOS 的发病与肝、脾、肾三脏功能失调以及痰湿、血瘀等因素影响密切相关，其中肾虚和痰湿是两个主要病机。

治疗主要选用脾（胃）经、任脉的穴位为主，以达健脾补肾化痰、调和冲任之效。中脘又名太仓穴，为胃之募穴，八会穴之腑会，有健脾和胃、化湿导滞、理气化痰之效。《行针指要歌》中记载："或针痰，先针中脘、三里间。"气海为肓之原穴，针之可调理胃肠，补气健脾。关元为任脉与足三阴经的交会穴，长于补益肾气，培元固脱，调经止带。任脉为"阴脉之海"，诸阴经均直接或间接交会于任脉，又"任主胞胎"，《素问·骨空论》王冰注："所以谓之任脉者，女子得之以任养也。"任脉为病，多偏重于下焦少腹部，表现为泌尿生殖系统病证和下腹部病证。《素问·骨空论》云："任脉为病，男子内结七疝，女子带下瘕聚。"通过刺激上述任脉穴位，可以增强元气，总调下焦气机。水道可温经益气，利水调经。子宫穴为经外奇穴，在下腹部，当脐中下4寸，中极旁开3寸处取穴，它是胞宫之外应，可以调经理气。二者为局部取穴，其作用直达病所。带脉为足少阳胆经、带脉的交会穴，有通调冲任、调经助孕的作用，《针灸甲乙经》曰："妇人少腹坚痛，月水不通，带脉主之。"带脉绕腰一周，络胞而过，通于任督，属于脾经。带脉是各经脉中唯一横行于腰腹部的经脉，可约束纵行诸经，避其妄行，进而固摄下元，通过刺激带脉，可以调理冲任气血而调经养胎。天枢为足阳明胃经穴，大肠的募穴，取之既可调理胃肠，又能行气活血通便，加强代谢，是减肥的要穴。大横为足太阴脾经穴，二者配合，可通腑理肠，健运中焦。二者与带脉相合，可增加腹部收缩，从而达到瘦身减肥之效。足三里为胃经之合穴、胃之下合穴，有和胃健脾、化痰利水、补中强身之效，与祛痰要穴丰隆、除湿行水要穴阴陵泉相配，可加强健脾和胃化湿之效，脾得健运，水津四布，则痰湿得消。三阴交为足太阴脾经、足少阴肾经、足厥阴肝经三阴经的交会穴，长于调经养血，有疏肝、健脾、补肾之效，是妇科理血调经之要穴，《针灸大成》中记载，"月经不调，气海、中极、带脉（一壮）、肾俞、三阴交"，"月经断绝，中极、肾俞、合谷、三阴交"。太溪为肾经原穴，可补肾之阴阳，与三阴交、关元相配可加强补肾调经之力。诸穴配伍精当，共奏健脾、补肾、调和冲任之效。

由于PCOS是遗传和环境共同作用的多基因遗传性疾病，长期以来对于PCOS的诊断和治疗相对缺乏规范和标准。从本文综述的临床治疗效果来看，针灸及穴位埋线疗法多选取任脉、肾经、肝经、脾经、胃经等经脉上的穴位，通过激发机体自身组织器官的内在功能以调整人体内分泌功能，使下丘脑－垂体－卵巢轴的功能趋于新的平衡状态，以及调节肾－天癸－冲任－胞宫轴，从而取得较好的疗效。同时，针灸及穴位埋线疗法不替代人体内激素作用，不会干扰内分泌激素的平衡，从而避免了药物治疗的副作用，而且不良反应小，医疗成本低，患者易于接受，应在临床上大力推广应用。就现有资料来看，近5年有关针灸、穴位埋线治疗PCOS的相关报道虽较前有增多但仍较少，其治疗仍存在着缺乏辨证分型诊断标准及统一的取穴、治疗操作方法、疗效评定标准等问题。应通过开展更多的临床试验，运用现代检测手段来客观评价其临床疗效，以发现针灸、穴位埋线治疗本病的取穴规律、疗效机制和最优的操作方法，并建立完善的规范化操作及疗效评定标准，从而发挥针灸、穴位埋线治疗的优势，使之成为治疗PCOS的一条有效途径。

【参考文献】

［1］胡雪，储浩然，李大剑.针灸、穴位埋线治疗多囊卵巢综合征临床研究概况［J］.中医药临

床杂志，2013，25（6）：560-562.

[2]立敏.穴位埋线对肥胖型多囊卵巢综合征患者胰岛素抵抗的影响［D］.广州中医药大学硕士学位论文，2010：1-25.

[3]陶莉莉，龙泳伶，桑霞.穴位埋线联合健脾祛痰中药对肥胖型多囊卵巢综合征患者胰岛素抵抗及血清脂联素水平的影响［J］.中华中医药杂志，2008，23（5）：434-437.

[4]王嘉莉，张中成.针刺配合穴位埋线治疗肥胖型多囊卵巢综合征30例［J］.辽宁中医杂志，2009，36（9）：1574-1575.

[5]荣军.穴位埋线加电针治疗肥胖型多囊卵巢综合征临床观察［J］.中医中药，2011，4（7）：60.

[6]朱巧玲，林丽仪，聂润球.穴位埋线治疗肥胖型多囊卵巢综合征临床疗效观察［J］.广州中医药大学学报，2012，29（3）：268-274.

十、卵巢早衰（卵巢储备功能低下）

卵巢早衰（POF），是指卵巢功能衰竭所导致的40岁之前即闭经的现象。特点是原发或继发闭经伴随血促性腺激素水平升高和雌激素水平降低，并伴有不同程度的一系列低雌激素症状，如潮热多汗、面部潮红、性欲低下等。

人类女性卵巢皮质内含有的原始卵泡，称为卵巢储备。女性没有生产原始卵泡的生理功能，女婴出生后，原始卵泡不再增加，卵巢皮质内的原始生殖细胞数量不再增加。发生增殖的细胞（有丝分裂）常见的是卵细胞周围的颗粒细胞。卵巢储备消耗完全后，女性进入更年期。卵巢储备发生异常消耗，导致卵巢功能过早衰竭的，称为卵巢功能早衰。

妇女的平均自然绝经年龄为50～52岁，绝经年龄存在着种族和地区分布的差异，但其绝对值相差不大。Coulam等总结1858例妇女的自然闭经情况，小于40岁的POF发生率为1%，小于30岁的POF发生率为1‰。原发性闭经中POF占10%～28%，继发性闭经中POF占4%～18%。徐苓等发现北京地区妇女POF的发生率为1.8%。由此可见，POF在临床上并不少见。

卵巢储备功能低下，亦可与卵巢早衰互参诊治。

【临床症状】

1.闭经 分为原发性闭经和继发性闭经，继发性闭经发生在40岁之前。通过对大样本的POF患者的调查发现，闭经之前并没有特征性的月经异常的先兆。有的人是在规律的月经后突然闭经，有的是停避孕药或分娩以后闭经，有的则在闭经之前表现为月经周期及经期的紊乱。

2.不孕 部分患者因不孕就诊而发现卵巢早衰。不孕是卵巢早衰患者就诊和苦恼的主要原因。有原发性不孕和继发性不孕，所以建议有卵巢早衰家族史者应尽早计划怀孕。

3.低雌激素症状 原发性闭经者，低雌激素症状（潮热和/或性交困难等）少见

（22.2%），如果有也大多与既往用过雌激素替代治疗有关。继发性闭经者，低雌激素症状常见（85.6%）。这与低雌激素症状是由雌激素撤退引起的理论相一致。这些低雌激素症状还包括萎缩性阴道炎和尿频、尿痛等萎缩性尿道炎。

4. 伴发的自身免疫性疾病表现　如 Addison's 病、甲状腺疾病、糖尿病、红斑狼疮、类风湿性关节炎、白癜风和克罗恩病等。另外，还有肾上腺功能不全的隐匿症状，如近期体重减轻、食欲减退、不明确的腹部疼痛、衰弱、皮肤色素沉着加重和嗜盐。

5. 卵巢功能间断的自然恢复　1982 年，Rebar 等报道 26 例以单次 FSH > 40IU/L 诊断 POF 的患者，其中 9 例有卵泡功能，5 例有排卵，1 例妊娠，从而强调以单次 FSH > 40IU/L 作为卵泡衰竭的证据是错误的。随后的多个研究证实，染色体正常的 POF 患者仍有间断的卵巢功能恢复（包括有 2 次或 2 次以上的 FSH 升高者）。阴道 B 超可发现 30% ~ 40% 的患者有卵泡结构，以血清 E2 > 50pg/mL 为标准则 50% 患者有卵泡功能，以血清 P > 3ng/mL 为标准则 20% 患者有排卵。所以，卵巢早衰并不等于卵巢功能的完全丧失，短暂或间断的卵巢功能的恢复是可能的。POF 患者在确诊后仍有 5% ~ 10% 的机会怀孕。

【埋线治疗】

主穴：星状神经节、肝俞、脾俞、肾俞、期门、章门、京门、三阴交、关元、中脘、中极、日月、卵巢穴（双侧，中极外上旁开 2 寸）。

操作：①星状神经节埋线（参见附录一：手卡指压式星状神经节埋线术）。②其余穴位用 PGA 或 PGLA 线体对折旋转埋线法，或者胶原蛋白线注线法。每 2 周治疗 1 次，3 次为 1 个疗程。

【典型病例】

病例：患者，女，31 岁，2003 年 3 月 30 日以"停经 13 个月"就诊。初诊见自汗、盗汗严重，一天需换几次内衣，伴头晕、耳鸣、腰酸、烦躁易怒、胸胁胀闷、性欲下降、阴道干涩。舌淡暗，苔薄黄，脉弦细。既往体健，月经量中等，色红，白带无异常。25 岁结婚，孕 1 产 1。发病后多处求治，疗效不显，曾 2 次做血液生殖激素水平测定，结果相似。E2：31.8pmol/L，FSH：80IU/L。提示：卵巢早衰。中医诊断：继发性闭经。辨证：肾虚肝郁。给予穴位埋线。取穴：左侧肝俞、脾俞、肾俞 + 右侧日月 + 中脘、中极。15 天后诸症有所缓解，遂取右侧肝俞、脾俞、肾俞 + 左侧日月 + 中脘、中极，予以埋线治疗。埋线 4 次后，诸症明显缓解，仅偶有头晕、烦躁、腹胀。2003 年 6 月 2 日月经来潮，但量偏少，有血块，经行乳胀，腰酸。2003 年 6 月 7 日，月经干净后 1 天，给予巩固性埋线 1 次。2003 年 7 月 1 日，月经正常来潮，行经无不适。后每次月经干净后 1 天，给予巩固性埋线 1 次（时间分别为 8 月 1 日、8 月 30 日、10 月 1 日），共巩固性埋线治疗 4 次，诸症消失。复查激素，E2：130.5pmol/L，FSH：11IU/L。至今月经每月按时正常来潮，行经无不适。摘自：许学兵，刘红姣.表里经之俞募穴埋线治疗卵巢早衰33例［J］.中国民间疗法，2008，3：12-13.

【按语】

现代研究发现，卵巢早衰与自身免疫因素、细胞与分子遗传性因素、代谢因素、理化药物及感染因素等密切相关。西医主要使用激素替代疗法替代卵巢的内分泌功能。但这种靠外界激素的作用恢复人体激素水平的方法不是很理想，一旦外界因素消失后，平衡就再次被打破。中医则主要采用补肾养血、活血疏肝的方法进行干预。

背俞穴分布于背腰部，属阳，主动；募穴分布于胸腹部，属阴，主静。表里经俞募配穴法不仅形成了背俞穴－脏腑－募穴的前后对应关系，更体现了俞穴、募穴之间刚柔相济、阴阳相通、以脏腑为本的特点。而且加强了表里两经的联系，脏腑同治，使相关脏腑乃至整个人体阴阳平衡、气机条达。肝主疏泄、藏精，可调畅气机与月经，脾为后天之本，肾为先天之本。肝、脾、肾之俞穴——肝俞、脾俞、肾俞和与其相表里的胆、胃、膀胱之募穴——日月、中脘、中极相配，可养血生精补肾，活血化瘀疏肝，激活脑内多巴胺系统，调整脑－垂体－卵巢的自身功能，使其功能恢复，从而使生殖内分泌恢复正常生理的动态平衡，故疗效较好。而埋线疗法将针刺效应、埋线效应、后作用效应等多种效应融于一体，使针刺作用更持久。因此，采用肝、脾、肾之俞募穴埋线可取得较好而持久的疗效。

中医虽无卵巢储备功能低下之病名，但根据症状，认为本病属月经过少、闭经、血枯、月经先闭、经水早断等范畴。《素问·上古天真论》谓："女子七岁，肾气盛，齿更发长；二七而天癸至，任脉通，太冲脉盛，月事以时下。""七七任脉虚，太冲脉衰少，天癸竭，地道不通，故形坏而无子也。"40岁以前的育龄期妇女，经、孕、产、乳均以血为用，"妇人主血，而肝为血海，此脉不衰，则生生之机，犹可望也"（《洄溪脉学·冲阳太溪二脉论》）。肾藏精，为先天之本，脾主运化，脾统血，肝藏血，可见卵巢储备功能低下与肾、肝、脾三脏及任脉关系密切，而主要责之于肾。肾主生殖，肾中精气的盛衰主宰着生殖功能的成熟和衰退，即对卵巢排卵和卵子运行起到调控作用。卵巢储备功能低下，表现为卵巢内卵泡数量减少，或卵巢内虽有正常数目的始基卵泡和未成熟卵泡，但其功能被破坏，在发育成熟和排卵方面功能下降。肝主疏泄、藏血，可调畅气机、月经，脾肾为后天、先天之本，任主胞胎。肝、脾、肾之俞穴加三阴交，配合任脉之关元穴及局部的卵巢穴，可补肾养血，疏肝健脾，调整肾气－天癸－冲任－胞宫生殖轴，使其恢复自然的平衡，从而使生殖、内分泌系统恢复正常生理的动态平衡。

诸穴合用，共奏补肾健脾疏肝、调理冲任之功，可降低FSH水平，明显地改善卵巢储备功能，促进月经周期恢复，使内分泌激素恢复正常。

【参考文献】

［1］刘红姣，彭剑虹，许学兵.肝、脾、肾之俞募穴埋线治疗卵巢早衰66例临床观察［J］.世界中医药，2008，3（2）：97-98.

［2］来玉芹.中药联合埋线治疗卵巢储备功能低下20例［J］.河北中医，2010，32（9）：1326-

1327.

［3］高萌，田舸，蒋妮.当归穴位埋植剂对小鼠卵巢早衰的药效学研究［J］.中国药房，2011，（3）：206-208.

［4］李琳.动情周期不同阶段序贯穴位埋线对肾虚型卵巢早衰小鼠 E2 和 P 的影响［D］.大连医科大学硕士学位论文，2011：1-32.

［5］李芳园.四二五合汤合俞募穴埋线治疗卵巢早衰的临床观察［D］.湖北中医学院硕士学位论文，2009：1-31.

［6］杨阳.穴位埋线对肾虚型卵巢早衰小鼠血清 E2 和 P 的影响的研究［D］.大连医科大学硕士学位论文，2010：1-30.

十一、不孕症

不孕症是指有正常性生活、未采取避孕措施 1～2 年尚未受孕或未能生育者。其发病率呈明显上升趋势，全世界的不孕患者人数为 8000 万至 1.1 亿，我国占 6%～15%。不孕症发病率的递增趋势可能与晚婚晚育、人工流产、性传播疾病等相关。

生育年龄的妇女，婚后同居两年以上未采取避孕措施而不孕者，称原发性不孕。曾经生育或流产后 2 年以上未再受孕，为继发性不孕。夫妇任何一方或双方，有全身性或性器官疾病者，均能导致不孕。

【临床症状】

主要症状就是虽有正常性生活 1 年以上，未避孕而未能怀孕，妇科有关检查无排卵，或伴月经忽前忽后，经闭腹痛，淋漓不断等。

患者有闭经、痛经、稀发月经或少经、不规则阴道出血或子宫颈、阴道炎性疾病而致阴道分泌物增多、附件肿物增厚及压痛；毛发分布异常；乳房及分泌异常；子宫内膜发育迟缓、子宫发育不良和畸形；重度营养不良、体型和体重指数（BMI）异常等。

【埋线治疗】

取穴：关元、气海、足三里、三阴交、中极、归来、气冲、肾俞、大肠俞、膀胱俞。

操作：用 PGA 或 PGLA 线体对折旋转埋线法，或者胶原蛋白线注线法。月经正常者，在下次月经来潮之前 4 天埋线，闭经患者按前法先治疗闭经，有月经而不孕者再治疗不孕。每 2 周治疗 1 次，3 次为 1 个疗程。

【典型病例】

病例：万某，37 岁，农民。主诉：已婚 18 年未孕。月经 20 岁来潮，6～18 个月 1 次，先后无定期，量少色暗。婚后 3 年开始治疗，经妇科、B 超、X 线等检查，未见器质性病变。子宫内膜病理检查为"无分泌期变化"，BBT 单相。经中西医治疗 15 年之久，一直未孕。辨证为肾阳不足兼气滞血瘀型，投服补肾活血疏肝方加减，连治

4个疗程，月经虽至，BBT 仍为单相。后改用氯米芬治疗 6 个疗程，BBT 仍为单相。本人停止治疗。隔 6 年后，患者又前来求诊。因年龄已达 43 岁，劝其不再诊疗，但要求坚决，再治半年。嘱其先注射黄体酮，月经来潮后 5~9 天口服氯米芬 100mg；于月周中的第 10~14 日口服 1 剂补肾活血疏肝方；于月周中的 20、22、24 日肌注黄体酮 20mg，雌二醇 1mg；于月经干净后的 3 日行双侧三阴交埋线。第 1 个疗程中，月经 30 天来潮，血量不多，色暗有块，BBT 单相。第 2 个疗程中，嘱其在月周中的 15、17、19 日性生活。经地区某医院确诊怀孕。后足月顺产一男婴，母子康健。摘自：刘建国，李淑苗. 中西医结合治疗无排卵型不孕症 326 例［J］. 陕西中医，1998，19（6）：246-247.

【按语】

凡妇女不孕者，多因输卵管炎症阻塞或瘀血内阻，或因免疫因素宫内产生抗精子抗体而发生免疫反应等。埋线治疗不孕症，关键在于调和气血，疏通经络，使紊乱的经脉恢复正常，消除炎症，改善免疫，增强全身机能的恢复，加之指导其性生活，抓住有利时机以助成功。

在埋线治疗不孕症的机理研究上，目前做了一些初步的但很有意义的工作。采用埋线方法治疗不孕症，当出现 LH 排卵峰时，发现三阴交等穴位电阻往往增加，而给予口服雌激素，则使穴位电阻降低。表明穴位埋线电阻与体内性激素变化有关。关元是任脉脐下穴位，又为小肠的募穴，任脉起于胞中，行于腹部正中，统任诸阴，任脉的病候有疝痛、带下、瘕聚等症。任又有妊娠之意，人体生长发育、衰老与肾气盛衰有关，而女子的月经来潮、孕育，男子的精气溢泻、阴阳交构，都必须在任脉通畅、冲脉隆盛的前提下才能进行。《内经》中说，"女子二七，天癸至，任脉通，太冲脉盛，月事以时而下，故有子"，"男子二八，肾气盛，天癸至，精气溢泻，阴阳和故能有子"。任主胞胎，冲为血海，任脉在脐下的经穴，主治生殖泌尿方面疾病为主，其中关元是治疗生殖疾病的重要穴位，关元与归来、三阴交、肾俞、次髎配用，可治疗女性的月经不调、痛经、闭经、带下、不孕、盆腔炎等，也可治疗男性的遗精、早泄、阳痿、不育等。三阴交是脾、肝、肾三经的交会穴，脾主运化而统血，肝主疏泄而藏血，肾主水而藏精，故三阴交统治与精血有关的生殖方面的疾病。举凡男子遗精、阳痿不育、女子月经不调、闭经、经痛、崩漏、白带过多、子宫脱垂、不孕，均宜用之。

【参考文献】

［1］陈燕，刘春思，王宏霞. 中药配合穴位埋线治疗多囊卵巢综合征性不孕症 53 例［J］. 光明中医，2009，24（10）：1942.

［2］乐杰. 妇产科学［M］. 第 6 版. 北京：人民卫生出版社，2004：345.

十二、围绝经期综合征（更年期综合征）

围绝经期综合征又称更年期综合征，指妇女绝经前后出现性激素波动或减少所致的一系列以自主神经系统功能紊乱为主，伴有神经心理症状的一组症候群。绝经可分为自然绝经和人工绝经两种。自然绝经指卵巢内卵泡用尽，或剩余的卵泡对促性腺激素丧失了反应，卵泡不再发育和分泌雌激素，不能刺激子宫内膜生长，导致绝经。人工绝经是指手术切除双侧卵巢或用其他方法停止卵巢功能，如放射治疗和化疗等。单独切除子宫而保留一侧或双侧卵巢者，不作为人工绝经。判定绝经，主要根据临床表现和激素的测定。

【临床症状】

更年期综合征中最典型的症状是潮热、潮红。更年期综合征多发生于45~55岁人群，90%的妇女可出现轻重不等的症状，有人在绝经过渡期症状已开始出现，持续到绝经后2~3年，少数人可持续到绝经后5~10年，症状才有所减轻或消失。人工绝经者往往在手术后2周即可出现更年期综合征，术后2个月达高峰，持续2年之久。

1. 月经改变　月经周期改变是围绝经期出现最早的临床症状。大致分为三种类型：①月经周期延长，经量减少，最后绝经；②月经周期不规则，经期延长，经量增多，甚至大出血或出血淋漓不断，然后逐渐减少而停止；③月经突然停止，较少见。由于卵巢无排卵，雌激素水平波动，易发生子宫内膜癌。对于异常出血者，应行诊断性刮宫，排除恶变。

2. 血管舒缩症状　主要表现为潮热、出汗，是血管舒缩功能不稳定的表现，是围绝经期综合征最突出的特征性症状。约3/4的自然绝经或人工绝经妇女可以出现此症。潮热起自前胸，涌向头颈部，然后波及全身，少数妇女仅局限在头、颈和乳房。在潮红的区域患者感到灼热，皮肤发红，紧接着爆发性出汗，持续数秒至数分钟不等，发作频率为每天数次至30~50次，夜间或应激状态易促发。此种血管功能不稳定可历时1年，有时长达5年或更长时间。

【埋线治疗】

主穴：星状神经节、肾俞、命门、关元。

配穴：心俞、肝俞、三阴交、大椎、气海、中脘、曲池、足三里。

操作：①星状神经节埋线（参见附录一：手卡指压式星状神经节埋线术）。②其余穴位用PGA或PGLA线体对折旋转埋线法，或者胶原蛋白线注线法。每2周治疗1次，3次为1个疗程。

【典型病例】

病例：黄某，女，47岁。患者近1年多来月经先后无定期，经量时多时少，伴心烦心悸，头昏失眠，潮热，汗出，乳胀胁痛，舌红少津，脉虚弦。诊断为更年期综合征，证属肝气郁结，肝阴不足。取穴：星状神经节、肝俞、肾俞、命门、关元、心俞、三阴交、气海、足三里。每2周治疗1次，3次为1个疗程。治疗1个疗程后，心烦、乳胀胁痛明显减轻。又治疗3次，诸症好转，且第2次治疗后月经来潮，经量中等。第

3 个疗程治疗的同时配服逍遥丸，上述症状基本消除，而且月经周期、经量均正常。摘自：兰州大学第一医院东岗院区中西医结合科门诊病历。

【按语】

现代医学认为，围绝经期综合征是由于女性卵巢功能衰退及其功能失调，导致性激素分泌减少，机体内分泌重新调整过程中患者不能适应，进而引发的以植物神经紊乱为主，伴有神经精神症状的一组症候群，临床主要表现为月经紊乱、潮热汗出、心烦失眠、烦躁易怒、疲倦乏力等。目前认为，卵巢功能衰退是该病的最主要原因。

穴位针刺埋线可有效调节性腺轴，延缓卵巢衰老，对治疗围绝经期综合征具有良好的效果。中医学认为，围绝经期综合征的主要临床表现为潮热汗出、心烦失眠、感觉异常、阴道干燥等症状，属阴虚火旺、痰瘀互结、经脉闭阻所致，为本虚标实之证。究其病机，不外乎虚、火、瘀三个方面，虚即肝肾阴虚、精血不足、冲任失养；火即阴虚火旺、虚火上炎、扰乱心神、灼伤津液；瘀即痰瘀互结、闭阻经脉、气血不得运行。以补益肝肾、滋阴降火为大法，首选肾俞、命门、关元等穴以补肾填精，培补先天之本；配以心俞、肝俞以滋阴养血，宁心安神；加用三阴交以降火除烦，从而达到标本兼治之功。肾俞为肾之精气汇聚输注之处，可补益肾气，使肾气充则精血旺；关元、气海为任脉穴，可暖下焦，温养冲任；足三里为胃经的合穴，配合中脘补益胃气以资气血生化之源，气血充足，胞宫得养，冲任自调；大椎为诸阳之会，配合曲池以疏散热邪。诸穴配伍，标本兼治，调整脏腑，平衡阴阳。穴位埋线的过程与针刺过程相似，且较普通针刺效果更好，疗效更持久，具备针刺"静以留之"的长期作用，类似"埋针"疗法。线体在穴位内慢慢软化、分解、吸收的过程对穴位产生一种柔和而持久的刺激，从而达到长期治疗的目的。通过临床观察发现，穴位埋线能有效改善围绝经期患者的临床症状，明显降低 FSH、LH 水平，显著升高 E2 水平，延缓甚至逆转卵巢的功能衰退。同时，本疗法无雌激素的不良反应，长期使用对围绝经期综合征患者子宫内膜厚度无明显影响，进一步证明了其使用的安全性和可靠性。

卵巢功能衰退最早的征象是卵泡对 FSH 的敏感性下降，卵泡对促性腺激素刺激的抵抗性逐渐增加，机体内分泌重新调整，患者不能适应，引起植物神经功能紊乱是导致围绝经期综合征发病的主要原因。因此，早期干预、调节、预防围绝经期综合征的发生尤为重要。

【参考文献】

［1］金亚蓓，郑利芳，项洪艳，等.穴位埋线对围绝经期综合征的预防作用及其性激素的影响［J］.中国中医药科技，2013，20（3）：220-221.

［2］杨代勇，杨大男.微创穴位埋线法治疗围绝经期综合征 86 例临床观察［J］.山东中医杂志，2007，26：545-547.

［3］蒙珊，杜艳，陈文.穴位埋线治疗围绝经期综合征 60 例临床观察［J］.针灸推拿，2007，39（6）：49-50.

［4］刘红，杨大男 . 穴位埋线治疗围绝经期综合征 86 例临床观察 ［J］. 上海针灸杂志，2007，26（2）：5-7.

第八节　皮肤、五官科疾病

一、慢性荨麻疹

荨麻疹是一种临床常见的皮肤黏膜过敏性疾病，临床表现为皮肤黏膜一过性大小不等的局限性、水肿性风团，伴有剧烈瘙痒、红斑、风团轻度隆起，迅速发生与消退，退后无痕迹，少数人可伴腹痛、腹泻和气促等症状。据研究，15％～25％的人一生中至少发生过一次荨麻疹。该病属于中医学"瘾疹""风瘙瘾疹"等范畴。其发生率大约为23.27％，任何年龄均可患荨麻疹。

临床上根据荨麻疹的病程分为急性和慢性两大类，急性荨麻疹病情急，病程在1～2周以内。荨麻疹好发于成年女性，男女比例大约为1∶17，皮损以风团和环状红斑样损害为特征，风团有不同程度的瘙痒，有些患者有烧灼、刺痛、挤拧感，四肢关节游走性疼痛和眼结膜充血也是常见的表现。约10％的急性荨麻疹患者会转变为慢性荨麻疹。

慢性荨麻疹（CU），一般指风团反复发作，病程超过6周，有的病程可达数月，甚至数年。荨麻疹病因复杂，约有3/4的人找不到致病原因，常见的发病原因有食物、药物、感染、吸入物、物理及化学因素、精神因素、内脏和全身性疾病等。慢性荨麻疹反复发作，迁延不愈，给患者的学习、生活和工作等带来很大的压力，严重影响患者的生活质量。中西医治疗荨麻疹具有各自的特点和优势，中医辨证治疗慢性荨麻疹具有独特的疗效。

【临床症状】

在风疹块出现前，局部皮肤发痒或有麻刺感，迅速出现皮疹。部分患者在风疹块出现数小时或1～2日内出现全身症状，如食欲不好、全身不适、头痛或发热。风疹块表现为扁平发红或苍白色的水肿性斑，边缘有红晕。风疹块呈环形，可称环状荨麻疹。几个相邻的环形损害可以相接或融合而呈地图状，可称为图形荨麻疹。风疹块中有水疱时称为水疱性荨麻疹。

风疹块常在数小时或1～2日内自然消失，其他部位又有新的皮损陆续出现，风疹块已消失处在24小时内不再发生新的损害。风疹块消失后，皮肤恢复正常。风疹块的大小及数目不定，可出现在任何部位的皮肤、黏膜。风疹块引起剧痒、针刺感或灼热感，各人的程度不同。严重时有头痛、发热等全身症状，尤其急性荨麻疹病人可发热达40℃左右，血压可降低甚至发生昏厥和休克。大多数病人只有发痒的风疹块而无其他症状。

【埋线治疗】

主穴：星状神经节、风门、风市、风市前（风市穴向前平移3寸，与董氏奇穴之驷马中穴重合）。

配穴：风热犯表配曲池、血海、膈俞；风寒束表配足三里、三阴交、肺俞；胃肠湿热配曲池、足三里；气血两虚配血海、膈俞、足三里、三阴交。

操作：①星状神经节埋线（参见附录一：手卡指压式星状神经节埋线术）。②用PGA或PGLA线体对折旋转埋线法，或者胶原蛋白线注线法。每2周治疗1次，3次为1个疗程。

【典型病例】

病例1：王某，男，63岁，2007年4月初诊。因四肢皮肤瘙痒，出现淡红色风团，夜间加重，夜寐不安。风疹反复发作，迁延日久，有两年余。曾在某医院治疗，疗效欠佳。查体：双下肢小腿外侧、双上肢前臂皮肤出现形状不一、大小不等的风团块，融合成片，呈淡红色，边界清楚。舌红少苔，脉细数。西医诊断为荨麻疹。中医辨证属血虚风燥。遂予穴位埋线治疗。取穴：曲池、血海、足三里、风市。穴位埋线用具和操作方法同前述。患者自述当日晚上瘙痒缓解。经过4次穴位埋线治疗，已基本痊愈，后又巩固治疗2次，未再复发。摘自：付丹丹，杨建斌，刘冬.穴位埋线治疗荨麻疹36例[J].新乡医学院学报，2010，27（2）：197-198.

病例2：田某，女，52岁，1998年10月6日初诊。腰、腹部皮肤反复出现瘙痒性风团5年。发作时奇痒难忍，搔抓后风团扩大、增多，相互融合成片，昼轻夜重，风团消退后不留痕迹。经口服抗组胺药、维生素C片、静推钙剂等症状可缓解，但仍反复发作。诊断：慢性荨麻疹。经治疗3次，风团痒感消失。为巩固疗效，继续治疗2次，随访半年无复发。摘自：赵玉广，罗双喜，蔡焦生.穴位埋线治疗慢性荨麻疹42例疗效观察[J].针灸临床杂志，2001，17（2）：13.

【按语】

荨麻疹的病因病机，古代文献多有论述。荨麻疹虽发于皮肤，病变部位在肌表营卫腠理，但其发病原因与脏腑功能失调有密切的关系。发病原因多为禀赋不耐，腠理失密，外感风热、风寒、风湿之邪，或饮食失节，过食辛辣、膏粱厚味之品，致脾胃失调，湿热困脾，化热动风或卫外不固，汗出受风，或外邪久郁化热伤及阴液，或平素体弱，气血不足，加之风邪外袭，郁于皮毛肌腠之间，以致内不得疏泄，外不得透达，正邪相搏而发疹，或者精神紧张而肝郁不舒，气血失和，风邪内伏而发病。

因此，荨麻疹虽然病因复杂，但追本求源，终归于"风"，以风为百病之长，善行而数变，而风邪致病最易兼夹其他病邪，如热、寒、湿等。当风邪突出时，则发病急骤；当本虚突出时，则反复发作，病势缠绵。

治疗以"三风穴"为主，即风门、风市、风市前（风市穴向前平移3寸，与董氏奇穴之驷马中穴重合)。风热犯表配曲池、血海、膈俞;风寒束表配足三里、三阴交、肺俞;血虚风燥配血海、膈俞、足三里。

风门,又名热府、热府俞,在第2胸椎棘突下,督脉旁开1.5寸,属足太阳膀胱经穴。风,言穴内的气血物质主要为风气也。门,出入的门户也。风门,意指膀胱经气血在此化风上行。本穴物质为膀胱经背俞各穴上行的水湿之气,至本穴后吸热胀散化风上行,故名风门。本穴物质为背俞各穴传来,性湿热,与小肠经气血同性,故为手足太阳之会。

风市,为足少阳胆经的腧穴,位于下肢的大腿外侧部,在外侧部的中线上,当腘横纹水平线上7寸。简便定位法:直立,手下垂于体侧,中指尖所到处即是。风市穴名"风",指风气、风邪也;"市",指集市、集结也。风市,意指该穴易为风邪集结之处,为治疗风邪的要穴。胆经经气在此散热冷缩后化为水湿风气。风市穴主治遍身瘙痒。

风市前,即驷马中穴。取穴方法:直立,两手下垂,中指尖所指处向前横开3寸是穴。主治:胁痛、背痛、肺功能不全、坐骨神经痛及腰痛、肺痛、肺病、胸部被打击后而引起之胸背痛、筋膜炎、鼻炎、耳聋、耳鸣、耳炎、面部神经麻痹、眼发红、哮喘、乳房痛、半身不遂、牛皮癣、皮肤病。该穴治疗皮肤病有卓效。

在全身十四经的穴位中有六个带"风"字的穴位,即风池、风门、风府、秉风、翳风、风市,其共同特点是治风效果尤为突出,故常称为"治风六穴"。采取"三风穴"来治疗荨麻疹,既有治疗作用,也有防范复发之意。

配穴中,曲池又名鬼臣、阳泽,为手阳明大肠经脉气所入,犹如水注池中,又因取穴时,屈曲其肘而得,故名曲池,属合土穴,又为十二鬼穴之一,具有清热退热、调和气血、疏风解表、通经活络、利水除湿之功,主治瘾疹、丹毒等。血海,又名血郄、百虫窝,为足太阴脾经穴,乃本经脉气所发,为脾血归聚之,善治血分病证,故名血海,具有祛风清热、调和气血之功,主治皮肤湿疹、瘾疹、湿疮、瘙痒等。足三里,又名下三里、下陵、下虚三里、鬼邪,为足阳明胃经穴、下合穴,乃本经脉气所入,为合土穴,又是四总穴、回阳九针穴之一,因穴在膝下3寸,胫骨外侧,两筋之间宛中,故名足三里,具有调理胃肠、理气消胀、利水消肿之效,又能化痰止咳、健脾和胃、降气平喘,还能疏通经络、和胃安眠、调和气血、强体健身,为补虚要穴,有扶正祛邪之功效。三阴交,又名承命、太阴、下之三里,为足太阴脾经穴,又为足太阴、足少阴、足厥阴三经之交会穴,故命名为"三阴交",又是回阳九针穴之一,具有补脾胃、助运化、疏下焦、理肝肾、通气滞、通经络、祛风湿之功,主治湿疹、荨麻疹等。肺俞,为肺之背俞穴,主一身之气,具有调补肺气、补虚清热的功效,主治咳嗽、气喘、咳血、骨蒸潮汗、盗汗等。膈俞,为八会穴之血会,属足太阳膀胱经穴,主治呕吐、呃逆、贫血、瘾疹、皮肤瘙痒、潮热、盗汗等。《备急千金要方》曰:"心痛如锥刀刺,气结,灸膈俞七壮。"《医学入门》云:"主胸胁心痛,痰疟,瘰癖,主一切血疾。"《循经考穴编》云:"主诸血证妄行及产后败血冲心。"

穴位埋线疗法是在针灸理论的指导下,将医用羊肠线埋入相应穴位而产生一系列效应的治疗方法。其作用机理大致归纳为:①复合刺激作用:羊肠线埋入机体后,15~20

天即被液化、吸收，这种异体蛋白的刺激，类似组织疗法，有增强机体免疫功能的效应；埋线后针眼皮下处的少量渗血可增加穴位的刺激量，进一步激发经气，辅助羊肠线发挥长期效应，形成一种复杂的持久而柔和的非特异性刺激冲动，促进机体新陈代谢，提高免疫防御能力，促进疾病痊愈。②提高机体的营养代谢：羊肠线作为一种异体蛋白，埋入穴位后可使肌肉合成代谢增高，分解代谢降低，从而提高机体的营养代谢。③促进血液循环，加速炎症吸收：羊肠线埋入后能提高机体的应激能力，促进病灶部位血管增生，从而加快炎症吸收，减少渗出、粘连。

变态反应性荨麻疹的机理多为Ⅰ、Ⅱ、Ⅲ型变态反应，即体液免疫。其中多数属Ⅰ型反应，又称速发型变态反应。食物引起的急性荨麻疹常在进食后数分钟至数小时发病，持续数小时，甚至数天。在Ⅰ型变态反应中，过敏原（如异种动物血清或蛋白质）刺激机体产生抗体IgE，此抗体为亲细胞抗体，极易与肥大细胞（MC）结合；IgE与血管周围肥大细胞和血循环中嗜碱粒细胞相结合，使机体处于致敏状态。当相同抗原再次进入时，即与结合在肥大细胞或嗜碱粒细胞表面的IgE抗体发生特异性结合，产生抗原抗体反应。反应的第一个效应就是引起肥大细胞膜的膜层结构稳定性改变，使其对钙离子的通透性增高，钙离子进入细胞内，激活酶系统，促使其快速发生脱颗粒而释放组胺和其他活性介质，如慢反应物质（SRSA）、激肽（KN）、乙酰胆碱（Ach）、前列腺素（PG）、5-羟色胺等。

炎性介质使机体毛细血管扩张、通透性增加、平滑肌收缩、腺体分泌增加，从而产生皮肤、黏膜、消化道、呼吸道、循环系统乃至中枢神经系统的一系列症状。

引起本病的化学介质主要是组胺（HA）。机体肥大细胞上有组胺特异性受体，组胺借其氨基末端与特异性受体H1相连，或通过咪唑环附着于受体H2上。H1受体介导的重要效应是瘙痒，其他效应还包括引起血管通透性增加，平滑肌收缩，中性粒细胞及嗜酸性粒细胞趋化性增高，刺激内皮细胞释放PGE2等。H2受体介导的效应包括增加静脉通透性，增加支气管黏液分泌，松弛平滑肌，还介导多种免疫作用。另外，实验研究表明，对人和豚鼠的过敏性刺激都可导致前列腺素（PGE2、F2、I2等）的释放。PGS的活性在过敏性疾病中具有重要作用，如PGE2可加强组胺或激肽所产生的痛觉和瘙痒；同时，组胺也可增强PGE2所致的血管液外渗。此外，激肽特别是缓激肽，也起一定的致病作用。后者是一种肽类血管活性物质，能使平滑肌收缩、血管扩张和通透性增加，它是由激肽酶作用于血清或组织的蛋白质而生成，而激肽酶是被组胺引起的水肿等病变过程所激活。

由于肥大细胞多见于皮肤、上下呼吸道、肠道黏膜，并附着于小血管及神经周围，因此上述活性介质引起的主要病变在毛细血管。其病理改变主要为毛细血管扩张充血，通透性增加，细胞间质水肿，平滑肌痉挛收缩，腺体分泌亢进，中性粒细胞及嗜酸性粒细胞浸润等，产生皮肤、消化道和呼吸道黏膜等一系列病理反应，如口腔、咽喉水肿、继发吞咽和呼吸困难、喘息、流涕、痉挛性腹痛、呕吐、腹泻、食欲减退等。荨麻疹的典型特征风团是因皮肤局部毛细血管、小静脉通透性增加，血浆液体外溢到周围组织所致。皮肤的红斑反应是由神经轴索反射所致，而皮肤瘙痒也是通过神经纤维介导。速发型变态反应在致敏个体经变应原刺激后，往往立即出现风团剧痒，在 10～15 分钟达到高峰，30～60 分钟内消退。风团消退的快慢可能与局部肥大细胞组胺储存和消耗速度有关。风团消失后，其附近或他处皮肤会出现新的风团。

急性荨麻疹常合并急性感染或炎症，引起白细胞升高、中性粒细胞百分数增高，常出现全身系统症状，如全身不适、寒战、发热、头痛，还可并发脑水肿、智力下降、轻度偏瘫、昏迷或惊厥，严重者引起过敏性休克，甚至死亡。

慢性特发性荨麻疹（CIU）患者体内存有 IgG 自身抗体，能与高亲和力 IgE 受体或 IgE 结合，促使 MC 脱颗粒。Ⅱ 型变态反应为细胞毒反应，多在输血反应的同时伴有荨麻疹，常见于 IgA 缺乏者；患者接受 A 型血后产生 IgA 抗体，当再次输入 A 型血时即发生抗原抗体反应，在产生溶血反应的同时引起荨麻疹。Ⅲ 型变态反应为血管炎型，即抗原抗体复合物型反应，最常见的抗原是血清制剂和药物等，抗原抗体形成免疫复合物沉积于血管壁并激活补体，产生过敏休克毒素（C3a、C5a），刺激肥大细胞释放组胺等介质，并趋化中性粒细胞释放溶酶体酶，使毛细血管扩张、通透性增加，从而引起荨麻疹；中性粒细胞也参与此反应，荨麻疹血管炎即为 Ⅲ 型变态反应所致。

非免疫反应性荨麻疹是由某些物质（某些药物和食物、毒素等）进入体内，使补体 C3 及 C5 分解，产生 C3a、C5a 等过敏毒素，或直接刺激肥大细胞释放组胺、激肽等引起。其机理有两种：①由肥大细胞直接释放剂引起，如鸦片制剂、多黏菌素 B、箭毒、放射造影剂、奎宁、可卡因、蛇毒、海蜇毒素、昆虫毒素等，此类物质不通过抗原抗体反应，而是直接作用于 MC，使其脱颗粒并释放一系列化学介质。②由花生酸代谢产物引起，如阿司匹林及非类固醇抗炎制剂、苯甲酸盐等，均可直接作用于肥大细胞而引起荨麻疹。

遗传因素也是通过免疫或非免疫机理两种形式引起荨麻疹。此外，体内的一些因素如内源性激素、乙酰胆碱、前列腺素等，也通过上述两种机理引起荨麻疹。

无论何种方式和因素，最后都要作用于 MC，使其脱颗粒并释放一系列化学介质而引起血管扩张、通透性增加、血清渗出等，形成局部水肿（即荨麻疹）。根据颗粒中所含中性蛋白酶的不同，MC 分为两种，即 MCCT 和 MCT。MCTC 含有促胰蛋白酶和类胰蛋白酶，分布在皮肤和胃肠道筋膜下层，其颗粒大，呈格栅状，分泌组织胺，可合成血小板活化因子（PAF），在 IgE 介导的立即过敏反应中活化。MCT 仅含有类胰蛋白酶，分布在肺、胃肠道黏膜，其颗粒小，分散，呈窝卷形，分泌组织胺，通过非 IgE 介导方式脱颗粒，主要释放已合成的介质。另外，循环中的碱性粒细胞也参与荨麻疹的发病过程，其颗粒为无定形的微粒，含缓激肽，在 IgE 介导的立即反应中活化，释放组胺。

引起荨麻疹的主要介质是组织胺，皮内注射组织胺可引起典型的 Lewis 反应，即在注射后迅速出现第一个红斑，约半分钟在第一个红斑周围出现第二个红斑（即轴索反应），在 1.5 分钟后出现典型局部水肿（即风团），同时伴有剧烈瘙痒，此种变化和临床上见到的荨麻疹改变相似。介质发挥效应必须与细胞受体，尤其是毛细血管内皮细胞上的受体相结合。已知组胺受体有三种，三种受体的作用有所不同。H1 可使皮肤潮红、起风团、支气管收缩、内脏平滑肌收缩、黏液分泌增加、低血压、心律不齐等；H2能使胃液分泌增加、支气管扩张、黏液分泌增加、细胞内 cAMP 水平升高、心律不齐等；H3 能抑制组织胺的合成和释放，抑制神经传导介质的释放。

总之，荨麻疹的发病机理和诱因是多方面的，这就给临床治疗带来了一定的困难。探明诱发因素及发病机理，有针对性的治疗才是治愈荨麻疹的根本。

【参考文献】

［1］刘俐伶，王宪灵，麻继臣，等.穴位埋线与盐酸西替利嗪治疗慢性荨麻疹的疗效比较及对血清 IgE 的影响［J］.河北医药，2013，35（3）：458-459.

［2］杨新利，高成业，翟菊敏，等.咪唑斯汀联合穴位埋线治疗慢性荨麻疹的临床研究［J］.河北医药，2009，31（1）：49-50.

［3］艾才东，程敏.穴位埋线合西替利嗪治疗慢性荨麻疹 150 例［J］.针灸临床杂志，2008，24（2）：26-27.

［4］杨新利，韩爱克，王霞等.咪唑斯汀与穴位埋线单用或联用治疗慢性荨麻疹疗效对比分析［J］.中国误诊学杂志，2008，8（19）：4566-4567.

［5］郑孝炳，石勇.穴位埋线联合盐酸西替利嗪治疗慢性荨麻疹 30 例［J］.辽宁中医杂志，2006，33（6）：694-695.

［6］黄艳霞，覃继锋.穴位埋线治疗荨麻疹 188 例［J］.华夏医学，2005，18（4）：626.

二、神经性皮炎

神经性皮炎是一种常见的皮肤神经功能障碍性皮肤病。其特点是颈、肘、膝及骶、尾部出现红斑、丘疹，融合成片，表面粗糙，纹理加深，对称分布，剧烈瘙痒，成年人多见。中医称为"摄领疮"，是一种常见的慢性皮肤病，以皮肤苔藓样变及剧烈瘙痒为特征。搔抓是诱发本病及形成苔藓样皮损的重要因素，搔抓可使瘙痒加重，瘙痒加重后越想搔抓，造成皮损越抓越厚，越厚越抓，越抓越痒的恶性循环。

本病以 20～40 岁青壮年多见，未成年少见。

【临床症状】

本病初发时，仅有瘙痒感，而无原发皮损，由于搔抓及摩擦，皮肤逐渐出现粟粒至绿豆大小的扁平丘疹，圆形或多角形，坚硬而有光泽，呈淡红色或正常皮色，散在分布。因有阵发性剧痒，患者经常搔抓，丘疹逐渐增多，日久则融合成片，肥厚、苔藓样变，表现为皮纹加深、皮嵴隆起，皮损变为暗褐色，干燥，有细碎脱屑。斑片样皮损边界清楚，边缘可有小的扁平丘疹，散在而孤立。皮损斑片的数目不定，可单发或泛发周身，大小不等，形状不一。

神经性皮炎以剧烈瘙痒、皮肤局限性苔藓样变为特征，好发于颈部两侧、颈部、肘窝、腘窝、骶尾部、腕部、踝部，亦见于腰背部、眼睑、四肢及外阴等部位。皮损仅限于一处或几处为局限性神经性皮炎，好发于颈项、肘等处；若皮损分布广泛，甚至泛发于全身者，称为泛发性神经性皮炎，好发于头、四肢、肩、腰等处。

1. 局限性神经性皮炎 90%以上好发于颈部，其次为肘、眼睑、腘窝等处。首先感觉局部瘙痒，后出现集簇的正常皮色或淡褐色、淡红色多角形扁平丘疹，稍具光泽，覆盖少量秕糠状鳞屑，进而丘疹互相融合成片，因痒而搔抓，刺激皮肤渐增厚，形成苔藓样变，境界清楚，患处皮损周围常见抓痕、血痂。

2. 泛发性神经性皮炎 皮损表现与局限性神经性皮炎相似，但分布广泛，累及头、四肢躯干等处，阵发性剧痒，尤以夜间为甚，影响睡眠，病程长，易反复发作。

【埋线治疗】

主穴：星状神经节。

配穴：肺俞、心俞、大椎、灵台、曲池、足三里、血海、皮损区（阿是穴）。

操作：①星状神经节埋线（参见附录一：手卡指压式星状神经节埋线术）。②用PGA或PGLA线体对折旋转埋线法，或者胶原蛋白线注线法。每2周治疗1次，3次为1个疗程。

【典型病例】

病例1：张某，男，39岁，干部，1995年6月初诊。自诉2年前起双肘尖下部皮肤瘙痒难忍，以夜间为重。查：双上肢肘尖下部见约4cm×6cm大小的皮损区，皮肤干燥，触之较硬，呈对称分布，皮损区上有抓痕。诊断为神经性皮炎。治疗取曲池（双）、血海（双）、阿是穴，埋线1次，皮损区缩小，瘙痒减轻。埋线2次后，皮损消失。患者半年后因咳嗽来医院取药时，自诉皮炎无复发。摘自：郑沛仪.穴位埋线治疗神经性皮炎［J］.新中医，1997，29（12）：27.

病例2：薛某，女，58岁。腰背部皮肤瘙痒已20余年，右肩背部皮肤瘙痒2年余，痒甚，抓破流水，四季均发，范围由小至大，缠绵不愈，屡用中西药物未能奏效，痛苦异常。查：腰骶局部约当第3、4腰椎体处皮肤呈苔藓样变，表面粗糙，有淡红色丘疹群，范围15cm×15cm。右肩胛内上角处皮损部范围约3cm×5cm。在腰骶部皮损周围边缘向中心埋线8根，中心部埋线5根，一根垂直于皮下组织，余四根向上、下、左、右与皮肤呈45°夹角向皮损周围斜刺入皮下组织；右肩胛部皮损周围埋线3根，中心埋线1根，双侧曲池各埋线1根。术后各埋线点均挤血数滴。术后当晚伤口疼痛，2日后见寒战、发热，经对症处理，1周后恢复正常。患处皮肤在术后12天逐渐止痒脱屑，皮肤颜色由红变暗紫，逐渐恢复成正常肤色，数月后皮肤光滑平整，与正常无异，瘙痒亦未发作。随访2年未复发。摘自：麦凤香.穴位埋线治疗神经性皮炎40例［J］.陕西中医，2012，33（1）：78-79.

【按语】

神经性皮炎是一种慢性皮肤病，病因尚不清楚。认为初起多由于风湿热之邪蕴阻肌肤经络，日久由于营血不足，血虚生风化燥，皮肤经络失于濡养，耗伤阴血，以致患处皮肤粗糙、脱落白屑和瘙痒。也可由于过食辛辣刺激物品及精神因素引起气机不畅，郁久化热，又复感风邪而诱发本病。一般认为，本病的发病原因可能系大脑皮层抑制和兴奋功能紊乱所致。神经紧张、焦虑、抑郁、反复局部刺激（如摩擦、日晒、多汗）以及饮酒或进食辛辣等，均可诱发或加重本病。此外，本病与精神紧张和情绪激动的关系尤为密切。根据神经反射学说，当治疗作用于神经中枢时，通过神经反射，激发神经感受器而产生兴奋现象，沿着交感、副交感神经路线，将良性信息直接传到病损的组织器官，恢复其正常活动机能。埋线直接破坏病灶，阻断原来恶性反射弧，激发中枢神经系统，通过一系列神经调节，最终使人体局部产生良性调节效应。同时可加快局部血氧代谢，扩张血管，改善组织神经营养，提高局部皮肤的耐受性。所取背部穴位，均有脊神经、自主神经分布，并伴行丰富的血管、淋巴。刺激这些穴位，通过中枢神经系统的连络，使人体产生整体的良性调节反应，脏腑组织平衡发展，从而达到全身治疗的作用。曲池、足三里位于上、下肢病灶附近，它们既可以改变局部的血氧循环，又可通过神经调节，改善整个上、下肢血氧循环，对疾病的恢复起协同加强作用。羊肠线穴位埋藏，是集腧穴治疗、羊肠线、生物化学、神经反射、内分泌调节等作用为一体的复合疗法。其既有针刺的机械刺激产生的即时效应，又有作为异体蛋白的羊肠线在体内软化、分解、液化、吸收过程产生的生理、物理及化学刺激而形成的温和、持久的良性"长效针感"效应。多种刺激产生持久的神经冲动，通过中枢神经，使人体局部和全身产生良性的调节效应，使机体恢复正常机能。

【参考文献】

［1］黄巍.羊肠线穴位注射治疗局限性神经性皮炎104例疗效观察［J］.黑龙江中医药，1994，（5）：38-39.

［2］李庆，曹红丽，王小群.梅花针加拔罐结合埋线治疗神经性皮炎198例［J］.中国针灸，1998，（9）：530.

［3］祁秀荣，朱少可.梅花针配合穴位埋线治神经性皮炎87例［J］.中国民间疗法，2009，17（2）：18.

［4］刘艳，耿立东.内服中药联合穴位埋线治疗慢性荨麻疹［J］.广西中医药大学学报，2012，15（2）：17-18.

三、牛皮癣

牛皮癣又叫"银屑病"，是一种常见的慢性炎症性皮肤病，具有顽固性和复发性的特点，其皮损特征是红色丘疹或斑块上覆有多层银白色鳞屑，有明显的季节性，多数患者的病情在春季、冬季加重，夏季缓解。全国总患病率为0.72‰，男性多于女性，北方多于南方，城市高于农村。初发年龄男性多为20~39岁，女性多为15~39岁。近10年来，发病率有上升的趋势，认为与工业污染和工作环境有关。

【临床症状】

牛皮癣的症状初起为针头或绿豆大小的红色点疹，逐渐扩大，有的点疹互相融合而形成斑片。表面覆盖有干燥的银色鳞屑，轻轻刮除鳞屑，可见小片血点，这就是该病的特征。临床上多数患者皮疹表现为冬春季加重而夏季自然减轻。因冬、春季节气候寒冷、干燥，表皮血管收缩，皮肤供血差，肌肤失养所致。在个体免疫机能失调的情况下，抵抗力低下可成为该病的诱因。

1. 点滴型　全身出现黄豆大小的疹点，伏有一层鳞屑，挠破有出血点。治疗不及时最易转成寻常型牛皮癣。

2. 寻常型　皮疹一般发生在头皮、躯干、四肢伸侧，皮肤上出现红色的丘疹，逐渐扩大并融合成斑片或斑块，表面有较厚的银白色鳞屑，形状不规则，有的有地图或岛屿样外观，有的皮损较小、较多，呈满天星外观，鳞屑层一层脱落，轻轻刮掉皮屑可看到薄薄的一层红膜，刮除红膜即可看到小小的出血点，叫筛状出血，这就是寻常型牛皮癣的临床特征。

3. 红皮病型　此型是较严重、较少见的一种，即在约全身皮肤的70%以上呈弥漫性红色，暗红色浸润性皮损，表面有大量糠皮样皮屑，有时在腋下、大腿根部和脐部因肿胀而使表皮剥脱和渗出，口咽鼻及眼结膜可充血发红，患者常有发热畏寒、全身不适等症状。

4. 脓包型　分为广泛性及局限性两种。泛发性脓包型牛皮癣多为急性发病，可在数日至数周内脓包泛发全身，先有密集的针尖大小潜在的小脓包，很快融合，常伴有高热、关节肿痛及全身不适，血常规化验可见白细胞增多，脓包干涸后，随即脱屑，皮屑脱落后，又有新的脓包出现。

【埋线治疗】

取穴：肺俞透风门、驷马三穴、大椎、肝俞、曲池、心俞、足三里、肾俞、血海、灵台透身柱、星状神经节。

操作：①星状神经节埋线（参见附录一：手卡指压式星状神经节埋线术）。②用PGA或PGLA线体对折旋转埋线法，或者胶原蛋白线注线法。每2周治疗1次，3次为1个疗程。

【典型病例】

病例1：刘某，女，36岁，工人。自诉15年前曾患牛皮癣，经治疗后痊愈。3个月前因食鱼后全身皮肤出现瘙痒，伴有多数颗粒红斑，上有白屑，融合成片。就诊时可见全身散在的中等数量的点滴状和混合状的红斑，浸润肥厚，上附有白色鳞屑，抓后有血露现象。诊断为寻常型进行期牛皮癣（血热风盛型）。按上述方法采用电针刺络拔罐治疗3个疗程后，未见新皮疹出现，皮肤瘙痒减轻，继而大部分皮疹消退，仅四肢远端残留少数皮疹。改为埋线治疗，经3次埋线后皮损全部消退，留有色素沉着斑块，临床痊愈，至今 5 年未复发。摘自：王二香，李艳梅，王丽，等．电针刺络拔罐并穴位埋线治疗牛皮癣 296 例疗效观察 [J]．内蒙古中医药，2000，（1）：31-32.

病例 2：李某，男，40 岁，2006 年 4 月 10 日初诊。2 个月前曾患上呼吸道感染，咽痛，伴低热，经治疗好转，但仍咽干，咽痒，有时干咳。继而全身泛发红色丘疹，以面部为甚，瘙痒，抓之脱白屑，近 1 周加重。诊断为牛皮癣，服西药及外用药疗效不佳。现皮肤可见泛发红疹，如绿豆、黄豆大小，色鲜红，表面覆有少许银白色鳞屑，刮之易脱落并见点状出血。舌质红，苔薄黄，脉弦滑。西医诊断：银屑病（进行期）。中医诊断：白疕（血热型）。证属内有蕴热，郁于血分。治宜调理脏腑，凉血活血。予上法穴位埋线，每 2 周操作 1 次，共治疗 5 次。中药取生地黄、天花粉、鸡血藤各 30g，地榆、赤芍、刺蒺藜、野菊花各 15g，槐角、当归、黄连、枳壳、黄芩、荆芥、升麻、莪术各 10g，生甘草 6g。每天 1 剂，水煎分 2 次服，7 剂为 1 个疗程，疗程间隔 3 天，共服用 21 剂，皮损消退大半。随症加减，巩固治疗 1 个月，皮疹全消，临床治愈。随访 2 年未复发。摘自：黄健，毛胜富．穴位埋线配合凉血地黄汤治疗进行期寻常型银屑病 56 例 [J]．中国针灸，2010，30（10）：875-876.

【按语】

埋线疗法作为一种非特异性刺激而提高了机体的免疫功能，所选穴位都有很好的治疗作用。牛皮癣的中医学病因为饮食不节，情志内伤，冲任不调，或外感风邪，郁于肌肤，致营血不和。羊肠线在体内温和持久地刺激周围末梢神经，调整大脑皮层及植物神经系统的功能，同时埋线的机械物理刺激作用时间持久，因而疗效巩固。

大量的研究证实，本病患者的细胞免疫功能偏低，体液免疫也明显异常。埋线的穴位均在神经节段处和神经较多处，埋线可产生生物物理作用和生物化学变化，这一刺激信息和能量通过经络传入体内。银屑病是难治症，很多病例较严重，且病程较长，临床用药也比较乱，特别是有的病人服用免疫抑制剂及激素，停药后容易反弹，以上症状会更加严重，给治疗带来难度。羊肠线是一种异体蛋白，埋入穴位可使人体产生变态反应，使淋巴细胞致敏，并配合体液中的抗体、巨噬细胞等，反过来破坏、分解、液化羊肠线，使其变成多肽、氨基酸等，最后被吞噬吸收，同时产生多种淋巴因子，这些抗原刺激物对穴位产生生物物理作用和生物化学变化，使局部组织产生变态反应和无菌炎症，乃至出现全身反应，提高人体的应激能力，激发人体的免疫功能，调节机体脏腑的功能。中医学认为，肺主皮毛，本病的病机乃血虚风燥，肌肤失养。肺俞、心俞、风门均为足太阳膀胱经穴，膀胱经主表，肺俞、风门、心俞、血海有疏风解表、养血活血之功效；大椎、曲池疏风清热，灵台乃治疗皮肤病的经验要穴，位属督脉，可统领督脉周身之气。埋线和自血疗法集多种刺激效应于一体，互相配合，相得益彰，形成一种非特异性刺激冲动，调节脏腑，平衡阴阳，疏通经络，调和气血，补虚泻实，扶正祛邪，从而使疾病痊愈。笔者的经验是首先多用影响内分泌的穴位，调节神经的夹脊穴，补以免疫要穴埋线，调节内分泌系统功能及新陈代谢，平衡神经系统的功能，调节免疫系统平衡，改善机体血液循环，增强机体对抗原物质的抵抗力，从而达到治愈的目的。

【参考文献】

[1] 王亚平.穴位埋线治疗银屑病 [J].河南中医, 1999, 19（2）: 18-19.

[2] 高小爱.埋线配合自血疗法治疗寻常型银屑病 38 例 [J].上海针灸杂志, 2007, 26（12）: 29.

[3] 张俊峰, 史香竹.药线植入治疗牛皮癣 54 例疗效观察 [J].光明中医, 2009, 24（1）: 127.

[4] 罗玉风, 盛艳萍.羊肠线埋藏治疗银屑病 300 例疗效观察 [J].河南中医, 1993, 13（4）: 191-192.

[5] 周民, 周华, 周风翔.穴位埋线治疗银屑病 200 例 [J].辽宁中医杂志, 1995, 22（4）: 179.

四、白癜风

白癜风是一种常见的后天性的局限性或泛发性皮肤色素脱失病。全身各部位均可发生，常见于指背、腕、前臂、颜面、颈项及生殖器周围等。女性外阴部亦可发生，青年妇女居多。本病属于中医"白癜""白驳风"的范畴。如《诸病源候论》记载："白癜者，面及颈项身体皮肉色变白，与肉不同，亦不痒痛，谓之白癜。"又如，《医宗金鉴·外科心法》记载："白驳风生面颈间，风邪相搏白点斑，甚至遍身无痛痒。"

【临床症状】

白癜风是一种常见的多发的色素性皮肤病，该病以局部或泛发性色素脱失，形成白斑为特征。易出现的部位有以下几处：

1. 神经末梢、关节、汗腺集中分布的地方。

2. 皱褶摩擦部位，如面部、手背、腋部、乳头、腹股沟、骶部、腰周或女性胸背连线部位。

3. 环绕各种体腔开口的部位，如眼、嘴唇、肛门、生殖器等。

4. 躯体着力点部位，如关节处、骨性突出处、前臂伸侧、手背、指趾等。这些部位易于受外伤或受到刺激，因此是白癜风的多发部位。

【埋线治疗】

主穴：星状神经节、曲池、阳陵泉、皮损白斑区。

配穴：膈俞、肺俞、胃俞、脾俞、肾俞、膻中、关元、外关、三阴交。

操作：①星状神经节埋线（参见附录一：手卡指压式星状神经节埋线术）。②用PGA 或 PGLA 线体对折旋转埋线法，或者胶原蛋白线注线法。每 2 周治疗 1 次，3 次为 1 个疗程。

【典型病例】

病例 1：某男, 13 岁。患者皮肤多处出现白斑 3 年，白斑面积逐渐增大，不痛不痒。发育、智力、情绪、饮食及二便无明显异常。曾用多种药物治疗无效。检查见前额、颈部、下腹部散在分布白斑 5 处，白斑面积 2cm×3cm 至 3cm×5cm 不等，无脱屑，周边肤色较深。舌质淡，舌苔薄白，脉和缓有力。穴位埋线治疗 2 次后，白斑面积的 70% 色素沉着，接近正常肤色。随访 1 年，病情稳定。摘自：周子信，冯俊芳，成俊珍.穴位埋线治疗白癜风 30 例［J］.上海针灸杂志，2000，19（3）：19.

病例 2：张某，女，44 岁。皮肤多处出现白斑 6 年，白斑面积逐渐增大，不痛不痒，余无异常。曾到处求医无效。检查见胸部、前额、下腹部散在分布白斑 9 处，白斑面积 3.4cm×5cm 至 4.5cm×7cm 不等，周边肤色较深。舌稍淡暗，苔薄白，脉濡滑。用上法治疗 3 个多月，白斑面积的 88% 色素沉着，接近正常肤色。随访 1 年半，病情稳定，无复发。摘自：郑卫国.穴位埋线结合梅花针叩打治疗白癜风 36 例［J］.甘肃中医学院学报，2004，21（3）：41-42.

【按语】

白癜风是一种后天性局限性皮肤色素脱失病，发病机理多数认为与自身免疫功能有关，属全身性疾病，故局部治疗的疗效不显著，其病因与免疫功能低下、内分泌紊乱、代谢障碍致黑色素细胞被破坏及微量元素缺乏等因素有关。中医将其称为"白斑病""白驳风"，认为此病多与肝郁、肾虚、外受风寒、内蕴湿热有关，多由于情志内伤，肝气郁结，气机不畅，复感风邪，搏结于肌肤，以致局部气血失和而发为本病。故常选用多气多血的经络穴位埋线，可舒通局部气血，滋养肌肤，使全身气血调节平衡。羊肠线吸收过程长，形成的温和刺激长久，通过经络的调节作用，使阴阳平衡，进而改善机体的免疫功能，起到治疗作用，疾病自然而愈。

白癜风的病位在皮肤，与风邪有关，取肺俞、曲池、外关等穴祛除风邪，疏通腠理；因其气血失和，肌肤失养，取膈俞、三阴交血；脾俞、胃俞、肾俞助气血生化输布，协调阴阳；阳陵泉、外关疏肝理气。诸穴合用，具有祛风通络、疏肝解郁、调和气血、协调阴阳之功。白癜风是一种顽固性皮肤病，治疗所需的疗程长。埋线疗法将羊肠线植入穴位，可起到一次操作便长时间刺激的作用便减少频繁治疗对患者工作、学习和生活的影响。

目前白癜风的治疗需依据病情辨证施治，采取综合疗法才能取得较好的疗效。早期发病的治愈率可达 95%，晚期则仅为 30% 以下。因此，把握治疗时机是本病治愈的关键，错过了时机可能导致终身不愈。

【参考文献】

［1］周子信，冯俊芳，成俊珍.穴位埋线治疗白癜风 30 例［J］.上海针灸杂志，2000，19（3）：19.

［2］郑卫国.穴位埋线结合梅花针叩打治疗白癜风 36 例［J］.甘肃中医学院学报，2004，21（3）：41-42.

［3］马立昌，单顺，张金霞.微创穴位埋线实用技术［M］.北京：中国医药科技出版社，2011.

五、脱发

脱发是指头发脱落的现象。正常脱落的头发都是处于退行期及休止期的毛发，由于进入退行期与新进入生长期的毛发不断处于动态平衡，故能维持正常数量的头发。病理性脱发是指头发异常或过度脱落，其原因很多。

中医学认为，脱发的病因主要在肾，若肝肾两虚，气血不足，全身的血液循环就疲软，无力将营养物质输送到人体直立的最高处"头顶"，头上毛囊得不到滋养，渐渐萎缩，就会引起脱发。"肾藏精，主生殖，其华在发"，"发为血之余"，认为肾为先天之本，头发为血液的产物。肾藏精，肝藏血，精血同源并相互转化，两者缺一不可。同时，中医治疗脱发的方式也就围绕这些理论开展。

【临床症状】

脱发的主要症状是头发油腻，如同擦油一样，亦有焦枯发蓬，缺乏光泽，有淡黄色鳞屑固着难脱，或灰白色鳞屑飞扬，自觉瘙痒。若是男性脱发，主要是前头与头顶部，前额的发际与鬓角往上移，前头与顶部的头发稀疏，变黄、变软，最终额顶部一片光秃或有些茸毛；女性脱发在头顶部，头发变稀疏，但不会完全成片脱落。

脱发首先要分清类型，一般脱发可分为两种基本类型，即由于毛囊受损造成的永久性脱发和由于毛囊短时间受损造成的暂时性脱发。永久性脱发即常见的男性秃顶，在某些欧洲国家，男性的秃顶率高达40%。

永久性脱发（即男性型脱发）的掉发过程是逐渐产生的，开始时，头前额部的头发边缘明显后缩，头顶部头发稀少；然后逐步发展，最后会发展到只剩下头后部、头两侧一圈稀疏的头发。其主要原因有三：①遗传因素，血液循环中男性激素的缺乏或失调；②过于肥胖；③多种皮肤病或皮肤受伤留下的疤痕，天生头发发育不良，以及化学物品或物理原因对毛囊造成的严重伤害，均可引起永久性脱发。

暂时性脱发往往是由发高烧等疾病引起的，不过，照X线，摄入金属（如铊、锡和砷）或摄入毒品，营养不良，某些带炎症的皮肤病，慢性消耗性疾病，以及内分泌失调等，也可造成暂时性脱发。

【埋线治疗】

主穴：阿是穴、膏肓、肝俞、脾俞、肾俞、曲池、百会、肺俞、膈俞、足三里、三阴交。

配穴：两鬓脱发者配头维；头皮痒者加大椎；油脂分泌多者加上星。

操作：①星状神经节埋线（参见附录一：手卡指压式星状神经节埋线术）。②用PGA或PGLA线体对折旋转埋线法，或者胶原蛋白线注线法。每2周治疗1次，3次为1个疗程。

【典型病例】

病例：黄某，男，45岁。主因：近几个月来工作压力较大，精神高度紧张，失眠多梦，饮食少，洗头时头发脱落严重，以致头顶后侧多处脱发并形成斑秃，曾用各种办法治疗，效果欠佳。给予埋线并做心理治疗，生活调节，20天后复诊，大量头发脱落好转，斑秃处已有毛发生出。又在原穴埋线1次，1个月后斑秃处头发全部长出。随访两年，未再脱发。摘自：马立昌，单顺，张金霞.微创穴位埋线实用技术［M］.北京：中国医药科技出版社，2011.

【按语】

斑秃的发病原因迄今为止尚未完全明了，目前认为机体免疫功能紊乱对其发病起一定作用。斑秃属中医学"油风"的范畴。《外科正宗》曰："油风乃血虚不能随气荣养肌肤，故毛发根空，脱落成片，皮肤光亮。"肝藏血，肾藏精，肝肾不足，精血亏虚为脱发的主要病因，同时与血热生风、肝郁血瘀、脾虚血亏等相关。其病变在毛发，病位在脏腑，与肝、肾、脾三脏关系最为密切。穴位埋线的治疗原理是"疏其血气，令其条达"，包含穴位封闭、针刺、机体组织损伤的后作用，留针（埋针）及组织疗法等各种刺激效应。穴位埋线，初为机械刺激，后为生理学效应和刺激源，具有短期速效和长期续效两种作用方式，可以提高免疫功能，补虚扶正。取督脉、足太阳经穴为主，百会、膈俞、肾俞、肝俞、足三里、三阴交等穴具有养血祛风、活血化瘀等作用，结合阿是穴埋线，能够疏导局部气血，促进头发新生。

埋线治疗斑秃的机理也颇受重视。通过甲皱微循环观察，发现绝大部分斑秃患者都存在不同程度的微循环障碍，提示斑秃的发生多因微循环功能障碍造成局部毛囊缺血所致，所以做好心理调节和生活调节很重要。

【参考文献】

［1］周秀莲，李卫东.穴位埋线治疗斑秃疗效观察［J］.上海针灸杂志，2009，28（7）：397-398.

［2］王侠生，廖康煌，杨国亮.皮肤病学［M］.上海：上海科学技术文献出版社，2005：748-749.

［3］奚永江，司徒玲.针法灸法学［M］.上海：上海科学技术出版社，1988：104.

［4］贾河先.百病良方［M］.重庆：科学技术文献出版社重庆分社，1989：252.

［5］任晓艳.任氏穴位埋线美容疗法［M］.北京：人民卫生出版社，2001：21-23.

六、口腔溃疡

口腔溃疡，又称口疮，是发生在口腔黏膜上的表浅性溃疡，大小可从米粒至黄豆大小，呈圆形或卵圆形，溃疡面为凹，周围充血，可因刺激性食物而引发疼痛，一般1~2周可以自愈。口腔溃疡的诱因可能是局部创伤、精神紧张、食物、药物、激素水平改变及维生素或微量元素缺乏。系统性疾病、遗传、免疫及微生物在口腔溃疡的发生、发展中可能起重要作用。

该病好发于 20 ~ 45 岁的女性，男女之比约为 2 : 3。据有关资料统计，发病率不低于 10%。多发生于口腔黏膜无角化或角化较差的区域，如唇内侧、舌尖、舌缘、舌腹、颊、软腭、前庭沟等处的黏膜。

【临床症状】

口腔溃疡成周期性反复发生，医学上称"复发性口腔溃疡"。可一年发病数次，也可以一个月发病几次，甚至新旧病变交替出现。口腔溃疡为非特异性炎症，初期出现严重的血管及炎性反应，形成溃疡后，其表面有纤维素性假膜覆盖，下方有少量坏死组织，固有层有大量炎症细胞浸润，胶原纤维可水肿、玻璃样变或断裂消失。腺周口疮的病变与以上变化基本相同，但范围大而深，且唾液腺腺泡破坏，腺管扩张，上皮增生。常见的口腔溃疡有以下几种：

1. 轻型口疮　好发于口腔黏膜角化差的部位，溃疡呈圆形或椭圆形，大小、数目不等，散在分布，边缘整齐，周围有红晕，感觉疼痛，有自限性及复发史，愈后不留瘢痕。

2. 疱疹样口疮　溃疡小且数目可多达 20 个以上，分布较广泛，无成簇及融合现象，患处疼痛，伴有头痛、低热等全身症状，愈后不留瘢痕。

3. 腺周口疮　好发于唇内侧及口角区黏膜，溃疡多单个发生，且大而深，呈"弹坑"状，边缘隆起，底不平、微硬，病程长，愈后可留下瘢痕。

4. 白塞综合征　若已出现口、眼及生殖器皮肤损害时，则应结合其他系统损害分析进行诊断。

【埋线治疗】

取穴：星状神经节、胃俞、脾俞、足三里、三阴交、曲池。

操作：①星状神经节埋线（参见附录一：手卡指压式星状神经节埋线术）。②用PGA 或 PGLA 线体对折旋转埋线法，或者胶原蛋白线注线法。每 2 周治疗 1 次，3 次为 1 个疗程。

【典型病例】

病例：谷某，女，33 岁。患顽固性口腔溃疡 5 年，每次 1 ~ 3 处，反复发作，疼痛难忍，并伴失眠、纳差、消瘦。检查：口腔内唇及舌黏膜有 3 处溃疡，0.3 ~ 0.4cm，边缘红润，中间凹陷，表面有白色假膜。诊断为复发性口腔溃疡。用上述方法治疗 1 次，疼痛消失，溃疡面减小，食量大增，睡眠好转。治疗 2 次后，溃疡全部消失，睡眠正常，体重较前增加 1kg。继续治疗 2 个疗程，随访 6 个月未复发。摘自：丁春华. 穴位埋线治疗复发性口腔溃疡 16 例 [J]. 中国民间疗法，2005，13（7）：13-14。

【按语】

复发性口腔溃疡又称阿弗他口炎，为口腔黏膜病中发病率最高者。临床特点是口腔黏膜反复发作的浅小溃疡，伴剧烈疼痛，病虽有自限性，但很难彻底治愈。采用穴位埋线疗法，通过对相应穴位的长期有效刺激，起到协调脏腑、平衡阴阳、调和气血、补虚泻实、提高免疫力等作用。取胃俞、脾俞、足三里可以调理脾胃，改善免疫功能，促进溃疡修复；三阴交调和阴阳气血；曲池清热泻火。临床观察曲池、足三里两穴对五官口齿病有较好的疗效，又是强壮要穴，对提高机体免疫力有良好的疗效。通过对上述穴位的长期有效刺激，达到促进溃疡愈合和防止复发的目的。

【参考文献】

[1] 马立昌，单顺，张金霞. 微创穴位埋线实用技术 [M]. 北京：中国医药科技出版社，2011.

七、慢性中耳炎

慢性中耳炎是中耳黏膜、骨膜或深达骨质的慢性化脓性炎症，常与慢性乳突炎合并存在。多因急性化脓性中耳炎延误治疗或治疗不当、迁延而成，或为急性坏死型中耳炎的直接延续。病程一般超过 6 ~ 8 周，以反复患耳流脓、鼓膜穿孔及听力下降为主要临床特点。严重者可引起颅内、外并发症。

【临床症状】

根据病理及临床表现，将本病分为三型，即单纯型、骨疡型和胆脂瘤型。根据国内外研究，将其分为静止期和活动期。主要症状为：

1. 患耳流脓 是本病的主要常见症状。可为黏液、黏脓或纯脓性。单纯型脓液一般较稀薄，无臭味；而骨疡型和胆脂瘤型流脓虽不多，但较稠，多为纯脓性，并伴有异臭味。

2. 耳聋 轻重不一，如单耳发病，易被忽视。此种耳聋，多与病程的进展成正比，即病变较重，耳聋也加重，一般为传导性聋。

3. 耳鸣 部分病人可出现耳鸣。

4. 其他 除上述症状外，如有眩晕、呕吐、面瘫、剧烈头痛、寒战、高热等症状出现，提示患者可能有并发症发生，应立即就诊，积极采取主动有效的治疗。

【埋线治疗】

主穴：星状神经节、听宫、听会、耳门、翳风。

配穴：外关、太溪、太冲。

操作：①星状神经节埋线（参见附录一：手卡指压式星状神经节埋线术）。②用PGA 或 PGLA 线体对折旋转埋线法，或者胶原蛋白线注线法。每 2 周治疗 1 次，3 次为 1 个疗程。

【典型病例】

病例：王某，男，12 岁，学生，1992 年 10 月 8 日就诊。主诉：双侧耳道流脓 4 年，伴局部疼痛、听觉障碍。经五官科诊断为慢性化脓性中耳炎。经采用埋线疗法治疗 1 次后，流脓明显减少，听力增强，疼痛消失。又巩固治疗 1 次，以上症状全部消失，随访 2 年未复发。摘自：靳勇 . 穴位埋线治疗慢性化脓性中耳炎 56 例［J］. 上海针灸杂志，1997，16（1）：41.

【按语】

中医学认为，本病多因风热湿邪侵袭，引动肝胆之火，内外邪热结聚耳窍，蒸灼耳膜，血肉腐败，则生脓汁而成；或因正气素虚或久病体虚，正气不胜邪毒，邪毒滞留，加上脾虚运化失健，水湿内生，泛溢耳窍而致；或因先天不足或劳伤肾精，以致肾元亏损，耳窍不健，邪毒易于滞留，使急性实证脓耳演变为慢性虚证脓耳。埋线疗法治疗中耳炎，主要适用于慢性化脓性中耳炎和非化脓性中耳炎。选穴以局部及远端少阳经穴为主。针刺时要注意避开动脉血管，并严格消毒，埋线后局部及耳内不能进水，以免感染而加重病情。

【参考文献】

［1］靳勇 . 穴位埋线治疗慢性化脓性中耳炎 56 例［J］. 上海针灸杂志，1997，16（1）：41.

［2］马立昌，单顺，张金霞 . 微创穴位埋线实用技术［M］. 北京：中国医药科技出版社，2011.

八、耳鸣耳聋

耳鸣是指病人自觉耳内鸣响，如闻蝉声，或如潮声。耳聋是指不同程度的听觉减退，甚至消失。耳鸣可伴有耳聋，耳聋亦可由耳鸣发展而来。二者临床表现和伴发症状虽有不同，但在病因病机上却有许多相似之处，均与肾有密切的关系，故合并论述。

【临床症状】

耳鸣耳聋可作为临床常见症状，常见于各科的多种疾病过程中，也可单独成为一种耳部疾病。西医的耳科病变（如中耳炎、鼓膜穿孔）、急性热性传染病（如猩红热、流行性感冒）、颅内病变（如脑肿瘤、听神经瘤）、药物中毒、高血压、贫血、神经衰弱等疾病，均可出现耳鸣耳聋。

耳聋的分类方式有很多种，按病变部位及性质可分为三类：

1. 传导性聋 外耳、中耳传音机构发生病变，音波传入内耳时发生障碍。例如，耵聍栓塞、中耳炎等所致的耳聋。

2. 感音神经性聋 指耳蜗螺旋器病变，不能将音波变为神经兴奋，或神经及其中枢途径发生障碍，不能将神经兴奋传入；或大脑皮质中枢病变，不能分辨语言，统称为感音神经性聋。例如，梅尼埃病、耳药物中毒、迷路被噪声损伤、听神经瘤等。

3. 混合性聋 传音和感音机构同时有病变存在，如长期慢性化脓性中耳炎、耳硬化症晚期、爆震性聋等。

【埋线治疗】

主穴：星状神经节、听宫、听会、耳门、翳风。

配穴：风池、颈夹脊穴、肝俞、肾俞。

操作：①星状神经节埋线（参见附录一：手卡指压式星状神经节埋线术）。②用PGA或PGLA线体对折旋转埋线法，或者胶原蛋白线注线法。每2周治疗1次，3次为1个疗程。

【典型病例】

病例：屈某，女，67岁，2015年2月初诊。主诉：右耳听力障碍并耳中鸣响4年。病史：患者于4年前不明原因发生右耳渐进性听力减退，就诊时基本无法听到声音，附于耳边大声呼叫，才能感觉到声音，但不能听清，须左耳听音，听力减退发生时，伴有耳中鸣响，开始声音微弱，只在安静时可听到，直至就诊时自述感觉整个右侧头部脑鸣，鸣声并不尖锐刺耳，但声音持续，耳中除鸣响声以外，不能听到外界声音，若大声呼喊，靠耳边震动感知声音，鸣声在夜间和晨起加重，白日稍微缓解，病情严重时整个头部昏蒙不适，恶心欲吐，但不能吐出。自发病以来，先后在各医院做详细检查，专科检查为耳膜完好，脑神经系统无异常，但治疗效果不佳。患者平素自觉口干口苦，睡眠差，纳食不香，便秘，1周行1~2次，小便正常。舌暗，苔薄黄，脉弦濡细。诊断为耳鸣。

第一次埋线选穴：风池、百会、完骨（患侧）、耳门（患侧）、肝俞、肾俞、内关。并给予六味地黄丸等药口服。埋线两周后，患者自觉耳部鸣响声时有减弱，但是仍然持续，下午声音最小，在鸣响声减小时，听力有所好转，但鸣响声大时仍然不能听音，右侧头部昏蒙现象明显好转。

第二次埋线选穴：风池、完骨（患侧）、听宫（患侧）、肝俞、肾俞。第二次埋线两周后，患者自述耳鸣声整体较前变小，整个右侧头部脑鸣范围以右耳为中心缩小，范围变为胆经头临泣到风池循行线内，头晕不适感未发作。

第三次埋线选穴：风池、翳风（患侧）、听宫（患侧）、风门、肝俞、肾俞。第三次埋线两周后，患者自述耳鸣声音较前继续减弱，偶尔下午在短时间内耳鸣消失，范围缩小为胆经悬厘至完骨连线范围内，听力较前明显好转，不用大声喊话或靠近耳边呼叫也可听清，对答切题，口苦明显减轻。

第四次埋线选穴：风池、完骨（患侧）、听宫（患侧）、肾俞。第四次埋线两周后，耳鸣范围继续缩小，下午耳鸣消失，消失时间延长，听力明显好转，医生戴口罩正常音量可与患者交谈，对答切题，睡眠良好，晨起稍有耳鸣，声音小，不影响正常生活，饮食正常，大便两日一行，口微苦，不渴，余无不适。摘自：张掖德康康复医院门诊病历。

【按语】

耳鸣是在缺乏相应的外来声刺激的情况下机体所感受到的声音，为临床常见症状，也是世界公认的难题之一，其机制尚未明确。以往认为耳鸣的发生与听神经的自发性活动增强有关，目前一些研究学者认为耳鸣产生的部位位于中枢神经系统，而不在听传导系统的外周部位，但不管耳鸣产生在哪个部位，耳鸣信号的接收、进一步加工及翻译都发生在中枢部分。由于目前对于耳鸣没有特效的治疗方法，使得耳鸣患者饱受痛苦，持续的耳鸣还可以使患者产生心理问题，因此，解除患者的心理负担也是治疗耳鸣的一个重要方面。针灸治疗耳鸣历史悠久，疗效肯定，但是随着社会的发展，生活节奏的加快，年轻化的耳鸣患者工作忙碌，因难以坚持而使治疗半途而废，影响疗效。穴位埋线疗法，具有简便、省时又避免反复多次针刺刺激的优点，且羊肠线作为一种异体蛋白埋入穴位后，除了能延长经穴的有效刺激时间外，还能提高机体营养代谢和机体应激、抗炎、抗过敏、抗病毒的能力，在临床治疗上有显著的优越性。此外，穴位埋线后可使大脑皮层建立新的兴奋灶，从而对病灶产生良性诱导，缓解病灶放电，达到治愈病灶的目的。

人体椎动脉左、右各一支于脑桥下汇合成椎 – 基底动脉，其分支到达小脑、脑桥基底部、延脑、大脑枕叶及内耳。其中，小脑前下动脉分出的迷路动脉进入内耳道，主要供应内耳血液；其主干向前为耳蜗总动脉，迷路动脉的各个分支在到达耳蜗和前庭器官之前，都要经过扭曲或螺旋状行走，这种解剖形态特点，决定其较易发生微循环障碍，从而引起耳鸣；颈椎关节病、颈损伤、椎动脉功能障碍可能为耳鸣的部分原因，这些疾患常有嚼肌、颞肌、枕额肌以及颈肌等肌肉痉挛。针刺作为耳鸣复健的中医疗法之一，在我国已被广泛接受，文献显示国内临床上现在主要采用针刺配合穴位注射、口服药物、艾灸等综合疗法，均有较好的疗效。有学者通过采用埋线和普通针刺治疗的方法对 32 例神经性耳鸣患者的疗效进行对比，发现采用埋线治疗的患者除了临床治愈和总有效率较高外，患者的生活和心理的改变也优于针刺对照组，但不能否认这些作用的发生和耳鸣好转之间的密切关系，埋线疗法对患者心理的影响还需要进行深入的研究。通过临床观察发现，大部分耳鸣患者有以下特点：病程普遍较长；仅接受针刺的耳鸣患者在针刺后期反应欠敏感，与针刺耐受有关；耳鸣反复发作，诱发因素一部分与情绪有关。埋线对穴位产生复杂持久而柔和的非特异性刺激冲动，可在一定程度上延长针灸的效应，同时，在治疗后期弥补了局部针刺产生耐受性的缺点，既可有效缓解耳鸣症状，又起到了防止耳鸣复发的作用。通过文献复习，埋线治疗感音神经性耳鸣临床上应用甚少，周文明用耳后聪穴埋线治疗感音神经性耳鸣，总有效率为 93.6%，治愈率为 18.4%。针刺结合颈夹脊穴位埋线可作为辅助治疗手段之一在临床推广应用。

【参考文献】

［1］王克非. 当归液穴位注射与埋线治疗感音神经性聋及耳鸣［J］. 中国中西医结合耳鼻咽喉科杂志，1996，4（3）：135-136.

［2］徐三文.谈颈性耳鸣耳聋的中医外治［J］.中医外治杂志,2005,14（5）：12-13.

［3］周敬佐.穴位埋线治疗突发性耳聋25例［J］.辽宁中医杂志,2006,33（9）：1161.

［4］用文明,赵理山.耳后聪穴埋线治疗耳鸣312例报告［J］.中国中西医结合耳鼻咽喉科杂志,1997,5（1）：27.

［5］王欣.穴位埋线治疗神经性耳鸣的疗效观察［J］.浙江中医药大学学报,2011,35（4）：589-590.

［6］周歆.颈夹脊穴埋线治疗感音神经性耳鸣疗效及其临床影响因素的 Logistic 回归分析［D］.广州中医药大学硕士学位论文,2012：1-19.

九、梅尼埃病

梅尼埃病是以膜迷路积水为主的一种内耳疾病。本病以突发性眩晕、耳鸣、耳聋或眼球震颤为主要临床症状,眩晕有明显的发作期和间歇期。病人多数为中年人,患者性别无明显差异,首次发作在50岁以前的病人约占65%,大多数病人单耳患病。

【临床症状】

梅尼埃病的症状各人不尽相同,发作期的主要症状为：发作突然,可在任何时间发作,甚至入睡后也可发作。最常见的症状是：病人睁眼时,感觉房子或周围物体在转动,闭眼时则自觉身体在旋转,眩晕来势猛烈时可使病人突然倒地。发作期间病人睁眼或转动头部则症状会加重,故大多数病人闭目静卧,头部和身体都不敢转动。多数病人在发作时出现单侧耳鸣及耳聋,少数是双侧耳鸣及耳聋。约25%的病人在发作前已有耳鸣及耳聋出现,而在发作后加重。

本病主要有三大症状：眩晕、耳鸣、耳聋。多数中年发病,常突然起病,先有耳鸣、耳聋,随后出现眩晕,持续数分钟至数小时,严重者数周或数日眩晕不止,伴有恶心、呕吐。发作后疲劳、无力、嗜睡,轻者眩晕消失后耳鸣、耳聋亦消失,反复发作者耳鸣持续,听力也不再恢复。本病属中医学"眩晕"的范畴。

【埋线治疗】

主穴：星状神经节。

配穴：四渎、翳风、内关、听会、足三里。

操作：①星状神经节埋线（参见附录一：手卡指压式星状神经节埋线术）。②用 PGA 或 PGLA 线体对折旋转埋线法,或者胶原蛋白线注线法。每2周治疗1次,3次为1个疗程。

【典型病例】

病例：杨某,女,38岁,幼儿教师。患者每日上午10时发生眩晕,站立不稳,恶心,呕吐,出汗,面色苍白,中午常不能进食,下午4时后好转,如此每日发作,病程长达5年,曾在武汉、南昌、上海诊治无效。检查：左侧膜迷路积水,前庭功能减退。

诊断为内耳眩晕症。第一次取双侧晕听区、四渎埋线治疗，7天后复诊时，眩晕减轻，恶心呕吐停止。第二次取左翳风、双侧内关穴位埋线，第三次取左听会、双侧足三里埋线后痊愈，至今8年未复发。摘自：马立昌，单顺，张金霞.微创穴位埋线实用技术［M］.北京：中国医药科技出版社，2011.

【按语】

眩晕的发生与人的脏腑功能有关，肾阴不足，则水不涵木；脾阳不振，则运化失司；肝阳上亢，诸风掉眩；清浊升降失调，聚湿痰积必眩晕。眩晕症的病人多属虚证，足三里、内关补脾阳，振运化，降逆止呕；四渎清肝阳，祛诸风清眩；翳风、听会使耳部血液循环加速，消除局部水肿、炎症，膜迷路积水消失，眩晕停止。

十、鼻炎

鼻炎指的是鼻腔黏膜和黏膜下组织的炎症。表现为充血或者水肿，患者经常会出现鼻塞、流清涕、鼻痒、喉部不适、咳嗽等症状。

【临床症状】

1. 鼻塞　鼻塞的特点为间歇性。在白天、天热、劳动或运动时鼻塞减轻，而夜间、静坐或寒冷时鼻塞加重。鼻塞的另一特点为交替性。如侧卧时，居下侧之鼻腔阻塞，上侧鼻腔通气良好。由于鼻塞，间或嗅觉减退、头痛、头昏、说话呈闭塞性鼻音等症状。

2. 多涕　常为黏液性或黏脓性，偶成脓性。脓性多于继发性感染后出现。

3. 嗅觉下降　多为两种原因所致，一为鼻黏膜肿胀，鼻塞，气流不能进入嗅觉区域；二为嗅区黏膜受慢性炎症的长期刺激，嗅觉功能减退或消失。

4. 全身表现　多数人有头痛、食欲不振、易疲倦、记忆力减退及失眠等症。

急性鼻炎可有全身症状，以秋冬或冬春季较多见；慢性鼻炎由急性鼻炎发展而来，与合并细菌继发感染、治疗不彻底和反复发作有关。轻者称为单纯性慢性鼻炎，重者称为肥厚性鼻炎。单纯性慢性鼻炎主要症状为鼻堵塞，轻者为间歇性或交替性，重者为持续性，鼻分泌物增多。慢性肥厚性鼻炎由慢性单纯性鼻炎发展而来，是长期慢性炎症、瘀血刺激而使鼻黏膜、鼻甲出现增生所致，此时黏膜增厚、组织弹性下降、鼻腔通气能力差，从而危害鼻的生理功能。过敏性鼻炎是一种变态反应性疾病，故又称变态反应性鼻炎，以发作性鼻痒、鼻塞、喷嚏、流清水样涕及鼻黏膜水肿、苍白、鼻甲肿大等为主要临床症状。

本文探讨的鼻炎，包括上述几种鼻炎的共同症状，即鼻塞和流涕，因为这几种鼻炎常常互相转化、互相夹杂，故中医治疗时常常根据其症状辨证治疗。

【埋线治疗】

主穴：颈夹脊（第3、4颈椎夹脊）、肺俞、迎香、大椎、曲池、足三里、印堂、木穴。

配穴：肺脾气虚型配脾俞、膈俞、太溪；肺经郁热型配合谷、列缺；肾阳亏虚型配命门、志室、关元。

操作：用 PGA 或 PGLA 线体对折旋转埋线法，或者胶原蛋白线注线法。选用 1 号线，迎香用 00 号线。颈夹脊埋线时，垂直于穴位穿刺数下，先进行松解和穴位放血，然后埋线。迎香穴埋线进针时，特别注意一定要埋在鼻旁沟内，偏内或偏外都会影响疗效，无菌操作也很重要。每 2 周治疗 1 次，3 次为 1 个疗程。

【典型病例】

病例 1：周某，男，22 岁，教师。自幼流黄鼻涕，鼻塞，语声重浊，伴头痛，耳鸣，嗅觉消失，易感冒。病史约 15 年，长期服中、西药未见改善，于 1986 年 3 月 6 日初诊。查：双下鼻甲肥大，慢性充血，黏膜分泌物呈黄色，嗅区窥不见，余（－）。临床诊断：慢性肥厚性鼻炎。治疗：穴位埋线，配合针刺合谷、双迎香穴。约 5 分钟后观察，鼻腔黏膜水肿、充血减轻，分泌物减少，自觉症状好转。随访两年，未见复发。患者半年后再做一次巩固性治疗，自觉体质增强，很少感冒。摘自：李海鸥，李春辉，胡正霞，等 . 穴位埋线治疗 150 例鼻炎疗效观察［J］. 福建中医药，1990，21（3）：7-8.

病例 2：某男，25 岁。两年多来过敏性鼻炎反复发作，发作时喷嚏不止，鼻咽部痒甚难忍，水样鼻涕，偶有鼻塞，每因天气变化而发。过敏性体质，曾做脱敏治疗，曾用抗组胺类药物、抗生素等效果不佳，于 1987 年 9 月 24 日来诊。检查：中、下鼻甲水肿，鼻黏膜苍白，水样分泌物较多。经 1 次埋线后，临床症状全部消失，鼻甲水肿消失，黏膜色泽正常。随访两年，未见复发。摘自：李素荷 . 穴位埋线治疗过敏性鼻炎慢性鼻炎 195 例［J］. 山东中医杂志，1995，14（12）：555-556.

【按语】

慢性鼻炎时颈夹脊局部有硬结粘连是导致慢性鼻炎久治不愈的主要原因。第 3、4 颈椎夹脊神经根支配鼻部，埋线颈夹脊时，松解、放血可以使局部血液循环恢复正常，压迫神经根状态解除，可以从根本上调节鼻炎的症状。肺俞属足太阳膀胱经穴，具有调补肺气之功，肺主皮毛，外邪侵袭，先在皮毛，故肺虚常易患感冒，肺脏的背俞穴可调节脏腑功能，取之有清肺祛风、补益气血的功能。迎香属手阳明大肠经穴，为局部取穴，研究表明，迎香穴浅层有上颌神经的眶下神经的分支，刺激面部的感受器，通过三叉神经将冲动传递到脑桥和延髓，从延髓分出的节前纤维，经中间神经将冲动传至岩浅大神经，再到蝶腭神经节，调节鼻黏膜血管和腺体的分泌，因而，迎香穴可改善鼻部血液循环，清除局部炎性水肿，改善鼻部通气功能，具有通鼻窍之功。迎香与肺俞两穴合用，既充实了肺气，又达到了祛邪通窍的目的。大椎为督脉穴，又是手、足三阳经的交会穴，取之可疏通阳气，开郁解毒。因肺开窍于鼻，曲池是大肠经穴，与肺相表里；足三里为胃经穴，可调补气血、扶助正气。曲池和足三里两穴具有调节机体免疫机能、增强机体免疫能力、抗过敏的作用。印堂为督脉所过之处，督脉沿此下行，经鼻柱达鼻尖。木穴为董氏奇穴，对治疗鼻炎有特效。以上各穴经埋线后，既有针刺效应，又有长效针感效应，各穴合用，共奏疏风解郁、宣肺利鼻通窍的作用。本病在治疗时应避免过敏因素的刺激，同时预防感冒，生活要有规律，增强体质，可以提高疗效。

宋斌等穴位埋线迎香和肺俞治疗过敏性鼻炎兼支气管哮喘46例，总有效率为91.67%，疗效最长，经13年随访，未再复发。他们从中医学观点分析，过敏性鼻炎及哮喘多由外感风寒或风寒积久化热，外邪袭肺，肺卫失和所致。治宜益气固表，宣肺降气。刺激迎香穴可有清热散风、利通鼻窍之功，刺激肺俞穴则可产生宣降肺气、益气固表、疏风通络的作用。对上述二穴进行埋线，可达到长久刺激而使鼻窍开通、益气止喘之功。

【参考文献】

[1] 刘欢兴. 穴位埋线治疗变应性鼻炎的临床研究 [J]. 成都中医药大学硕士学位论文，2012.

[2] 宋斌，戴彩英. 穴位埋线治疗过敏性鼻炎兼支气管哮喘疗效观察 [J]. 中国中西医结合耳鼻咽喉科杂志，1995，（4）：174.

十一、鼻窦炎

鼻窦炎是鼻窦黏膜的非特异性炎症，为一种鼻科常见病、多发病。上颌窦、筛窦、额窦和蝶窦的黏膜发炎统称为鼻窦炎。鼻窦炎常由于肿胀或水肿的鼻黏膜阻塞了在中鼻道和上鼻道的鼻窦开口所致，可分为急性和慢性两类。急性化脓性鼻窦炎多继发于急性鼻炎，以鼻塞、多脓涕、头痛为主要特征；慢性化脓性鼻窦炎常继发于急性化脓性鼻窦炎，以多脓涕为主要表现，可伴有轻重不一的鼻塞、头痛及嗅觉障碍。几乎所有过敏性鼻炎患者均有不同程度的过敏性鼻窦炎，受侵的鼻窦常为双侧、全鼻窦，过敏性鼻窦炎在没有继发感染前，常无明显的临床表现，诊断依靠鼻窦X线摄片或CT扫描。

【临床症状】

1. 急性鼻窦炎

（1）急性鼻窦炎的临床症状主要为头痛。急性鼻窦炎为鼻窦黏膜急性炎症，多发生在感冒后。急性鼻窦炎的症状与哪一种鼻窦发生炎症有关，根据头痛的部位和特点可以初步判断：前额部痛，晨起轻，午后重，还可能有面颊部胀痛或上列磨牙疼痛，多是上颌窦炎；晨起感前额部痛，渐渐加重，午后减轻，至晚间全部消失，这可能是额窦炎；头痛较轻，局限于内眦或鼻根部，也可能放射至头顶部，多为筛窦炎引起；眼球深处疼痛，可放射到头顶部，还出现早晨轻、午后重的枕部头痛，这可能是蝶窦炎。但是，大多数人的症状可能有很多，所以有时候无法根据头痛来确定究竟是哪个鼻窦发炎。

（2）除头痛外，典型的急性鼻窦炎表现还包括鼻塞、流脓涕、暂时性嗅觉障碍、畏寒、发热、食欲不振、便秘、周身不适等。较小的儿童可发生呕吐、腹泻、咳嗽等症状。脓鼻涕刺激咽喉还可以引起咽喉不适、咽喉炎等。严重的急性鼻窦炎可以引起眼部的感染，但近年来由于抗生素的广泛应用，急性鼻窦炎的并发症（如眼眶感染等）已较少见。

2. 慢性鼻窦炎

（1）脓涕多。鼻涕多为脓性或黏脓性，黄色或黄绿色，量多少不定，多流向咽喉部，单侧有臭味者，多见于牙源性上颌窦炎。

（2）鼻塞。轻重不等，多因鼻黏膜充血肿胀和分泌物增多所致，鼻塞常可致暂时性嗅觉障碍。伴有鼻息肉时鼻腔可完全阻塞。

（3）头痛。慢性化脓性鼻窦炎一般有明显的局部疼痛或头痛。如有头痛，常表现为钝痛或头部沉重感，白天重，夜间轻。前组鼻窦炎多表现为前额部和鼻根部胀痛或闷痛，后组鼻窦炎的头痛在头顶部、颞部或后枕部。患牙源性上颌窦炎时，常伴有同侧上列牙痛。

（4）其他。由于脓涕流入咽部和长期用口呼吸，常伴有慢性咽炎症状，如痰多、异物感或咽喉疼痛等。若影响咽鼓管，也可有耳鸣、耳聋等症状。

（5）慢性筛窦炎常与慢性上颌窦炎合并存在，除有一般慢性化脓性鼻窦炎的症状外，嗅觉减退更为明显。

【埋线治疗】

主穴：神庭、印堂、列缺、合谷、迎香、太冲、风池、上星、肺俞。

配穴：眉棱骨痛加攒竹，头痛加百会。

操作：用 PGA 或 PGLA 线体对折旋转埋线法，或者胶原蛋白线注线法。选用 1 号线，迎香用 00 号线。迎香穴埋线进针时，特别注意一定要埋在鼻旁沟内，偏内或偏外都会影响疗效，无菌操作也很重要。每 2 周治疗 1 次，3 次为 1 个疗程。

【典型病例】

病例：某女，22 岁，保育员。主诉：鼻通气不畅 3 年多，伴有轻度头痛头昏，冬春加重，夜间更甚。经常以血管收缩剂点鼻，维持鼻通气功能，但效果仍不满意。检查：鼻腔黏膜充血，双下甲肿大，表面光滑，麻黄素液收缩尚可。鼻道见有黏液脓性鼻涕，未见息肉，中隔不弯。诊断：慢性鼻炎。内迎香穴埋线 1 次，鼻通气功能改善，自觉症状明显减轻。经 3 次治疗，自觉症状消失，鼻腔黏膜恢复正常，黏脓性鼻涕消失。随访 1 年未见复发。摘自：中国人民解放军 81877 部队卫生处.内迎香穴埋线治疗鼻炎及副鼻窦炎 136 例临床观察［J］.辽宁中级医刊，1980，（2）：41-42.

【按语】

中医学将鼻窦炎称为"鼻渊""脑渗""脑漏"。肺开窍于鼻，鼻渊的发生多因患者素体虚弱，复感风寒，蕴而化热，肺气失宣，而致鼻塞。风邪解后，郁热未清，酿为浊液，壅于鼻窍，则发为鼻渊。临床上也有肝胆火盛、上犯清窍而引起鼻渊者。

神庭能宁神醒脑，善治头痛、头晕目眩、鼻渊、鼻衄；印堂能宣肺通窍，醒脑开窍；列缺为肺经络穴，合谷为大肠经合穴，属于远部表里配穴法；迎香属于大肠经穴，为局部取穴，可改善鼻部血液循环，清除局部炎性水肿，改善鼻部通气功能，具有通鼻窍之功，印堂为经外奇穴，为督脉所过之处，督脉沿此下行，经鼻柱达鼻尖，迎香、印堂远近相配，可收疏风清热、宣肺开窍之功；太冲是肝经原穴，风池为胆经与阳维之会，二穴有疏风清热、清泻肝胆的作用。因肺开窍于鼻，肺主皮毛，外邪侵袭，先在皮毛，肺俞属足太阳膀胱经穴，取之有清肺祛风、调补肺气之功。迎香与肺俞两穴合用，既充实了肺气，又达到了祛邪通窍的目的。

平时注意锻炼身体，劳逸结合，衣着适度，多呼吸新鲜空气，避免鼻腔干燥。

十二、慢性咽炎

慢性咽炎是咽黏膜慢性炎症。以咽部不适，发干，异物感，或轻度疼痛，干咳，恶心，咽部充血呈暗红色，咽后壁可见淋巴滤泡等为主要临床症状。慢性咽炎患者，因咽分泌物增多，故常有清嗓动作，吐白色痰液。

本病属中医学"喉痹""喉风"的范畴，多由肺肾阴虚、虚火上炎、熏蒸咽喉而致局部经脉失去濡养，气血瘀阻而致；常处不洁之境，吸入有毒之气，亦是发生本病的病因所在。临床常分为肺阴不足、肾虚火旺、脾虚湿重三型，而肺肾阴虚较为常见。

【临床症状】

慢性咽炎是咽部黏膜、黏膜下及淋巴组织的弥漫性炎症，多见于中年人，其主要临床症状为咽部有干痒、异物、灼热或微痛感。

本病的主要病因有屡发急性咽炎、长期粉尘或有害气体刺激、烟酒过度或其他不良生活习惯、鼻窦炎分泌物刺激、过敏体质或身体抵抗力减低等。慢性咽炎也可以是某些全身性疾病的局部表现，如贫血、糖尿病、肝硬化及慢性肾炎等。因其病程长，症状顽固，短期难见显效，故不易治愈。

【埋线治疗】

主穴：星状神经节、天突、足三里、列缺、太溪、阳陵泉。

配穴：肺阴不足，肺俞、孔最、大肠俞、天枢；肾阴不足，肾俞、膀胱俞、商曲、水分、阴交；痰瘀互结，膈俞、肝俞、关元、中脘、丰隆、血海；脾胃失调，足三里、脾俞、胃俞、滑肉门、外陵。

操作：①星状神经节埋线（参见附录一：手卡指压式星状神经节埋线术）。②用PGA 或 PGLA 线体对折旋转埋线法，或者胶原蛋白线注线法。每 2 周治疗 1 次，3 次为 1 个疗程。

【典型病例】

病例：孟某，男，59 岁。咽部充血严重，后咽壁滤泡覆盖，咽甲部也是凹凸不平，在咽甲部还有许多小米粒大小的泡泡，整个咽部肿胀，吃饭、喝水都很费劲。以前是慢性炎症急性发作，遇到感冒就会复发，咽干、异物感，稍有风吹草动，它就表现出来，可反复发作。埋线合谷、照海，第二天病人感觉咽部肿胀好转，异物感减轻，15 天后诸症消失。随访1年未复发。摘自：马立昌，单顺，张金霞.微创穴位埋线实用技术［M］.北京：中国医药科技出版社，2011.

【按语】

穴位埋线疗法是针灸学的发展和延伸，是集经穴、线、针刺于一体的新型疗法。羊肠线作为一种载体埋入体内后，有机械性的刺激作用，而在吸收过程中又有生物性（异体蛋白）刺激作用，随着时间的延长，强度增加，其疗效得到稳定而持久的提高。现代医学证实，埋线能提高网状内皮系统功能，使末梢血白细胞增多，增强吞噬作用，激发人体免疫反应，从而有抑菌消炎的作用。

慢性咽炎属于中医学"慢喉痹"的范畴。咽喉乃十二经脉循行和汇聚的要冲，通过经络与五脏相联系。因此，脏腑功能失调，如阴虚、阳虚、虚火等常循经上扰，影响咽喉而致病。现代各医家对慢性咽炎的发生认识各有不同，主要与阴虚、气滞、痰凝、血瘀等有关，但近年来"慢喉痹"与脾胃相关论更是受到重视。《诸病源候论》曰："咽喉者，脾胃之侯也。""真正属阴虚者，十无二三，出于脾虚者，十居八九。""喉需液养，咽赖津濡。"脾胃虚弱，气化乏源，精微不能上承，则出现咽干、微痛、异物感等症状。现代免疫学研究证实，咽部有着丰富的淋巴组织，构成咽淋巴环，具有细胞免疫和体液免疫的作用。譬如慢性咽炎患者外周T淋巴细胞亚群、唾液SIgA均较正常人低，这些结果提示慢性咽炎患者局部免疫功能较为低下，是咽炎反复发作、难愈的原因。研究发现，许多脾虚患者淋巴细胞电泳率较健康者低下，可见慢性咽炎的发病与脾关系密切，脾虚可导致痰湿阻滞，阴血不足，防御能力下降等一系列的病理变化。健脾调胃可改善微循环，增强细胞吞噬作用，提高机体免疫功能。临证时在辨证取穴的基础上，加用电针，当取胃经的天枢、外陵、滑肉门，任脉的水分、阴交，以通调气血，疏通经气，使之上输咽喉，下达肢体末端，是引脏腑之气向全身布散的妙穴。"十二俞皆通于脏气"（张介宾的《类经》），背俞穴与脏腑有直接的联系，埋线可直接调整脏腑功能的盛衰，脏腑功能得以调整，则精气津血上荣，利于咽喉。本配穴处方中，体现了前后配穴、俞募配穴、上下配穴的配伍原则，既调节局部经气以利咽（针刺列缺、照海、利咽穴），又调理脾胃以提高机体免疫功能而达标本同治的目的。由此可见，从脾胃论治慢性咽炎的机理可能主要是调节局部及全身的免疫功能，提高机体抵抗外邪的能力，以防止咽炎的反复发作。天突为任脉穴，列缺为手太阴肺经穴，又为八脉交会穴，通任脉。《素问·骨空论》曰："任脉，起于中极之下……至咽喉。"故其为治咽炎的要穴，配太溪滋阴消火，配足三里健脾祛湿，配阳陵泉解郁降火。诸穴合用，能扶正祛邪，改善咽部微循环，从而疾病得愈。

【参考文献】

［1］段俊英.廉泉穴药线植入治疗慢性咽炎32例［J］.上海针灸杂志，2006，25（8）：2.

［2］李洪根，沈来英，丁素霞，等.气海穴埋线治疗咽部异感症33例临床疗效观察［J］.中级医刊，1988，28（6）：47-48.

［3］冯豪.天突穴埋线治疗慢性咽炎32例［J］.浙江中西医结合杂志，2007，17（3）：161.

［4］麦凤香.穴位埋线治疗慢性咽炎［J］.山东中医杂志，2007，26（8）：576.

［5］周蕾.针刺加穴位埋线治疗慢性咽炎32例［J］.浙江中医杂志，2007，42（8）：471.

［6］潘文宇，刘醒如.辨证取穴埋线治疗慢性咽炎30例［J］.陕西中医，2010，31（8）：1022-1024.

第九节 风湿、免疫、内分泌科疾病

一、类风湿性关节炎

类风湿性关节炎是以关节和关节周围组织非化脓性炎症为主的自身性疾病，常伴关节外症状，故称类风湿病。主要表现为关节腔滑膜炎症、渗液、细胞增殖、肉芽肿形成，软骨及骨组织破坏，最后关节强直及功能障碍。多侵犯小关节，如手、足及腕关节等，常为对称性，呈慢性经过，可有暂时性缓解。由于多系统损害，血清中可查到自身抗体，故认为本病是自身性疾病。发病年龄多在20～40岁。女性多于男性，欧美国家的发病率明显高于我国。

【临床症状】

起病缓慢，多先有几周到几个月的疲倦无力、体重减轻、胃纳不佳、低热和手足麻木刺痛等前驱症状。

1. 关节症状

（1）晨僵 此为关节的第一个症状，常在关节疼痛前出现。刚开始活动时关节疼痛不适，活动增多则晨僵减轻或消失。关节晨僵早晨明显，午后减轻。

（2）关节肿痛 多呈对称性，常侵及掌指关节、腕关节、肩关节、趾间关节、踝关节及膝关节。关节红、肿、热、痛、活动障碍。

2. 关节外表现 是类风湿性关节炎全身表现的一部分或是其并发症。本病的关节病变可以致残，但不会致死。而关节外表现常是本病致死的原因。

（1）类风湿结节 见于15%～20%的患者，多见于前臂常受压的伸侧面，如尺侧及鹰嘴处。在皮下摸到软性无定形活动小结或固定于骨膜的橡皮样小结。血清类风湿因子强阳性者，皮下类风湿结节更常见。

（2）类风湿性血管炎 类风湿性血管炎是本病的基本病变，除关节及关节周围组织外，全身其他地方均可发生血管炎。表现为远端血管炎，皮肤溃疡，周围神经病变，心包炎，内脏动脉炎（如心、肺、肠道、脾、胰、肾、淋巴结及睾丸等处动脉炎）。

3. 类风湿性心脏病 心脏受累，心肌、瓣膜环或主动脉根部类风湿性肉芽肿形成，或者心肌、心内膜及瓣环淋巴细胞浸润或纤维化等。

4. 类风湿性肺病 慢性纤维性肺炎较常见，肺小血管发生纤维蛋白样坏死及单核细胞浸润，出现发热、呼吸困难、咳嗽及胸痛。

【埋线治疗】

主穴：大椎、身柱、神道、至阳、筋缩、脾俞、肾俞、委中、足三里、太溪、夹脊穴。

配穴：①上肢：肩髎、曲池、阳溪、阳池、阳谷、八邪；②下肢：膝眼、腰阳关、阳陵泉、足三里、昆仑、解溪、八风；③颈项：$C_1 \sim C_7$夹脊；④颞颌关节：上关、下关。

操作：用PGA或PGLA线体对折旋转埋线法，或者胶原蛋白线注线法。每2周治疗1次，3次为1个疗程。根据类风湿发病关节部位的不同，配用相应的邻近穴位，短期治疗效果欠佳。如果在埋线的基础上，配上火针、艾灸治疗，可增加疗效。

【典型病例】

病例1：患者，女，59岁。全身关节肿痛两年余，曾行中药、西药、蜂疗1年余，在某医疗机构按摩半年均无效，于2001年5月20日来诊。诊时双手掌指关节、腕、肩、膝、踝、腹股沟肿痛，吃饭、穿衣、走路均要人帮助，起坐、翻身均很艰难。被动暴露几个痛点，用火针点刺几下，嘱其回家自灸关元穴40分钟，隔日再来。三诊时判若两人，能自己上下楼梯、上下床。继而在大杼、肾俞、中脘穴埋线，半个月治疗1次，每次轮换主、配穴。治疗7次后，病情基本稳定。又治7次，临床基本告愈。1年后随访，除变天有些轻微症状外，无其他不适。摘自：王永亮.埋线配合火针治疗类风湿性关节炎120例［J］.上海针灸杂志，2004，23（10）：31.

病例2：贺某，女，21岁，已婚，1993年3月26日就诊。患者临产满月后患类风湿性关节炎，经某医院诊断并常规治疗而未愈，现已5个月。面容憔悴，身体消瘦虚弱而无力，膝、踝关节均肿大疼痛，不能自己行走，上肢腕及指关节红肿疼痛，晨起不能握拳。诊断：类风湿性关节炎。上述穴位埋线治疗，埋线1次后症状明显减轻，并能自己行走，5次而愈。随访7年未复发。摘自：柏树祥.穴位埋线治疗类风湿性关节炎56例［J］.中国针灸，2002，S1：106-107.

【按语】

类风湿性关节炎（RA）是自身免疫性疾病，其基本病理改变是滑膜炎。RA属中医"痹证"的范畴，多因脏腑素虚，营卫虚弱，而风寒湿乘虚内袭，久而成痹。晚期关节僵硬、畸形，并丧失劳动和生活自理能力。临床运用穴位埋线治疗RA并观察其疗效，早期病例治愈率较高，晚期病例可以减轻疼痛症状，但难以治愈。埋线所取背俞穴主要调节脏腑功能，充实营卫之气；夹脊穴具有调节人体免疫功能的作用。夹脊穴埋线治疗后，对RA免疫病理状态的纠正有促进作用。机理可能与夹背穴深层有脊神经后支、伴行的动静脉丛以及联系交感神经与脊神经的交通支分布，由于埋线的持续温和刺激，通过神经、体液途径来调节免疫功能。

曲池为手阳明经的合穴，用于祛风利湿，调和营血；足三里为足阳明经的合穴，又是强身壮体的保健穴。诸穴相配可提高机体免疫力，增强御寒抗病能力。关节周围穴位埋线是本着"以痛为腧"的治疗原则,通过关节部位埋线可以改善炎症灶的血液循环,恢复滑膜及韧带的正常功能,阻止病变部位恶化,促使肿大的关节及炎症吸收。通过主、配穴埋线,可改善整体血液循环,疏通经络气血,调节机体阴阳平衡,提高自身免疫力,达到治疗 RA 的目的。

火针借助火力强开外门,将热邪引出体外,火针不仅对于风寒湿引起的痹证和寒证有效,同时对热证也卓有成效。热证由于局部血气瘀滞,火郁而毒生,往往出现红肿热痛等多种表现。使用火针,借火力强开其门,引动火热毒邪直接外泄,从而使热清毒解,同时可以使血管扩张,血流加速,腠理宣通。

【参考文献】

[1] 孙文善.微创埋线治疗关节炎 [N].农村医药报,2008,22:1.

[2] 王光义,钟小蓓,贺志光.穴位埋线加艾灸对佐剂型关节炎大鼠 P 物质含量的影响及其对细胞因子的免疫调控作用 [J].针灸临床杂志,2005,21(7):51-52.

[3] 侯岩珂,王春祯,李勇,等.化痰消瘀穴位埋线结合关节镜下关节腔清理术治疗早中期膝骨关节炎 [J].中医正骨,2010,22(10):6-8.

[4] 郭爱华,曲晶晶.穴位埋线法治疗类风湿性关节炎 6 例 [J].中国煤炭工业医学杂志,2005,8(6):558.

[5] 高德荣,高德贵,高露,等.穴位埋线治疗类风湿关节炎疗效观察 [J].上海针灸杂志,2007,26(5):27.

[6] 沈玉杰,熊涛,杨明煜,等.风湿仙丹结合穴位埋线治疗类风湿性关节炎 [J].湖北中医杂志,2000,22(11):23-24.

二、强直性脊柱炎

强直性脊柱炎(AS)是以骶髂关节和脊柱附着点炎症为主要症状的疾病,与 HLA-B27 呈强关联。某些微生物(如克雷白杆菌)与易感者自身组织具有共同抗原,可引发异常免疫应答。本病是以四肢大关节、椎间盘纤维环及其附近结缔组织纤维化和骨化,以及关节强直为病变特点的慢性炎性疾病。强直性脊柱炎属风湿病范畴,是血清阴性脊柱关节病的一种。该病病因尚不明确,是以脊柱为主要病变部位的慢性病,累及骶髂关节,引起脊柱强直和纤维化,造成不同程度的眼、肺、肌肉、骨骼病变,属自身免疫性疾病。

强直性脊柱炎,分原发性、继发性、结构性、坐骨神经性和代偿性脊柱侧凸,属中医"痹证"的范畴。以脊柱非生理性弯曲改变,脊柱出现后凸、侧凸和混合凸出畸形为特征。病位多强直、疼痛、功能障碍,甚者多丧失工作和生活能力。

【临床症状】

1. 早期症状　以腰、骶部位的疼痛,并伴有腰背部的僵硬感居多,这种僵硬感以晨起为明显,经活动后尚可减轻。也有以膝、踝、足跟、坐骨神经痛起病的。因此,如果

12～30 岁的青年男性发生腰骶、髋关节部位的持续性或间歇性疼痛，同时伴有腰部僵硬感和弯腰、下蹲受限，或发生不明原因的跟骨、胸索、肋椎、颞颌、柄体、跖趾等小关节的疼痛，都应想到是否患上强直性脊柱炎。事实上，此病的诊断并不困难，大部分病人只拍一张清晰的骨盆正位片，即可诊断。早期诊断，早期治疗，对提高治愈率和降低致残率是十分重要的。

2. 中期症状 下背部或腰骶部疼痛；腰脊晨起僵硬；自腰骶部上升性向上蔓延性疼痛加剧；脊柱活动受限、僵硬；疲劳、乏力、气短、面色淡白、消瘦；拍骨盆正位片表现为骶髂关节部骨缘模糊不清，尤其发生在髂骨一侧，并伴有关节两侧的斑点状硬化骨形成。

3. 晚期症状 腰骶部疼痛加重，脊柱疼痛严重，并伴有全身关节疼痛，疼痛呈持续性；全身无力、消瘦、肌肉萎缩或部分消失、脏器功能下降；驼背、脊柱活动功能消失；拍骨盆正位片表现为骶髂关节部骨缘硬化融合，脊柱韧带已经骨化，脊柱间增生搭桥，严重畸形弯曲。这时治疗是很困难的，即使治愈，也会留下后遗症。

【埋线治疗】

主穴：夹脊穴。根据发病段位，如病在胸段，脊柱向后弯凸，则应在病变脊柱的棘突间选穴埋线。如向左凸者，应在脊柱督脉右侧旁开 1.5 寸处，相当于脊柱横突端的后缘处定穴埋线；向右凸者，则在与左凸相反处定穴埋线。

配穴：伴坐骨神经痛者，可酌情配患肢的环跳、风市、承扶、殷门、委中、阳陵泉和昆仑等穴。

操作：用 PGA 或 PGLA 线体对折旋转埋线法，或者胶原蛋白线注线法。每 2 周治疗 1 次，3 次为 1 个疗程。

埋线针刀操作方法：选用线体对折旋转埋线法。患者取卧位，观察背部脊柱两侧，在皮肤隆起或者凹陷处定点，每次在两侧交替定点 10～20 点，用 0～4 的 PGLA 线，按无菌操作将穴位常规消毒后，将埋线针刀快速突破皮肤，缓慢推进，穿刺数下，针下有松动感后，旋转针体，把线体留在穴位内。驼背严重的患者，可以隔日治疗，每次定点不要重复，坚持治疗，对矫形和镇痛可获佳效。

【典型病例】

病例：杨某，女性，42 岁，教师，1990 年 9 月 12 日就诊。主诉：腰腿痛两年余，加重 1 个月。病史无明显诱因。近 1 个月来腰背部及左下肢疼痛加剧，直立及行步艰难，患肢屈曲下蹲疼痛，机能严重障碍。曾到过几家医院拍片示：胸段第 7～12 脊柱向左右两侧侧凸，呈"S"状，为 150°～170°。诊断为强直性脊柱炎。经中、西医多方治疗无效，前来求治。经查：被动体位，胸段第 7～12 脊柱部位明显呈"S"状，并呈强直样。左下肢前外侧多处压痛，不能屈曲。诊断：强直性脊柱炎，伴继发性左侧坐骨神经痛。采用埋线治疗 1 次，1 周后复诊时，"S"状脊柱奇迹般复位，腰背及下肢疼痛亦基本消失，能直立行走，下蹲自如。为巩固疗效，分别在第 2、3 周时各治疗 1 次，临床告痊愈。随访 4 年未复发。摘自：马玉泉 . 经穴埋线治疗强直性脊柱炎疗效好［J］. 中国中医药信息杂志，1995，2（1）：23-27.

【按语】

强直性脊柱炎属中医学"痹证"的范畴，根据其病证特点又称为"骨痹""肾痹"。本病多因软组织受到牵拉扭曲过度等闭合性损伤，使神经根及脊柱小关节囊形成病理性刺激，反射性地产生相应部位脊髓血管痉挛，诱发骨赘部形成无菌性炎症或组织变性、增生、硬化、粘连等病理变化，使局部软组织充血、水肿、血液循环障碍、肌肉痉挛、代谢产物堆积，使中枢神经支配毛细血管的末梢神经处于抑制状态，形成前屈、侧弯和后伸的活动受限，或腰背部及相应椎体部疼痛等症状。中医认为，本病的发病原因多因肝脾肾虚弱或气血亏损，阴阳失和，风寒湿热之邪客于经络，或跌损扭挫，致使经络气血瘀滞，不通则痛。

穴位埋线法是通过经络腧穴的作用，以达到疏通经气、调理气血、解除生理上不平衡的病理现象之目的。临床治疗表明，埋线法能迅速、直接而持久地改变病灶的周围环境，改善局部血液循环，促进新陈代谢，从而消减局部无菌性炎症，缓解肌肉痉挛，阻止牵连而引起的脊柱畸形。另外，埋线法的刺激量远远超过普通针刺疗法，引起针感传导反应强而持久，通过神经体液调节作用，使交感神经释放的缓激肽、5- 羟色胺和乙酰胆碱等化学介质增多，所以疏导经气、减轻疼痛、控制增生等效果也大大超过针灸、药物、理疗等疗法的效果。夹脊穴埋线治疗本病之所以取得良效，其作用机理主要在于夹脊等乃腰府奇穴，大肠俞乃足太阳膀胱经穴，通过埋线治疗，可疏通局部气血，直达病所，调痹止痛，益肾通督。针具刺激以及埋线出血产生了针刺和刺血的作用；穴位埋线产生了特殊的留针和埋线作用。穴位埋线疗法实际上是多种传统治疗手段的有机结合。从现代医学的角度看，埋线疗法在埋线过程中产生机械物理刺激，直接刺激传导痛觉的神经，使其对痛觉刺激产生抑制，而形成的刺激冲动上传大脑皮层，以激发有关的抗痛结构，使人体增加内啡肽等镇痛物质的分泌，从而产生镇痛效应。肠线埋植于体内，通过一系列的生物化学反应和刺激，提高人体的应激能力，调节人体免疫平衡，并促进病灶部位血管床增加，血管新生，血流量增大，血管通透性和血液循环均得到改善，既延缓和阻止了组织的持续破坏，又加速了机体的自我修复。此外，在强直性脊柱炎病人中，约有 90% 的患者发现 HLA-B27 抗体阳性，提示该病与人体组织相容性抗原有关，而线作为异体蛋白的植入所引起的机体排异反应，也正是以 HLA 系统的免疫机制为核心内容。后者是否对前者产生了直接的影响，目前尚有待进一步的研究。

【参考文献】

［1］邹波，张英羽 . 穴位埋线治疗强直性脊柱炎 67 例临床观察［J］. 青岛医药卫生，2000，32（5）：391.

［2］李平 . 穴位埋线治疗增殖增生脊柱炎 62 例［J］. 上海针灸杂志，2004，23（6）：28.

[3] 孙文善. 微创埋线技术与脊柱相关性疾病的治疗 [J]. 上海针灸杂志，2010，29（7）：482.

[4] 张建英，杨继国. 强直性脊柱炎的中医外治法研究进展 [J]. 山东中医杂志，2003，22（5）：316-318.

[5] 高广忠，马小平. 穴位埋线治疗强直性脊柱炎50例临床分析 [J]. 四川中医，2003，21（5）：78-79.

[6] 田元生，王雷生，王新义，等. 埋线刺络法治疗强直性脊柱炎临床观察 [J]. 中国针灸，2011，31（7）：601-604.

三、硬皮病

硬皮病是一种以皮肤纤维化为主，并累及血管和内脏器官的自身免疫性疾病。本病轻重变异程度很大，其中一部分患者病变呈局限性良性皮损，称为硬皮病；另一部分患者有广泛的皮损，并累及内脏器官，称为弥漫性系统硬化。本病在风湿性疾病中仅次于系统性红斑狼疮，可称进行性系统性硬化症，又称系统性硬化。

【临床症状】

系统性硬化是一种慢性多系统疾病。初发症状往往是非特异性的，包括雷诺现象、乏力、肌肉骨骼痛，这些症状持续几周或几个月后才出现其他指征。具有特异性的硬皮病的早期临床表现是皮肤肿胀增厚，开始于手指和手。随后出现多种多样的表现，主要在皮肤、肺、心脏、消化道或肾脏。无雷诺现象的病人中，肾脏受累的危险性增加。

1. 雷诺现象　患者在受凉或紧张时，突然手足发冷，指（趾）端颜色苍白，继而变紫。外界刺激结束后10~15分钟，血管痉挛恢复，指（趾）端颜色变为正常，呈红色或斑点样杂色，此种改变称发作性血管痉挛（雷诺现象）。鼻尖、舌尖、口唇和耳垂等肢端部位也可出现寒冷诱发的苍白。

2. 皮肤　在疾病的早期（水肿期），皮肤显示轻度红肿，部分病人有红斑、瘙痒和水肿，早期手指水肿期可持续很久，皮肤的改变停止在上肢远端，也可以蔓延至前臂、前胸、腹、背和颜面部。在弥漫性硬皮病中，皮肤广泛硬化伴色素加深或减退，使皮肤像撒了盐和胡椒粉一样。

随着病情的进展，皮肤绷紧发亮，正常的皱纹和皮肤皱襞消失，面部皮肤菲薄，呆板无表情。口唇薄而紧缩，张口受限，全身性黑色素同时出现，有些病例甚至更早。手指、脸、口唇、舌和前臂等部位可出现斑片状毛细血管扩张及皮下钙化，以手指尖最为常见，从小斑点至大的团块，大小不等地覆盖分布在膝、肘或其他最突出部位。CREST综合征的病人，其钙质沉着及毛细血管扩张往往更为明显。当硬皮病进展到硬化期时，皮肤进一步增厚，皮肤干燥引起瘙痒，这一阶段呈进行性发展，持续1~3年或更长时间，最后炎症和纤维化停止，进入萎缩期。此时皮肤萎缩变薄，纤维化的组织紧贴于皮下组织，不易用手捏起，屈曲挛缩的部位可出现骨性溃疡，如接近指（趾）关节处。萎缩后期，有些部位的皮肤渐渐软化，可恢复到正常皮肤，特别是躯干和四肢近端的皮肤。

3. 肌肉与骨骼 非特异性的肌肉、骨骼症状（如关节痛和肌痛）是硬皮病最早的表现。有时也会有症状明显的关节炎，但关节处的疼痛和僵硬感总是较客观上的炎症指征严重。患者的肌肉萎缩是由失用引起的，这是由于皮肤、关节和肌腱受累而引起关节活动受限的结果。

4. 肺 硬皮病中普遍存在肺功能的受损，但临床症状往往不十分显著，直到疾病晚期，肺的受累可以成为患者致死的原因。常见的临床症状是劳累后气短（运动性呼吸困难），劳累后干咳，一般不引起胸痛。硬皮病患者的胸痛往往是由于肌肉炎症、反流性食管炎、胸膜炎或心包炎所致。由纤维化肺泡炎进展为肺间质纤维化或血管内膜纤维化，以及平滑肌增生造成的肺血管病变，都会损伤肺的换气功能。

5. 胃肠道 患者可以出现口裂缩小、黏膜干燥、牙周疾病，引起咀嚼困难、牙齿脱落和营养不良。反酸、"烧心"、胸骨后烧灼感是硬皮病中最常见的症状。反流性食管炎持续不愈可导致出血、溃疡、狭窄和 Barrett 食管，后者容易转变为食管癌。并发反流性食管炎的原因，是与食管黏膜下和肌层过多的胶原纤维沉积和纤维化而致食管蠕动功能障碍、下食管括约肌压力降低、胃排空能力下降等因素有关。胃的排空时间延长后，除可以加重胃食管反流外，还可以导致患者出现上腹胀、嗳气等消化不良症状。小肠蠕动减弱可能无症状，也可能引起严重的慢性假性肠梗阻，表现为严重的腹胀、腹痛、呕吐。硬皮病也可累及大肠和直肠。大肠壁肌肉萎缩常引起横结肠和降结肠出现无症状性广口憩室，这是硬皮病特异性的损害。结肠运动减弱可以引起顽固性便秘。直肠括约肌的纤维化可引起难以克服的大便失禁和直肠脱垂。

6. 心脏 病程晚期，大部分患者有左心功能不全的迹象，可出现劳累后呼吸困难、心悸，偶有胸痛。心脏的病理检查和敏感性诊断试验说明心肌、心肌血管和心包均可受累，心肌病的表现有顽固性充血性心力衰竭，各种房性与室性心律不齐。任何心脏病的症状都是预后不良的指征。透壁性的斑片状心肌纤维化是 SSc 的特征，它决定着心脏病变的性质和严重程度。30%～40%的 SSc 病人通过超声心动检查可发现心包积液，但明显的心包积液不常见。大量心包积液是预后差的指征，但很少发生心包填塞。心电图上常见心脏传导系统损伤和无症状的心律失常。

7. 肾脏 硬皮病常伴有肾脏受累。硬皮病性肾危象是弥漫性硬皮病的一个主要死亡原因。肾病性高血压和 / 或急进性肾衰比较常见。80%的肾危象发生于病初 4～5 年内，常常发生于血压高于 150/90mmHg 的弥漫性硬皮病患者，无预兆即可发生恶性高血压，并有高血压脑病。

8. 其他表现 50%的 SSc 病人常有抑郁的表现，主要是对治疗反应的抑郁。性功能减退也比较常见，器质性神经血管性疾病常可造成男性患者阳痿。大多数患者合并有干燥综合征、腕管综合征引起的神经病变，继发于甲状腺纤维化或自身免疫性甲状腺炎（桥本甲状腺炎）所引起的甲状腺功能减退也是硬皮病常遇到的临床问题。并发肝脏疾病及原发性胆汁性肝硬化，尤其容易发生在女性 CREST 综合征患者。

【埋线治疗】

主穴：星状神经节、肺俞、驷马三穴、局部阿是穴。

配穴：肝俞、脾俞、肾俞、曲池、血海、足三里、内关、合谷、阴陵泉。前额皮损者配上星、阳白、头维、印堂、太阳；上肢皮损者配扶突、大椎、血海、三阴交；腰背和下肢并损者配腰阳关、环跳、秩边、承山、三阴交。

操作：①星状神经节埋线（参见附录一：手卡指压式星状神经节埋线术）。②用PGA 或 PGLA 线体对折旋转埋线法，或者胶原蛋白线注线法。每 2 周治疗 1 次，3 次为 1 个疗程。

【典型病例】

病例：鲁某，38 岁，都江堰市某单位职工。患者于 10 年前开始出现全身肿胀、四肢皮纹消失，两个月后左侧上、下肢皮肤有十几处皮肤呈紫褐色改变，表面光滑、皮肤发硬。10 年来中西医治疗无效，2007 年 10 月来诊时发现左肩胛区、上臂、股部、小腿部有十几处皮肤呈硬板状，有皮屑呈紫褐色改变，面积从 4cm×6cm 至 8cm×21cm 不等，境界明显，以上臂和股部两处尤甚。诊断：斑片状泛发性硬皮病。第一次治疗，患者病情较重，全身皮损较多，面积较大，取穴：双侧肺俞透风门穴、驷马透穴、局部阿是穴（8 个）。第二次来诊时，皮肤明显变软，色泽变淡，范围缩小，取穴：双侧脾俞、曲池、血海、阿是穴（10 个）。第三次治疗前检查皮肤局部，较前又有改善，除上臂一处皮损稍硬外，其他皮损都很柔软，取穴：双侧肝俞、足三里、内关、阿是穴（8 个）。第四次治疗，取穴：双侧肾俞、合谷、阴陵泉、阿是穴（8 个）。摘自：马立昌，单顺，张金霞.微创穴位埋线实用技术［M］.北京：中国医药科技出版社，2011.

【按语】

硬皮病的病因不明，且全身损害部位较多，中西医治疗比较困难。埋线重视内分泌系统、免疫系统的调整，以改善内分泌及增强全身的抵抗能力，多取局部阿是穴，改善局部血运，增强局部的代谢，加快皮损的修复，所以每次埋线病变部位都有明显的改善。以上病例经继续治疗而获得痊愈。

硬皮病属中医"痹证""皮痹"的范畴。其发病原因：内为禀赋不足、脾肾阳虚，外为寒湿之邪由肌肤侵入，重伤与阻遏肌肤卫外之阳气，随病情的发展与病程的延长，寒湿之邪由表入里而致脏腑机能紊乱，痰浊与瘀血互结。中医辨证论治可从"痹证"入手，按急性活动期、中间恢复期与临床缓解期进行治疗。

四、甲状腺功能亢进

甲状腺功能亢进，是指甲状腺组织增生、功能亢进、产生和分泌甲状腺激素过多所引起的一组临床综合征，简称"甲亢"。

各种类型的甲亢中，以毒性弥漫性甲状腺肿的遗传倾向最为明显，而其他类型的甲亢一般认为与遗传无明显的关系。毒性弥漫性甲状腺肿患者的家族成员患此病的机会明显增加。一个家族中可以有多个成员患本病，人类白细胞抗原是遗传的标记，有不少研究发现，毒性弥漫性甲状腺肿患者的某一种或几种人类白细胞抗原明显增加，进一步说明本病与遗传有着密切的关系。

【临床症状】

临床上甲亢患者的主要表现为：心慌、心动过速、怕热、多汗、多食而消瘦（也有人多食但肥胖）、疲乏无力、情绪易激动、性情急躁、失眠、思想不集中、眼球突出、手舌颤抖、甲状腺肿或肿大，可有肌萎缩和慢性甲亢肌病、肌无力。女性可有月经失调甚至闭经，男性可有阳痿或乳房发育等。甲状腺肿大呈对称性，也有的患者是非对称性肿大，甲状腺肿或肿大会随着吞咽上下移动，也有一部分甲亢患者有甲状腺结节。甲亢时引起的眼部改变，一类是良性突眼，患者眼球突出，眼睛凝视或呈现惊恐眼神；另一种是恶性突眼，可以由良性突眼转变而成，恶性突眼患者常有怕光、怕风、流泪、复视、视力减退、眼部肿痛、刺痛、有异物感等，由于眼球高度突出，使眼睛不能完全闭合，结膜、角膜外露而引起充血、水肿、角膜溃烂等，甚至失明。也有的甲亢患者没有眼部症状或症状不明显。上述均是典型甲亢的临床症状，但是并非每位甲亢患者所有的临床症状都有，不同类型的甲亢，临床症状也不同。

【埋线治疗】

主穴：星状神经节、内关、太冲、心俞、肝俞、膻中。
配穴：间使、足三里、肾俞、太溪、三阴交。
操作：①星状神经节埋线（参见附录一：手卡指压式星状神经节埋线术）。②用PGA或PGLA线体对折旋转埋线法，或者胶原蛋白线注线法。每2周治疗1次，3次为1个疗程。

【典型病例】

病例：郑某，女，39岁，干部。2001年4月24日以胸闷、心慌2月余为主诉来诊。患者母亲有甲亢病史，5年前因心脏病死亡。现患者因为过度劳累而引起胸闷心慌，活动气短，全身乏力，病情逐渐加重，伴多食消瘦，烦躁多汗，手心潮湿，多动手颤。查：心率128次/分，心律不齐，血压140/70mmHg，体重45kg，甲状腺不肿大，甲状腺区无杂音，无突眼，手抖。心电图示：窦性心动过速，室性早搏。甲状腺功能测定：FT3 23.26pmol/L，FT4 76.21pmol/L，TSH0.08mU/L。诊断：甲亢。给予背部双侧心俞、肝俞穴埋线，2周1次，4次后间隔2个月再埋线4次。同时配合口服他巴唑1片，每日2次；心得安1片，每日2次。治疗3天后，患者胸闷心慌明显减轻，睡眠好，情绪稳定。治疗45天后，病情基本控制，心慌、气短消失，体重增加，全身有力，饮食正常，无烦躁多汗及多动手颤。检查：心率84次/分，律齐，血压110/70mmHg，体重48kg。心电图示：窦性心律。甲状腺功能测定：FT3 4.02pmol/L，FT4 12.46pmol/L，

TSH1.21mU/L。心电图及甲状腺功能均恢复正常。医嘱他巴唑减为每日晨服1片，停服心得安。维持量巩固治疗至2002年4月24日停药，随访观察至今1年余，未见复发。摘自：曹金梅，门艳丽，范军铭.肝俞、心俞埋线为主治疗甲亢262例临床观察［J］.中国针灸，2003，23（9）：515-517.

【按语】

甲状腺功能亢进属中医学“瘿气”的范畴。本病的病位在咽喉，与肝、心、胃、肾关系密切，多因七情怫郁而致阴阳失调，气血不和，肝郁化火，瘀热内遏致阴虚火旺，灼津耗气，多为本虚标实之证。采用益气养阴、柔肝理气、散结消瘿法治疗本病。穴位埋线取足三里、三阴交、脾俞等穴，旨在健脾胃，化痰湿，扶正祛邪，协调阴阳，标本兼治。取肝俞、肾俞、心俞等穴，旨在清心火，涵肝木，济肾水，调整脏腑生理功能，平复阴阳气血之虚实。羊肠线是一种异体蛋白，埋入穴位后可长期激发经气，疏通经络，调整阴阳，扶正祛邪，提高机体免疫能力，强身健脾，从而有效地改善甲状腺机能的亢进状态。甲亢伴发精神障碍的表现形式多种多样，有时类似躁郁症、焦虑症或癔症，临床容易误诊，我们在治疗心理疾病时要注意甲亢伴发精神障碍的鉴别诊断，减少误诊，一旦确诊，及早应用埋线治疗。埋线治疗甲亢在临床上疗效确切，大量报道证实埋线治疗甲亢是一种简便易行、值得推广的好措施。

【参考文献】

［1］陆建.针刺和埋线治疗甲状腺疾病38例疗效观察［J］.新医学，1979，10（11）：553-554.

［2］黄柳和.梁庆临老中医治甲亢经验介绍［J］.新中医，1994，S1：5-6.

［3］黄柳和.挑筋割脂埋线疗法治疗甲亢［J］.中国针灸，1995，（1）：28.

［4］廖小平，周波，杨安生，等.穴位埋线治疗甲状腺功能亢进症47例［J］.中国中西医结合杂志，1998，18（5）：272.

［5］张娟，文重远，余敏.丙硫氧嘧啶片联合穴位埋线疗法治疗伴情绪障碍甲亢患者的疗效分析［J］.湖北中医药大学学报，2012，14（4）：52-53.

五、甲状腺囊肿

甲状腺囊肿多数为单发结节，偶见多发结节，直径多在2～5cm之间。肿块呈圆形，表面光滑，边界清楚，多数不痛或有轻微疼痛，无触痛，可随吞咽而上下移动。囊内压不高时，质地柔软，触之有囊性感；如囊内液体较多，压力较高时，也可触之坚韧。

【临床症状】

甲状腺囊肿患者无任何不适，往往是在无意中发现颈前部肿物，也有的有甲状腺结节病史。只靠触诊难以作出诊断，此时超声波检查，可准确判定肿块为囊性还是实质性结节，并可区分薄壁还是厚壁囊肿。超声波检查可见肿块内有液性暗区，可与实质性结节区别。放射性核素显像多为“冷结节”。甲状腺功能检查多在正常范围。甲状腺囊肿多为良性。甲状腺癌伴囊肿者少见，癌性囊肿囊液细胞学检查通常能发现癌细胞。

【埋线治疗】

主穴：星状神经节。

配穴：阿是穴。

操作：①星状神经节埋线（参见附录一：手卡指压式星状神经节埋线术）。②用 PGA 或 PGLA 线体对折旋转埋线法，或者胶原蛋白线注线法。每 2 周治疗 1 次，3 次为 1 个疗程。

【典型病例】

病例：刘某，女，20 岁，职工。病史：患者从 1974 年（17 岁）起，常心慌易怒，易饥多食，逐渐加重，手颤怕热多汗，眼球稍突，体重无明显下降。1977 年 5 月，经解放军 301 医院诊断为甲状腺功能亢进，曾住院 3 个月，连续服用中、西药，无好转。同年 9 月停用一切药物，用埋线治疗 3 次。11 月底做试验，结果转为正常。随访 5 年均良好，至 1999 年均正常。摘自：陆健，陆常备 . 穴位埋线治疗甲状腺疾病疗效观察 [J] . 中国针灸，2000，S1：110-111.

【按语】

阿是穴又被称作"不定穴"或"天应穴"。这种取穴方式，即《内经》所说的"以痛为腧"。中医认为，经络的功能活动，称为"经气"。其生理功能主要表现为沟通表里上下，联系脏腑器官。在正常生理情况下，经络有运行气血、感应传导的作用，而在发生病变时，经络就成为传递病邪和反映病邪的途径。所以，当人体的脏腑发生病变，脏腑功能异常时，人体的表层经络则会出现反应点或囊肿。对这些反应物进行刺激，则会影响到人体的脏腑功能，从而达到治病的目的。甲状腺囊肿，用埋线治疗可获得成功，且方法简单，每次治疗只需几分钟，一般 1 ~ 3 次多可治愈。

【参考文献】

[1] 陆建 . 针刺和埋线治疗甲状腺疾病 38 例疗效观察 [J] . 新医学，1979，10（11）：553-554.

[2] 陆健，陆常备 . 穴位埋线治疗甲状腺疾病疗效观察 [J] . 中国针灸，2000，S1：110-111.

六、糖尿病

糖尿病是一组由于胰岛素分泌缺陷和 / 或胰岛素作用障碍所致的以高血糖为特征的代谢性疾病。持续高血糖与长期代谢紊乱等可导致全身组织器官，特别是眼、肾、心血管及神经系统的损害及其功能障碍和衰竭。严重者可引起失水、电解质紊乱和酸碱平衡失调等急性并发症酮症酸中毒和高渗昏迷。临床特点为"三多一少"，即多饮、多食、多尿、消瘦。其发病率男性略高于女性。现代医学认为，胰岛素的绝对或相对分泌不足是本病的发病原因。

糖尿病属于中医学"消渴"的范畴。

【临床症状】

糖尿病的症状可分为两大类：一大类是与代谢紊乱有关的表现，尤其是与高血糖有关的"三多一少"，多见于1型糖尿病，2型糖尿病常不十分明显或仅有部分表现；另一大类是各种急性、慢性并发症的表现。

1. 多尿 由于血糖过高，超过肾糖阈（8.89~10.0mmol/L），经肾小球滤出的葡萄糖不能完全被肾小管重吸收，形成渗透性利尿，血糖越高，尿糖排泄越多，尿量越多，24小时尿量可达5000~10000mL，但老年人和有肾脏疾病者，肾糖阈增高，尿糖排泄障碍，在血糖轻、中度增高时，多尿可不明显。

2. 多饮 主要由于高血糖使血浆渗透压明显增高，加之多尿，水分丢失过多，发生细胞内脱水，加重高血糖，使血浆渗透压进一步明显升高，刺激口渴中枢，导致口渴而多饮，多饮进一步加重多尿。

3. 多食 多食的机制不十分清楚，多数学者的倾向是葡萄糖利用率（进出组织细胞前后动静脉血中葡萄糖浓度差）降低所致，正常人空腹时动静脉血中葡萄糖浓度差缩小，刺激摄食中枢，产生饥饿感，摄食后血糖升高，动静脉血中浓度差加大（大于0.829mmol/L），摄食中枢受抑制，饱腹中枢兴奋，摄食要求消失。然而糖尿病患者由于胰岛素的绝对或相对缺乏或组织对胰岛素不敏感，组织摄取利用葡萄糖能力下降，虽然血糖处于高水平，但动静脉血中葡萄糖的浓度差很小，组织细胞实际上处于"饥饿状态"，从而刺激摄食中枢，引起饥饿、多食。另外，机体不能充分利用葡萄糖，大量葡萄糖从尿中排泄，因此机体实际上处于半饥饿状态，能量缺乏亦引起食欲亢进。

4. 体重下降 糖尿病患者尽管食欲和食量正常，甚至增加，但体重下降，主要是由于胰岛素绝对或相对缺乏或胰岛素抵抗，机体不能充分利用葡萄糖产生能量，致脂肪和蛋白质分解加强，消耗过多，呈负氮平衡，体重逐渐下降，乃至出现消瘦，一旦糖尿病经合理的治疗，获得良好控制后，体重下降可控制，甚至有所回升，如糖尿病患者在治疗过程中体重持续下降或明显消瘦，提示可能代谢控制不佳或合并其他慢性消耗性疾病。

5. 乏力 乏力在糖尿病患者中亦是常见的，由于葡萄糖不能被完全氧化，即人体不能充分利用葡萄糖和有效地释放出能量，同时组织失水、电解质失衡及负氮平衡等，因而感到全身乏力，精神萎靡。

6. 视力下降 不少糖尿病患者在早期就诊时，主诉视力下降或模糊，这主要可能与高血糖导致晶体渗透压改变，引起晶体屈光度变化所致，早期一般多属功能性改变，一旦血糖获得良好控制，视力可较快恢复正常。

【埋线治疗】

主穴：星状神经节、中脘、下脘、气海、关元、腹四关、天枢、大横、气穴、气旁、水道、大巨、太冲、然谷、胰俞、三阴交至阴陵泉的压痛点。

配穴：糖尿病眼病配睛明、风池、太阳；糖尿病高血压配血压点；糖尿病高血脂配脂三针（内关、足三里、三阴交）；糖尿病脑病配督脉通贯；糖尿病肾病配命门；糖尿病皮肤瘙痒配血海、大椎；糖尿病足配丰隆、昆仑；糖尿病肠功能紊乱配上巨虚。

操作：①星状神经节埋线（参见附录一：手卡指压式星状神经节埋线术）。②用PGA或PGLA线体对折旋转埋线法，或者胶原蛋白线注线法。每2周治疗1次，3次为1个疗程。

【典型病例】

病例1：某女，39岁，2010年3月来诊。患者自2008年开始出现口渴多饮，食欲亢进，饮水增多，小便量多、频数，曾服药治疗无效。症见：口干喜饮，形体消瘦，四肢乏力，月经量少，面白颧红，小便量多，大便秘结，舌质红，苔薄微黄，脉沉数。尿糖（+++）。取脾俞、肾俞、中脘、关元、足三里、太溪、胰俞埋线治疗。每7天治疗1次，5次为1个疗程，配合营养饮食指导。治疗2个月后，口渴多饮明显减轻，进水量少，自觉精神转好，大便每日1次，月经量增多，化验尿糖（++）。继续治疗3个月，症状进一步改善，四肢有力，尿糖（-），月经正常。嘱其每月治疗1次，以巩固疗效。摘自：唐佐阳.PGLA线体微创埋线治疗糖尿病［J］.上海针灸杂志，2011，30（7）：509.

病例2：王某，女，40岁，幼师。自诉半年前出现口渴，咽干，多饮，易疲乏，多汗，本人未加注意。近日口渴加重，小便频多，易饥消瘦，疲乏无力明显。查见面色萎黄，舌淡暗而干，苔白，脉细无力。空腹血糖13.4mmol/L，尿糖（++++）。诊为糖尿病。辨证为气阴两虚，兼有瘀热。治宜益气滋阴，清热通络。给予消渴散10g，1日3次，饭前1小时口服。并给予脾俞、肾俞、足三里、三阴交、胃脘下俞埋线治疗。治疗1周后，口渴多饮明显减轻，小便转为正常，无饥饿感，身体较前明显有力，查空腹血糖6.7mmol/L，尿糖（-）。治疗20天后临床症状消失，空腹血糖5.8mmol/L，尿糖（-），嘱其节制饮食，巩固治疗。摘自：刘乃明，叶淑芬.消渴散配合穴位埋线疗法治疗糖尿病108例［J］.亚太传统医药，2006，（10）：68.

【按语】

埋线治疗糖尿病取穴多、感应强，可综合调节和改善整体素质。埋线治疗糖尿病采用背俞穴，以调节和改善各脏腑功能。可以配合曲池、足三里、三阴交、阳陵泉以养阴清热、生津液，调理脏腑及肾气不足。有研究证明，诸穴配伍可调节中枢神经系统对内分泌的调节功能，刺激胰岛 β 细胞的分泌功能和消除胰岛素抵抗物质。另外，埋线穴位较多，以加快血运，促使体内毒素排泄，能有效治疗和预防糖尿病并发症，在治疗糖尿病酮体血症时，治疗两次，血中酮体就消失了。但我们必须认识到糖尿病的病因及病程发展的各个过程，重视生活方式的改善，加强运动，加强能量的代谢，保持综合治疗和持续治疗，以保持病情长期稳定，积极预防并发症的发生。埋线治疗糖尿病，主要在于平衡调节作用，可促进和改善胰岛细胞合成和分泌功能，消除胰岛素抵抗物质，提高机体对胰岛素的利用。

胰俞穴是内脏器官生理、病理状态在体表机能的感应点，作用于不同的背俞穴，在正常情况下能促进和调整所属脏腑的生理功能，在病理状态下能不同程度地促进脏腑机能的恢复，这和背俞穴与所属脏腑存在密切的神经分布一致性有关。胰俞穴主要由 T_8 神经分布，而支配胰腺的传入神经主要是 T_8，传出神经为 $T_6 \sim T_{10}$，说明胰俞穴与胰腺的神经分布有着高度的对应性，故在临床上常见胰腺疾病患者在胰俞穴处出现明显的阳性压痛。临床实验研究证实，针刺胰俞穴能显著降低实验性血糖，并明显改善胰岛的形态功能，该穴的降糖作用首先依赖于胰岛素的升高，提示胰俞穴能改善 β 细胞的功能，因此，胰俞穴与胰腺的关系完全符合背俞穴与脏腑之间的关系共性。由于中医学受历史局限，没有独立的胰腺器官，使得背俞穴循行径路没有特定的器官与之匹配，故只得将其归为经外奇穴。埋线疗法治疗糖尿病确能取得理想的疗效，而且该疗法廉、简、验、便，又无毒副反应，对于糖尿病患者坚持长期治疗有着重要意义。另外，它在降糖的同时，还有降低胆固醇、甘油三酯、低密度脂蛋白和升高高密度脂蛋白的作用，对 2 型糖尿病脂代谢紊乱有明显的改善作用。

在目前尚无治疗糖尿病周围神经病变特效药物的情况下，埋线治疗有着独特的治疗价值，值得临床推广应用。中医学认为，糖尿病周围神经病变属"肢痹""筋痿"的范畴，主要是由于消渴日久，脾失健运，气阴两伤，络脉瘀阻所致，治疗以"通血活络，滋润通补"为主。而穴位埋线有疏经通络、行气活血的功效，既可改善肢体血流，又有运行气血、营运四末之功效。穴位埋线治疗可改善微循环，促进受损神经修复和再生，缓解临床症状，疗效明显且无任何副作用。

【参考文献】

[1]贾晚秋，曹春，杜旭光，等.穴位埋线治疗痛性糖尿病神经病变[J].中国针灸，1995，S2：94.

[2]王玉中，王海成.穴位埋线治疗糖尿病50例疗效观察[J].辽宁中医杂志，2005，32（11）：1188.

[3]张中新，刘建玉，李民兰.胰俞穴埋药线治疗2型糖尿病临床报道[J].针灸临床杂志，2005，21（6）：40-41.

[4]罗雄，凌湘力.穴位埋线对糖尿病大鼠血浆内皮素、血清一氧化氮的影响[J].甘肃中医，2007，20（3）：46-47.

七、慢性疲劳综合征

慢性疲劳综合征（CFS），是以持续疲劳、失眠、思维不集中以及身痛发热等多种精神神经症状，但无其他慢性器质性疾病及精神疾病的症状群。1988年由美国疾病控制中心正式命名为慢性疲劳症及免疫机能障碍综合征，简称慢性疲劳综合征。现代医学对CFS的病理机制尚不明确，临床上也缺乏确实有效的治疗方法。CFS虽未见有近期的生命危险，但其全身各脏腑机能的衰弱对健康影响很大，严重影响生活质量和工作效率。运用穴位埋线对 CFS 患者进行治疗疗效较好。

【临床症状】

1. 心理方面的症状 慢性疲劳综合征患者有时心理方面的异常表现要比躯体方面的症状出现得早，自觉症状也较为突出。多数表现为心情抑郁，焦虑不安或急躁易怒，情绪不稳，脾气暴躁，思绪混乱，反应迟钝，记忆力下降，注意力不集中，做事缺乏信心，犹豫不决。

2. 身体方面的症状 慢性疲劳综合征患者的体型常呈现为瘦、胖两类。应该说多数为身体消瘦，但也不能排除少数可能显示出体态肥胖。面容则多数表现为容颜早衰，面色无华，过早出现面部皱纹或色素斑；肢体皮肤粗糙、干涩，脱屑较多；指（趾）甲失去正常的平滑与光泽；毛发脱落、蓬垢、易断、失光。

3. 运动系统方面的症状 全身疲惫，四肢乏力，周身不适，活动迟缓。有时可能出现类似感冒的症状，如肌痛、关节痛等，如果时间较长，累积数月或数年，则表现得尤为明显，可有一种重病缠身之感。

4. 消化系统方面的症状 主要表现为食欲减退，对各种食品均缺乏食欲，尤以油腻为著。无饥饿感，有时可能出现偏食，食后消化不良，腹胀；大便形状多有改变，便秘，大便干燥或大便次数增多等。

5. 神经系统方面的症状 表现出精神不振或精神紧张，初期常有头晕、失眠、心慌、易怒等；后期则表现为睡眠不足、多梦、夜惊、中间早醒等，甚至嗜睡、萎靡、懒散、记忆力减退等症状。

6. 泌尿生殖系统方面的症状 伴随精神异常，可以出现尿频、尿急等泌尿系统症状。此外，疲劳过甚的人，在容器中排尿最容易起泡沫，且泡沫停留时间长久。生殖系统症状，在男子出现遗精、阳痿、早泄、性欲减退；女子出现月经不调或提前闭经、性冷淡等。长此下去，可能发生不孕不育症。

7. 感官系统方面的症状 在视觉系统方面，主要表现为眼睛疼痛、视物模糊、对光敏感等；在听觉系统方面，则主要表现为耳鸣、听力下降等。

根据美国疾病预防与控制中心的标准，判断自己是否患慢性疲劳综合征，须符合以下两项标准：

第一，在排除其他疾病的情况下，疲劳持续 6 个月或者以上。

第二，至少具备以下症状中的四项：①短期记忆力减退或者注意力不能集中；②咽痛；③淋巴结痛；④肌肉酸痛；⑤不伴有红肿的关节疼痛；⑥新发头痛；⑦睡眠后精力不能恢复；⑧体力或脑力劳动后连续 24 小时身体不适。

【埋线治疗】

主穴：星状神经节、足三里、三阴交、关元、百会、印堂、膻中、气海、血海、膈俞。

配穴：脾气不足加中脘；肝气郁结加风池、合谷、太冲；心血不足加神门，兼心阴虚者用阴郄代替神门；肾气不足加气海、太溪；痰浊内阻加丰隆，兼痰热者加内庭；兼风热未清者加曲池、合谷。

操作：①星状神经节埋线（参见附录一：手卡指压式星状神经节埋线术）。②用PGA或PGLA线体对折旋转埋线法，或者胶原蛋白线注线法。每2周治疗1次，3次为1个疗程。

【典型病例】

病例：马某，女，39岁，教师。主诉：反复发作的疲劳，充分休息后不能缓解，记忆力减退1月余。患者近1个月来常感疲劳，休息不能完全缓解，且伴饮食减少，食后胃脘部不舒，大便溏薄。症见：面色萎黄，舌淡苔薄，脉细弱。诊断：虚劳（脾气虚）。取穴：脾俞、肝俞、肾俞、膈俞、足三里、关元、百会、膻中、三阴交，埋线治疗。治疗2次后，症状明显缓解，治疗4次后症状消失。摘自：李丽英.穴位埋线治疗慢性疲劳综合征120例［J］.中医外治杂志，2011，21（2）：45.

【按语】

慢性疲劳综合征于20世纪80年代被西方学者提出，目前现代医学对本病的病因病机尚无明确阐述。公认的假说认为本病是与病毒感染有关的神经（以脑为主）、内分泌、免疫、运动等系统的损伤有关。多数学者认为是人体长期处于高度紧张、劳累状态，大脑中枢系统功能失调和免疫功能异常，导致机体各系统、多脏腑功能衰退，目前还不能作出实验室诊断。

中医学虽无CFS的明确记载，但其主要临床表现属于中医学"虚劳""惊悸""郁证"等范畴。本病的病因与人体气血不足，经络之气运行不畅，脏腑功能减退，阴阳失去平衡有关。中医认为它是由于烦劳、七情、病后、外邪等一系列内因与外因导致的疾病。它的病理机制既有脏腑气血不足的一面，又有气滞、瘀血、痰饮、外邪等邪实的一面。"气血不和，百病乃变化而生"（《素问·调经论》）。"七情内起之郁，始而伤气，继降及血，终乃成劳"（《类证治裁·郁证》）。埋线治疗CFS是通过调理脏腑气血，调整机体的内在机制，如调整激素水平，激发神经、体液诸系统自主配合作用，促使人体各个组织器官功能趋向正常与平衡。以往的实验针灸学的研究已证明了针灸能良性地调节免疫、内分泌、神经等系统，针刺疗法对异常的补体水平有纠正作用，对细胞免疫系统有调节作用。现代医学研究表明，针刺治疗可以反射性地引起中枢神经向应激态转变，起到调节和改善机体疲劳的作用。放血治疗CFS可以改善慢性疲劳综合征临床症状。针刺可以调节人体脏腑、经络、气血之阴阳，扶正祛邪，有应激和镇静安神等作用。埋线疗法是针灸学理论与现代物理学相结合的产物，是集多种方法（针刺、放血、埋针、穴位注射）为一体的复合性治疗，它通过针具与羊肠线在穴位内产生的生理物理作用和生物化学变化，将其刺激信息和能量通过经络传入体内，以"疏其气血，令其条达"，达到治疗疾病的目的。

西医对症的药物（如抗抑郁、抗焦虑药）以及维生素、微量元素和激素替代等治疗可能会导致不可预料的不良反应，出现新的症状；免疫治疗处于研究阶段，离临床使用尚有一段距离，且价格昂贵，还要考虑患者的经济负担，因为CFS本身会造成患者部分或全部劳动能力的丧失，导致其经济收入减少；气功、瑜伽、体育疗法等受到体质、场所、环境的限制，且患者大多难以坚持而影响疗效；国内中医界报道的中医药治疗CFS已积累了一定的经验，从国内中医药治疗CFS的文献来看，中药可能具有某些西药所没有的优势与特色，但是这些优势究竟有多大，能否让未学过中医辨证论治的医生们使用，则还有许多工作要做，况且国外医学界对植物药的看法并不令中医界感到乐观；针灸与按摩对CFS缓解临床症状的有益作用已经得到国内外医学同行的认可，中医针灸根据宏观辨证原则，擅长调节整体功能，在临床治疗上有独特的优势，因此应以非药物疗法为切入口，对中医传统方法治疗CFS的临床价值进行科学研究，是当前迫切需要解决的问题。穴位埋线疗法是针灸疗法的延伸和改进，对慢性疲劳综合征疗效的临床研究已获成功，值得临床推广应用。

第六章 埋线美容

第一节 概 述

一、埋线美容的概念

埋线美容是指在中医基础理论的指导下，运用穴位埋线的方法和手段，预防与治疗人体的损容性疾病，以达到驻颜养容、延缓衰老、预防保健的目的。埋线美容是针灸美容、中医美容的一个重要组成部分，也是美容界常用的主要方法之一。

自从有了人类，就有了美容。美容即是美化人们的容貌。爱美之心，人皆有之。美的容颜和美的体态是人类社会追求的目标之一，也是社会进步的重要标志。随着社会的发展与科技的提升，美容从内容到形式上都有着不断变化和提升。根据美容内涵的不同，现代美容可分为生活美容和医学美容两大部分。生活美容是指专业人士使用专业的护肤化妆品和专业的美容仪器，运用专业的护肤方法和按摩手法，对人体的肌肤进行全面的护理和保养，可分为护理美容和修饰美容两大类。医学美容是指运用一系列侵入皮肤内的医学手段，对人体的容貌与身体各部位进行维护、修复和再塑。埋线美容属于医学美容的范畴，其特点是整体观、辨证论治、防治结合和养生保健。

中医美容是中医学的一个重要组成部分，它在中医基础理论的指导下，应用中医的方法和手段预防与治疗人体的损容性疾病，针灸美容是中医美容的一个分支，它应用针灸刺激人体腧穴，以疏通经络，调节气血，平衡阴阳，调整脏腑功能，从而消除损容性疾病的病因，使其恢复正常的生理状态。同时可扶正祛邪，改善面部血液循环，促进皮肤的新陈代谢，以达到改善面色、抗皱防皱、美容祛斑的保健与治疗效果。穴位埋线是针灸的发展和延伸，它是根据色斑的病因病机和辨证论治的原则，应用穴位埋线刺激经络腧穴，经过经络的传导，达到美容祛斑的治疗与保健效果。埋线美容主要包括美体和美容两大部分，本章讨论的美体主要包括减肥、塑身，美容主要包括美白、祛斑（如黄褐斑）及痤疮、湿疹等损容性疾患的治疗，还专门讨论了辨证埋线美容祛斑的几种常见证型。

二、埋线美容的渊源

1. 美容的由来 美容一词可以从两个角度来理解。首选是"容"这个字，其次是

"美"。"容"包括脸、仪态和修饰三层意思。"美"则具有形容词和动词的两层含义。形容词表明的是美容的结果和目的是美丽的、好看的，《楚辞·九章·惜往日》曰："虽有西施之美容兮，谗妒人以自代。"汉代赵晔的《吴越春秋·王僚使公子光传》曰："平王使无忌为太子娶妇于秦，秦女美容。"动词则表明的是美容的过程，即美化和改变的意思。

美容一词，最早源于古希腊的"kosmetikos"，意为"装饰"。无论怎样命名，美容的活动在古代早已存在。考古学家从那一时期发掘的文物中考证，在当时，染料和香水已异地交换使用。到公元前 500 年，黑锑粉末被用作描眉和染眉，铅被用来画眼线，绿孔雀石被用来画眼影等。令人惊奇的是，古代妇女化妆与现代妇女有着惊人的相似之处，如染指（趾）甲、涂唇、描眉、染发等。

埃及古代时期，人们为了滋润皮肤和防止日晒，在皮肤涂抹各种药剂和油膏。古埃及妇女喜欢用黑颜料来描眼的轮廓，孔雀石粉制成的绿颜料涂在眼皮上，用黑灰色的锑粉把眉毛描得像柳叶一样细长，用乳白色的油脂抹在身上，使用红颜料涂抹嘴唇和脸颊，甚至在手、脚的指甲上都要染上橘红色，非常惹人注目。

美容在欧洲中世纪非常流行，到了文艺复兴时期，美容艺术大大发展。19 世纪 80 年代，西方出现了近代美容院。在中国殷商时期，人们已用燕地红蓝花叶捣汁凝成脂来饰面。

根据记载，春秋时期周郑之女，用白粉敷面，用青黑颜料画眉。汉代以后，开始出现妆点、扮装、妆饰等字词。唐代出现了面膜美容。现代的女性对于美容养颜这一块需求非常高，层次也相对不一样。

《简易经》里记载："简之矩只容能存之，易之规只美能化之。容则容物亦可护物，物之附表也。美其表，愚蠢目，健其本，乐而可为也。"在三皇伏羲时期，大家就知道了美容的基本意义。那时候就把"容"字当作事物的外表，可以保护实质的东西，"美其表"就是美其容的意思。把外表美容一下，可以愚弄蠢笨的眼睛，使对方心中提高对本物的价值观点。美容一下还可以增强其本质的东西，对看家和对本物都有益处。

2. 埋线美容的历史渊源　人类最早的美容方法就是洗脸，其后发展为面部敷粉美容，到了春秋战国时期出现了面脂、唇脂与发脂。随着对美容要求的提高，才通过医学的手段以达到美容的目的。

随着中医学的发展，针灸美容的方法也有悠久的历史，《说文解字》曰："砭，以石刺病也。"据文献资料记载，人们很早以前就开始用砭石治疗头面部皮肤的疾病，这是针灸治疗损容性疾病的雏形。长沙马王堆出土的《阴阳十一脉灸经》，是我国现存最早的针灸经络学文献，其中就对鼾黑斑一病作了论述，表明已用针灸治疗损容性疾病，为美容的针灸疗法开了先河。

春秋战国时期，我国第一本医学专著《黄帝内经》奠定了中医美容学的理论基础，它从整体观出发，把人体看做一个整体，人的头面五官、颜面肤色与脏腑、经络、气血有着密切的联系。《素问·六节藏象论》曰："心者，其华在面。""肺主皮毛。"强调了脏腑、经络、气血与美容的关系，为针灸、埋线美容保健与治疗损容性疾病提供了理论依据和临床指导。

晋代针灸学家皇甫谧所著的《针灸甲乙经》，是现存的第一部针灸专著，是继《内经》之后对针灸学的又一次总结，发展并确定了349个腧穴的位置、主治、操作等内容，其中记载了很多腧穴有美容和治疗损容性疾病的作用，为后世美容保健起到了推动作用。

宋代著名针灸学家王惟一重新考订明堂经穴，于公元1026年绘制成《铜人腧穴针灸图经》，医者按图取穴、按穴治病，其设计制作的两具铜人模型，外刻经络腧穴，内置脏腑，使针灸学有了直观的模具，也为针灸美容提供了重要的参考资料，促进了针灸美容的全面发展与进步。宋代非常重视中医美容，在《太平圣惠方》中载有美容方187首，治疗损容性疾病方400余首，体现了中医美容内外兼治的整体观。

金元时期，元代名医危亦林的《世医得效方》所载针灸治疗的56个病证中，涉及美容保健的内容有十之一二。元代滑伯仁的《十四经发挥》，补充任督二脉为十四经，对经络美容和任督二脉在美容中的应用也有重要的指导作用。

明清时期，针灸学家辈出，论著颇丰，是针灸学发展的鼎盛时期，针灸美容的内容更是丰富多彩。陈实功的《外科正宗》，对雀斑、黧黑斑、酒渣鼻等损容性疾病提出了很多行之有效的方法。杨继洲的《针灸大成》强调针灸并用，是《针灸甲乙经》之后对针灸学又一次大的总结，论述了很多治疗损容性疾病的方法，如针刺丝竹空穴治疗倒睫，灸合谷穴治疗口眼㖞斜等，为针灸美容开拓了广阔的前景，推动了针灸美容学的发展。

新中国成立之后，全国各地先后成立了中医院校、中医医院，设置了针灸专业与专科，针灸美容事业也获得了新生。特别是20世纪80年代以后，随着国民经济迅速增长和人民生活水平逐渐提高，针灸美容事业也得到了很快的发展，很多中医院校开设了中医美容或针灸美容专业，形成了新的针灸美容人才队伍，使针灸美容技术得到了推广应用，针灸美容的疗效得到了充分认可，尤其穴位埋线在全国各地的兴起，将埋线美容推动到了一个新的高潮，深受国内外广大人民群众的喜爱，使埋线美容得到了空前的发展。

现在已进入21世纪，人们追求健康，寻求自然美，渴望回归自然。穴位埋线作为针灸医学的发展和延伸，近年来取得了巨大的进步，埋线作为一种绿色疗法，具有简、便、验、廉的特点，是针灸美容的一朵奇葩，有着美好的发展前景。

第二节 容颜衰老和面部色斑的病因病机 及埋线美容机理

人的容颜应该是红润、细腻、光滑、富有弹性的自然美。如出现面容肌肤枯瘪无泽，容颜不华，弹性减弱，干燥粗糙，皱纹增加，称为容颜衰老。

容颜衰老有自然因素和非自然因素造成，自然因素即自然衰老，人25岁以后皮肤开始老化，逐渐出现皱纹，40岁以后皮肤老化逐渐明显，出现容颜衰退现象，这是一种不可抗拒的自然现象。非自然衰老是由各种病理因素而致，称为病理性衰老。埋线可延缓皮肤衰老，抗皱防皱；并可去除病邪，以达到美容驻颜的效果。

面部色斑是色素沉着为主的损容性疾病，它包括黄褐斑、雀斑、黧黑斑等，埋线治疗亦有很好的效果。

一、容颜衰老和面部色斑的病因病机

1. 脏腑功能失调　人体是一个有机的整体，脏腑通过经络与面部相联系，并把脏腑气血源源不断地输送至面部，起滋养作用。故脏腑功能的正常与否，直接影响面容。如脏腑功能失调，气血则不能滋养面部，引起容颜早衰；脏腑功能失调，就会内生病邪，上犯于面部，也会导致容颜失华或面部色斑。

心的生理功能是主血脉，主神明，在体合脉，开窍于舌，其华在面。面部的色泽荣枯是心气心血盛衰的反应。心的气血充沛，方能使面色红润光泽。若心血不足，脉失充盈，则面色淡白无华，甚至枯槁；心气虚，血不上荣，则面色虚浮㿠白；血行不畅，血脉瘀阻，则面色青紫，枯槁无华。

肺的生理功能是主气，司呼吸，主宣发肃降，在体合皮，开窍于鼻，其华在毛。肺通过宣发作用，将气血和津液输布到皮肤毫毛，起滋润和营养作用，并调节汗孔开合，调节体温正常和抵抗外邪。肺气充沛，则皮毛得到温养而润泽，汗孔开合正常，体温适度并不受外邪侵袭。若肺气虚弱，则皮毛失于温养而憔悴枯槁，汗孔失于调节而多汗或少汗，体温失度，外邪易于侵袭。

脾的生理功能是主运化，主统血，在体合肉，开窍于口，其华在唇。全身肌肉的营养要依靠脾输布和化生营养物质来供养。脾气健运，则身强体健，肌肉丰满；若脾失健运，则肌肉消瘦，四肢疲惫，甚至痿弱不用。脾气健运，则唇色红润泽丽；若脾失健运，则气血不足，致使唇色淡白无华。

肝的生理功能是主疏泄，主藏血，在体合筋，开窍于目，其华在爪。筋附于骨节，由于筋的舒张和收缩，全身关节才能活动自如，而筋必须得到肝血的濡养才能强健及伸缩活动。若肝血不足，则筋失所养，致使动用迟缓，屈伸不得，甚至拘挛、颤动，指（趾）甲枯槁、变形，甚至脆裂，两目干涩，视物不清；肝火上炎，则目赤红肿；肝风内动，则两目斜视，甚至目睛上吊。

肾的生理功能是主藏精，主水，在体合骨，开窍耳和二阴，其华在发。骨为人体的支架，人体骨骼的生长、发育、修复等均依赖肾精的滋养。肾精充足，则骨骼健壮，四肢轻劲有力，行动敏捷；若肾精不足，则骨骼发育不良或脆弱，痿软，腰背不能俯仰，腿足痿弱无力。牙齿也必须依靠肾精的滋养才能坚固，如肾精不足，则小儿牙齿发育迟缓，成人牙齿松动易落。人体的头发为肾的外华，这是由于肾精能化血，头发需要精血的滋养，所以，头发的生长和脱落，润泽和枯槁，藏盛和衡疏，乌黑和枯白等，都与肾有关。肾精充足，则头发茂盛乌黑；肾精亏虚，则头发枯槁、稀疏、枯白和脱落。

2. 精、气、血、津液功能失调　精、气、血、津液是人体生命活动的物质基础，对人体生命活动有着非常重要的意义。其中，精禀受于父母，藏于肾，称先天之本，为生命活动的原始物质，故《内经》说"人始生，先成精"，具有生殖繁育后代的作用。人体出生后得先天之精，又有后天之精的不断充养，随着精气盛衰的变化，人体也有了生、长、壮、老的生命活动规律。若肾精不足，人体的生命活动就会衰退，当然会出现容颜衰老，还会滋生色斑等。

气为人体的精微物质，是人体生命活动的动力，对人体生命活动有滋养和推动作用，从而维持人体的各种生理功能活动。如果气虚不足，或气滞不行，人体的生理功能活动就会产生病理现象，面容就会出现苍白无华，容颜早衰。气对血液有推动作用，气滞则血瘀，则会面色生斑。血为行于脉管内的红色液体，由肾精与脾胃吸收的水谷之精微所化生，在心肺之气的推动下而周流全身，对人体脏腑及各组织器官起濡养作用，从而维持了人体的正常生理功能。中医认为，"心主血，其华在面"，只有心血充盈，则面色红润。如血虚不足，则不能滋养面容，出现面色苍白无华，容颜早衰；血瘀经络，就会产生面色晦暗或生色斑。

津液为人体正常的水液，含有丰富的营养物质，对人体起濡养作用，其中一部分分布于体表和面部，滋养肌肤与面容，如同花朵得到雨露的滋养一样，使肌肤光泽，富有弹性。如津液不足，则肌肤失养，出现面无光泽，皮肤粗糙，容颜衰老；如津液停滞，变为水湿邪气，阻滞面部经络，就会出现面容暗淡无光或面容浮肿与色斑。

3. 经络功能失调 经络者，遍布全身，内属五脏，外络肢节，与人体各个组织器官相联系。它将脏腑气血输送于面部，起滋养作用；经络的通畅，则保证了面部气血和各种营养的供给，则面容红润、光泽、细腻、富有弹性。如经络功能失调，则气血不能上荣于面部；病邪侵犯面部，造成经络阻塞，气血运行不畅，均可导致容颜早衰和面部色斑。

4. 冲任失调 冲脉亦称太冲脉，五脏六腑之血都汇于冲脉，故"冲为血海"。冲脉出于胞宫，与妇女的月经有密切的关系，故"冲脉者，月事之本也"。任脉，也出于胞宫，有任养之意，代表"妊"养，故"任主胞胎"，总任全身之阴脉。冲、任脉关乎妇女的月经与妊娠孕育，冲任之脉充盈，则月经调常，孕育健康，面色红润；冲任不足，则月经不调，孕育失常，容颜衰老，易生色斑。临床上常见妇女月经不调与妊娠期间和产后出现面色的病理变化，如容颜早衰、妊娠斑等。这些损容性疾病，以妇女为多见，因此，调理冲任，可美容抗衰，祛斑抗皱。

5. 六淫与七情 风、寒、暑、湿、燥、火是自然界的六种气候，称为"六气"。正常情况下不会致病，当六气太过或不及则称为致病因素，称"六淫"。当人体正气不足，抵抗力下降时，就会变成致病因素而侵袭面部，损伤面容，造成容颜衰老或面部色斑。喜、怒、忧、思、悲、恐、惊是人的七种情志变化，正常情况下不会致病。如情志失调或情志刺激，就会损伤脏腑，《内经》指出，"怒伤肝"，"喜伤心"，"思伤脾"，"忧伤肺"，"恐伤肾"，致使脏腑功能失调，进而影响面容，造成容颜早衰或面部色斑。

6. 其他 引起容颜衰老的原因还有很多，比如外伤、水火烫伤、长期日晒、风吹雨淋、过敏、寄生虫、滥用化妆品、过量用药、内分泌失调等，都可能损伤面容，促使皮肤老化，还会面生色斑。

（1）饮食失调 想要保持好的面容，首先饮食要适当，营养要均衡，才能保证人体和面部所需的各种营养，否则就会导致某种营养缺乏，致使面容失养而早衰；其次，饮食不应有偏嗜，如过度嗜酒、过食辛辣肥甘，则脾胃运化失常，湿热上泛于面部而损伤面容，致使容颜早衰或面部色斑。

（2）劳逸过度　适当的工作与体育锻炼，可使气血流畅，面色红润。过度劳累则损伤气血，过度思虑则损伤心脾，过度房事则损伤精血，久之就会使面容憔悴而无华，或面生色斑；过度安逸，不参加体育锻炼，则气血流通失常，脾胃功能减弱，久之也会出现容颜苍白而早衰或面生色斑。

二、埋线美容的机理

1. 平衡阴阳、疏通经络、扶正祛邪　阴阳学说是中医学的重要组成部分，与人体的组织结构、生理功能、病理变化、疾病的诊断与治疗密切相关，"阴平阳秘"，阴阳调和，才保持了人体各个组织器官的正常功能。如果阴阳的平衡遭到破坏，就会发生偏盛偏衰，导致容颜衰老与损容性病变。埋线可平衡阴阳，补偏救弊，使机体恢复阴阳的平衡，达到美容祛斑之目的。经络者，遍布人体，沟通内外表里，是人体气血运行的通路，"内溉脏腑，外濡腠理"，从而维持了人体正常的生理功能。经络的畅通，将气血津液等营养物质输送于面部，阴经与阳经相连，都与面部有着密切的联系。经络畅通，则面色红润，面容亮泽；如外邪侵袭经络，外伤损伤经络或其他致病因素而致的经络阻塞，气血运行不畅，就会损伤面容，容颜衰老，易生色斑等损伤性病变。在经络和腧穴上进行埋线，可疏通经络，美容养颜，祛斑抗皱，治疗损容性病变。

正气维持了脏腑与各组织器官的功能活动，正气充足者，人体生理功能活动正常，得到正气的充养就有较好的容颜，并不易产生损容性疾病。如正气不足，面容失养，病邪乘虚侵入，损伤面容，容易导致容颜衰老与色斑等。埋线有扶助正气的作用，可美容养颜，祛斑抗皱，对损容性疾病有良好的治疗效果。病邪指致病因素，如六淫（风、寒、暑、湿、燥、火）、七情（喜、怒、忧、思、悲、恐、惊）、痰饮、瘀血等，这些因素均可导致脏腑阴阳失衡，脏腑功能失调，经络阻滞，冲任受损等，从而引起容颜衰老，或面色生斑等损容性疾病。埋线可疏散病邪，以达到美容养颜、祛斑抗皱之目的。

2. 调和脏腑、调养冲任　人体以脏腑为中心，通过经络把气血津液输送至面部，起滋养作用，故脏腑功能正常，则面色红润，肌肤光泽，容貌美丽。

"心主血脉，其华在面"，面部的血脉特别丰富，面容需要心之气血的滋养，心之气血不足，则容颜失养，引起面色不华，容颜衰老；心血瘀阻，则生色斑等。肺主皮毛，肺气的宣发，使营养与氧气上达面部，起到滋养作用，如气血不足，肺阴亏虚，肺失宣降，可引起容颜衰老及色斑等损容性疾病。肝主疏泄，主藏血，肝血的滋养，情志的变化，对面容有着很大的影响，如肝血不足，肝气郁结，均可导致容颜衰老与色斑等损容性病变。脾主运化，主肌肉，一将脾运化的水谷之精上达面部，起滋养作用；二将水湿运至体外，以防停留面部而损伤面容；三可使肌肉丰满，保持面部深层次的美。如脾胃不运，水湿停滞，则出现面色萎黄，晦暗不华或生色斑等。肾主藏精化气，精气上达面部，起滋养作用，如肾之精气不足，则会出现面部黧黑，易生黄褐斑、雀斑等损容性病变。由此看出，脏腑与面部的关系尤为密切，调理脏腑对美容祛斑有着极其重要的意义，即所谓的"挽回面子"要"打好里子"。埋线具有调和脏腑的作用，在脏腑的相关腧穴进行埋线，是其美容祛斑的重要原理。

冲任二脉起于胞宫，"冲为血海"，"任主胞胎"，主持妇女的月经与生理功能。如果冲任空虚，经血失调，胎养不良，最易出现容颜不华，滋生色斑。根据资料统计，因经血不调、内分泌失调等妇科疾病引起的色斑等损容性疾病占绝大部分。因此，妇女的美容祛斑应从调理冲任入手。埋线有调理二脉的作用，对冲任进行灸疗，可达美容祛斑之目的。

3. 养生保健　针灸的养生保健有着几千年的历史，实践证明，针灸有延缓衰老、养生保健的作用。埋线养生保健的目的，一是预防疾病的发生，即中医"治未病"方法的未病先防，人体不发生疾病，也就减少了致病因素对人体的损害，当然也就起到了养生保健、美容祛斑的作用，所以，在人体无病时，经常进行针灸和埋线，可达养生保健及养颜美容的目的；二是有病早治，人一旦得了病（包括损容性病变），尽早用针灸和埋线方法进行治疗，可达康复之目的；三是病后调养，即病后及康复后，继续进行埋线调养，以扶助正气，防止疾病复发。又据国内外现代医学的研究资料显示，埋线能够使脏腑功能活跃，促进新陈代谢，增强机体的免疫力，而长期接受埋线保健，亦可舒畅身心，充沛精力，祛病延年，抗衰驻颜。

第三节　埋线美容祛斑的应用原则

一、在中医整体观指导下正确应用埋线美容

人体是一个有机整体，具有统一性和完整性，人与自然也有着密切的联系，也保持着统一的整体关系。就美容而言，它是人体的一个缩影。自然环境对其也有重要的影响。用中医的整体观研究人体与面容的生理、病理，指导诊断与治疗，具有重要意义。

在中医整体观的指导下，正确运用埋线美容祛斑。容颜衰老，面部色斑，表面上看是一个局部性的疾病，实际上是整体问题。用中医的整体观作指导，是中医美容的显著特点，只有在整体观的指导下，才能正确运用美容祛斑埋线。

1. 面部与整体密切相关　人体以脏腑为中心，通过经络把各个组织器官有机地联系在一起，组成了一个有机整体。一是脏腑与面容密切相关，如肺主气，主皮毛，开窍于鼻；心主血，其华在面，开窍于舌；肝主疏泄与藏血，开窍于目；脾主运化，主肌肉，其华在唇，开窍于口；肾主藏精，其华在发，开窍于耳等。二是经络与面容相关，经络循行面部，并把面部的孔窍有机地联系在一起，组成一个面部整体，实现了整体性与统一性。

2. 人体的生理功能与面容整体统一　脏腑的生理功能与面容密切相关。肺主气，则面部正气充盛，并可抵抗外邪对面部的侵袭；肺主呼吸，则面部血液中的氧气充足，面色红润；肺主宣发，则可将营养物质布散于面部，以养面容。心主血，保证了面部血液

供给；心主神志，则面容有神，容光焕发。肝主藏血，则面容得养；肝疏泄，可减少情志对面容的损伤。脾主运化，则气血生化有源，以养面容，水湿得以运化，则面容润泽，水湿不得伤及面容。肾主藏精，精血互化，则面容得养；肾主水液代谢，正常则面容有水液的滋养，失常则水湿上泛于面部而损容；肾主人的生、长、壮、老，则面容不衰，人也能健康长寿。

3. 气血津液和经络的功能与面容密切相关 气血津液对面容有着重要的滋养作用，从而维持了面部的生理功能，是面容滋润、富有弹性的保证。气血津液的代谢，也保持面部的新陈代谢，使人体内新陈代谢与面部的新陈代谢相对平衡，并减少了新陈代谢的产物对面容的损害。经络沟通联系脏腑、五官孔窍、皮肉筋骨，使其成为一个有机整体。经络输布气血津液，上荣于面部，起滋养作用；经络遍布面部，维持面部的生理功能与新陈代谢，并有抵御外邪侵袭的作用，故经络与面部密切相关。

4. 人体的病理变化多反映于面部 面部是人体的一个重要组成部分，与整体是相互对立统一的，是整体与局部的关系。当人体脏腑、经络、气血、阴阳等发生病理变化时，经常反映于面部；面部的变化，也反映了脏腑、阴阳、气血的盛衰与正常与否，故面部是人体健康的一面镜子。如肺气不足，肺阴亏损，反映于面部，可见面容憔悴、肌肤粗糙、黄褐斑等；心血不足，心血瘀阻，反映于面部，则见面色苍白或青紫、黄褐斑、雀斑等；肝郁气滞，气滞血瘀，反映于面部，则见面色发青、面部雀斑等；脾虚反映于面部，则见面色萎黄；肾气不足，神精亏损，则面失所养而衰老，或生黧黑斑、雀斑等损容性病变。另外，气血津液不足或瘀滞，经脉空虚或不畅，反映于面部也会容颜衰退或生色斑；面容的变化亦可测知脏腑、气血、经络的盛衰与病变。这在中医学中叫做"有诸内，必行于诸外"，"观其外应，以知内脏，测知所病也"，在埋线美容祛斑的应用中有重要意义。

5. 在诊断治疗上以整体观为指导 由于人体各脏腑、组织、器官在生理上相互联系，在病理上相互影响，由此可通过面容的变化与异常表现，由表及里地了解和推断脏腑、经络、气血的病变，从而作出正确的诊断，并应用一定的治疗方法进行有效的治疗，以达到美容祛斑之目的。如面色苍白无华，面部色斑，心慌气短，失眠多梦，舌质淡，脉细弱，辨证为心血不足，面失所养，应用补心血的治法，埋线时取心俞、血海、三阴交等穴，以获得美容祛斑之效。其他面容衰老、面部色斑的类型也是如此。正确的辨证论治要从中医的整体观出发，从调节人体脏腑、气血、经络、阴阳入手，处理好整体与面部的关系，以达到消除疾病与美容祛斑的目的，体现的是中医整体观念和辨证论治的特点。

二、埋线美容常用穴位

人体腧穴可分为十四经穴、经外奇穴和阿是穴三大类。十四经穴是指有固定位置的十二正经腧穴和任脉、督脉的腧穴，简称"经穴"；经外奇穴是指有固定名称与固定位置，尚未归经或不便归经的腧穴，又称"奇穴"；阿是穴是指无固定名称和位置的敏感点、压痛点，作为针灸施术部位的一类腧穴，又称"天应穴""不定穴"。

本章重点介绍具有美容祛斑或治疗损容性病变作用的常用腧穴，作为美容祛斑的常用腧穴，按部位划分，掌握其归经、定位、功效及主治，以便于在埋线美容祛斑中应用。

1.头面部　百会、四神聪、头维、印堂、阳白、太阳、四白、巨髎、颊车、迎香、地仓。

2.四肢部　曲池、尺泽、支沟、外关、内关、合谷、风市、梁丘、血海、阳陵泉、阴陵泉、足三里、上巨虚、下巨虚、丰隆、三阴交、太溪、太冲、百虫窝。

3.胸腹部　中府、膻中、中脘、天枢、神阙、气海、关元、中极、曲骨。

4.颈背部　风池、大椎、肺俞、心俞、膈俞、肝俞、脾俞、肾俞、胆俞、胃俞、大肠俞、小肠俞、膀胱俞。

三、埋线美容的配穴原则

首先根据腧穴的特性与主治功效，选取具有美容祛斑作用的腧穴，再根据不同的病证和辨证进行腧穴配伍，组成有效的埋线处方，使之更好地发挥作用。

1.局部取穴　腧穴普遍有近治作用，选取病变部位和临近部位的腧穴进行灸疗。如额前的色斑，选头维、印堂、阳白；下眼睑以下的面部色斑，选四白、巨髎；面颊部的色斑，选颊车、下关；鼻与口角部的色斑，选地仓、迎香。

2.循经取穴　以经络理论为依据，以经络循行为参照，进行循经取穴，更能体现腧穴的远治作用。因某一经络与脏腑病变导致的容颜衰老与面部色斑等损容性疾病，选取本经循行部位的腧穴或脏腑本经的腧穴施灸，并可取表里经、同名经或相关经脉的腧穴配合应用。如面部色斑因足阳明胃经与胃脏腑功能失调而致，选足阳明胃经的足三里、上巨虚、下巨虚、丰隆穴，配上其相表里经的三阴交穴，同名经手阳明大肠经的曲池、合谷穴，相关经脉足太阳膀胱经的胃俞穴等，为循经取穴的具体应用。

3.辨证取穴　辨证论治是针灸治疗疾病必须遵循的原则，埋线美容祛斑也是如此，应该贯穿于整体治疗过程中。在具体应用中，辨证取穴是重要的一个环节，要抓住病变的本质进行治疗。一是根据疾病发生的原因、病变的部位、病变的机制，从而辨证为某证型而取穴。例如面部色斑，有外邪、血虚、血瘀、痰湿、肝郁、肾虚等证型。外邪而致的取具有疏散外邪作用的合谷、外关等穴；血虚而致的选具有补血作用的心俞、脾俞、足三里、三阴交、血海穴等；痰湿阻滞而致的取具有化痰利湿作用的丰隆、阴陵泉等穴；肝郁而致的取具有疏肝理气作用的肝俞、太冲等穴；肾虚而致的取具有补肾作用的肾俞、太溪等穴。二是根据辨证与穴性，选取相关的腧穴施灸，以补虚泻实，扶正祛邪。如面部色斑，有湿热蕴结、寒湿凝滞、阴虚火旺等证型。湿热蕴结的，取具有清热利湿作用的大椎、曲池、阴陵泉等穴；寒湿凝滞的，取具有散寒化湿作用的命门、关元、血海等穴；阴虚火旺的，取具有滋阴降火作用的太溪、太冲等穴。三是根据经脉的虚实与脏腑的虚实，正确应用本经补泻、异经补泻等方法进行埋线。补虚者，主要通过补其本经、补其异经、"虚则补其母"的方法而辨证取穴；泻实者，主要通过泻其本经、泻其表里经、"实则泻其子"的方法辨证取穴，泻本经者，一般多取本经的合谷，如手太阴肺经之合穴尺泽，手阳明大肠经之合穴曲池。病在脏腑，脏腑虚者，以俞穴补之，如肺俞、心俞、脾俞、肝俞、肾俞等；脏腑实者，以募穴泻之，如中府、天枢、中脘等；虚实夹杂者，当补泻兼施，如脾虚肝郁的面部色斑，补足太阴脾经的三阴交，泻足厥阴肝经的太冲。

4. 随症取穴 亦称对症取穴，根据经络的理论与腧穴的主治作用及腧穴的特殊功能而定。如面部色斑，心血不足者，可伴见失眠多梦，取具有安神作用的四神聪、神门；自汗、盗汗者，取具有滋阴止汗作用的阴郄、复溜等穴。凡此种种，均为随症取穴的典范。

第四节 常见损容性疾病的埋线治疗

一、黄褐斑

黄褐斑也称为肝斑，是面部黑变病的一种，是发生在颜面的色素沉着斑。

黄褐斑属于黑素代谢障碍性皮肤病，常对称发生于颧部及颊部而呈蝴蝶形，亦可累及前额、鼻、口周，多见于中青年女性，男性也可发生。随着社会竞争的日益加剧，其发病率有逐年增加的趋势，常常严重影响患者的工作与生活，对其心理健康造成巨大的影响，寻求本病有效的治疗方法就显得尤为重要。

黄褐斑属于中医"面尘""肝斑""蝴蝶斑""鼾黑斑"等范畴。中医学认为，本病多与肝郁气滞、阴亏血燥、脾肾不足有关。肝郁气滞，血行不畅，阻于络脉；或后天失调，气血亏虚，不能上荣于面而形成。

【临床症状】

皮损为淡褐色或黄褐色斑，边界较清，形状不规则，对称分布于眼眶附近、额部、眉弓、鼻部、两颊、唇及口周等处，无自觉症状及全身不适。

1. 面部皮损为黑斑，平于皮肤，色如尘垢，淡褐色或淡黑色，无痒痛。

2. 常发生在额、眉、颊、鼻、背、唇等颜面部。

3. 多见于女子，起病有慢性过程。

4. 组织病理检查示表皮中色素过度沉着，真皮中嗜黑素细胞也有较多的色素，可在血管和毛囊周围有少数淋巴细胞浸润。

【埋线治疗】

主穴：星状神经节。

配穴：①气滞血瘀型：合谷、曲池、肝俞、太冲、血海；②肝肾阴虚型：关元、气海、肾俞、足三里、三阴交。

操作：①星状神经节埋线（参见附录一：手卡指压式星状神经节埋线术）。②用PGA或PGLA线体对折旋转埋线法，或者胶原蛋白线注线法。每2周治疗1次，3次为 1 个疗程。

【典型病例】

病例 1：田某，女，38 岁。主诉：面部出现黄褐斑 3 年，加重 1 年。3 年前因月经不调，口服雌激素治疗一段时间后，口鼻及双颊部出现淡褐色斑点，1 年前因工作关系在室外日光暴晒 2 个月左右而明显加重，月经先后无定期，色暗有块，大便秘结，3~4 日一行。曾进行面部美容、内服药物等治疗而效果不明显。检查：患者面色晦暗，额部、双侧面颊部黄褐斑呈不规则片状分布，色深，舌红，苔薄，脉细弦涩。诊断：黄褐斑。证属肝气郁结，气滞血瘀。治宜疏肝理气，活血化瘀。选穴：双侧足三里、三阴交、膈俞、肝俞、大肠俞、天枢、太冲。行埋线疗法，15 天治疗 1 次，3 次为 1 个疗程。1 个疗程后，色斑颜色明显变浅，面色亦较前红润而有光泽。2 个疗程后，色斑大部分消退，唯额部较明显。又坚持治疗 2 个疗程，患者面部皮肤红润，色斑完全消退，其他临床症状亦明显改善。嘱患者平时多食新鲜蔬菜水果，生活规律，避免日晒。随访半年未见复发。摘自：刘彭华. 穴位埋线治疗黄褐斑 24 例［J］. 中国针灸，2010，30（12）：993-994.

病例 2：阮某，女，41 岁。因双颧部大面积鼾黑斑 2 年余，药物内服治疗无效前来求治。患者面色发暗，双颧部深褐色，约 5cm^2 黄褐斑，平素腹胀，口臭，月经推迟，伴有紫黑血块，情绪急躁易怒，舌红，有齿痕，舌根苔厚，脉沉细弦，左尺脉尤弱。证属阴血不足，血虚肝郁。因脾胃升降失常所致。按照以上步骤进行操作，第 1 个月底前来检查时，面部颜色已经变成浅褐色，面积缩小到 2cm^2 左右，面部颜色由晦暗转为黄白，本次月经血块较少，心情舒畅，基本没有出现烦躁。摘自：王光安，董升. 穴位埋线配合推拿治疗黄褐斑 100 例［J］. 辽宁中医杂志，2012，39（1）：145-146.

【按语】

现代医学认为，黄褐斑属于黑素代谢障碍性皮肤病，黑素的形成发生在黑素细胞中，是在酪氨酸酶的作用下，酪氨酸被逐渐氧化成多巴、多巴醌，接着重新排列并聚合，最后与蛋白质结合为黑素蛋白。酪氨酸酶是黑素代谢中目前唯一明确的酶，是一种含铜需氧酶，其活性与铜离子含量成正比。此酶的活性过程与体内生化过程和物理环境有密切的联系，因而影响黑素合成的机制是相当复杂的，除遗传外（酪氨酸酶活性的先天缺陷），其他较明确和重要的因素有多巴胺、巯基、微量元素、内分泌及神经因素等。

中医学认为，黄褐斑是全身性疾病的一种局部反应，与气血、脏腑、经络的失调有关。其病位在皮，病因在内，凡七情内伤、饮食劳倦、妇人经血不调等均可发生。黄褐斑，中医称为"肝斑""鼾黑斑""蝴蝶斑"等，早在《内经》中就有记载，如《灵枢·邪气脏腑病形》曰："十二经脉，三百六十五络，其气血皆上于面而走空窍。"说明脏腑的气血均上荣于面部，面部的气色、皮肤的光泽度等都与脏腑气血的盛衰及其功能的平衡密切相关。隋朝《诸病源候论》从脏腑、气血、痰湿、外邪等方面论述黄褐斑的病因病机，曰："五脏六腑十二经血，皆上于面，夫血之行俱荣表里，人或痰饮渍脏，或腠理受风，致血气不和，或涩或浊，不能荣于皮肤，故变生黑。"宋代《女科百问》曰："面黑者，或脏腑有痰饮，或皮肤受风邪，皆令血气不调，致生黑𪒟。五脏六腑，十二经血，皆上于面。夫血之行，俱荣表里。人或痰饮渍脏，或腠理受风，致血气不和，或涩或浊，不能荣于皮肤，故变生黑𪒟。"认为黑斑的病因是内生痰饮和外感风邪，病机为气血不和，不能荣于皮肤。明代《外科正宗》曰："黧黑斑者，水亏不制火，血弱不能华肉，以致火燥结成斑黑，色枯不泽。"指出黄褐斑是由气血不足，肾阴虚不能制火，以致火燥结成黑斑。清代《张氏医通》曰："面尘脱色，为肝木失荣。"指出面尘因肝血不足、肌肤失养所致。可见，古代医家认为黄褐斑的发病多与气血、痰饮、火热有关，或气血失和，或气血亏虚，不能上荣于面所致。近代，随着中医基础理论的不断发展，对黄褐斑的认识也更加全面和深刻，认为黄褐斑的发生主要与肝、脾、肾三脏有关。情志不遂等因素导致肝气郁结，或肝郁化热，耗伤气血，或气滞血瘀，不能运化，面部失养而生斑；饮食不节，劳倦过度等损伤脾土，使脾运化转输失职，气血不能上荣于面而生斑；房事过度，耗伤阴精，水亏不能制火，虚火上炎，面部不得荣润而成斑。总之，肝、脾、肾三脏功能失调，或气血亏虚，或气血瘀滞，面部失荣而生斑。

穴位埋线借助针灸的治疗原理以达到治疗疾病的目的，根据中医证型辨证取穴。①气滞血瘀型：取合谷、曲池、肝俞、太冲、血海。曲池为手阳明经之合穴，其性游走通导，主行气血。合谷为手阳明经之原穴，能升能散，使轻清之气上浮。合谷之清，载曲池之走，上行头面，发挥宣通气血、通经活络的作用。血海为活血之要穴，三阴交为肝、脾、肾之枢纽，能调和阴阳，精气互补，气血双调。诸穴合用，达到疏通经络、调理气血、祛瘀生新的目的，使腠理得养，肤色光泽，瘀散斑化。②肝肾阴虚型：取关元、气海、肾俞、足三里、三阴交。关元滋补肝肾之阴，调理冲任；气海益肾补气调血；肾俞为肾脏的背俞穴，补益肾气；三阴交为肝、脾、肾之枢纽，调和气血；足三里调理脾肾，行气活血。诸穴合用，滋补肝肾，调理气血，上荣于面，斑消症愈。

【参考文献】

［1］李舫，王贵玲.穴位埋线治疗黄褐斑60例［J］.中国医药指南，2013，（14）：670.

［2］任晓艳.穴位埋线治疗黄褐斑865例疗效观察［J］.中国针灸，2004，S1：94-95.

［3］卢文，斯维特娜曼恩.埋线为主治疗黄褐斑临床观察［J］.中国针灸，2006，26（10）：713-714.

［4］任虹，卢文.体穴埋线联合丝白祛斑软膏治疗黄褐斑临床疗效分析［J］.中国中西医结合皮肤性病学杂志，2006，5（3）：161-162.

二、痤疮

痤疮俗称青春痘、粉刺、暗疮，中医古代称面疱、酒刺，是皮肤科的常见病、多发病。据统计，在青春期男性有95%、女性有85%患过不同程度的痤疮，所以大家称其为"青春痘"是很贴切的。痤疮（青春痘）是一种发生于毛囊皮脂腺的慢性皮肤病，多发于头面部、颈部、前胸后背等皮脂腺丰富的部位。其主要临床症状为黑头粉刺、白头粉刺、炎性丘疹、脓疱、结节、囊肿，易形成色素沉着、毛孔粗大，甚至疤痕样损害，影响美容，严重者可导致毁容，给年轻人造成极大的心理压力和精神痛苦。本病的早期发现、早期治疗很重要。及时规范的诊治，可以避免或减少皮肤的损害。

【临床症状】

基本损害为毛囊性丘疹，中央有一黑点，称黑头粉刺；周围色红，挤压有米粒样白色脂栓排出，或无黑头，呈灰白色的小丘疹，称白头粉刺。若发生炎症，粉刺发红，顶部发生小脓疱，此时可影响容貌。破溃痊愈后，可遗留暂时色素沉着或有轻度凹陷的疤痕，有的形成结节、脓肿、囊肿及疤痕等多种形态的伤害，甚至破溃后形成多个窦道和疤痕，严重者呈橘皮脸。临床上常以一两种损害较为明显，往往同时存在油性皮脂溢出而并发头面部脂溢性皮炎，此时面部油腻发亮，还可发生成片的红斑，且覆盖油性痂皮，常年不愈。

发病部位以颜面为多，亦可见于胸背上部、肩胛、胸前、颈后、臀部等处。自觉瘙痒或疼痛，病程缠绵，往往此起彼伏，新疹不断继发，有的可迁延数年或十余年。聚合性痤疮病程长，多发于男性，常见丘疹、结节、囊肿、脓肿、窦道、瘢痕等多种损害混合在一起，此类痤疮分布广泛。

【埋线治疗】

主穴：星状神经节。

配穴：①曲池、血海、肾俞；②大椎、胃俞、三阴交；③肺俞、阳陵泉（左）、足三里（右）。女性加用关元，男性加用中脘。

操作：①星状神经节埋线（参见附录一：手卡指压式星状神经节埋线术）。②用PGA或PGLA线体对折旋转埋线法，或者胶原蛋白线注线法。三组穴位分3次使用，每2周治疗1次，3次为1个疗程。

【典型病例】

病例1：某男，21岁，学生，2006年9月8日就诊。病史：18岁时颜面出现粉刺，未经治疗，至20岁病情加重，颜面布满大小不等的结节，挤之有豆渣样物排出。查：面部油腻，毛孔粗大，除鼻及眼周外，其他部位均见散在黑头粉刺及米粒至豌豆大小的结节隆起，根底融合成片，肿胀紫暗，黑头粉刺挤压有豆渣样物或稀薄脓性及血性分泌物，伴心烦易怒，口臭咽痛，便秘尿赤，舌红，苔黄腻，脉洪数有力。诊断为寻常性痤疮（肺胃肝经郁热型）。按上述方法治疗1个疗程后，症状明显好转。依上法治疗3个疗程后痊愈，无明显瘢痕和色素沉着，皮肤光洁。电话随访2年，未复发。摘自：杨冠军.荥穴埋线治疗寻常性痤疮62例［J］.中国针灸，2009，29（3）：212.

病例2：某女，25岁，2008年5月15日就诊。面部痤疮5年，加重1个月。同时伴有月经量少，经期延后。症见：面部密布粉刺，红肿疼痛，尤以经期为甚，舌苔薄黄，脉滑数。按上法治疗3个疗程，诸疹皆平，肤色亮泽晶莹，同时月经恢复正常，迄今未复发。摘自：周华青.针刺配合穴位埋线治疗女性痤疮55例［J］.上海针灸杂志，2009，28（12）：728.

【按语】

痤疮是一种累及毛囊皮脂腺的慢性炎症性皮肤病，与内分泌、皮脂分泌过多、毛囊微生物以及免疫反应等有关，好发于青春发育期的男女。中医认为，痤疮的发病多为肺热、肠胃湿热、脾失健运、血瘀和冲任失调所致，与肺、脾、胃、肝、肾及冲任二脉有关，治法以清利胃热、宣肺散结、养肝滋肾为基本原则。初来患者为急性发作期，常用第一组穴，曲池疏通阳明经气而泻风热，血海活血行血，是治疗疹疾之主穴，用肾俞以养肝肾、清虚热；第二组穴，大椎通诸经血脉，透达郁热，颜面乃阳明经之分野，用胃俞以和胃而利湿，三阴交扶脾培元，化瘀而散结；第三组穴，肺主皮毛，用肺俞以宣肺而调营卫，痤疮患者多忧郁，郁久而化热，肠胃积热，病情加重，用左阳陵泉、右足三里以疏肝通腑。女性加用关元以调冲任，男性加用中脘以和中。诸穴相合，可取得良好的效果。埋线疗法是以线代针，埋入穴位，慢慢软化、分解、液化并吸收，对穴位产生一种柔和而持久的刺激。临床观察表明，此疗法的远期效果更显著，优于其他疗法。治疗中对埋线的时间有要求，女性患者要求在月经过后15天左右治疗为佳，男性患者则要求在阴历上旬。因临床观察发现，痤疮在女性月经来前较重，男性在月圆时较明显，所以要求患者尽量选择较佳的治疗时间。

【参考文献】

［1］郑英斌，秦颖.埋线疗法治疗痤疮58例［J］.中国美容医学，2007，16（4）：553.

［2］王敬民.穴位埋线配合刺络拔罐治疗痤疮［J］.实用中医药杂志，2007，23（6）：360-361.

［3］张理梅，王秀坤，柏亚萍，等.穴位埋线中医辨证治疗痤疮100例［J］.中国美容医学，2007，16（1）：114-115.

［4］赵喜新，吕晓蕊，冉鹏飞.埋线配合局部钊刺治疗痤疮50例［J］.中国针灸，2008，28（8）：615-616.

［5］谢俊，王玮蓁.穴位埋线治疗痤疮的机理及临床应用研究进展［J］.湖北中医杂志，2008，30（5）：63-64.

［6］潘文宇.电针加穴位埋线治疗寻常痤疮疗效观察［J］.上海针灸杂志，2009，28（12）：703-704.

三、湿疹

湿疹是一种常见的由多种内外因素引起的表皮及真皮浅层的炎症性皮肤病。其特点为自觉剧烈瘙痒，皮损多形性，对称分布，有渗出倾向，慢性病程，易反复发作。湿疹分急性、亚急性、慢性三期。急性期具渗出倾向，慢性期则浸润、肥厚。有些病人直接表现为慢性湿疹。

湿疹病因复杂，常为内外因相互作用的结果。内因如慢性消化系统疾病、精神紧张、失眠、过度疲劳、情绪变化、内分泌失调、感染、新陈代谢障碍等，外因如生活环境、气候变化、食物等，均可影响湿疹的发生。外界刺激如日光、寒冷、干燥、炎热、热水烫洗以及各种动物皮毛、植物、化妆品、肥皂、人造纤维等均可诱发。湿疹是复杂的内外因子引起的一种迟发型变态反应。

【临床症状】

中医文献中记载的"浸淫疮""旋耳疮""绣球风""四弯风""奶癣"等类似西医学的急性湿疹、耳周湿疹、阴囊湿疹、异位性皮炎及婴儿湿疹等。近年来，湿疹的发病呈上升趋势，这可能与气候环境变化、大量化学制品在生活中的应用、精神紧张、生活节奏加快、饮食结构改变等因素均有关系。

患处皮肤特征：可发生于任何部位，常见于面部、耳后、四肢屈侧、乳房、手部、阴囊等处，对称分布。根据皮损特点可分为急性、亚急性和慢性湿疹。三者并无明显界限，可以相互转变。

1. 急性湿疹 自觉剧烈瘙痒，皮损多形性，红斑、丘疹、丘疱疹或水疱密集成片，易渗出，境界不清，周围散在小丘疹、丘疱疹，常伴糜烂、结痂，如继发感染，可出现脓包或脓痂。处理适当则炎症减轻，皮损可在 2~3 周后消退，但常反复发作并可转为亚急性或慢性湿疹。

2. 亚急性湿疹 急性湿疹炎症减轻后，仍有剧烈瘙痒，皮损以丘疹、结痂和鳞屑为主，可见少量丘疱疹，轻度糜烂。治疗恰当，数周内可痊愈；处理不当，则可急性发作或转为慢性湿疹。

3. 慢性湿疹 常因急性、亚急性湿疹反复发作不愈而转为慢性湿疹；亦可开始不明显，因经常搔抓、摩擦或其他刺激，以致发病开始时即为慢性湿疹。其表现为患处皮肤浸润肥厚，表面粗糙，呈暗红色或伴色素沉着，皮损多为局限性斑块，常见于手足、小腿、肘窝、乳房、外阴、肛门等处，边缘清楚。病程慢性，可长达数月或数年，也可因刺激而急性发作。

【埋线治疗】

主穴：星状神经节、驷马三穴、足三里、曲池、血海、三阴交。

配穴：湿热型，足三里、水分、曲池、中极、血海；虚实夹杂型（血弱脾虚夹杂湿热），足三里、丰隆、三阴交、脾俞、阴陵泉。

操作：①星状神经节埋线（参见附录一：手卡指压式星状神经节埋线术）。②用PGA 或 PGLA 线体对折旋转埋线法，或者胶原蛋白线注线法。每 2 周治疗 1 次，3 次为 1 个疗程。

【典型病例】

病例：王某，女，31 岁。四肢皮肤粗糙发痒，抓后皮损脱屑，结血痂已 1 年余，经反复治疗效果不佳。近两个月前瘙痒加重，食欲不振，口干，便秘，小便黄。取穴：

曲池、血海、膈俞、三阴交、环跳。两次埋线后，症状基本消失，再巩固治疗两次病愈，随访两年未复发。摘自：马立昌，单顺，张金霞.微创穴位埋线实用技术［M］.北京：中国医药科技出版社，2011.

【按语】

湿疹是一种临床常见的变态反应性疾病，根据其疾病表现有急性湿疹、亚急性湿疹、慢性湿疹之分，由于湿疹反复发作、病程长、易演变成慢性，故本文讨论以慢性湿疹为主，其发病多与湿热内盛或脾虚水湿内生兼血虚生风有关。本病瘙痒剧烈，反复发作，病程一般较长，患者往往因此而痛苦不堪。目前临床治疗方法多样，但都由于治疗时间长，患者依从性差，故多不能坚持治疗。采取穴位埋线治疗，穴位植入可吸收线，可对穴位产生持久的理化、生化等综合刺激，增强了穴位的治疗作用，其效能可能是通过调节机体的神经－内分泌－免疫网络功能。穴取足三里、脾俞、水分等以健脾利湿，曲池、阴陵泉、三阴交、血海等以清热解毒兼补血祛风，故其清热利湿、补血祛风止痒效果明显。选取手太阴肺经、足阳明胃经、足厥阴肝经、足少阴肾经的穴位，发挥相应脏腑的生理功能。肺主气，通调水道，外合皮毛；脾主运化，健脾利湿；肝主藏血，养阴清热润燥；肾主水，温阳气化，升清降浊，利湿止痒。共奏调节阴阳、扶正祛邪、宣肺清热、健脾利湿、养血活血、祛风止痒之效，达到治疗目的。

慢性湿疹中的肛周湿疹是一难治性皮肤病。在中医学中，肛周湿疹属肛门湿疡的范畴。其发病多与风、湿、热等因素有关，外感风邪，风、湿、热邪相搏，浸淫肌肤而成，"湿"是其主要因素。以临床辨证及经络腧穴理论为基础选取穴位，长强穴位于人体的尾骨端下，当尾骨端与肛门连线的中点处，为十二正经气血汇聚之处，能调动人体诸阳之气，祛湿养阴；曲池和三阴交，清热利湿止痒；足三里是胃经合穴，选取该穴以调脾胃、化气血，达荣润肌肤、祛风止痒之功；湿为阴邪，取肾俞以壮阳，温化阴湿之邪。诸穴合用，共奏清热化湿、和血通络、祛风止痒之功。

【参考文献】

［1］巩向标.埋羊肠线治疗神经性皮炎和湿疹患者31例的经验［J］.人民军医，1975，（2）：39.

［2］谭红，冯卫敏，邓松华，等.围刺埋线配合体穴埋线治疗肛周湿疹163例分析［J］.中国现代医药杂志，2009，11（12）：49-51.

［3］谭红，欧阳小琳，廖飞玮.围刺埋线配合体穴埋线治疗慢性肛周湿疹的临床研究［J］.结直肠肛门外科，2012，40（6）：774-776.

［4］栾汝峰，尹拥军，刘军，等.穴位埋线联合割治法及中药水丸治疗慢性湿疹90例［J］.中医研究，2013，26（4）：54-55.

四、肥胖症

肥胖症是一组常见的、古老的代谢症候群。当人体进食热量多于消耗热量时，多余的热量以脂肪形式储存于体内，其量超过正常的生理需要量，且达到一定值时遂演变为肥胖症。单纯性肥胖是各类肥胖中最常见的一种，约占肥胖人群的95％左右。这类病人全身脂肪分布比较均匀，没有内分泌紊乱现象，也无代谢障碍性疾病，其家族往往有肥胖病史。这种主要由遗传因素及营养过剩引起的肥胖，称为单纯性肥胖。

【临床症状】

肥胖症的临床症状随不同病因而异，继发性肥胖者除肥胖外具有原发病群，可见于任何年龄，幼年型者自幼肥胖，成年型者多起病于20～25岁，但临床以40～50岁的中青年女性为多，60～70岁以上的老年人亦不少见。男性脂肪分布以颈项部、躯干部和头部为主，而女性则以腹部、下腹部、胸部乳房及臀部为主。

根据体征及体重即可诊断，首先必须根据患者的年龄及身高查出标准体重（见人体标准体重表），或以下列公式计算：标准体重（kg）＝〔身高（cm）－100〕×0.9。如果患者实际体重超过标准体重的20％即可诊断为肥胖症，但必须排除由于肌肉发达或水分潴留的因素。临床上除根据体征及体重外，可采用下列方法诊断：

1. 皮肤皱褶卡钳测量皮下脂肪厚度。人体脂肪总量的1/2～2/3贮于皮下，所以测量其皮下脂肪厚度有一定的代表性，且测量简便，可重复。常用的测量部位为三角肌外皮脂及肩胛角下，成人两处相加，男性≥4cm，女性≥5cm，即可诊断为肥胖，如能多处测量则更可靠。

2. X线片估计皮下脂肪厚度。

3. 根据身高、体重，按体重质量指数〔体重（kg）/身高^2（m^2）〕计算，＞24为肥胖症。

肥胖症确定后，可结合病史、体征及实验室资料等，鉴别属单纯性肥胖症还是继发性肥胖症。如有高血压、向心性肥胖、紫纹、闭经等症且伴24小时尿17羟类固醇偏高者，则应考虑为皮质醇增多症，宜进行小剂量（2mg）地塞米松抑制试验加以鉴别。代谢率偏低者，宜进一步检查T_3、T_4及TSH等甲状腺功能试验，以明确是否有甲状腺功能减退症。有垂体前叶功能低下或伴有下丘脑综合征者，宜进行垂体及靶腺内分泌试验，检查蝶鞍、视野、视力等，必要时须做头颅CT检查等。蝶鞍扩大者，应考虑垂体瘤，并除外空蝶鞍综合征、闭经、不育。有男性化者，应除外多囊卵巢。无明显内分泌紊乱，午后脚肿，早晨减轻者，应除外水－钠潴留性肥胖症，立卧位水试验颇有帮助。此外，常需注意是否有糖尿病、冠心病、动脉粥样硬化、痛风、胆石症等伴随病。至于其他类型少见的肥胖症，可结合其临床特点分析判断。

【埋线治疗】

1. 脾虚湿阻型

主穴：星状神经节、脾俞、丰隆、足三里（增强食欲）。

配穴：太白、足三里、阳陵泉、三阴交、中脘、水分、百会、胃俞。便溏，配天枢、大肠俞；疲乏，配关元、气海；下肢肿，配丰隆。

操作：①星状神经节埋线（参见附录一：手卡指压式星状神经节埋线术）。②用

PGA 或 PGLA 线体对折旋转埋线法，或者胶原蛋白线注线法。每 2 周治疗 1 次，3 次为 1 个疗程。

2. 胃肠实热型

主穴：星状神经节、胃俞、内庭、曲池、中脘（强刺激）。

配穴：足三里、公孙、上巨虚、下巨虚、小肠俞、关元。便干，配便秘点（脐旁 3 寸）；口臭，配上脘；食欲强，配气海（减少饥饿感）。

操作：①星状神经节埋线（参见附录一：手卡指压式星状神经节埋线术）。②用 PGA 或 PGLA 线体对折旋转埋线法，或者胶原蛋白线注线法。每 2 周治疗 1 次，3 次为 1 个疗程。

3. 肝郁气滞型

主穴：星状神经节、肝俞、太冲。

配穴：期门、支沟、三阴交、阳陵泉、公孙、行间、曲泉、膈俞、肾俞。月经不调，配血海；闭经，配次髎；口苦咽干，配胆俞；多饮，配中脘（强刺激）。

操作：①星状神经节埋线（参见附录一：手卡指压式星状神经节埋线术）。②用 PGA 或 PGLA 线体对折旋转埋线法，或者胶原蛋白线注线法。每 2 周治疗 1 次，3 次为 1 个疗程。

4. 脾肾两虚型

主穴：星状神经节、关元、命门。

配穴：脾俞、肾俞、三阴交、气海、太溪、足三里、天枢、阴陵泉、水分、三焦俞。下肢肿，配阴陵泉；下利清谷，配中脘（灸）。

操作：①星状神经节埋线（参见附录一：手卡指压式星状神经节埋线术）。②用 PGA 或 PGLA 线体对折旋转埋线法，或者胶原蛋白线注线法。每 2 周治疗 1 次，3 次为 1 个疗程。

【典型病例】

病例：某女，47 岁，会计，2005 年 5 月 11 日初诊。主诉：进展性肥胖 20 年，加重 1 年余。现病史：患者自参加工作后，因工作性质平时很少活动，喜食甜腻之品。2003 年体重由 20 年前的 45kg 增至 62kg，之后体重无明显诱因快速增加，现已达 76kg。其间未行任何减肥治疗。现患者懒动嗜睡，无力，纳多，大便干，2～3 日一行，小便可。无药物及食物过敏史，无严重肝肾功能损害等重大病史，有家族肥胖病史。查体：身高 158cm，体重 76kg，体重指数 30.44，胸围 96cm，腰围 98cm，臀围 106cm，腰臀围比值 0.92。舌红，苔黄厚腻，脉滑。检查：FINS 15.77aU/mL，FBS 6.32mmol/L，IAI 10.0×10^3，TG 3.19mmol/L，CHOL 6.84mmol/L，HDL-C 1.36mmol/L，LDL-C 2.69mmol/L。诊断：单纯性肥胖症（胃热湿阻型）。取穴：梁门、天枢、中脘、气海、丰隆、膈俞、胰俞、胃俞、足三里、曲池。采用穴位埋线疗法。6 月 10 日，经过 1 个疗程的治疗后，患者自觉体力、精力较前明显改善。查体：体重 68kg，体重指数 27.24，胸围 95cm，腰围 89cm，臀围 101cm，腰臀围比值 0.88，FINS 13.87

aU/mL，FBS 6.01mmol/L，IAI 11.99×10³，TG 2.76mmol/L，CHOL 6.37mmol/L，HDL–C 1.40mmol/L，LDL–C 2.52mmol/L。7月10日，经过两个疗程的治疗后，患者体力、精力大增，食量偏少但规律，眠可，二便调。查体：体重63kg，体重指数25.24，胸围93cm，腰围82cm，臀围96cm，腰臀围比值0.85。舌淡苔薄，脉缓和有力。检查：FINS 10.84aU/mL，FBS 5.88mmol/L，IAI 15.69×10³，TG 2.12mmol/L，CHOL 6.11mmol/L，HDL–C 0.42mmol/L，LDL–C 2.39mmol/L。经治疗后，体重下降了12kg。半年内随访，体重及各项指标稳定，坚持健康的饮食和运动习惯。摘自：王晓燕.穴位埋线疗法治疗肥胖症及对胰岛素、血脂影响的临床研究［D］.山东中医药大学硕士学位论文，2003.

【按语】

穴位埋线是针灸的改良与延伸，但其作用的持续性则非针刺所能比拟，对采用过传统针灸减肥而治疗效果不佳的患者，改用穴位埋线疗法减肥，皆能达到满意的效果。由于埋线减肥只需15日治疗1次，而且每次治疗的针数少，因此民众的接受度高，坚持完成治疗的比例也比传统针灸提高许多。

应用埋线减肥，其机理主要是调整人体的代谢功能和内分泌功能。常用的穴位有梁丘、公孙、内关等。减肥对20～50岁的中青年肥胖者效果较好。因为在这个年龄阶段，人体发育比较成熟，各种功能也比较健全，通过埋线治疗，比较容易调整机体的各种代谢功能，促进脂肪分解，达到减肥降脂的效果。埋线后能够抑制胃肠的蠕动，并有抑制胃酸分泌的作用，从而减轻饥饿感，达到减肥的目的。在治疗过程中，可能会出现厌食、口渴、大小便次数增多、疲劳等反应，这些均属于正常现象。因为通过埋线治疗，机体的内在功能不断调整，促使新陈代谢加快，能量不断消耗，进而出现一些临床症状。等到机体重新建立平衡，这些症状就会消失。埋线减肥的效果与季节、气候都有关系。通常春夏见效较快，秋冬见效较慢。这是因为春夏两季人体的新陈代谢机能旺盛，自然排泄通畅，有利于减肥。

男性的平均减体重值比女性高。究其原因，女性在减肥疗程中，每遇月经前及月经来潮时，体重皆不下降，甚至回升少许，乃因经前期黄体素浓度高，使水分滞留而造成体重不易下降，而男性则无此困扰，因此减重速度一般比女性快。在减肥的过程中，建议患者三餐定时定量，且要摄取均衡的营养。若疗程中蛋白质摄取不足者，胸部会先瘦；而不吃米饭者，下半身瘦不下来。只有坚持营养均衡者，减轻体重时也能得到比例较好的体型及身材。

曾多次减肥又反弹复胖而形成"波动性体重"（Yo-Yo）的体质者，减重速度特别慢。多次在胖、瘦之间徘徊的人，其机体对脂肪的保存率会越来越好，也就是想动用分解其身上的脂肪会越来越困难。所以，帮病人减肥，一定要彻底解决其致胖因素，而不应该用短期速效的方法，以免患者反复不停地在减肥。

穴位埋线减肥的过程中，常意外得到一些连锁效应，例如闭经者其月经恢复正常，腿部多年肌腱炎不知不觉痊愈了，多年不孕症患者在疗程一半时怀孕了，经前综合征不药而愈，多年偏头痛痊愈等，说明穴位埋线减肥不但可减轻体重，而且可使机体恢复健康，是一种值得推广的减肥方法。穴位埋线减掉的是人体的脂肪而不是水分，并能保证减肥过程中人体的健康和精力的旺盛，且反弹率极低，这是穴位埋线减肥的最大优点。

【参考文献】

［1］丛莘，金庆文，李莉芳，等．穴位埋线治疗肥胖型高脂血症及对血脂水平的影响［J］．中国社区医师，2006，22（21）：45-46.

［2］安金格，李蜻，安俊岐，等．穴位埋线治疗高脂血症的临床研究［J］．河北中医，2006，28（8）：609-610.

［3］刘建玉，李民兰，张中新，等．胰俞埋药线对糖尿病大鼠脂肪、蛋白质代谢的影响［J］．卫生职业教育，2007，25（12）：137-139.

［4］毛红蓉，王凌云，张红星，等．比较穴位埋线与药物治疗高脂血症的作用［J］．中国康复，2009，24（4）：257.

［5］李永凯，尹改珍．穴位埋线治疗高甘油三酯血症伴肥胖的临床疗效研究［J］．新疆中医药，2009，27（6）：23-26.

第五节 辨证埋线美容的几种常见证型

辨证，即认识疾病的过程。将四诊（望、闻、问、切）所获得的临床资料，通过分类排队、分析，综合判断出疾病的本质——证，然后根据辨证结果，才能确定正确的治疗方法。将其应用到埋线美容祛斑时，首先要辨证看面与识斑。辨证的方法有八纲辨证、脏腑辨证、气血津液辨证、经络辨证、病因辨证等。常见的类型举例如下：

一、八纲辨证埋线美容

1. 阳虚

症状：面容衰退，面部色斑，伴有怕冷恶寒，四肢不温，大便稀溏，小便清，妇女可见少腹冰凉，月经推迟等，舌质淡，舌体胖大，脉沉细。

治法：温阳散寒为主。

埋线：以具有温经散寒作用的关元、命门为主穴，配循经取穴与面部腧穴进行埋线。

2. 阴虚

症状：容颜衰老，面部色斑，肌肤干燥，伴见口舌干渴，或潮热盗汗等，或见阴虚火旺症状，舌质淡红，舌干少津，脉细数。

治法：补阴滋阴为主。

埋线：以具有补阴滋阴作用的三阴交、阴郄、太溪为主穴，配循经取穴与面部腧穴进行埋线。

二、气血津液辨证埋线美容

1. 气虚

症状：面容衰老，面部色斑，少气懒言，神疲乏力，无精打采，语言低微，稍动即见症状加重，面色㿠白，舌质淡，边有齿痕，脉虚无力。

治法：补气为主。

埋线：以具有补益正气作用的膻中、气海、关元为主穴，配循经取穴与面部腧穴进行埋线。

2. 血虚

症状：容颜衰老，面部色斑，伴见面色苍白，唇甲色淡，头晕目眩，失眠心悸，月经量少，舌质淡，脉细。

治法：补血为主。

埋线：以具有补血作用的心俞、肝俞、脾俞、血海、三阴交为主穴，配循经取穴的面部腧穴进行埋线。

3. 气滞

症状：面色不华，面部色斑，伴见胸腹胀滞。肝郁气滞者，见胁肋胀痛；心气痹阻者，见胸闷，长太息；胃气阻滞者，见上腹部胀痛，脉涩等。

治法：行气理气为主。

埋线：以具有行气理气作用的膻中、中脘、期门为主穴，配循经取穴与面部腧穴进行埋线。

4. 血瘀

症状：面容早衰，面部色斑，伴见胸胁、腹等部位的刺痛，或见肿块，面色黧黑，肌肤甲错，舌有瘀斑，脉涩等。

治法：活血化瘀为主。

埋线：以具有活血化瘀作用的血海、膈俞为主穴。气虚血瘀者，配气海、关元等穴；气滞血瘀者，配膻中、太冲等穴；血寒血瘀者，配关元、命门等穴。配循经取穴与面部腧穴进行埋线。

5. 血热

症状：面部色斑，伴见面色潮红，心烦急躁，口干舌燥，月经提前或经多色红，或有口鼻牙龈出血倾向，舌质红绛，脉细数等。

治疗：清热凉血为主。

埋线：以具有清热凉血作用的曲池、尺泽、大椎为主穴，配循经取穴与面部腧穴进行埋线。

6. 津液不足

症状：面部衰老，面部色斑，伴见面部肌肤干燥与粗糙，咽干口燥，口干引饮，形体消瘦，大便干燥，尿少，舌红少津。

治法：增津补液为主。

埋线：以具有滋养津液作用的阴郄、三阴交、太溪为主穴，配循经取穴与面部腧穴进行埋线。

三、脏腑辨证埋线美容

1. 肝郁气滞

症状：面部色斑，面色发青，伴见情志抑郁，闷闷不乐而叹息，胸胁作胀或窜痛，喉中梗阻，病情随情志变化而增减。妇女可见月经不调，痛经，乳房胀痛，乳腺增生等，舌边青瘀，脉弦。

治法：疏肝理气为主。

埋线：以具有疏肝理气作用的肝俞、期门、太冲为主穴，配循经取穴与面部腧穴进行埋线。

2. 肝血不足

症状：面容早衰，面容色退，伴见面色无华，眩晕耳鸣，视力减退，肢体麻木，关节屈伸不利，手足震颤，爪甲不华，面肌痉挛。妇女月经量少色淡，甚则闭经，舌红苔白，脉弦细。

治法：补益肝肾为主。

埋线：以具有补益肝肾作用的肝俞、膈俞、血海、三阴交为主穴，配循经取穴与面部腧穴进行埋线，用补法。

3. 心气虚

症状：容颜衰老，面部色斑，伴见面色㿠白，神疲乏力，心慌气短，自汗，若兼心阳虚者，可见畏冷肢凉，面色晦暗或青紫，舌体胖大，边有齿痕，脉象虚弱。

治法：补益心气为主。

埋线：以具有补益心气作用的心俞、膻中为主穴，配循经取穴与面部腧穴进行埋线。

4. 心血虚

症状：面容衰老，面部色斑，伴见面色淡白无华，心悸，失眠，多梦，唇甲色淡，舌质淡白，脉象细弱无力等。

治法：补益心血为主。

埋线：以具有补益心血作用的心俞、膈俞、血海为主穴，配循经取穴与面部腧穴进行埋线。

5. 脾气虚

症状：面容衰老，面部色斑，伴见气短懒言，食少纳呆，脘腹胀满，肢体倦怠，精神疲惫，面色萎黄，大便溏泻，舌淡苔白，脉缓等。

治法：益气健脾为主。

埋线：以具有健脾益气作用的脾俞、三阴交、关元为主穴，配循经取穴与面部腧穴进行埋线。

6. 寒湿困脾

症状：容颜衰老，面部色斑，伴见脘腹胀闷，纳呆口腻，口淡不渴，泛恶欲吐，头重如裹，身体困重，体胖或颜面浮肿，湿疹，妇女白带量多，面色晦暗，舌胖，苔白腻而滑，脉象濡缓。

治法：健脾利湿为主。

埋线：以具有健脾利湿作用的脾俞、阴陵泉、三阴交为主穴，配循经取穴与面部腧穴进行埋线。

7. 肺气虚

症状：面容衰退，面部色斑，伴见神疲少气，咳喘无力，动则气短，痰液清晰，自汗怕冷，容易感冒，面色㿠白，舌质淡，脉虚弱。

治法：补益肺气为主。

埋线：以具有补益肺气作用的肺俞、中府为主穴（属俞募配穴法），配循经取穴与面部腧穴进行埋线。

8. 阴虚肺热

症状：面容衰退，面部色斑，可见干咳少痰，不易咳出，或痰中带血，声音嘶哑，甚则形体消瘦，五心潮热，盗汗，颧红，口鼻干燥，兼肺热者，则痰黄质稠，舌质红而少津，脉细数等。

治法：补肺阴、清肺热为主。

埋线：以具有补肺阴作用的肺俞、列缺为主穴，或以具有清肺热作用的尺泽、孔最为主穴，配循经取穴与面部腧穴进行埋线。

9. 肾阴不足，肾精亏虚

症状：面容衰老，人体衰老，面部鬓黑斑，伴见眩晕耳鸣，失眠健忘，腰膝无力，牙齿松动，须发早白，眼圈发黑，男子遗精滑精，女子经少闭经，如阴虚而虚火上炎者，则见口干舌燥，五心烦热，骨蒸劳热，形体消瘦，颧部潮红，舌质淡红，少津少苔，脉细弱或细数。

治法：补肾滋阴、填补肾精为主。

埋线：以具有滋肾阴和补肾精作用的肾俞、三阴交、绝骨、太溪为主穴，配循经取穴与面部腧穴进行埋线。

10. 肝肾不足，肾阳虚衰

症状：容颜衰老，面色㿠白或鬓黑，面部色斑，伴见腰膝酸软无力，男子阳痿早泄，女子宫冷不孕，性欲减退，小便清长而频数，夜尿多，舌淡胖，脉沉细无力，尺脉尤弱。

治法：补益肾气、温补肾阳为主。

埋线：以具有补益肾气作用的肾俞、关元为主穴，或以具有温补肾阳作用的命门为主穴，配循经取穴与面部腧穴进行埋线，用补法。

四、结语

美容是容貌美丽的一门艺术，俗话说："爱美之心，人皆有之。"人们对美丽容颜的追求，对青春永驻的向往，从过去直至今天一直存在。埋线美容塑形，将中医学、心理学、美学、人体艺术融为一体，从医学的角度来研究美容，主要是利用医学知识和技术，维护人体健康，修复和再塑人体之美。

但无论社会如何发展，人类如何进步，有一点我们是完全可以相信的，美是人类所追求的共同目标。当人类有了美的意识，便有了锲而不舍的追求。爱美不仅是人类的天性，而且还是人类进化和文明发展的标志。

美丽是一种生活态度，人们对美容的期望，越变化越强烈。虽然人们的审美观一直在改变，但对美的追求一直不会变。通过专业的、科学的、系统的养生调理手段（包括中医、西医、天然医学、身心医学及社会医学等），激发人体自身内在的潜能，唤醒生命密码，产生生理、心理的平衡和谐，达到预防疾病、增强体质、颐养生命和美容驻颜的功效。促进身心健康的养生保健美容的系统方法，会越来越受到广大注重健康美容人士的青睐。

随着中医技术在世界范围内的飞速发展，为埋线美容奠定了坚实的基础。进入21世纪，人类老龄化的趋势越来越明显，更多爱美的男士和女士追求以往年轻时的靓丽容颜，要求回归自然美、健康美的呼声越来越高。以往西医外科整形手术不仅面临高昂的手术费用，副作用多，易感染或是高风险，让很多追求美的人失去了信心，也给很多人留下了无法挽回的伤害。而穴位埋线疗法正顺应了时代的召唤，越来越受到广大爱美人士的欢迎，结合正确的中医辨证理论与治疗穴位，通过更多的临床实践与研究，埋线美容方法给更多爱美的人士带来昔日的靓丽容颜与健康。

附录一　手卡指压式星状神经节埋线术

星状神经节是由第 6、7 颈部神经节构成的颈部节和第 1 胸神经节融合而成，有时还包括了第 2 胸神经节和颈中神经节，其节后纤维广泛分布于 $C_3 \sim T_{12}$ 节段的皮肤区域。在功能上属于交感神经节。1883 年，Liverpool 和 Alexander 在结扎椎动脉治疗癌症时，误伤了交感神经，却得到了明显的治疗效果。此后许多年中一直采用外科手术切断颈部交感神经。1920 年，开始推广非手术经皮的星状神经节阻滞疗法，很快成为一种用途广泛的治疗方法。

近年来，有学者对星状神经节进行了针刺、针刀、穴位埋线等，总之，对星状神经节实施了"良性干预"，均取得了良好的疗效。但是，星状神经节的穿刺具有一定的风险，神经阻滞的药物也比其他方式多了一层风险，针刺等反复穿刺也会增加风险次数，而"手卡指压式"星状神经节埋线术，适当地回避了一定的风险，非常适合临床应用。现总结星状神经节埋线术的相关资料，以飨读者。

一、星状神经节的解剖和生理

颈部交感神经节位于颈部血管鞘的后方，颈椎横突的前方一般每侧有三个交感神经节，分别称为颈上神经节、颈中神经节、颈下神经节。颈下神经节也称为星状神经节或者颈胸神经节，由颈下神经节与 T_1（部分为 T_1、T_2 等）神经节合并而成，呈梭形或星状，大于颈中神经节，一般认为星状神经节位于 C_7 横突的基部。它的前外侧为胸锁乳突肌；内侧为环状软骨、气管和食管；顶部为颈总动脉；深部的内侧为喉返神经；内上方为膈神经；外侧为臂丛神经；深部有颈内动脉和颈内静脉；底部为 C_7 横突的基部；下方为胸膜腔，左侧为 1cm，右侧为零距离。星状神经节呈卵圆形，长约 2cm，宽约 1cm。星状神经节的下界位于胸膜的后方，被疏松的蜂窝组织和脂肪组织所包裹。另外，星状神经节也发出灰交通支，连接第 7、第 8 颈神经和第 1 胸神经，还发出分支围绕锁骨下动脉及其分支组成丛，并随该动脉到达腋动脉的第一段。该节的另一些分支分别围绕椎动脉组成椎动脉丛，沿椎动脉上行，进入颅腔，围绕椎动脉及基底动脉，直到大脑后动脉，在此和起自颈内动脉的神经丛会合。星状神经节发出的心下神经沿锁骨下动脉后方，气管的前方下降，加入心丛而参与心脏的活动。

星状神经节支配的组织器官，包括脑膜、眼、耳、咽喉、舌、泪腺、腮腺、舌下腺、肩、上肢、心脏、大血管、气管、支气管、肺、胸壁以及头颈部皮肤等。心脏的交感神经支配为双侧性，主要为颈中神经节支配，星状神经节的传出纤维主要止于窦房结及心房。

二、星状神经节刺激的作用机制

近年来，有关星状神经节作用机理的研究很多。研究结果表明，星状神经节阻滞的作用涉及植物神经系统、内分泌系统和免疫系统，对上述系统的功能有调节作用。该方法有助于维持机体内环境的稳定性，使许多植物神经失调性疾病得到纠正。例如，此法用于治疗原发性高血压和低血压、低热和低体温、多汗症和乏汗症或无汗症、体重增加或减少、甲状腺功能亢进或低下、肢端红痛症或肢端紫蓝症、嗜睡症或失眠症、过食症和拒食症或食欲不振等，使失调的机能趋于正常，取得了较好的效果。

目前，多认为星状神经节的阻滞作用主要有中枢神经作用和周围神经作用两个方面。其通过调节丘脑的机能以维护内环境的稳定，使机体的植物神经功能、内分泌功能和免疫功能保持正常；其周围神经作用是由于阻滞部位的节前和节后纤维的功能受到抑制，分布区域的交感神经纤维支配的心血管运动、腺体分泌、肌肉紧张、支气管收缩及痛觉传导也受到抑制，此周围作用一直被用来治疗头颈部、上肢、肩部、心脏和肺部的一些疾病。随着对星状神经节机能研究的深入，有理由认为，此法可能成为 21 世纪的一种重要的临床治疗方法。

1. 对植物神经系统的影响　研究表明，反复进行星状神经节阻滞，对植物神经是一种复活锻炼。血中去甲肾上腺素（NE）是反映交感神经活性的敏感指标，星状神经节阻滞对交感 – 肾上腺系统的兴奋具有一定的抑制作用。研究发现，疼痛、癌症、更年期综合征患者行星状神经节阻滞后，血清中的去甲肾上腺素明显下降，但仍在正常值范围内；而正常人行星状神经节阻滞后，血浆中去甲肾上腺素的浓度虽有所改变，但差异不显著。可见，星状神经节阻滞只抑制增高的交感神经活性，恢复交感 – 迷走的平衡。

2. 对心血管系统的调节作用　星状神经节阻滞可以改善异常的血液流变学指标，包括降低全血高黏度及红细胞压积等而加快血液循环。研究发现，星状神经节阻滞后，大约 5 分钟即可出现血管扩张，15 分钟后血流量增加 75% 并达高峰，可持续 70 分钟，15 分钟后血流速度增加 58%，持续 60 分钟，血管径增加 7%。临床上采用星状神经节阻滞法（He–Ne 激光血管内照射疗法）治疗脑血栓病人，可提高体内抗氧化指标，降低自由基含量，激光使血液内各种成分不同程度地被激活，而星状神经节阻滞扩张血管，改善梗塞部位血流，增加局部氧含量及被激活的清除酶含量，起到抑制和阻断自由基连锁反应和减少清除酶消耗的作用，同时又将局部产生的大量自由基分解代谢清除，从理论上讲可减轻梗塞灶周围半暗带的神经细胞缺血性损害并促进其生理机能的恢复。此外，在雷诺病、心绞痛、心肌梗死等心血管疾病的治疗中也有应用。

3. 对内分泌系统的影响　神经系统与内分泌系统是紧密联系的，交感神经的紧张程度影响多种内分泌腺的分泌。松果体在一昼夜中周期性分泌松果体素（又称褪黑素），影响机体的睡眠与觉醒。临床观察证实，用利多卡因进行星状神经节阻滞，能够改善睡眠，治疗失眠。星状神经节阻滞可明显降低疼痛患者血中皮质醇、醛固酮、血管紧张素 Ⅱ、5– 羟色胺、P 物质的含量。由此不难看出，星状神经节阻滞可调节异常变化的内分泌系统。

4. 对免疫系统的影响 免疫功能在机体防御、自身内环境稳定及调节过程中起着至关重要的作用。星状神经节阻滞治疗慢性非特异性溃疡性结肠炎时发现，红细胞免疫功能、淋巴细胞转化率及玫瑰花结、免疫球蛋白等免疫功能明显改善。已有星状神经节阻滞用于治疗过敏性鼻炎且有效的报道。

三、操作方法：手卡指压式星状神经节埋线术

以穿刺右侧星状神经节为例。

体位：常取仰卧位，使枕部与背部处于同一高度或将一薄枕置于双肩下，使头尽量后仰，以充分暴露颈部。面向上方，额部抬向前。口微张开以减小颈前肌张力，且易触及第 6 颈椎横突。操作者应位于病人的右侧。

定位：环状软骨水平，胸锁乳突肌内侧缘，中线旁开约 1.5cm，胸锁关节上约 2.5cm 处。

定点：术者左手拇指在"定位"处接触皮肤，轻轻按压，以病人可耐受为度，当触及颈动脉波动时，把颈动脉控制在指腹下，将胸锁乳突肌、颈总动脉、颈内静脉推向外侧，使之与气管、食管分开，向下按压，可触及明显的抵抗感，此为 C_6 颈椎横突前结节，标记之，此为"进针点"。

穿刺方法：术区消毒，戴无菌手套，术者左手四指与拇指分开，四指抵于薄枕或者紧靠于患者颈部，做卡颈状动作，以确保操作时押手的相对稳定；拇指在"定位"处再次做"定点"时的动作，以确保"进针点"的准确性，然后松开拇指，使拇指轻轻触及皮肤；右手持针，针斜口面对拇指，针尖触及"进针点"皮肤，拇指与针尖同时向下移动，拇指将胸锁乳突肌、颈总动脉、颈内静脉推向外侧，触及颈动脉波动，确认已经把颈动脉控制在指腹下；继续向下移动，当到达 C_6 颈椎横突前结节时有明显的抵抗感，稍作停顿后，左手拇指固定，右手向下快速突破，针尖所到之处即为 C_6 颈椎横突前结节；退针 0.5cm，右手持针固定不动，左手拇指轻轻抬起，以颈部皮肤随之而起为度，此时标志穿刺获得成功；最后，埋线、出针，按压片刻，创可贴贴敷即可。

应注意穿刺星状神经节时并无异感，故不需寻找异感。

四、适应证

1. 全身性疾患 植物神经功能紊乱、原发性高血压、原发性低血压、甲状腺功能亢进、甲状腺功能低下、厌食症、过食症、体位性血压异常、失眠症、全身多汗症、眩晕、全身性白癣、皮肤瘙痒、脂溢性皮炎、脑卒中后疼痛、多发性硬化、重症肌无力、带状疱疹、单纯性疱疹、传染性单核细胞增多症、慢性疲劳综合征、反射性交感神经萎缩症、幻肢痛、断肢痛、糖尿病。

2. 头部疾患 脱毛症、头痛（包括偏头痛、紧张性头痛、群集性头痛、颞动脉炎性头痛）、脑血栓、脑血管痉挛、脑梗死等。

3. 面部疾患 周围性面神经麻痹、非典型性面部疼痛、咀嚼肌综合征、下颌关节综合征。

4. 眼部疾患 视网膜血管闭塞、视网膜色素变性症、葡萄膜炎、视神经炎、类囊胞黄斑肿胀、角膜溃疡、白内障、瞳孔紧张症、飞蚊症、视觉疲劳、屈光异常。

5. 耳鼻喉科疾患 慢性副鼻窦炎、急性副鼻窦炎、过敏性鼻炎、突发性难听、渗出性中耳炎、梅尼埃病、良性发作性眩晕、鼻塞、扁桃体炎、耳鸣、咽喉部感觉异常症、嗅觉障碍。

6. 口腔疾患 拔牙后疼痛、舌痛症、口内炎、舌炎、口唇炎、口内黏膜干燥症。

7. 颈肩及上肢疾患 上肢血液循环障碍性疾病（如雷诺病、雷诺综合征、急性动脉闭塞症、颈肩臂综合征、外伤性颈部综合征、胸廓出口综合征、肩关节周围炎、术后浮肿、乳腺切除术后综合征）、网球肘、腱鞘炎、颈椎病、关节炎、掌多汗症、冻伤、冻疮、甲周围炎、甲纵裂症、腋臭。

8. 循环系统疾患 心肌梗死、心绞痛、窦性心动过速、心脏神经官能症。

9. 呼吸系统疾患 慢性支气管炎、肺栓塞、肺水肿、过度换气综合征、支气管哮喘。

10. 消化系统疾患 过敏性肠炎、溃疡性结肠炎、胃炎、胃溃疡、克隆病、消化性溃疡、便秘、腹泻、痔疮等。

11. 妇产科疾患 月经异常、经前紧张症、月经困难症、更年期综合征、子宫切除后植物神经功能紊乱症、女性不孕症。

12. 泌尿科疾患 神经性尿频、夜尿症、尿失禁、肾盂肾炎、IgA肾病、游走肾、前列腺炎、男性不育症。

13. 腰及下肢疾患 腰痛症、膝关节痛、足癣、肢端红痛症、鸡眼、冻伤及冻疮。

五、并发症

1. 血肿 穿刺针损伤颈部血管，引起局部血肿，应拔出穿刺针并压迫止血。

2. 气胸 穿刺角度的不适当或穿刺部位过低，可导致气胸或血气胸。

3. 感染 操作不严格，可引起感染，造成深部胀肿，发生率极低。

4. 局部硬结 多次治疗，可致局部出血或损伤，故以预防为主。

六、禁忌证

1. 凝血时间延长、有出血倾向或正在施行抗凝治疗者。

2. 恐惧、小儿及精神异常等不能合作者。

3. 炎症、肿瘤、气管造口者。

4. 强力咳嗽者。

七、注意事项

交感神经为植物神经，没有疼痛及异感，进针过程中，不要问病人有没有什么感觉，病人说话会造成环状软骨运动而影响操作。

埋线：2周治疗1次。

附录二　蝶腭神经节埋线术

李新吾教授在 20 世纪 60 年代应用针刺蝶腭神经节治疗变应性鼻炎，取得良好的疗效。此后，有许多学者通过封闭、电灼及热凝法等刺激蝶腭神经节，均取得了一定的疗效，但存在操作风险大、疗效不确切、易复发等问题。近年来，杨才德及其科研团队等发挥"长效针感"的优势，率先利用穴位埋线刺激蝶腭神经节治疗变应性鼻炎并取得了成功，现介绍如下，以飨读者。

一、应用解剖

蝶腭神经节左、右各一，位于颜面两侧深部的翼腭裂内。翼腭裂是由下列结构构成的镰刀形狭窄间隙。其前、后、上壁为骨性结构（前侧壁为下颌骨颊突的后外侧缘，后侧壁为蝶骨翼状突外侧板的前缘，上壁为蝶骨大翼的颞下面），下壁为翼外肌上缘，内侧面为腭骨垂直部，翼腭神经节位于腭骨垂直部外侧。

翼腭裂的中央偏上最宽处为 3cm 左右，称翼腭窝，翼腭窝位于颅底下面，眼眶之后，颞下窝的内侧，内有上颌神经、蝶腭神经节、上颌内动静脉以及填充的脂肪组织。此窝是一个宽 0.3～0.4cm、深约 1cm 的裂隙，呈漏斗状，尖端朝下。翼腭窝的下端缩窄成翼腭管，向下经腭大孔和腭小孔通口腔，上神经位于翼腭窝的上部深处，蝶腭神经节在神经干下方约 2mm 处。

蝶腭神经节与变应性鼻炎发生的神经解剖关系：三叉神经节上颌支（上颌神经）穿入海绵窦外侧壁，经圆孔出颅，进入翼腭窝。蝶腭神经节不仅源于三叉神经的上颌感觉支，还有来自翼管神经的交感和副交感支。翼管神经的交感成分起于颈动脉丛的颈丛；副交感成分起于脑干上泌涎核，在膝状神经节处分出岩大浅神经，与颈动脉丛的交感神经成分融合形成翼管神经。翼管神经与蝶腭神经节节后纤维（翼腭神经）汇合后，穿过蝶腭孔，其节后纤维共同组成鼻分支及腭分支。鼻分支分布于鼻甲及鼻中隔黏膜；腭分支分布于腭及扁桃体，调节神经内分泌。

蝶腭神经节系属于三叉神经（第 V 对脑神经）的第二支（上颌支），为感觉神经。此神经在通过翼突上颌凹时，向下发出两条蝶腭神经，在翼腭窝内又合并形成膨大的、结节状蝶腭神经节。来自翼管神经的交感和副交感支，一同随该神经节的节后纤维分布于上、中、下鼻甲及鼻中隔和鼻咽顶等部位。交感神经有使血管收缩的功能，因而也能使腺体的分泌减少。而副交感神经则有扩张血管的作用，能使腺体的分泌增多。在正常情况下，它们的作用是相互制约的，随时调节，以适应外界变化的需要，维持两者之间相对的平衡。

二、操作方法

1. 定位　仰卧位或侧卧位或端坐位。

2. 定点　颧弓下缘与下颌骨冠突后缘交界处的体表投影点。押手（拇指）按在下颌骨乙状切迹内（相当于"下关"穴的位置），指尖处即为进针点。

3. 消毒　常规消毒，并戴无菌手套。

4. 定向　刺手持针，针刺方向与额状面呈 15°，与矢状面呈 75°，与水平面呈 15°，总的进针方向为前内上。触摸的同时，让患者头向对侧适当倾斜，并稍许向后仰，将神经节、进针点、术者视线三点连成一线，即可使进针点抬高至与蝶腭神经节位置等高，只需向前平行刺进，更易刺中。

5. 刺入　快速突破，缓慢推进。通过尸体标本局部解剖观察记录，从定点穿刺至蝶腭神经节，经过的解剖层次为：皮肤—浅筋膜—咬肌—颧弓下缘与冠突后缘交界处—颞肌—翼外肌—翼腭裂外口蜂窝组织—翼腭裂腔隙—蝶腭神经节。

6. 手法　缓慢提插，探索进针，当到达蝶腭神经节时，可获得明显的针感：同侧目内眦下至口角有麻木、胀重感；齿痛或放电样酸胀感；同侧面部产生剧烈电击感；鼻内有喷水样感；鼻腔紧缩感；鼻内吹风样感。这些针感可单独出现，亦可同时出现。

7. 埋线　获得针感后埋线、出针。可以用胶原蛋白线，亦可用 PGLA 线。

8. 疗程　每周 1 次，两侧交替进行，6 次为 1 个疗程。

三、讨论

1. 变应性鼻炎的发病机理　变应性鼻炎的发病机理研究方面，基本上阐明了变应性鼻炎虽属 I 型变态反应，但其临床过程常表现为慢性迁延性的机理。另外，证实组胺在变应性鼻炎反应的多个环节中起主导作用。研究表明，鼻分泌物中 P 物质（CSP）和 P 物质受体（CSPB）与本病的关系密切；血清及鼻分泌物中可溶性白介素 -2 受体水平明显升高；血浆前列腺素 E2 及环核苷酸（cAMP）、Ca^{2+} 均参与变应性鼻炎的发病；嗜酸粒细胞释放的碱性颗粒蛋白可活化变应性炎症反应，从而对变应性鼻炎症状的发生发展产生影响。

2. 针刺蝶腭神经节治疗变应性鼻炎的机制　近些年，关于刺激蝶腭神经节治疗变应性鼻炎机制的研究主要围绕以下几点：

（1）蝶腭神经节中含有 VIP（血管活性肠肽），刺激蝶腭神经节后会减少其释放，进一步调节人体的免疫功能，抑制过敏反应而达到治疗 AR 的目的。

（2）NOS（一氧化氮合酶）神经元在蝶腭神经节中大量分布，NO 可能是蝶腭神经节节后神经末梢的基本神经递质之一，并通过神经调节机制参与了 AR 的致病过程。

（3）脑啡肽广泛分布在蝶腭神经节中，可能参与头面部内脏运动调节。

（4）可降低 SP（P 物质）的释放，缓解 AR 的临床症状。

蝶腭神经节为支配鼻黏膜神经纤维的交汇点，交感神经纤维及感觉神经纤维均由此经过，副交感神经在此更换神经元。蝶腭神经节是支配鼻黏膜感觉、血管舒缩和腺体分泌的主要神经来源，也是鼻腔神经反射的通道。刺激蝶腭神经节具有"反向血流调节作用"，通过神经递质和神经肽的释放，调整鼻黏膜血管的张力和血流，使中枢重新恢复对鼻黏膜血管床及血流的正常控制。

针刺蝶腭神经节治疗本病的作用机理可能为减少鼻黏膜的分泌和降低血管的通透性；调整感觉神经功能，降低了感觉－副交感神经反射，同时减少了血管活性肠肽和 P 物质的释放，这些神经肽类物质对血管的舒张和腺体的分泌具有促进的作用。另外，针刺能调节人体的免疫功能，抑制过敏反应，这已被大量临床研究所证实。

在通过蝶腭神经节治疗变应性鼻炎的众多方法中，采用电灼蝶腭神经节或翼管神经切断术及岩浅大神经切断术等方法治疗，均可使鼻内副交感神经的兴奋性降低，产生治疗作用，但远期疗效率不稳定，而且手术创伤大，难度高，术后常感眼、鼻、口内干燥不适，难为患者所接受。由于变应性鼻炎诱发因素很多，这些阻断疗法不仅不能从根本上改变过敏症状，还阻断了神经递质在蝶腭神经节神经纤维中双向良性调节的通路，所以远期效果不佳。

穴位埋线是针灸的发展和延伸，蝶腭神经节埋线治疗变应性鼻炎，不但痛苦小，见效快，疗效好，经济适用，而且无副作用，多数病例疗效持久，症状有反复的患者还可再行埋线，疗效不受影响。较之常规针灸鼻周穴位治疗，蝶腭神经节埋线治疗次数少，能有效地缩短疗程，短期内控制病情发展，双向良性调节，成为目前通过蝶腭神经节治疗变应性鼻炎的首选方法。

四、展望

埋线所引起的神经－内分泌－免疫调节，为中西医结合治疗和研究变应性鼻炎提供了更好的指导与思路。蝶腭神经节像是调控变应性鼻炎的"开关"，之后借助神经节中的 NO、VIP、P 物质、脑啡肽，把刺激信号传导到大脑，并产生反馈调节。所以，探讨刺激蝶腭神经节与神经递质的联系，是我们努力的方向之一。

中医学认为，本病的发生与肺、脾、肾功能失调有关，以肺阴虚或肺气虚为主，故应辨证论治，配以体穴或者局部取穴进行调理，鼻旁局部取穴及与肺经相表里的大肠经穴为主。如颧髎在鼻处，下关为与肺经相表里的大肠经穴，有宣肺通鼻之功，为治疗鼻病的要穴；足三里、太溪可健脾补肾，提高人体免疫力；迎香、印堂、上星等穴位，可宣通鼻窍。

蝶腭神经节是脑干中枢（上涎核）与局部（头部各腺体）承上启下重要的联系枢纽之一，从之前的局部解剖关系分析，蝶腭神经节与面神经、三叉神经、植物神经以及垂体有密切的联系，因而其治疗作用可以更广泛。刺激蝶腭神经节，除了治疗各种鼻炎外，亦可治疗三叉神经痛，尤其是三叉神经上颌支疼痛；还可治疗面神经麻痹、面肌痉挛等；亦可对眼部、咽部、面部等疾病有影响，有待进一步去发掘，发扬蝶腭神经节更多方面的治疗作用与价值。

蝶腭神经节埋线，关键的技术是穿刺，穿刺是一切微创技术的核心，要求操作者必须熟悉解剖，一丝不苟，反复练习，方能得心应手。

附录三 针灸技术操作规范第 10 部分：穴位埋线

1 范围

GB/T 21709 的本部分规定了穴位埋线的术语和定义、操作步骤与要求、注意事项和禁忌。

本部分适用于穴位埋线技术操作。

2 规范性引用文件

下列文件中的条款通过 GB/T 21709 的本部分的引用而成为本标准的条款。凡是注日期的引用文件，其随后所有的修改单（不包括勘误的内容）或修订版均不适用于本部分，然而，鼓励根据本部分达成协议的各方研究是否可使用这些文件的最新版本。凡是不注日期的引用文件，其最新版本适用于本部分。

GB 2024 针灸针

GB 15811 一次性使用无菌注射针

GB 15980 一次性使用医疗用品卫生标准

GB 15981 消毒与灭菌效果的评价方法与标准

YY 0043 医用缝合针

YY 1116 可吸收性外科缝线

YY/T 91148 腰椎穿刺针

3 术语和定义

下列术语和定义适用于 GB/T 21709 的本部分。

3.1 穴位 acupoint

人体脏腑经络之气输注于体表的特殊部位。

3.2 穴位埋线 thread-embedding applied to a point

将可吸收性外科缝线置入穴位内，利用线对穴位产生的持续刺激作用以防治疾病的方法。

3.3 线 thread

各种型号的可吸收性外科缝线。

3.4 套管针 trocar

内有针芯的管形针具。

3.5　埋线针 thread—embedding needle

一种针尖底部有一小缺口的专用埋线针具。

4　操作步骤与要求

4.1　施术前准备

4.1.1　工具选择

根据病情需要和操作部位选择不同种类和型号的埋线工具和医用线。其中套管针一般可由一次性使用无菌注射针配适当粗细的磨平针尖的针灸针改造而成。或用适当型号的腰椎穿刺针代替。也可以选用一次性成品注射埋线针，或其他合适的替代物。一次性使用无菌注射针应符合 GB 15811 的要求；针灸针应符合 GB 2024 的要求；腰椎穿刺针应符合 YY/T 91148 的要求；医用缝合针应符合 YY 0043 的要求；可吸收性外科缝线应符合 YY 1116 的要求。

4.1.2　穴位选择

根据患者病情选取适当的穴位。

4.1.3　体位选择

选择患者舒适、医者便于操作的治疗体位。

4.1.4　环境要求

应注意环境清洁卫生，避免污染。

4.1.5　消毒

4.1.5.1　器械消毒

根据材料选择适当的消毒或灭菌方法，应达到国家规定的医疗用品卫生标准以及消毒与灭菌标准，参见 GB 15981。一次性使用的医疗用品还应符合 GB 15980 的有关规定。

4.1.5.2　部位消毒

用 0.5% 的碘伏在施术部位由中心向外环行消毒。也可采用 2% 碘酒擦拭，再用 75% 乙醇脱碘的方法。

4.1.5.3　术者消毒

医生双手应用肥皂水清洗、流水冲净，再用 75% 乙醇或 0.5% 碘伏擦拭，然后戴无菌手套。

4.2　施术方法

4.2.1　套管针埋线法

对拟操作的穴位以及穴周皮肤消毒后取一段适当长度的可吸收性外科缝线，放入套管针的前端，后接针芯，用一手拇指和食指固定拟进针穴位。另一只手持针刺入穴位，达到所需的深度，施以适当的提插捻转手法，当出现针感后，边推针芯，边退针管，将可吸收性外科缝线埋植在穴位的肌层或皮下组织内。拔针后用无菌干棉球（签）按压针孔止血。

4.2.2　埋线针埋线法

在穴位旁开一定距离处选择进针点，局部皮肤消毒后施行局部麻醉。取适当长度的可吸收性外科缝线，一手持镊将线中央置于麻醉点上，另一手持埋线针，缺口向下压线，以15°～45°角刺入，将线推入皮内（或将线套在埋线针尖后的缺口上，两端用血管钳夹住，一手持针，另一手持钳，针尖缺口向下以15°～45°角刺入皮内）。当针头的缺口进入皮内后，持续进针直至线头完全埋入穴位的皮下，再适当进针后，把针退出，用无菌干棉球（签）按压针孔止血。宜用无菌敷料包扎，保护创口3～5天。

4.2.3 医用缝合针埋线法

在拟埋线穴位的两侧1～2cm处，皮肤消毒后施行局部麻醉。一手用持针器夹住穿有可吸收性外科缝线的皮肤缝合针，另一手捏起两局麻点之间的皮肤，将针从一侧局麻点刺入，穿过肌层或皮下组织，从对侧局麻点穿出，紧贴皮肤剪断两端线头，放松皮肤，轻揉局部，使线头完全进入皮下，用无菌干棉球（签）按压针孔止血。宜用无菌敷料包扎，保护创口3～5天。

5 注意事项

5.1 线在使用前可用适当的药液、生理盐水或75%乙醇浸泡一定时间，应保证溶液的安全无毒和清洁无菌。

5.2 操作过程应保持无菌操作，埋线后创面应保持干燥、清洁，防止感染。

5.3 若发生晕针应立即停止治疗，按照晕针处理。

5.4 穴位埋线后，拟留置体内的可吸收性外科缝线的线头不应露出体外，如果暴露体外，应给予相应处理，处理方法参见附录B。

5.5 本法的适应证以及疗程参见附录C。

5.6 埋线后应该进行定期随访，并及时处理术后反应。术后反应的处理方法参见附录D。

5.7 孕妇的小腹部和腰骶部，以及其他一些慎用针灸的穴位慎用埋线疗法。

5.8 患者精神紧张、大汗、劳累后或饥饿时慎用埋线疗法。

5.9 有出血倾向的患者慎用埋线疗法。

6 禁忌

6.1 埋线时应根据不同穴位选择适当的深度和角度，埋线的部位不应妨碍机体的正常功能和活动。应避免伤及内脏、脊髓、大血管和神经干，不应埋入关节腔内。

6.2 不应在皮肤局部有皮肤病、炎症或溃疡、破损处埋线。

6.3 由糖尿病及其他各种疾病导致的皮肤和皮下组织吸收及修复功能障碍者，不应使用埋线疗法。

附录A（资料性附录）

穴位埋线常用麻醉方法——局部浸润麻醉。

常用药物：0.25%～0.5%盐酸利多卡因注射液，50～300mg。

方法：在拟操作的部位皮内注药形成一皮丘。如需扩大范围，则再从皮丘边缘进针注药形成第二个皮丘，最终形成一连串皮丘带。故局麻药只有第一针刺入时才有痛感，此即为"一针技术"。必要时做分层注射，即由皮丘按解剖层次向四周及深部扩大浸润范围。每次注药前应回抽注射器，以免注入血管内。

附录 B（资料性附录）

穴位埋线后线头暴露体外的处理：

B.1 如果采用的是套管针埋线，可将线头抽出重新操作。

B.2 如果采用的是缝合针埋线，有一端线头暴露，可用持针器将暴露的线头适度向外牵拉，用剪刀紧贴皮肤剪断暴露的部分，再用一手手指按住未暴露一端的线头部位，另一手提起剪断线头处的皮肤，可使线头置于皮下。如果两端线头均暴露在外，可先用持针器将一端暴露的线头适度向外牵拉，使另一端线头进入皮下后，再按照上述方法操作，使两端线头均进入皮下。

附录 C（资料性附录）

穴位埋线的适应证和疗程：

应该根据疾病的特点、病人的病情选择适当的针灸方法。埋线疗法多用于治疗慢性疾病。

治疗间隔及疗程根据病情以及所选部位对线的吸收程度而定，间隔时间可为 1 个星期至 1 个月；疗程可为 1～5 次。

附录 D（规范性附录）

穴位埋线术后反应的处理：

D.1 在术后 1～5 天内，由于损伤及线的刺激，埋线局部出现红、肿、热、痛等无菌性炎症反应，少数病人反应较重，伤口处有少量渗出液，此为正常现象，一般不需要处理。若渗液较多，可按疖肿化脓处理，进行局部的排脓、消毒、换药，直至愈合。

D.2 局部出现血肿，一般先予以冷敷止血，再行热敷消瘀。

D.3 少数病人可有全身反应，表现为埋线后 4～24 小时内体温上升，一般约在 38℃左右，局部无感染现象，持续 2～4 天后体温可恢复正常。如出现高热不退，应酌情给予消炎、退热药物治疗。

D.4 由于埋线疗法间隔时间较长，宜对埋线患者进行不定期随访，了解患者埋线后的反应，及时给出处理方案。

D.5 如病人对线过敏，治疗后出现局部红肿、瘙痒、发热等反应较为严重，甚至切口处脂肪液化、线体溢出，应适当做抗过敏处理，必要时切开取线。

本规范引自中国标准出版社 2008 年 6 月出版的中华人民共和国国家标准《针灸技术操作规范第 10 部分：穴位埋线》（GB/T 21709.10—2008）

主要参考文献

1.何保仪.中国针灸［M］.郑州：河南人民出版社，1975.

2.杨庆云.针灸治疗百病荟萃［M］.成都：四川科技出版社，1989.

3.温木生.实用穴位埋线疗法［M］.北京：中国医药科技出版社，1991.

4.于庆文.中国针灸配穴疗法［M］.贵阳：贵州科技出版社，1995.

5.张仁.最新针灸治疗［M］.上海：文汇出版社，1998.

6.李道生.新编针灸治疗学［M］.北京：人民卫生出版社，1998.

7.柳百智.针刀医学临床问题诊治［M］.北京：人民卫生出版社，2015.

8.陈德成.中国针灸独穴疗法［M］.长春：吉林科技出版社，2000.

9.崔瑾，杨孝芳.穴位埋线疗法［M］.北京：中国中医药出版社，2002.

10.陆健.埋线针疗学［M］.长春：吉林科技出版社，2004.

11.孙义善，任晓艳.微创埋线：针灸学发展的新方向［J］.中国民间疗法，2006，14（4）：28.

12.王庆文.中国针灸配穴疗法［M］.贵阳：贵州科技出版社，1995.

13.高忻洙.实用针灸学词典［M］.南京：江苏科技出版社，1996.

14.马立根.针灸的特殊功能——双向调节［J］.中国针灸，2000，22（6）：423-425.

15.胡有谷.腰椎间盘突出症［M］.北京：人民卫生出版社，1999.

16.江晓霁.火针治疗面肌痉挛疗效观察［J］.中国针灸，2007，27（7）：509.

17.马立昌.微创穴位埋线实用技术［M］.北京：中国医药科技出版社，2011.

18.杨才德，宋建成，包金莲，等.埋线治疗慢性疲劳综合征81例［J］.中国针灸，2007，27（11）：843-844.

19.杨才德，宋建成，邱勇玉.埋线减肥120例［J］.中国针灸，2007，（27）：31-32.

20.杨才德，包金莲，宋建成.埋线和针灸治疗慢性疲劳综合征疗效的临床观察［J］.甘肃科技纵横，2008，37（2）：186.

21.张佐佳，杨才德.肩背痛与恶性肿瘤临床体会［J］.甘肃科技纵横，2008，37（4）：194.

22. 杨才德，包金莲，宋建成，等 . 穴位注线方法对慢性疲劳综合征 80 例疗效的临床研究［J］. 世界中医药，2009，4（3）：154-155.

23. 杨才德，王玉明，薛有平，等 . 平刃针埋线法治疗神经根性颈椎病疗效观察［J］. 中医临床研究，2012，4（21）：42-43.

24. 杨才德，包金莲，于灵芝，等 . 埋线针刀在美容操作中的注意事项［J］. 医学美学美容，2014，8（8）：521.

25. 杨才德，包金莲，于灵芝，等 . 埋线针刀在美容中的操作技巧［J］. 医学美学美容，2014,7(7）：69-70.

26. 杨才德，龚旺梅，包金莲，等 . "三风穴"（风门、风市、风市前）为主埋线治疗慢性荨麻疹的疗效及其作用机理研究［J］. 中国地方病防治杂志，2014，29（2）：84.

27. 杨才德，李玉琴，龚旺梅，等 . "三风穴"为主埋线治疗慢性荨麻疹 21 例及对 IgE 水平的影响［J］. 中国中医药现代远程教育，2014，12（24）：70-72.

28. 杨才德，包金莲，李玉琴，等 . 穴位埋线疗法发展概况［J］. 中国中医药现代远程教育，2015，13（1）：65-67.

29. 杨才德，包金莲，李玉琴，等 . 穴位埋线疗法的治疗机理［J］. 中国中医药现代远程教育，2015，13（2）：67-71.

30. 杨才德，包金莲，李玉琴，等 . 穴位埋线疗法的历史沿革［J］. 中国中医药现代远程教育，2015，13（3）：64-66.

31. 杨才德，包金莲，李玉琴，等 . 线体对折旋转埋线法——穴位埋线的新方法［J］. 中国中医药现代远程教育，2015，13（4）：67-68.

32. 杨才德，包金莲，李玉琴，等 . 高分子聚合物（PGLA 线）——穴位埋线的新希望［J］. 中国中医药现代远程教育，2015，13（6）：65-67.

33. 庞继光 . 针刀医学基础与临床［M］. 深圳：海天出版社，2006.